毛德西医论医案集

毛德西 编著

河南科学技术出版社
·郑州·

◎本书设计元素“五色粉蜡笺——深粉色描金祥云如意纹粉蜡笺”由故宫博物院提供（孙志远摄影）。

图书在版编目（CIP）数据

毛德西医论医案集 / 毛德西编著. —郑州：河南科学技术出版社，2020.1（2022.11重印）

ISBN 978-7-5349-9723-5

Ⅰ. ①毛…　Ⅱ. ①毛…　Ⅲ. ①医论-汇编-中国-现代 ②医案-汇编-中国-现代　Ⅳ. ①R249.7

中国版本图书馆CIP数据核字（2019）第213269号

出版发行：河南科学技术出版社

地址：郑州市郑东新区祥盛街27号　　邮编：450016

电话：（0371）65788613　65788625

网址：www.hnstp.cn

策划编辑：武丹丹

责任编辑：武丹丹

责任校对：任燕利　胡　静　王俪燕　张茹冰

装帧设计：薛　莲

责任印制：张艳芳

印　　刷：洛阳和众印刷有限公司

经　　销：全国新华书店

开　　本：787mm×1092mm　1/16　　印张：33　　字数：547千字　　插页：8

版　　次：2020年1月第1版　　2022年11月第3次印刷

定　　价：148.00元

作者简介

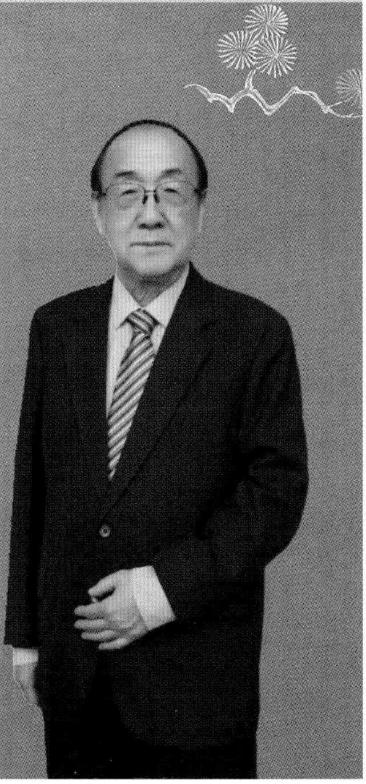

毛德西，男，1940年生，河南省中医院主任医师、教授、研究生导师。首届全国名中医，第三批、第六批全国老中医药专家学术经验继承工作指导老师，全国首届百名中医药科普专家。

曾获中华中医药学会中医药科学普及金话筒奖、河南省中医事业终身成就奖、河南省自然科学优秀学术著作奖等。

从事中医内科临床工作60年，通晓经典，熟悉流派，勤于临床，乐于笔耕。数十年来，遵循医圣张仲景“勤求古训，博采众方，并平脉辨证”之旨，边临床，边学习，昼看病，夜读书。擅长治疗心脑血管疾病、消化系统疾病，以及其他疑难杂病。退休后，继续为患者把脉看病，带教年轻学子；并研究中医养生学，多次为百姓讲解养生知识。

出版学术专著20余部，参与《中医症状鉴别诊断学》《中医证候鉴别诊断学》《中国基本中成药》的编写与审稿工作，主编《毛德西临证经验集粹》《毛德西方药心悟》《毛德西用药十讲》《治验三部曲——经方治验录》《中国中成药优选》《河南省当代名医内科学术精华》《老中医话说灵丹妙药》《名老中医话说中药养生》《365天养生趣谈》《名老中医养生经（大字版）》等学术及养生著作，并整理出版《湖岳村叟医案》《瘟疫安怀集》《揣摩有得集》等近代医籍，发表学术论文200余篇。

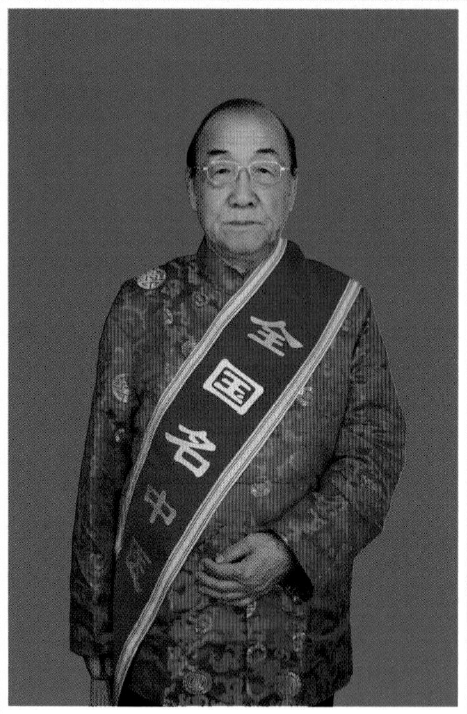

2017年5月，毛德西教授被人力资源社会保障部、国家卫生和计划生育委员会、国家中医药管理局授予『全国名中医』荣誉称号

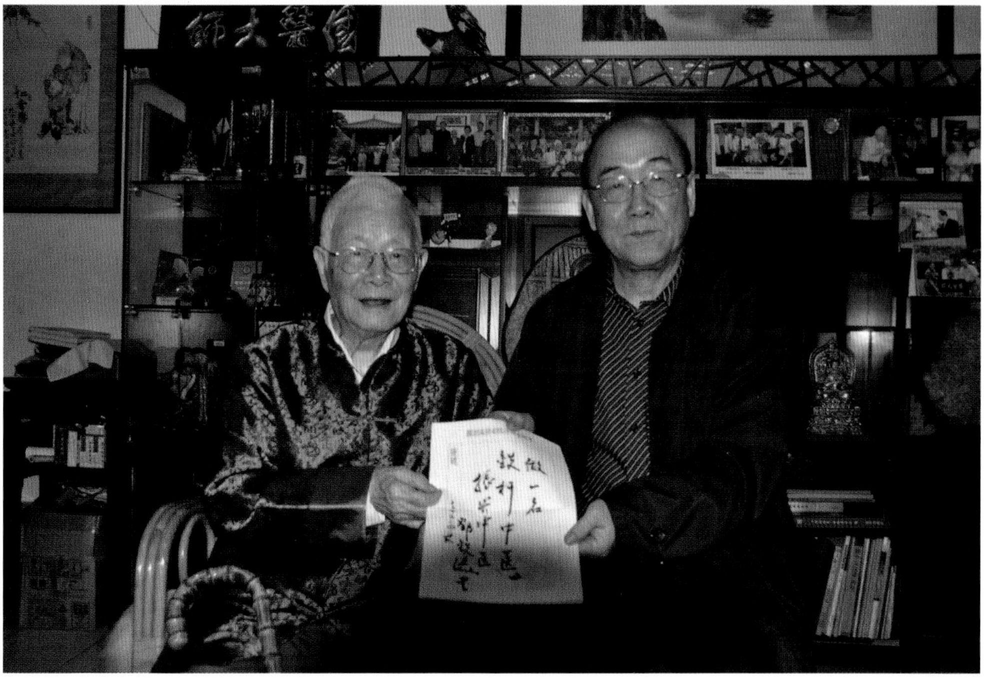

· 与国医大师邓铁涛合影

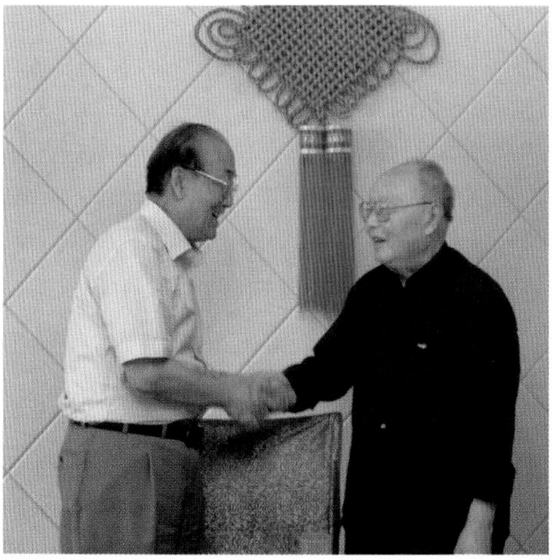

· 与国医大师周仲瑛合影

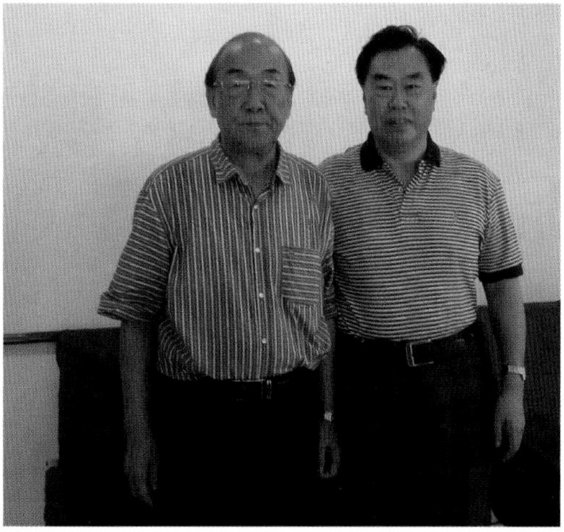

· 与国医大师刘尚义合影

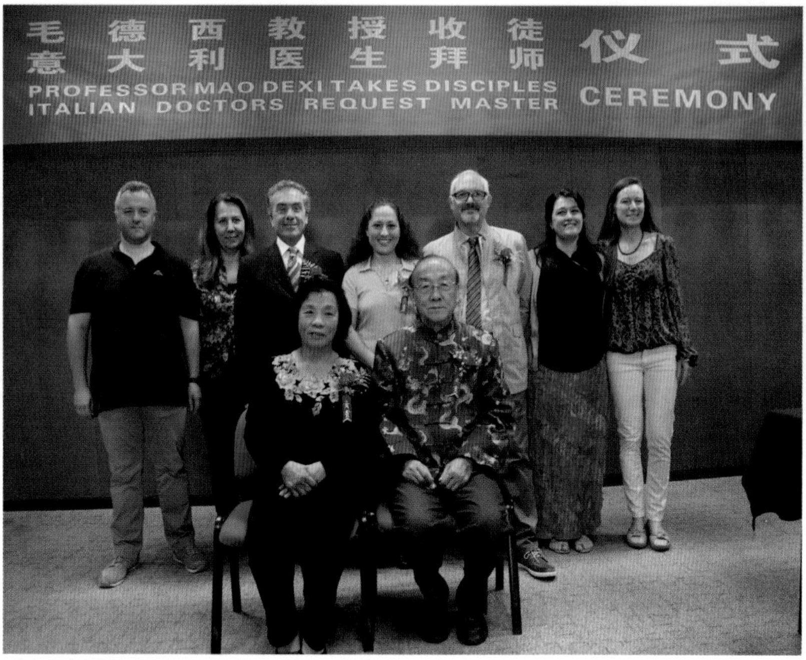

· 意大利医生拜师学习中医

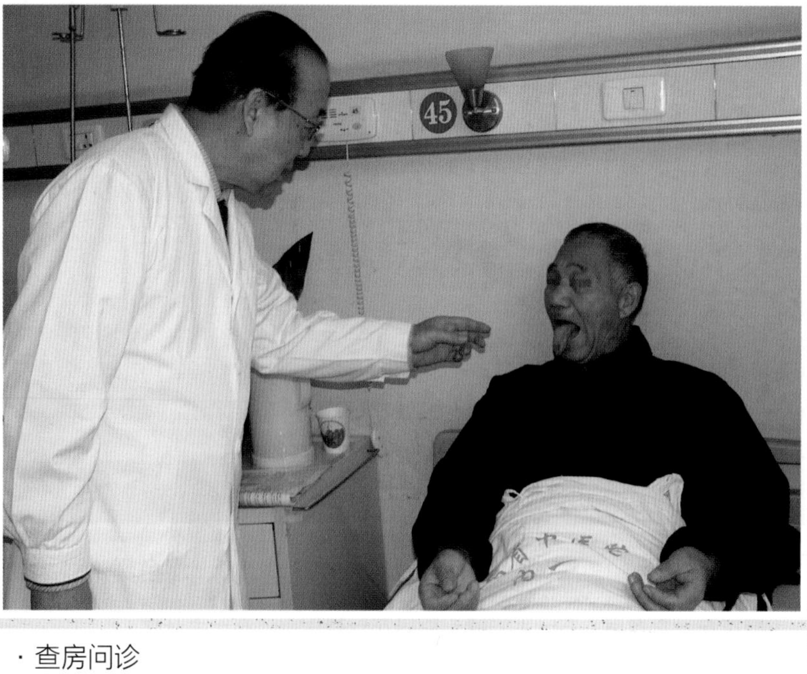

· 查房问诊

张序

我与毛德西教授认识已有40年光景了。

那是1979年夏季，我们十余人被抽调出来，在河南省卫生厅中医处的具体领导下，住在济源县（现济源市）招待所，为选拔中医人才做考试出题与复试工作。在那3个月集中的时间里，天天有机会见面畅谈，内容可谓天南海北，无所不包。20世纪90年代初，他从古城开封调至河南省中医院，至此每年都有接触。他给我的印象是，中医理论扎实，临床经验丰富，思维活跃，笔耕不辍。

学好中医，需要两个功夫，一是读书，二是临床，这两点毛德西教授都做到了。他60年不脱离临床，真是难能可贵。但他与一般人所不同的是善于总结，正如吴鞠通所说，“进与病谋，退与心谋”。他在临床之余，看书、笔耕，坚持多年，至今仍然如初。我们在交谈中，他常道：经典是无私的老师，临床是中医的灵魂，笔耕是提高的手段。我常常在报刊上看到他的文章，他笔锋简练，语言朴实，说理透彻，贴切临床。这些年，他不断出版临床书籍，正像专家所评述的那样，他的书是“临证之纪实，治学之写真”。

最近他将《毛德西医论医案集》书稿送来，让我过目，我几经翻阅，深感他的理论厚实、宽泛，经验丰富、实用，不愧是仁心仁术、百姓福音，这对河南中医事业的发展可谓是一件幸事。相信这部书的出版，一定会受到同仁的青睐。

为此，乐以作序。特奉诗一首贺之：

高山仰止太巍峨，深秀蔚然奇景多。
泽被苍生谋福祉，杏林常唱大风歌。

張磊

2019年3月24日

目 录

总论——岐黄路上六十年

我自走进中医之门，屈指一算已有一个甲子了。一个甲子，在历史的长河中，只是弹指一挥间，而对于一个人来说，却几乎是一个生命周期。回忆自己这一个甲子的历程，虽说也经历了不少风雨沧桑，但总体上可以概括为读书与临证。在我年近八旬之际，总觉得有必要做一番追忆、梳理，于己可悟道知非，于人或有所启迪。

◇◇◇◇◇◇◇◇◇◇◇◇

求 学

学习中医，并不是我的初衷。高考的时候，满以为可以考上好的大学，将来走文学之路，孰知却因客观原因而被拒之门外。到了将要开学的日子，收到了河南省卫生厅中医本科学徒班的录取通知，去还是不去？我在家犹豫了几天，最后在父母与兄长的劝导下，才怀着忐忑不安的心理，带着迷茫走进了学习中医的殿堂。

1959 年，我与其他三位同学被分配到开封医学高等专科学校（现河南大学医学院）中医教研室学习，除跟随老师听课外，还跟老师上门诊、查病房。我的老师是知名的武明钦老师和张文甫老师。武明钦老师出身六代中医世家，曾在江苏省中医进修学校（南京中医药大学前身）师资研修班学习，他讲课思路清晰，临床治病方药简练，善用经方治疗大症。治疗内科杂病，善从肝入手，认为“肝为五脏之贼，郁为生病之源”。张文甫老师亦是六世业医，他能通背《医宗金鉴》所有歌诀，不仅擅长内科、妇科，而且对外感热病、伤寒、瘟疫均有精深研究。他的遗著《新编火疫论》可称得上是一部治疗急性热病的佳作。

至今我还清晰记得，第一次拜见老师时就大出意料，老师上

注：本书所记载的药物及其剂量，请在医生指导下选用。

来就给我们一个“下马威”：“你们必须在三个月内背会‘四小经典’（《汤头歌诀》《药性赋》《濒湖脉学》《医学三字经》）！”还当场把“四小经典”交到我们手里。我们几个当时不知所措，顿生几分怯气。但我天生不服输，还是壮起胆说：“一定背会。”待回到宿舍，翻开书一看，什么“医之始，本岐黄”“诸药赋性，此类最寒”“四君子汤中和义”“浮脉唯从肉上行”，等等，真是不知所云。后来老师知道了，把我们叫去，亲切地告诉我们，“背会就有用，终身受益”，指导我们“先易后难，积沙成丘”。老师的一席话让我们信心倍增，下决心要背会它。今天回忆那个时候的背诵，简直是囫囵吞枣，不知其味。那时晚上冷风飕飕，我们几个就围着被子背诵，夜以继日，心无旁骛，两个多月后终于能全部背下来了。经过考核，我们受到了老师的表扬。继而老师先后给我们系统地讲述了《内经辑要》及伤寒论、金匮要略、中医内科学、温病学、中医妇科学、中医儿科学、中医外科学、中药学、中医方剂学、针灸学等，还请西医老师讲述了生理学、西医内科学等。在跟随老师学习期间，我还背会了《医宗金鉴》杂病、妇科、儿科要诀及《瘟疫安怀集》（清代医家田净意著）歌诀。至今许多歌诀还能随口背诵出来，如达原饮歌诀：“达原之方听我歌，槟榔能消又能磨，草果辛烈气凶猛，厚朴能破戾结气，三味协力入巢穴，使邪溃散速离窝……”

我们从踏入医门那一天起，就学着把脉看病，侍诊抄方；也不时跟师查房，参加会诊。可以说，一年三百六十五天，除去假日，跟师学习从未间断。由于背书早、临床早，所以两三年后，我们就能诊治一些常见病了。我们跟师学习的时间是1959~1964年，正值国家经济困难时期，生活可以说是“食不果腹”。当时干群关系良好，学习的第二年，我们跟随老师下乡防治疾病，吃住都在农民家里。农民生活的困苦情景及他们信任的眼光，成为我们加倍努力学习的动力。我们深知诊疗能力不足，但边学边用，竟也为他们解决了不少常见病的痛苦。虽然农村磨炼只有半年多，但农民的纯朴与诚实，至今还不时在我脑海里浮现，以至于我一见到农民就感到格外亲切。

在五年的学习中，还有两位老师对我启迪很大。一位是中医教研室主任李宝璋老师，他是河南林县（现林州市）人，朴实无华，备教认真。他既熟悉中医，又略通西医。他对疑难病的诊断，常常采用望闻问切、视触叩听等多种诊断方法。搞不清楚的病，他就请西医会诊。他认真负责、科学细致的工作态度，给我留下了深刻的印象。他常说，当医生要学点辩证法，只有懂辩证法的人，才能当一名好医生。至今我还常用这句话来启示年轻人。另一位是李振中老师，他在开封医学高等专科学校附属医院工作，是河南荥阳人，他对中医学的理解颇有张锡纯的风范。他治病注重实效，不固守经验。记得他治疗一例盆腔炎患者，开了一张傅青主的完带汤，加了两味药，即白芷和败酱草，问其为何？他说：白芷辛温祛湿，可以抑制白带分泌；败酱草清热解毒，有抗菌消炎作用。也就是在中医辨证论治的基础上，又结合了现代药理研究成果。还有的老师虽然接触不多，但他们的精彩课程、典型治验，也都给我留下了深刻的回忆。每当在临床上遇到困难时，我的脑海里就会浮现老师的身影。

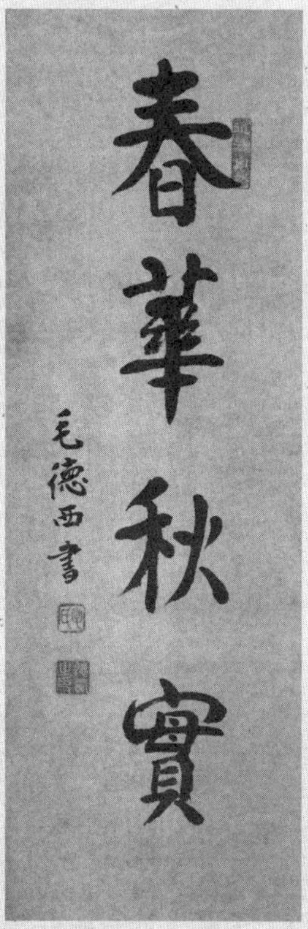

“春华秋实”书法

1964年的秋天，五年的跟师学习告一段落。经过全省统一考试，我取得了优异成绩。回顾五年的学习，只能说是初步打下了根基，或者说知道了学习中医的方向。我知道，更多的知识，更多的疑问，还在等着自己去求索。

此正是：

求学跟师五年整，犹如孩童学走行。

几多蹒跚时而跌，健步还须苦练成。

◇◇◇◇◇◇◇◇◇◇◇◇

深造

学习期满后的两年，我曾担任过教学、防疫工作。待进入临床，“文化大革命”就开始了。在那个动荡的年代里，欲避其扰绝非易事，但我从未间断对中医经典著作的学习，有时夫人干脆将门上锁，给人一种我不在家的印象，以便我在家里安静地读书。在那种环境里，我重读了四大经典和金元四大家的著作。到了20世纪70年代末，我深深感到，再不深造进修，就会落伍。经过推荐，我于1980年6月赴京进修学习，在中国中医研究院（现中国中医科学院）西苑医院见到了久负盛名的岳美中、方药中、时振声、王占玺等中医专家，并有幸跟随他们出门诊、查病房。老专家高尚的医德医风、深邃的学术修养、丰富的临床经验、诊治的入微精细，以及对年轻人的循循善诱，对我的启发很大，真

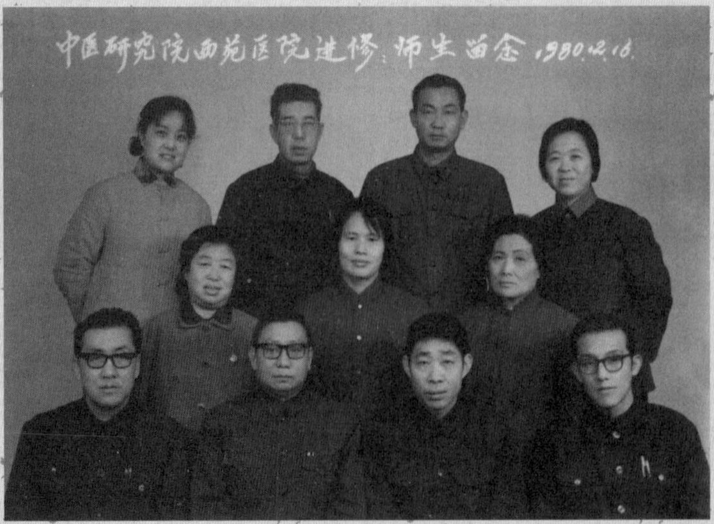

进修留影

是难以忘怀，终身受益！我认识到，在大师面前，不能有取巧之心，唯有踏踏实实地学习，认认真真地去读他们的著作，从中吸取理论与实践的营养，再经过反复实践、反复阅读，才能学到手、记在心，并使之升华。

岳美中先生对经方的重点解读，举一反三，给人颇多启迪，特别是对炙甘草汤的讲解，有理有据，授人以渔。方药中老师查房时严谨认真、一丝不苟，治疗时有理论依据，有实践验证，尤其是他在会诊中会恰如其分地引用经典原文。还有时振声老师灵活的方药和精炼的学术论文，以及治疗肾病的独到经验；王占玺老师对《伤寒杂病论》的深入研究和实践，都给我留下了至深的印象。我还多次聆听脾胃病专家步玉如老师的经验讲座，步老曾说道："不能把前人的经验方加一两味药，就说成是自己的，那是很羞耻的事。"这句话告诫我们，做医生切勿沽名钓誉，不可拿经方或别人的经验来装点自己的门面。

在跟师学习之余，我还有一个颇为自得的收获，那就是抄录了多位名医的经验，特别是中医心血管病专家赵锡武先生治疗杂病的经验。我去进修时赵锡武先生已经作古，但有一位跟随他学习多年的进修医生宋医生，保存有一本记录赵老经验的笔记本，宋医生见我学习认真，就非常爽快地把本子借给我看。我看本子里记录的都是赵老随口说出的经验方（包括经方、时方、验方、单方等），还有几位名医的经验方，大约有万余字。我将本子拿在手里，真是如获至宝，喜不自禁。于是花费一周时间，把那个本子里的经验方工工整整抄录完毕。老前辈的宝贵经验，至今还在临床中发挥着指导作用。一年的学习结束，我写了 4 本临证笔记，阅读了几十本珍本医籍。

在北京短短一年的进修学习，却是我从医道路上的转折点，眼界开阔了，思路清晰了！我深深体会到，拜名师，跟名师学习，是提高学术水平的必由之路。最近几年，随着名医工作室的建立，跟师学习已成一种风尚，这种风尚应当扎扎实实地传承下去，成为一种必然与规范。年轻中医要想有所提高，特别是要想成为一代名医，就必须拜名师，侍诊抄方，聆听教诲，一步一个脚印地学习。从当前中医临床水平来看，拜名师与否，其结果是大不一样的。所以说，拜名师是学习中医的捷径，是中医教育的特色，也是中医成才的必由之路。

此正是：

进京深造欲充电，犹如来到百宝园。

名师垂教明大义，眼界豁然天地宽。

◇◇◇◇◇◇◇◇◇◇◇◇

实 践

这里说的实践，就是临床实践。中医离开临床，就如同无源之水、无根之木。历代名医著作，无不是临床经验的结晶；即便是析经说理，也都浸透着医者把脉看病的心血。

50 岁之前，我一直工作在西医院。那里的中医科是“小科”，不被重视，许多设备都与中医无关，更谈不上资金扶持了。即使在这样的条件下，我们还是通过不懈努力办起了中医病房，收治心脑血管、消化、泌尿、呼吸、风湿病等病种，开设床位 35 张，且常常爆满。从北京进修回院后的第二天，医院就安排我接任了中医科主任，既管病房，又上门诊，忙得不可开交。我与住院医生同值夜班，抢救患者。我深深感到，一位医生的医术长进，一步也离不开临床。对于一位医生的医德与医术来说，临床经验与教训都是不可或缺的。

在 51 岁时，我被调进河南省中医院，筹建中医心血管病房，并担任科室主任。同样是既管病房，又上门诊。退休近 20 年来，我仍然在门诊（名医堂）为患者服务。

实践出真知，这是真理。我在临床中总结出几十首经验方，如治疗心血管疾病的五参顺脉方，治疗脾胃病的三三九气汤，治疗肝胆病的肝达舒方，治疗腰椎病的补肾八味方，治疗慢性肠炎的十神汤，治疗痹病的三藤三草汤，治疗咳喘病的 8 个对药方，

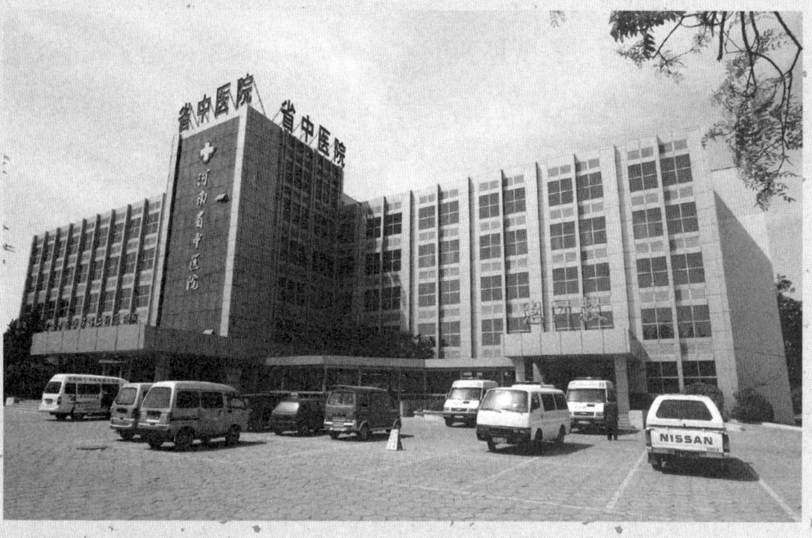

河南省中医院建院之初

治疗糖尿病的 5 个对药方，治疗心律不齐的 3 个对药方，以及治疗小儿病、妇科病、皮肤病等的经验方。患者普遍的反映是：毛医生开的方，既便宜，又治病。我还把这些经验方写进了书刊，传承给年轻学子。

退休后，我用经方越来越多。为什么呢？根本的原因在于经方是方剂之根，是辨证论治的集中表现，是治病的简捷方、疗效方、福祉方。如果一位医生不会用经方，他的方子就是无的放矢，难有疗效。我的体会是，使用经方，既要尊重原义，又要赋予新义。

实践是检验真理的唯一标准。一位医生即使背熟几百首方剂，若从不接触患者，依然是实践上的“空皮囊”。所以我体会到：只会背诵，不会看病，对患者毫无用处；天天看病，即使理论少一点，对患者也是有益的。正如俗语所说：“熟读王叔和，不如临证多。”但要做一名好医生，我的体会是：熟读王叔和，还要临证多。既要重视临床，也要重视理论，两者不可偏颇。经验方是逐渐积累的，如果就没有见过某种病，怎能开出经验方？即使有经验方，但用了无效，又该怎么办？一是向他人学习，二是从理论上分析。前者比较容易，而后者则比较困难，但又非常重要。

例如两胁胀痛，方可选用柴胡疏肝散、逍遥散、推气散等，在使用无效的情况下，我就想到了《素问·阴阳应象大论》说的“左右者，阴阳之道路也”，左为肝气升发之路，右为肺气肃降之路。两胁胀痛是肝气不升、肺气不降之征，故治当疏调肝气、肃降肺气，遂调整为四逆散合葶苈大枣泻肺汤治之，遂见良效。

退休之后，我对经方的学习与应用愈加重视，应用经方的主动性大大提高，每天门诊处方经方使用率达 50% 以上。例如治疗脾胃病的半夏泻心汤、黄连汤等，治疗心脏病的瓜蒌薤白剂、炙甘草汤等，治疗肺病的麻黄剂、厚朴麻黄汤，治疗肝病的柴胡剂、茵陈剂，治疗肾病的肾气丸、五苓散等，治疗妇科病的温经汤、当归芍药散等，治疗痹病的黄芪桂枝五物汤、桂枝芍药知母汤等，治疗脑病的葛根汤、柴胡加龙骨牡蛎汤等。经过长期不懈的坚持，我对经方有了新的理解、新的心悟，并整理展现在我所主编的《治验三部曲·经方治验录》一书里。

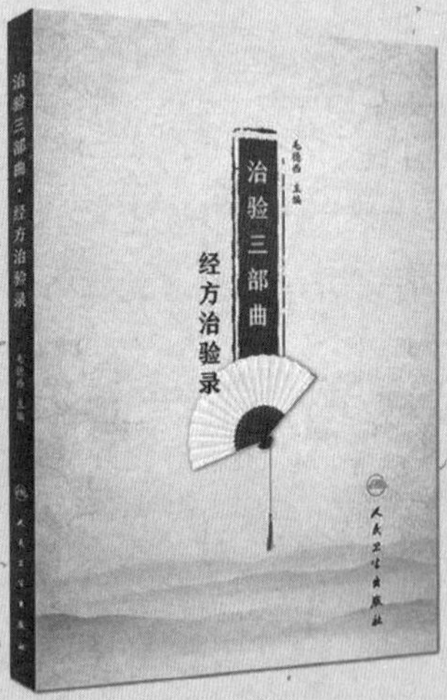

《治验三部曲——经方治验录》书影

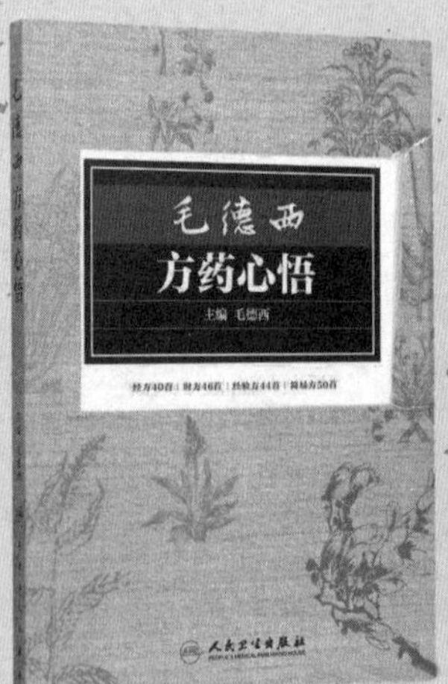

《毛德西方药心悟》书影

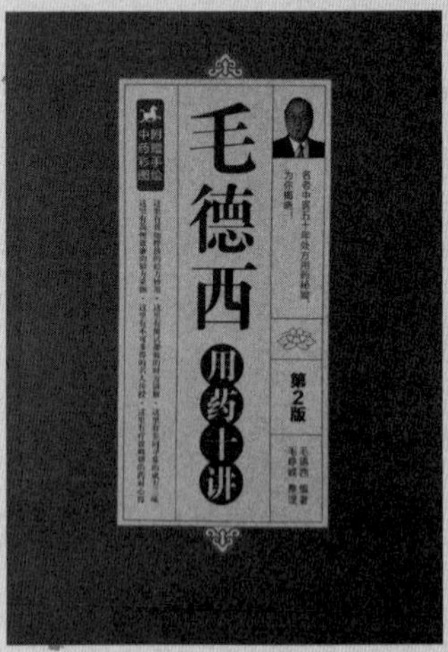

《毛德西用药十讲》书影

在学习与应用经方的同时，我也并不遗弃时方与验方的学习，因为许多时方是对经方的发挥或补充。我认为这方面值得推崇的医家是清代的叶天士与吴鞠通、近代的张锡纯与曹颖甫等。其实一些著名的时方与验方，如恰当应用，其疗效并不亚于经方，如延年半夏汤、逍遥散、大补阴丸、保和丸、达原饮、豢龙汤、下气汤、首乌延寿丹、资生丸、全真一气汤、转腰汤、玉泉丸、封髓丹、天麻钩藤饮、大补心汤，以及王清任的多个逐瘀汤和张锡纯的镇肝熄风汤、建瓴汤、参赭培气汤等；还有当代著名的验方，如冠心 2 号方、麻黄二三汤、宽胸丸、锄云止咳汤、疏调汤、解郁丸、施今墨的药对等。

数十年来，我对辨证论治这一中医的基本方法进行了诸多关注。20 世纪七八十年代，在带教工作中，我曾教授辨证论治课程，自己编教材，自己制胶版，自己画图像。还编写了《常见病中药辨证应用规范》一书。经过长期的积累与提炼，于 2016 年冬总结出辨证论治“八要素”，于理论纲举目张，于临床证治有序。其基本内容为：①明理；②识病；③辨证；④治法；⑤拟方；⑥鉴药；⑦养生；⑧思误。在具体治疗过程中，总结出用方原则为：补而不壅，攻而不破；温而不燥，寒而不凝；攻补兼施，寒热并融；升清降浊，勿伐中气；燮理阴阳，平和为期。治学之道总结为：辨证论治遵仲景，研读杂病学金元；灵活多变读叶氏，哲理思辩看二张（张景岳、张锡纯）；学用结合阅当代，岳蒲赵董施氏彰（岳美中、蒲辅周、赵锡武、董建华、施今墨）；杂病验方应多看，兼收并蓄自有长。

此正是：

坚持实践不放松，辨证论治是本宗。

经方为先时方后，古今经验一贯通。

◇◇◇◇◇◇◇◇◇◇◇◇

读 书

吴鞠通在《温病条辨》自序中说道：“瑭进与病谋，退与心谋，十阅春秋，然后有得。”用现在的话说，就是理论与实践相结合，一方面为患者谋良方，一方面为自己添新知。只“病谋”而无“心谋”，只是单纯的治病工匠；只“心谋”而无“病谋”，则成为空头理论家。

古云："读万卷书，行万里路。"唐代诗人李颀有诗云："腹中贮书一万卷，不肯低头在草莽。"作为一名医生（尤其是中医生），读书如同吃饭，是不可少的事。据统计，古代中医图书约有 12 000 种，这还不包括当今出版的书。怎样去读这么多书呢？我有以下体会。

首先，要有锲而不舍的精神。当我们翻开经典或名师著作时，如同向一位长者请教，虽不必正襟危坐，但必须要有一种拜见老师的恭敬心态。正如《经方实验录》所言，读《伤寒论》要"明窗净几，焚香盥手，恭展《伤寒论》，凝神细读"。所谓"读书百遍，其义自见"，就是要有恒心，天天读，月月读，年年读，活到老，读到老，这样才能一点一滴地积累知识，最终或能登堂入室。读书最忌一曝十寒，没有计划。随着年龄的增长，我越发感到知识的匮乏。退休之后，我所买的书不是少了而是多了，读着买着，买着读着，两个书房已经放不下了。真是越读越信前人言："书到用时方恨少，事非经过不知难。"

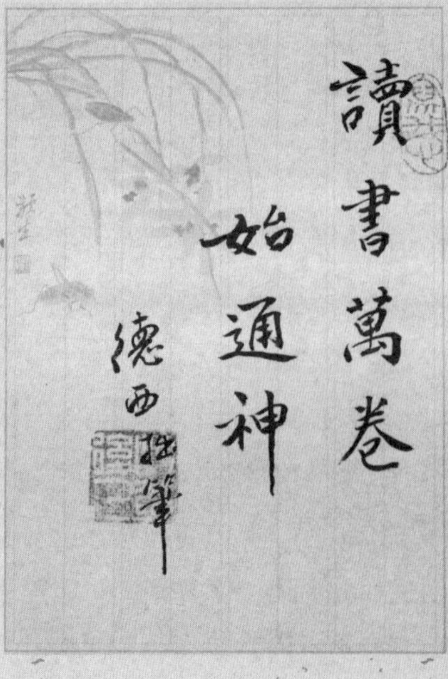

"读书万卷始通神"书法

其次，读哪些书？

（1）经典类：《黄帝内经》《伤寒论》《金匮要略》《神农本草经》等。四大经典是中医的灵魂，是中医之根。"自古名家出经典"。经典是指导性书籍，绝非可看可不看的书。

（2）学派类：《素问玄机原病式》（刘河间），《儒门事亲》（张子和），《内外伤辨惑论》《兰室秘藏》《脾胃论》

（李东垣），《格致余论》（朱丹溪）。这类书虽观点有异，但却从不同角度反映出当时医者对疾病的认知与治疗方法。

（3）温病类：《温疫论》（吴又可）、《温热论》（叶天士）、《伤寒瘟疫条辨》（杨栗山）、《温病条辨》（吴鞠通）、《温热经纬》（王孟英）、《湿热条辨》（薛生白）。这类书是中医发展史上又一个高峰，为中医诊治温热病（包括传染性疾病）树立了标尺、准绳。

（4）全书类：《景岳全书》（张景岳）、《陈修园医学全书》（陈修园）、《医林改错》（王清任）、《医学衷中参西录》（张锡纯）、《医宗金鉴》（吴谦）、《四圣心源》（黄元御）等。这类书内容丰富，说理透彻，贴近临床，实用性强。

（5）近代大师类：《岳美中医学文集》《蒲辅周医疗经验》《赵锡武医疗经验》《秦伯未医学名著全书》《王绵之方剂学讲稿》《施今墨临床经验集》等。

（6）医论类：《壶天散墨》（裘沛然）、《任应秋中医各家学说讲稿》（任应秋）、《名老中医之路》等。《壶天散墨》是当代中医论说文的顶级作品；《任应秋中医各家学说讲稿》是解疑、治学之作；《名老中医之路》则是求学之明灯、登堂入室之引路者。

（7）医案类：《名医类案》（江瓘）、《续名医类案》（魏之琇）、《临证指南医案》（叶天士）、《宋元明清名医类案》（徐衡之等）、《回春录》（王孟英）、《经方实验录》（曹颖甫）、《治验回忆录》（赵守真）等。

（8）工具与文史类：《说文解字》《辞源》《中国医学大词典》《医古文》《道德经》《易经》《论语》，以及唐诗、宋词等。裘沛然大师说："医是小道，文化是大道，大道通，小道易通。"老一辈中医教育后人，要把医道、文道、人道，以及哲理之道，汇于一炉，这样才能成为懂得中国文化的中医大家。

再次，怎样读书呢？比如专业基础书。这些书要终生去读，特别是经典书籍，更应时时读、日日新。读经典著作，可以结合自己的专业重点选读，如研究养生学，可以多读一读《素问》的前四篇，即《上古天真论》《四气调神大论》《生气通天论》《金匮真言论》。研究基本理论，要多读读《素问》中《阴阳应象大论》《五运行大论》《异法方宜论》《六微旨大论》等篇。研究脏腑学说的，要多读读《素问》中《灵兰秘典论》《六节藏象论》《五脏生成》等篇，以及《灵枢》中《营卫生会》等篇。至于贴近临床的书籍则更多，如内科医生，有人以《张氏医通》为案头读物，有人喜欢《医宗金鉴》的“心法”，有人以《临证指南医案》为临证准绳，有人以《医家四要》为每日必读之书，有人以《类证治裁》为临床必备。妇科、儿科、外科、五官科、眼科、皮肤科等，都有名家专著，但要想把自己的学科研究透彻，经典著作是各科之本、之纲，其他各科都是分支、是目。纲举目张，这是许多名医成才的必由之路。

至于各家学说类图书等，详见第七章中《读书与临证》篇，此处不再赘述。

此正是：

人生一世何为乐？并非官爵与吃喝。

阅尽人间无数事，唯有读书最愉悦。

◇◇◇◇◇◇◇◇◇◇◇◇

传 承

《庄子·养生主》云：“指穷于为薪，火传也，不知其尽也。”意思是，烛薪燃烧虽有穷尽，但前薪虽尽，后薪以续，前后相继，故火种永远不熄。

跟师传承是当前被公认较好的中医教育方式之一，具有口传心授、贴近临床、易记实用等特点，是培养新一代名中医的必由之路。我自2012年担任全国名医工作室指导老师以来，勤奋传薪，躬行不辍；弟子们学而不倦，收获良多。

对于弟子而言，面对面地跟师临诊，这种耳提面命的场景与心境，是其他方法所无法比拟的。师承之式，我都要选择典型病例，从疾病的证候与方药入手，条分缕析，简要讲解，重点是证候的特点、方证的结合、方剂的出处、药物的配伍等。关键的地方，往往还要引用经典原文或有关医籍语句。对每一位患者，我都亲自书写病历，点出主证、主方、主药。7 年多时间，弟子们耳濡目染，受益颇丰，除记录大量笔记外，还书写疑难病例数百份。工作室的张文宗博士深有感触地说："这样跟师学习，学得快，记得牢。"

除带教工作室的弟子外，我还非常重视基层中医药人才的培养。7 年多来，我先后带领弟子 15 次走进基层，每次讲座听讲者均达百余人。讲授内容既有基本理论，又有临床经验，反响很好，听讲者认为这种讲课"中医味浓，像喝了口美酒，久久难忘"。在河南兰考讲课之余，我还特意带领弟子们参观了焦裕禄纪念馆，让大家亲身体会焦裕禄那种亲民爱民的精神，并撰写了《做亲民爱民的好医生》《劝君举笔须留意》二文，发表在《中国中医药报》上。

我常给弟子们讲清代名医叶天士拜师的故事。叶氏闻及他人擅治某疾，就前往拜之为师，史称"前后凡更十七师"，堪称医林佳话。2013 年以来，我带领弟子先后拜访了邓铁涛、李振华、周仲瑛、张学文、刘尚义、张震六位国医大师。每次拜访，都预先做好计划。拜访时认真听讲，并亲自做笔记。回来后，又亲自将大师们的讲录整理成文，供大家进一步学习体悟。特别是邓铁涛大师，专门为我们讲解"铁杆中医"的含义，并书写墨宝"做一名铁杆中医，以振兴中医"赠给我。大师们严谨的治学精神与宽阔的心境，不但使后辈学习到了宝贵的临床经验，更坚定了大家的传承信念与做一名"铁杆中医"的决心。我将拜访记录编印成《国医大师拜访记》学习资料，发给年轻学子，使大师们的经验得到了更广泛的传播。

2010 年夏季，两位意大利医生走进我的诊室，他们都是 50 岁开外的人，并已是当地著名的中医医生。多方了解后，他们认为，在我这里可以学到传统的中医诊疗经验。自此，每年夏季他们都要来学习一个月。他们不懂中文，我就让研究生用英语为他们翻译，或用拼音文字写出来。每至下班，这样的拼音文字都会写几十张。在一个月的学习时间里，我还给他们讲三次课。每次讲课，内容充实，气氛活跃，有问有答，十分融洽。2014 年，应他们的多次要求，我正式收两位意大利学生为徒。在拜师会上，两位“洋弟子”说：中医博大精深，拜毛老为师，跟毛老学习，是幸福，是机遇，是缘分。并反复表示，要将中医知识与诊疗经验在意大利多宣讲，多应用，使更多的意大利人受益于中医药，获得健康与快乐。为使其进一步了解中医、学习中医，我为他们撰写了《中医诊断与常见病治疗》一书，于 2015 年以中意文对照形式在意大利正式出版，受到了意大利朋友的好评。

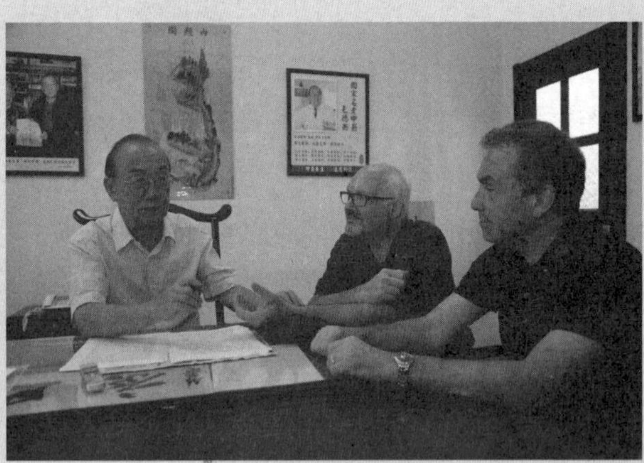

为意大利医生讲解中医知识

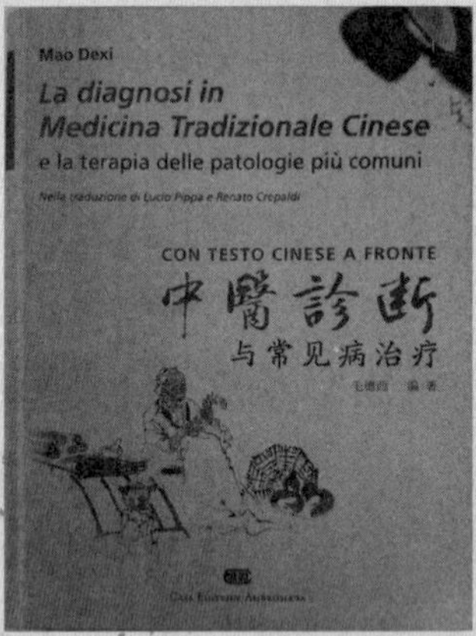

《中医诊断与常见病治疗》（中意文对照版）书影

《伤寒论·序》与《备急千金要方·大医精诚》是医德教育的范文，我常拿来讲给弟子们听。我常给弟子们说的一句话就是，不会给百姓看病的医生就不是好医生。而要做到这一点，就要学会用经方，因为经方效捷、价廉、简便。有一位农民在看病的时候，小声说道：我是卖三袋小麦来看病的。我听后不禁潸然泪下。对于这样的农民兄弟，我们还敢开大方、贵方吗？这不就是张仲景教导我们的“下以救贫贱之厄”吗？对于家在外地路远的农民患者，我即使加班加点也要给他们诊治，有时忙到下午，别人上班了，我才下班。医德不能光挂在嘴上，而是要落实到对待患者的实际行动上。从接诊到把脉问诊，最后拟方用药，都要一丝不苟。患者带着痛苦来，我们要使他们满怀希望走。因于此，前来就诊的患者总是络绎不绝。我们只有不断努力学习，提高医术，才能对得起广大患者！

此正是：

师徒传承扁鹊启，叶桂拜师传美意。

德高术佳方尊师，传道解惑心所系。

◇◇◇◇◇◇◇◇◇◇◇◇

笔 耕

编著图书与撰写论文，在我年纪尚轻刚刚走出师门的时候，简直是不可想象的事。那个时代，有关中医类的杂志唯独《中医杂志》一家，谁若能在《中医杂志》上发表文章，即会被称为“大家”“学者”，那是一鸣惊人的光彩事。之后又有了《新中医》《赤脚医生杂志》《中原医刊》等。我从这些杂志中看到了不少好文章。每看到一篇好文章，我都认真做笔记，从文章的题目、起承、论点、论证、语句、引文、结语等诸方面，一一研读，一一记录，至今我还保存着当年的随笔记录。由于喜欢读书撰文，我当时自费订阅了好几种杂志，还被聘为《中原医刊》的编审，每年审阅几十篇文稿，这对我提高撰写论文的水平有很大帮助。

1980 年，我到中国中医研究院西苑医院进修，恰遇由中国中医研究院牵头编写《中医症状鉴别诊断学》与《中医证候鉴别诊断学》两部划时代的著作。我被邀参与编写，前一部参与撰写 19 篇，后一部参与撰写 11 篇，并参与两部书的统、定稿工作。在几次编写会议上，我得到了多位老前辈的指导，特别是任应秋、刘渡舟、赵金铎、张镜人、张震等老师的发言，给我留下深刻的印象。其中张震老师对证候及疑似证的阐述，使我对症状、证候、疾病等的内涵与外延，有了更为清晰的认知。同时，我也结识了不少有学识的朋友，如冷方南、孔令诩、李德新、王育学、季绍良、胡国庆、王庆其等，他们学识渊博，治学严谨，亦使我受益匪浅。

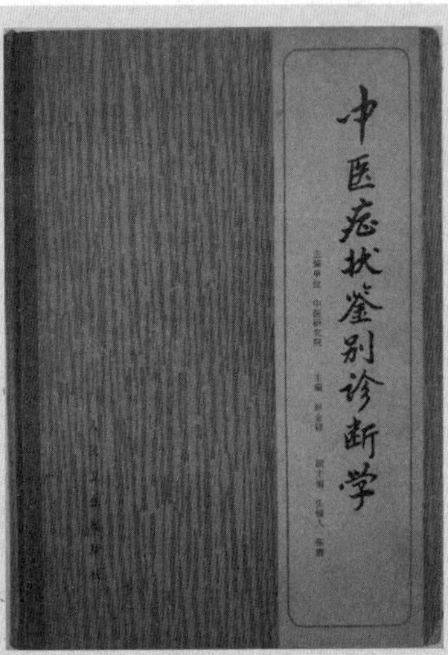

《中医症状鉴别诊断学》书影

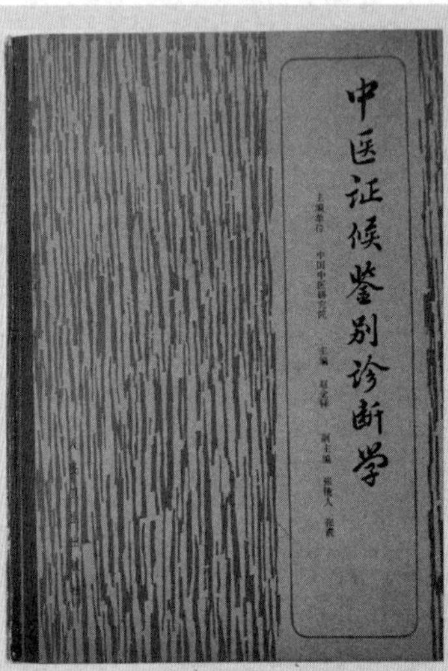

《中医证候鉴别诊断学》书影

谈到撰写论文，我刚刚走出师门时一直觉得神秘而高深。但后来看得多了，便萌发了试试手的念头。起初的几次投稿，或因缺乏新意，或因文字稚嫩，都未被采用，但我并未气馁，而是广查资料，多方请教，反复修改。后来，投给《中医杂志》的“张锡纯治疗外感发热经验初探”与“《伤寒论》相反相成配伍初探”，终于被录用发表，看着那工整的铅字，闻着那淡淡的墨香，喜悦之情不可言表。之后学习的劲头更大了，撰写的兴趣也更浓了。

“苦心人，天不负”，一分耕耘一分收获。20 世纪 80 年代至 90 年代，我先后在《中国中医基础医学杂志》《新中医》《河南中医》《上海中医药杂志》《浙江中医杂志》《中医研究》《光明中医》《辽宁中医杂志》《黑龙江中医药》《中原医刊》等杂志上发表论文 60 余篇，之后又在《中国中医药报》上发表论文 100 余篇，出版学术著作 30 余部，获得科学技术著作奖多项，得到了同行们的好评。

我一直认为，著书与写文章，可以提升自我。杜甫有句名言，“文章千古事，得失寸心知”，这应作为所有文人的座右铭。写文章是总结，是交流，是提高，是理论与实践相结合的最佳方式。“文如其人”，一个人学术水平的高低，一看文章就知道八八九九了。

晋代陶渊明在《归去来兮辞》中有一句话，“实迷途其未远，觉今是而昨非”。我经常用这两句话来提醒、鞭策自己。如果一个人写一点东西就自我陶醉，那是将要退步、落伍的信号。而经常回顾自己的不足，才能明确前进的方向，使自己不断进步。

每次写文章，我都要翻阅大量文献，有的写在电脑上，有的写在纸张上，待将资料弄明白后，才开始动笔。把撰写文章当成学习、提高的机会，那就会认真地去写好每一篇。文章首先是给自己看的，就是要看一看自己对某个问题的认知是深是浅，是明白是糊涂，是已经解决了还是尚未解决。所以说写文章首先是给

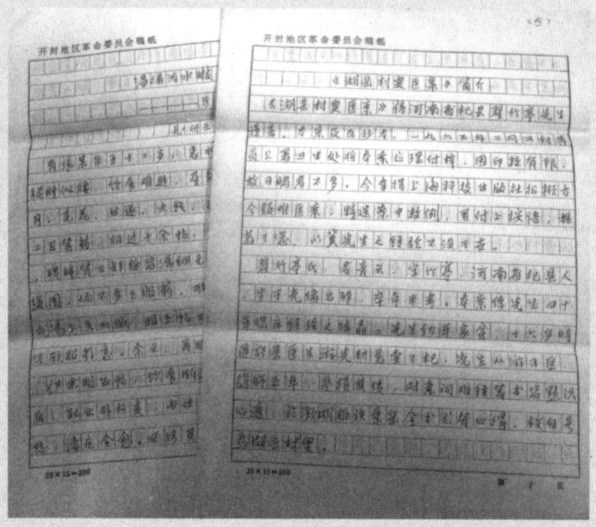

整理翟竹亭《湖岳村叟医案》书稿

自己出难题，继而想办法解决难题，这样才能一步一个脚印地长进，才能解决临床上所遇到的新难题。

人的生命是有限的，而知识是无限的。要以有限的生命去探索无限的知识，只有加倍努力，才能有所收获，不被时代淘汰。我赞成这句老话：只有学到老，才能活到老！

此正是：

先贤垂法三不朽，立言理当孜孜求。

不为功名自得乐，笔耕但把感悟留。

又曰：

著书立说非神秘，有感而发为要义。

用功学问勤耕耘，文思涓涓自成溪。

◇◇◇◇◇◇◇◇◇◇◇◇

希 望

任何科学技术的发展与社会的进步，都要寄托在年轻人身上，这是历史发展的必然，也是生命历程的自然规律。

我已近迟暮，垂垂老矣，感到知识老化，思维迟钝，但又不服老，想跟上时代的步伐。在这里，写上几句话，既是老者的心声，也是寄予年轻人的希望。

首先，要坚定信念，这个信念就是中医的科学性。习近平主席指出，中医药是打开中华文明宝库的钥匙。诚哉斯言！中华文明有五千年的历史，中医药文化是伴随着人类起源而产生的，她所包含的内容不仅仅是医学，还有丰富的人文、地理、哲学、天象，以及人类和动植物的生命转化规律。要了解中医文化，就要读《神农本草经》，读《黄帝内经》，读《针灸甲乙经》，读《本草纲目》，等等。可以说博大精深的中华文明，在中医经典著作中有着充分的体现。这种传承几千年的医学，在世界上是独一无二的，是极富生命力的。作为中医学的传承者，必须树立坚定信念，这种信念就是敬畏中医，学习中医，应用中医，宣讲中医，发展中医；要抱定信念一辈子不动摇，不能"顾左右而言他"，不能读中医书却说西医话。北京大学著名哲学教授楼宇烈说："中国传统文化中最有希望成为世界第一的就是我们的中医。"他还指出，中医要用中医语言讲话，不要用西医语言讲话。而现在用西医话语解释中医的现象太多了，希望年轻人多用中医话语发言、写文章。

其次，也要学一点现代科技知识，借以发展中医。学习现代科技的前提是一定要有热爱中医的坚定信念，决不能半信半疑，自卑盲从，无端指责，更不能“吃着中医的饭，砸着中医的碗”。国医大师邓铁涛在2013年接见我们的时候，对社会上流传的“铁杆中医”解释道：“中医本身就是科学的，再学一点现代科技，就是‘铁杆中医’，那种认为中医是落后医学的看法是完全错误的。”他还送给我们每人一册《国医大师邓铁涛之“铁杆中医”说》。发展中医必须学习现代科技，例如中药颗粒剂就是发展、提高。如果中药制剂不积极发展，中医就会落伍，远离大众。

再次，年轻人要学点哲学。中医基本理论就是关于生命科学的哲学，包含有丰富的辩证法、逻辑性，而哲学方面的专著对理解中医学及临床思维有着很大帮助。有学者将中医学比拟为医学、人文学、哲学的结合体，一点也不为过。我年届八旬，最遗憾的就是在年轻时没有多学一些文学、哲学知识，只好在“黄昏”时分，去补这方面的课，以便能更好地发挥自己的余热。

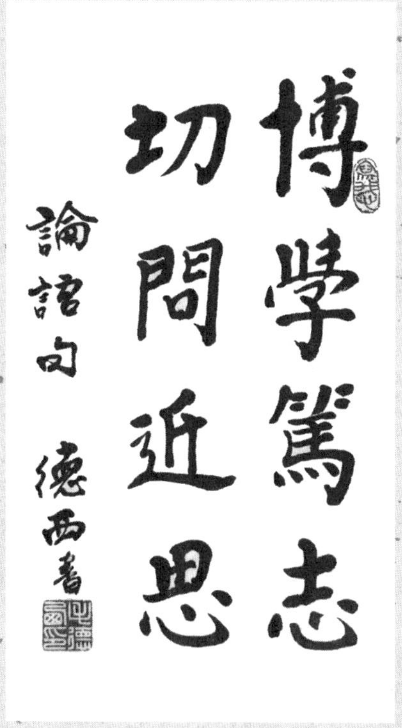

“博学、笃志、切问、近思”书法

马克思曾说：“一个时代的精神，是青年代表的精神；一个时代的性格，是青年代表的性格。”中医学的提高与发展寄托在青年一代身上。希望年轻人多读一些当代医家的书，他们的书接近临床，语句直白，通俗易懂，可以一边看一边用，甚至还可以直接向他们请教。还要读一些哲学书、史学书、文学书。古云：“博学之，审问之，慎思之，明辨之，笃行之”，“与君一席话，胜读十年书”。要向大师们多多请教，精诚所至，金石为开。

此正是：

岐黄路上六十年，求索有获亦有憾。

心灵有悟撰于此，寄望后人仔细探。

上篇

医论篇

人百病首中風驟然得八方通閉與脫大不同
開邪閉續命雄固氣脫參附功顧其名思其義
若舍風非其治火氣痰三子備不為中名為類
合而言小家伎瘖喎斜昏仆地急救先柔潤次
填竅方宗金匱消渴症津液乾七味飲一服安
金匱法別三般二陽病治多端少陰病腎氣寒
厥陰病烏梅丸變通妙燥熱餐

節錄陳修圓醫學三字經毛德西書

医论，就是医学论文。我不是从事理论研究的，因此对于理论研究从心从力都不够，特别是对于中医经典理论的研究更是欠缺。但任何学科都离不开理论的指导，包括中医临床实践。所以在临床之余，也要学习一些经典著作，还有历代医家名著。只有具备中医基本理论知识，临床才能明确疾病、证候、治法、遣药、养生等脉络，才能做一位“明白医”。理论是行动指南，是指路灯，是方向标。一位医生如果没有理论指导，只会几个单验方，充其量只能算是个“走方医”。

明代张景岳《景岳全书》开篇就是“明理”篇。他说：“万事不能外乎理，而医之于理为尤切。”又说：“苟吾心之理明，则阴者自阴，阳者自阳，焉能相混？”当代国医大师裘沛然先生写了一部《壶天散墨》，该书熔人道、文道、医道于一炉，以“抉择陈言，剖析疑似，俯仰古今，直道心源”而雄视当世。我认为这本书是当今中医论文的最高境界，它的结构、论理、语句、剖析，都达到了不可逾越的地位。每次提笔遇到难点，我都会自然地翻阅这本书，细心品味，寻找解决难点的钥匙。而如此反复地去学习，收获是不言而喻的。在这里提起这部书，目的是让年轻人多看看，以便从中得益。

我撰写论文，坚持三个原则：一是亲自动手，不找替笔；二是亲自动脑，不去抄录；三是亲自发问，不急发表。

我撰写的文章，都是自己动手，从不找人代笔。有的人写文章，自己不动手，让自己的学生或进修生代写，结果写的不是自己的想法；或者说文章写得很漂亮，却是抄袭的。这些文稿我是见到过的，绝不是空穴来风。所以说文章的好坏，自己心里清楚；如果让别人代写，文章的优劣就不好说了。

自己动手，还要自己动脑，也就是自己翻阅资料，自己组织文稿。一部书，如果多人撰写，就会有多种笔法，这在一部书里是不合适的。我在主编几部医学书时，凡关书的前言、序、凡例、样稿及编写说明和跋，我都亲手撰写，入细说明。遇到难题，拿出主意，共同商议，这样才能保证书稿的完整、严谨、协调。

文稿不是一次可以完成的，需要反复修改、反复商讨。古人对于文章有敬畏之心，写好后，不急于发表，而是贴在墙壁上，反复念诵，反复揣摩，随着时间的推移、知识的积累，可能随时都会发现文稿的不足。所有文稿，都不可能一蹴而就，学会给自己出“难题”，包括文章的结构、长短、语句、层次、论证、结语等。看一看高水平的文章，再看一看自己的文章，这样反复对比、反复修正，文稿的质量自然逐日提高，这在古代是司空见惯的。有些文稿，特别是那些几百字、几千字的文稿，我常让同事们指点一下，以免出现纰漏。

本篇所收载的论文，多数在报纸、杂志上发表过。此次收载，对部分文章进行了修饰，但仍有欠缺之处，希望读者在阅读时给予指正。

第一章 基础理论

论中国传统医学基础理论的特点

※

我国的传统医学是以中医药学为主体的包括少数民族医学在内的民族医学。但少数民族医学并非都有完整的文字记录。1984年在内蒙古召开的全国民族医药工作会议正式列出“五大民族医”，即藏医、蒙医、维医、朝医、傣医，他们与汉族医药学——中医药学共同组成我国传统医学。本文针对我国传统医学（包括主要少数民族医学）的基础理论做一分析，明示其特点，阐述其内涵。

一、天人合一论

天人合一论是我国传统哲学关于天人关系的学说，它从整体上来把握人、万物和天地之间的关系，是我国天人感应思想的发展。用现代语言讲，就是阐述人体、社会、自然三者之间的同步性和统一性。这种天人合一观念渗透于中医学与各少数民族医学的基础理论之中。

阴阳五行学说是中医学基础理论的重要组成部分。早期的阴阳学说奠基于殷周之际，《周易·系辞传》曰：“一阴一阳之谓道。”道，即事物运动的法则或规律。《素问·阴阳应象大论》云：“阴阳者，天地之道也，万物之纲纪，变化之父母，生杀之本始，神明之府也，治病必求于本。”阴阳作为自然界的根本规律，是一切事物变化的起源，生长、毁灭的根本；人作为宇宙间的生命体，其生、老、病、死及疾病防治之规律也必然系于天地阴阳运行之道。五行学说，则早在殷墟甲骨文中就有了东、西、南、北、中五方概念。《素问·金匮真言论》所叙述的五脏应五行、五方、五音、五味等收受理论，则是五行学说关于天人合一论的具体描述。特别是《素问》运气七篇，更体现出天人合一的观点，尤以《气交变大论》《五常政大论》《六元正纪大论》中论述最详。任应秋先生对此论述颇精，他说："古人对自然界气候变化的认识，提出了这样一个规律，使我们易于辨识，也就是借天地五运六气之理，辨人身五脏六腑之疾，其盛衰休咎同，其生克制化同，便从而合一以施用，临证以施治。"（任应秋《五运六气》，上海科学技术出版社，1962）

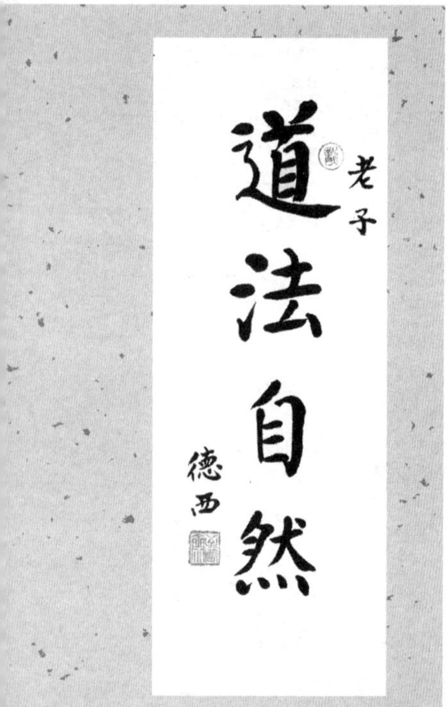

"道法自然"书法

藏医学的基础理论认为，人体内存在着三大因素，即"龙"（气）、"赤巴"（胆）、"培根"（水和土）；七大物质，即饮食精微、血、肉、骨、髓、精、脂肪；三种排泄物，即大便、小便、汗。由三大因素（自然界中的气、水、土）支配着七大物质和三种排泄物的运动变化。在藏医经典著作《四部医典》中，记载有四季脉象与五行生克的关系，该书认为医学与天文历算学是同条共贯的。书中有许多地方贯穿有天文历算的原理。"有算必有医""医算不分家"是藏医区别于其他民族医学的重要特点，既反映了藏医学关于人与大自然密不可分的整体观念，也说明藏医学有着深厚的文化渊源，这是国内外藏学界专家的共识。

蒙医学的理论基础是三根学说，该学说认为自然界是由土、水、火、气、空五大元素所构成的。作为大宇宙缩影的人体则由"三根"组成，即"赫易"（具有阴阳两重性，犹气，指生理功能）、"希日"（属阳、火之性，指体温、热能、精神活动）、"巴达干"（具有阴、寒、水、土之性，指营养物质、体液）。三根之间具有阴阳依存和五行生克的关系。蒙医学还因袭中医学五行之说，取五行与五元相汇通的方式论述五脏六腑的功能。其五脏六腑与自然界五行、五色、五位、五季（包括四季之末各18天）的匹配与中医学是一致的，只是五脏属阳、六腑属阴的论点与中医学相悖。

维医学认为自然界是由四大物质所组成，即火、气、水、土。四者之间相互资生、相互制约，维持着动态平衡。人体也是通过四大物质混合后的改变力而产生的。四大物质产生气质，气质产生四津，四津产生精神，精神产生各种力，力产生各种脏器功能，从而形成了从自然到人体、从生理到病理、从诊断到治疗与预防等，包括四大物质学说、气质学说、四津体液学说在内的维医理论体系。这种理论是隋唐时期古维医学在吸取周围民族医学知识的基础上产生的。

朝医学的理论核心是四象医学阴阳论，是朝鲜医学家李济马运用中医学的经典理论与易学阴阳论对朝鲜民族医学的总结与概括。四象医学以“天、人、性、命”整体观和“四维之四象”结构学说为指导，将人分成太阳、少阳、太阴、少阴四象人。自然界的四行具有相互资生、相互助长、相互制约的关系，这种外在的四行运动规律反映到机体内部就是“四象人”，这就把天人看成统一体了。

傣医学的理论基础是四塔学说。这种学说是由古印度佛教传入傣族社会后结合傣族医学知识而形成的。该学说认为，人类和其他一切生物的繁殖、发育、生长均依附于自然界的土、水、火、风“四塔”。四塔正常，则生生不息；四塔分离，则令人身亡。四塔是统一的，又是对立的。历代傣医正是运用这种与大自然息息相关的四塔理论来诊治疾病的。

另外，彝族、苗族等亦有自己的民族医学理论。彝族医学的理论基础是“哎哺”之说。哎为乾，生火、象天；哺为坤，生水、象地。天地相互依赖而存在，水火相互制约而共生。人体正是在这种天地循环之气中化生的。这种理论把人看成大自然的和合物。苗族医学认为，光、气、水、土、石等物质的有关成分是构成人体基本物质的原料，简称“供生物质”。其他如壮医、侗医、佤医、土家医等，虽未形成较为完整的医学理论，但在其各自的医疗实践中，都包含有天人合一的观点。

综上所述，中医学与主要少数民族医学的基础理论都认为人是大自然的生灵，受到大自然的支配，其生、老、病、死与大自然密不可分。在其基础理论中，阴阳对立统一观与木、火、土、金、水、风、气、石等元素生克观，贯穿在各自医学的理法方药之中。“人与天地相应”，《灵枢·邪客》这句话概括阐明了我国传统医学关于人与自然不可分割的内涵。

二、整体恒动论

整体恒动论是传统医学在天人合一论前提下对人体生命活动的再认识。

中医学认为，人与天地是一个整体，人体的五脏又是一个整体。《素问·玉机真脏论》云："五脏相通，移皆有次。"又云："五脏受气于其所生，传之于其所胜。气舍于其所生，死于其所不胜。"说明五脏之间元气是相通的，病气转移也是有序的。这种必然的生克制化关系，不但是人体生理病理的运动形式，也是防治疾病的必然法则。

藏医学认为，人体的三大因素支配着七种物质维持正常生理功能，三种排泄物则是生理活动的代谢产物。在一定条件下，上述三者互相协调，保持机体平衡，使身体健康无恙。如果三者动态平衡失调，就会发生疾病。疾病，就是七种物质的亏损与三种排泄物壅塞所造成的。这种动态平衡失调所呈现出的病态分为热性与寒性两大类，治疗上也以温法与寒法及用药的轻、重、柔、燥等进行对治，以期达到机体的动态平衡。

蒙医学的整体恒动观体现在"三根"相互作用基础上的生命活动。三根中希日与巴达干既相互对立又相互依存，任何一方都不能脱离对方而单独存在。而赫易则是希日、巴达干二者正常运动的保证，对任何一方的太过、不及都起着调节使之平衡的作用。希日属阳、为火，巴达干属阴、为水为土，赫易介于两者之间。当赫易凉性增盛时，希日之温性就会通过自我调节来压抑之；当巴达干寒性增盛时，则希日之热性也会压抑其寒性。另外，当希日之锐性偏盛时，巴达干之钝性就会压抑之。正是在这种相互制约、相互依存的整体平衡状态中，人体才能保持旺盛的生命力。

维医学将对机体有重大影响的四大物质属性用于医学领域，把体液、内脏、器官、组织及其生理、病理现象，按照事物的不同形状、特点、作用、性质分别归属于火、气、水、土，借以阐述人体生理、病理的复杂变化和人与外环境之间的相互作用，并作为防治疾病的指导思想。四大物质之间存在着生、克、半生、半克规律。维医学的治疗方法也是根据四大物质的生克乘侮关系而确立的，如壮水制火法等，希望通过调节水火之动态平衡来恢复健康，这与中医学的生克制化治则颇为相似。

朝医学的四象医学论认为，自然界的四象表现为"春气生、夏气长、秋气收、冬气藏"，在机体则表现为"肺象木、脾象火、肝象金、肾象水"，这种内外相应的四行规律及功能均以春木气发、夏火气郁、秋金气涩、冬水气泄而显象于外。在这种内外环境统一体内，以相生相克的关系维持着生命的进程，保持着动态的平衡。

傣医学的四塔学说是指导临床实践之纲纪。傣医认为，“没有土万物难生，没有水万物可以枯死，没有火万物无法成熟，没有风万物不能生长”（《中国中医药报》1995年4月28日第3版）。四塔中任何一方的盛衰都会引起四塔失衡而发生疾病。傣医把这种现象称为“四塔连心”。傣医用这种四塔制化理论诊察疾病，并依此进行有的放矢的预防和治疗。

其他如彝医学“哎哺”之说，哎为清气、为阳、主升，哺为浊气、为阴、主降，清浊之气的升降是由经络线相交运行完成的。人体的生、老、病、死等变化都是清浊二气运动变化的结果。苗医学则用三点论阐述人体的恒动规律。三点论即事物生成之能量、物质基础、良好结构。事物必须通过三者之间的相资、相制、相征（或相夺）的三大关系，才能实现其生成、变化。苗医学的三点论，其核心在于维护三位一体的正常发挥，诊察三位失衡的倾向，纠正三位偏颇的危害。

整体恒动论是古代哲学在传统医学领域里的理论支架。有人把它称为“宏观论”，虽然它不具备西方医学解剖镜下的微观认识，但它放眼于整体、着眼于运动的辩证方法，临床实用价值却是不能忽视的。

三、体质相异论

体质相异论是不同民族根据各自生活环境对人体生理功能的影响而进行的人体体质分类学。它是三因治则（因人、因时、因地）的主要内容。所谓体质相异，是指人与人的体质差异，这种差异不仅表现在形态类型上，而且还表现在心理、生理诸方面。

中医学非常重视人的体质差异性。《灵枢·阴阳二十五人》根据阴阳五行学说，按人的肤色、体型、禀性，以及对时令、环境的适应能力等特征，将人归为木、火、土、金、水五种主要体质类型，然后又根据五音，对太、少、阴、阳属性及左右、上下等再各分五类，即形成25种体质类型。《灵枢·通天》又将人分为太阴之人、少阴之人、太阳之人、少阳之人、阴阳和平之人5种体质类型。这种体质分类法，明确提出了医学上的一个重要问题，即通过人群中个体特殊性的区分，找出临床治疗规律性。历代医家在《内经》体质学说基础上发现了更为具体的体质类型，依此辨治，更有实效。如李东垣强调的脾胃虚弱型，朱丹溪强调的阴气易亏型，叶天士强调的胃阴不足型，王清任强调的气滞血瘀型等，其他如“肥人多痰”“瘦人多火”“劳心多中虚”“劳力多中实”“小儿多食积”“老人多痰滞”等，这些来源于临床实践的体质分类法，实用价值很高。

藏医学的经典著作《四部医典》，将人划分为龙、赤巴、培根三种类型。其特征为：龙型体不直，身材矮小，消瘦少肉，肤色发青，不耐寒冷，患病或寒或热，病性不定；赤巴型身材中等，易出汗，毛发、皮肤偏黄，目光敏锐，患病偏热；培根型身体后仰，体肥胖，肤色白嫩，性情温和，嗜睡，患病偏寒。在治疗方面，龙型病宜用甜、酸、咸味，油腻重、软黏之性药物；赤巴型病宜用甜、苦、涩味，清凉、稀、纯之性药物；培根型病宜用辣、酸、涩味，锐、粗粝、轻扬之性药物。

蒙医学根据三根学说中赫易、希日、巴达干三者各自不同的性能特征，结合人群中不同个体在形态、功能、心理、性格等方面的特性，将人体划分为7种体质类型，即赫易型、希日型、巴达干型、赫易希日合并型、希日巴达干合并型、巴达干赫易合并型、赫易希日巴达干合并型。又将不同体质类型人患病后的性质分为20种病性，药物概括为17种基本性质，以此去分别清除不同病变体质的20种病性。这种从体质到病性、从病性到药性分类的系统化，是蒙医学的特点。

维医学认为，人的四大气质类型是由四大物质产生的，火产生胆汁质，气产生血液质，水产生黏液质，土产生黑胆汁质。四大气质又分别产生胆津、血津、痰津、黑胆津四津体。据此将人的气质归纳为四大类型，即：干热型，属胆汁质，易患精神病、肝病、消化系疾病等；湿热型，属血液质，为最佳气质型；湿寒型，属黏液质，易患风湿病、关节病、瘫痪等，但易治愈；干寒型，属黑胆汁质，易患精神病、心脏病等，较难治愈。

朝医学在“太极生两仪，两仪生四象”的古代哲学思想指导下，根据人体素质阴阳气血多少的常数，创立了四象医学体质论。这种理论将人分为太阳人、太阴人、少阳人、少阴人。每一类型人因其天禀脏理不同，所受邪及疾病的演变均有所异。并进而划分出肺、脾、肝、肾所属的“四个党与”证候群。太阳人因肝脏功能恒不及而出现“肝党与”受病，太阴人因肺脏功能恒不及而出现“肺党与”受病，少阳人因肾脏功能恒不及而出现“肾党与”受病，少阴人因脾脏功能恒不及而出现“脾党与”受病。朝医学把体质分类应用到临床实践，解决了不同体质的“辨象论治”问题，创立了食物归象、药物归象等用药规律，形成了朝医学四象体质论。

傣医学的体质论表现为分塔论治，即根据四塔病证依次拟定四首主方：雅塔拢（风塔方）、雅塔菲（火塔方）、雅塔南（水塔方）、雅塔拎（土塔方）。每个基础方所治疗的疾病都包含有风、火、水、土不足与过盛两个方面的病证。以火塔方为例，不足表现为心悸心慌、畏寒怕冷、消化不良等，治以补火为主；过盛表现为神昏谵语、发热多汗、口糜牙肿等，治以清火为主。据临床症状来诊察风、火、水、土四塔物质在体质表现上的不同特点，并依此辨证施治，是傣医学的核心。

综上内容，我国传统医学对体质的认识由来已久。由于各个民族的人文背景不同，对体质认识的方法及其归类也不相同。个体的差异性是决定治法及用药的重要依据。虽然中医学有“同病异治、异病同治”之论，但相同证候的背后，仍然存在着不相同的体质，更不必说一个人的体质在疾病发生发展过程中总是处于动态变化中的。如果把传统医学的体质学说抛开去，其基础理论就会变得空洞无物。当前的问题应当是，将体质学说列为专题进行研究，并逐步在代谢、功能、结构上找到客观物质基础，使之成为传统医学领域里的一门专门学科。

当今社会，随着“回归自然”理念日渐深入人心，以及传统医学“整体调节”“辨证论治”和“自然疗法”所显示的优势，传统医学已引起世界各国政府和人民的高度重视。例如，我国藏医治疗偏瘫，蒙医治疗再生障碍性疾病和脑震荡，维医治疗白癜风，朝医治疗糖尿病，傣医治疗烧伤，彝医治疗烟毒，土家医治疗毒蛇咬伤等，已吸引了许多国家的医学专家前来参观、学习。但是，传统医学的优势尚未得到充分发挥，特别是指导临床实践的基础理论，其合理的内核往往被贬为“陈旧”的“过时”理论。如果仅仅停留在治疗手法的传播、使用上，我国传统医学走向世界的整体优势就会减弱。我们应当有组织、有投入地对传统医学进行专题研究，包括理论、治法、方剂、药物、养生等诸方面，从传统医学中去寻找治疗疑难病的新方法、新方药，使我国传统医学为全人类的健康事业做出更大的贡献。

重识中医整体观

※

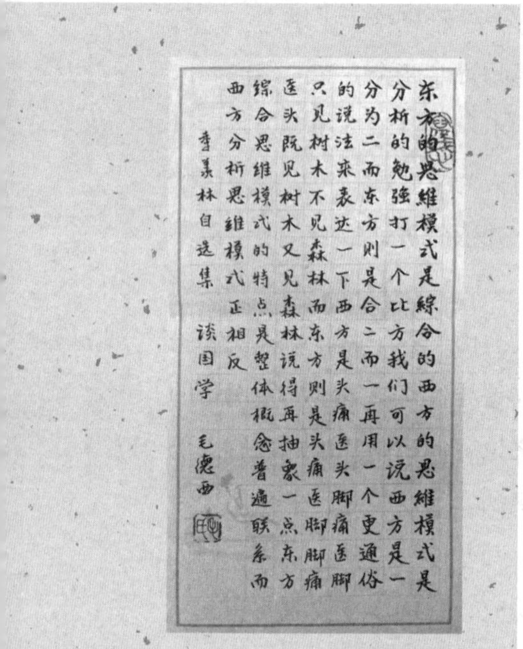

手书季羡林先生《谈国学》

每当谈到中医整体观，就自然想到国学大师季羡林先生的一段话。他在《谈国学》中说："东方的思维模式是综合的，西方的思维模式是分析的。勉强打一个比方，我们可以说：西方是'一分为二'，而东方则是'合二为一'。再用一个更通俗的说法来表达一下：西方是'头痛医头，脚痛医脚''只见树木，不见森林'，而东方则是'头痛医脚，脚痛医头''既见树木，又见森林'。说得再抽象一点：东方综合思维模式的特点是，整体概念，普遍联系；而西方分析思维模式正相反。"季先生对东西方哲学思维的分析恰如其分，非常精辟。如果将这一段话用来解析中医与西医对生命科学的认知，也是非常贴切的。

整体观是中国古人对大自然的认知论，早在《易经》中就有论及。到了战国时期，它较为完整地被收集在《内经》中加以阐述。历代医家对其遵循、继承、应用，且有所发挥。

中医学最为重要的思维方式是取象比类（又称象思维）。它的具体思维方式是将所研究的对象与已知的对象进行类比，取其共同点、相似点或近似点，从中找出它们的共同特征，以"象"为标志，进行归类，继而表达，如将人体的肝、心、脾、肺、肾，比拟为木、火、土、金、水等，这种思维方式是中医学整体观的一部分。

本文试从三个方面来阐述中医整体观，以此来推进中医学思维的研究与应用。

一、天人合一论

"天人合一"所说的"天"，在这里是指大自然。《周易·乾卦》曰："夫大人者，与天地合其德，与日月合其明，与四时合其序。"此文是讲，大凡圣人，能顺从自然，明察日月之变化，与四季之寒凉同有序，这是亘古不变的大道理。老子说：“道大，天大，地大，人亦大。域中有四大，而人居其一焉。”这里不但强调了人类与天地是和谐统一的，也说明了人类与天地是平等的，不应有人主宰自然的错误定位。庄子说：“天地与我并生，而万物与我为一。”认为天地万物与“我”是共命运的，是统一和谐的有机整体。《素问·宝命全形论》云：“夫人生于地，悬命于天，天地合气，命之曰人。人能应四时者，天地为之父母；知万物者，谓之天子。”《灵枢·岁露》云：“人与天地相参也，与日月相应也。”《素问·离合真邪论》则云：“夫圣人之起度数，必应于天地。故天有宿度，地有经水，人有经脉。天地温和，则经水安静；天寒地冻，则经水凝泣；天暑地热，则经水沸溢；卒风暴起，则经水波涌而陇起。”《素问·阴阳应象大论》则从东、西、南、北中不同区域的不同自然环境，讲述人的生理现象。说明人是离不开天地的，人赖天地而生存，天地的四时变化对人有着直接的影响，包括人的生理、病理、养生及寿域等，概莫能外。

中医在诊治疾病时，首先要明确“必先岁气，无伐天和”（《素问·五常政大论》）；观其气色［“见其色，知其病，命曰明”（《灵枢·邪气脏腑病形》）］；询问患者是哪个地方的人［“医之治病也，一病而治各不同，皆愈，何也？岐伯对曰：地势使然也”（《素问·异法方宜论》）］；什么时间得的病［“春夏秋冬，四时阴阳，生病起于过用”（《素问·经脉别论》）］；喜恶什么东西［“食饮有节”（《素问·上古天真论》）］；睡眠如何［“起居有常”（《素问·上古天真论》）］；患病后都服用过什么药［“气增而久，夭之由也”（《素问·至真要大论》）］；还要注重他的表情［“五色微诊，可以目察”（《素问·五脏生成》）］；最后诊其脉象［“按其脉，知其病，命曰神”（《灵枢·邪气脏腑病形》）］；选用药物时，也要考虑是否为道地药材，什么时辰服药等。这种程序源于《内经》，历经千年传承不衰。它不是单刀直入地单纯查看生化检验单、影像单、腔镜单等来诊断疾病的。仔细思忖，这些思路与方法都与自然、社会有着密切关系。有人认为中医的整体观是落后的、保守的，这是对中医学内容的误解。现代医学也越来越重视从整体观入手研究人的健康问题，认为医学不单纯是生物的，而是“身–心–社会医学”，是“生理–社会–自然医学”。

“天人合一论”是中医学辨证论治的基础，中医所说的“证候”，包括病因、病位、病势等内容，其中病因就包含着与大自然相关的各种致病因素。《素问・阴阳应象大论》就是讲述阴阳五行与人体相应的各种关联模式，其中包括地域、节气、饮食、情志、脏气等。正如文中所言："上古圣人，论理人形，列别脏腑，端络经脉。会通六合，各从其经；气穴所发，各有处名；溪谷属骨，皆有所起；分部逆从，各有条理；四时阴阳，尽有经纪；外内之应，皆有表里。"所以我们要掌握中医学的整体观，就必须认真地阅读《内经》等经典名著，这是从根从源之学，非一朝一夕可为也。

二、形神相应论

有人认为，中医不懂解剖，只重视"气"（包括正气与邪气），而"气"是肉眼看不见的，所以就说中医是"伪科学"。中医真的不重视解剖吗？非也。古代中医学所讲的解剖，不是单纯的西方医学解剖刀下的实物，而是内观解剖学。这种内观解剖学是通过直观、体验与自身调控技能而获得的。由此所获得的知识，是形体与精神的协调相应，或者说是脏腑经络之"形"与功能所现之"神"的有机结合。《灵枢・九针十二原》云："粗守形，上守神。"这里谈到了高明医生与一般医生的区别。粗工只限于形体之知，仅能处置形体之苦；而上工却能够达于神气之和，从而将形体之苦与神气之逆统一把握与处置。

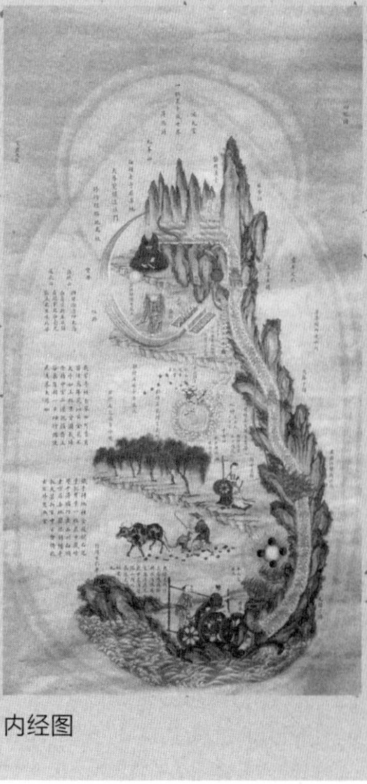
内经图

三国时期嵇康《养生论》云："形恃神以立，神须形以存。"也就是说，人的形与神是相互依存、对立统一的，亦即人们常讲的"形神兼备"。《灵枢・外揣》云："司外揣内……司内揣外。"它的含义是：以整体观为依据，通过外部的体征（象）可以了解内部脏腑的变化规律，从而为医生提供正确的变化信息。正如《丹溪心法・能合色脉可以万全》所云："有诸内者形诸外。"古代中医学虽然没有精密仪器为其提供内脏的微观变化，但医者却可通过外部形态（包括肢体、五官、毛发、皮肤、精神、语言、舌象、脉象、爪甲、分泌物等）来辨别脏腑的生理、病理状态，这种观察与分析至今仍然不可以用仪器来替代。《素问·阴阳应象大论》云："善诊者，察色按脉，先别阴阳。审清浊，而知部分；视喘息，听音声，而知所苦；观权衡规矩，而知病所主；按尺寸，观浮沉滑涩，而知病所生。以治无过，以诊则不失矣。"这里所说的"审、视、听、观、按"就是医生的诊察手段，也就是我们常说的"望、闻、问、切"四诊。观察这些表露于外的印迹，就可以获取疾病本质的属性，以便为治疗提供可靠的遣方用药依据。

形神相应，还包括医者自身对"形"与"神"的理解与探索。《素问·八正神明论》讲到，医者要明确患者形体之痛，要从经脉上去探索，"索之于经，慧然在前"。而要了解患者的内心世界，自身要心境专一，目不转睛，"目明心开而志先，慧然独悟"。医术的专精，必须以高尚的仁心为先导，这才是"大医精诚"之内涵。

中医认为形体与精神密不可分，强调生理与心理的协调协同关系，重视生理与心理的相互影响。临床医生几乎每天都会遇到"形"与"神"之疾患，而"神"的疾患尤多。许多神经系统、免疫系统疾病及无法归类的疾病，大都与"神"有关。《素问·疏五过论》云："故贵脱势，虽不中邪，精神内伤，身必败亡。始富后贫，虽不伤邪，皮焦筋屈，痿躄为挛。"说的是地位跌落、财富破产而使情志发病。现代医学常以"抑郁症"处置之，而在高明的中医看来，通过调气、调神、化瘀即可解决，原来所患"形"之疾，也会得到改善或痊愈。

三、脏腑相关论

脏腑相关论是在整体观的基础上对人体自身的再认识。这一点在《内经》中论述得最为清楚。《素问》中的《金匮真言论》《阴阳应象大论》《灵兰秘典论》《六节藏象论》《五脏别论》篇，《灵枢》中的《经脉》《经水》篇等，均有不同层次的叙述。中医学认为，人是一个有机整体，内而五脏六腑，外而四肢百骸，是息息相通的。这

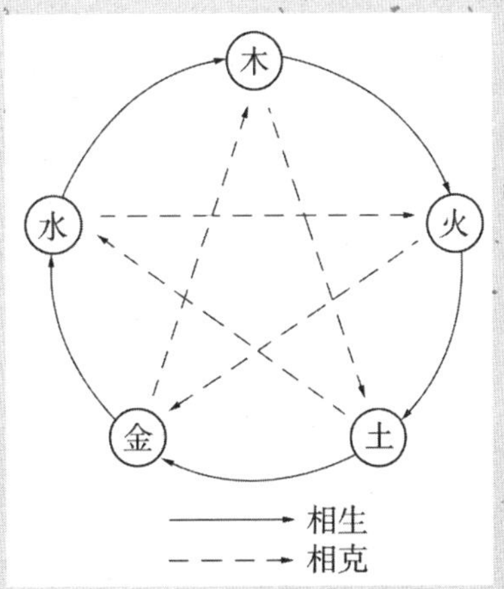

五行相生相克图

种相通是通过经脉中的元气周流而生生不息的。古人用形象思维的方法，将人比喻为大自然界的一部分，或曰“小天地”，这个“小天地”同大自然一样，也是阴阳五行的结合体。五脏为阴，六腑为阳，而五脏六腑又以木、火、土、金、水五种材料来组成。它们之间有生有克，有相互生长，也有相互约束。这种关系无太过，无不及，是平衡和谐的，从而使人保持着健康无病的状态。中医据此认为，疾病的诊断与治疗也有着明显的脏腑相关论。如肺系的咳嗽，“五脏六腑皆令人咳，非独肺也”（《素问·咳论》）。故治疗咳嗽亦非清肺一法也，而有清肠而泻肺（肺与大肠相表里）、清肝而肃肺（木火刑金所致）、培土而生金（虚则补其母）、滋水而润肺（水涸则伤金）、泻南补北（清心火而补肾水，不使火伤金）等法。

《素问·五常政大论》有“气反”一词。何为“气反”？就是病变发生在甲脏腑经络上，而症状却表现在乙脏腑经络上。正如张景岳所说：“气反者，本在此而标在彼也。”前人根据人体在病理变化上的这一特点，从病变相反部位去施治，往往能取得较满意的疗效，由此而创立了“病在上，取之下；病在下，取之上；病在中，旁取之”（《素问·五常政大论》）这条治则。进而又有“从阴引阳，从阳引阴；以右治左，以左治右”（《素问·阴阳应象大论》），以及内病外治、外病内治、脏病治腑、腑病治脏等治法。例如胸痹心痛病（以冠心病为主），中医在治疗上不仅有针对心脏的活血化瘀法、祛痰宽胸法，还有从肝气论治的疏肝理气法，从胃论治的辛开苦降法，从肺论治的益气肃降法，以及从肾论治的温阳散寒法等。这种从整体上把握胸痹心痛病论治的思路，是治本之法，是长效之法。

国医大师邓铁涛提出“中医五脏相关理论”。他认为：中医学在实践中超越了原始五行学说的局限，可以将五脏六腑之间的影响归纳为促进、抑制与协同三种关系，这样就从多角度阐明了中医整体观与联系观的内涵。

四、结语

有一种观点认为，整体观是在当时的社会文化、科技水平等条件下产生的一种思维方式，有很大的局限性，现今已明显不合时宜。不客气地说，这种观点是大谬不然。当今西医学的医学模式已由“生物医学模式”转变为“生物–心理–社会医学模式”。世界卫生组织关于健康的定义是：健康不仅为疾病或羸弱之消除，而且系体格、精神与社会之完全健康状态。

中医的基本功不是简单地认药记方，而是要“上知天文，下知地理，中知人事”，就是要讲究因人、因地、因时制宜的整体思维方式。要达到这种境界，就要边学习、边临床、边总结，从实践到理论，再从理论到实践，不断反复。正如吴鞠通在《温病条辨》自序中说：“进与病谋，退与心谋，十阅春秋，然后有得。”

脾胃病辨证论治的研究

※

脾胃疾病是临床常见病、多发病，根据辨病与辨证相结合的原则，有关能量代谢、水和电解质代谢平衡，以及呼吸、内分泌、血液和神经系统等多方面的疾病，都可采用调理脾胃的方法进行治疗。

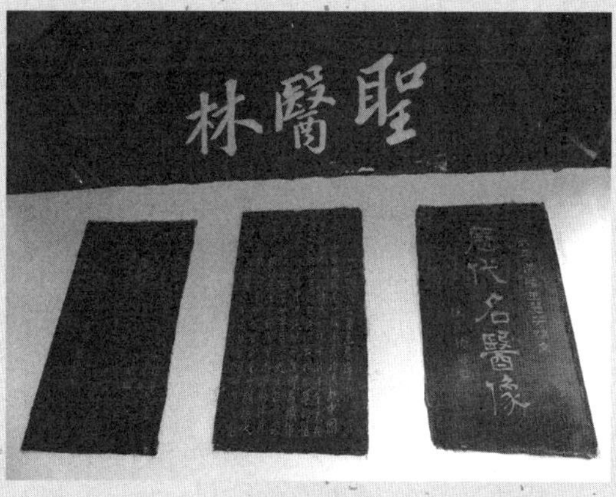

河南南阳医圣祠内“圣医林”

脾胃疾病的辨证基础，滥觞于《灵枢》和《中藏经》。《伤寒论》虽然奠定了脾胃疾病的辨证论治基础，但只是一个雏形，不系统、不完整。张元素的《脏腑标本虚实寒热用药式》只是列举了脾胃疾病标本虚实的用药，并不全面，且多偏于治疗而略于辨证。唐代孙思邈的《备急千金要方》类列了脏腑虚寒病证。宋代钱乙的《小儿药证直诀》亦以寒热虚实分析五脏病证，但却略于六腑辨证。到了元代，李东垣总结前人有关脾胃学说的理论，通过临床实践，积累了丰富的经验，提出了“内伤脾胃，百病由生”的观点，创制了温中升阳、甘温除热的治则和方药，成为补土派的创始人，为充实和发展脾胃学说做出了卓越的贡献。但正如后世医家所指出的，“东垣详于治脾，略于治胃；详于升脾，略于降胃；详于温补，略于清滋”。明代医家对于脾胃病亦有所论述。著名儿科脾胃学家万密斋继承钱乙学说，对于脾胃疾病进行临床分类，即脾经主病、脾所生病、脾经兼证三类，对后世有所启发，但不详尽。清代著名医家叶天士十分重视脾胃学说，其基本观点是人以胃气为本，土旺于四季之末，寒热温凉随时可用，故脾胃有心之脾胃、肺之脾胃、肝之脾胃及肾之脾胃。而李东垣仅提出肺之脾胃和肾之脾胃。在温病治疗中，叶天士特别强调滋养脾胃之阴，认为温病存得一分阴液，便留得一分生机。他制定的养胃汤，对阐发脾胃之阴的作用及其证治有卓越的成就，完全可以与李东垣对阐发脾胃之阳（气）的作用及其证治的突出贡献相媲美。

从上可知，历代医家对脾胃疾病的认识，做出主要贡献的有三家：一是张仲景，着重阐述脾胃疾病的实热证；二是李东垣，着重阐述脾胃疾病的气虚证；三是叶天士，着重阐述脾胃疾病的阴虚证。但就其中某一医家而言，都只涉及一个方面，而未能综合全面。虽然各医家的理论有所侧重和发挥，但我们可以综合诸家论述，做全面、辩证的思考，并依此指导临床实践，提高治疗水平。

一、脾胃病实证的辨证论治研究

脾胃病为脏腑内伤性疾病，可以以虚、实、寒、热为纲进行分类。其中实证可分为实热证、湿热证、湿温证、气滞证、湿滞证、食滞证、痰饮证、瘀积证等。

（一）实热证

实热证主要是指阳明实热证，也就是包括阳明经（腑）证及胃火炽盛证。

1. 阳明经证

主要脉症：全身发热，口渴，喜冷饮，大汗，舌质深红或红绛，舌苔黄厚干燥，脉洪大或滑数。

治法：清气泻热。

处方：白虎汤（《伤寒论》）（石膏、知母、粳米、炙甘草）。

随证加减方有：①人参白虎汤，治疗里热炽盛，气津两伤证；②桂枝白虎汤，治疗里热而骨节疼烦证；③苍术白虎汤，治疗里热而兼风湿证；④羚羊白虎汤，治疗里热而气血两燔、神昏谵语等。

临床应用此方药可以治疗各种急慢性热性传染病、风湿热、中暑、糖尿病及急性结膜炎等。

现代药理研究结果证明，白虎汤具有清热解痉、抗菌消炎、解毒及健胃作用。

2. 阳明腑证

主要脉症：心下痞满，脘腹胀痛，大便燥结，潮热谵语，舌苔焦黄，脉滑实而数。

治法：清火泻下。

处方：大承气汤（《伤寒论》）（大黄、厚朴、枳实、芒硝）。

随证加减方有小承气汤、调胃承气汤等。另外，《温病条辨》在《伤寒论》承气汤的基础上，根据温病伤阴之特点，拟定出宣白承气汤、导赤承气汤、增液承气汤、牛黄承气汤、护胃承气汤等。

此证多见于多种热性传染病及急腹症的某一阶段。此方亦可用于心脑血管病、中风、精神分裂症。

泻下药一般以汤剂为宜，不必久煎。芒硝以冲服为好，宜空腹冷服。神昏患者，可改为灌肠给药。

现代药理研究证明，泻下法具有如下作用：①增强胃肠道的蠕动功能；②增加肠血流量，降低肠毛细血管的通透性；③抑制某些细菌；④促进腹腔内血液循环及炎症渗液的吸收；⑤预防和缓解腹腔内粘连。

3. 胃火炽盛证

主要脉症：烦躁多饮，渴欲冷饮，口臭、口干或口腔糜烂，牙龈肿痛，胃脘灼痛，大便秘结，舌质深红，舌苔黄腻，脉滑数。

治法：清泻胃火。

处方：清胃散（《脾胃论》）（当归、生地黄、牡丹皮、升麻、黄连）。

随证加减：加石膏治大热之症；加大黄、芒硝治便秘；加玄参治口渴甚。

此方可用于炎症性牙痛、牙龈炎、口腔炎、溃疡、慢性胃炎等。

（二）湿热证

湿热证在脾胃有3种类型：一为湿热黄疸，主要是湿热蕴郁于脾胃及肝胆；二为湿热痢疾，病位在肠胃；三为阳明少阳湿热证，主要是湿热蕴郁于阳明及少阳二经。湿热证在临床上最常见，治疗也颇为棘手——治湿当用温药，而温药助热；清热当用凉药，而凉药助湿。叶天士在《温热论》中提出一个较好的治法，即“渗湿于热下，不与热相搏”。

1. 湿热黄疸

主要脉症：一身面目俱黄，两胁不适，脘腹胀，或身热口渴，小便赤涩，舌质红，舌苔黄，脉滑数。

治法：清热燥湿利胆。

处方：茵陈蒿汤（《伤寒论》）（茵陈、栀子、大黄）。

随证加减方有麻黄连翘赤小豆汤、栀子柏皮汤、茵陈四逆汤、茵陈五苓散、茵陈术附汤等。

茵陈蒿汤用于多种传染病及热性病之出现黄疸者，以及胆石症、血液病和免疫性疾病等，如急性黄疸型肝炎、胆囊炎或胆道感染等。过去有“无疸不茵陈”之说，说明茵陈是治疗黄疸之主药。现代药理研究证明，茵陈有利胆与促进肝细胞再生的作用，大黄有较强的抑制肝炎的作用，栀子利胆消炎作用显著。茵陈蒿汤与茵陈五苓散是治疗阳黄的代表方剂，大便秘结者用茵陈蒿汤，小便不利者用茵陈五苓散。而茵陈四逆汤与茵陈术附汤则是治疗阴黄的代表方剂，偏于肾阳不足者用前者，偏于脾阳虚者用后者。

2. 湿热痢疾

主要脉症：热痢下重，大便脓血，渴欲饮水，腹痛肛灼，舌质红，舌苔黄腻，脉滑数。

治法：清热燥湿止痢。

处方：白头翁汤（《金匮要略》）（白头翁、黄连、黄柏、秦皮）。

随证加减方有：①白头翁加甘草阿胶汤（《金匮要略》）（治产后下痢虚极者）；②加味白头翁汤（《通俗伤寒论》）（白头翁汤加黄芩、白芍、鲜贯众、鲜茉莉花），治赤痢热毒较重者；③通变白头翁汤（《医学衷中参西录》）（白头翁、生山药、秦皮、生地榆、生白芍、三七粉、鸦胆子、甘草），治疗热利下重腹痛者。

白头翁汤为治痢祖方。后世治痢方虽有所增多，但大多以白头翁汤为基础进行加减。白头翁清热解毒、凉血止痢之功效卓著。现代药理研究表明，白头翁煎剂及白头翁皂苷在体内、外均能抑制溶组织阿米巴原虫的生长，且对金黄色葡萄球菌、绿脓杆菌、大肠杆菌、痢疾杆菌均有抑制作用，主要用于阿米巴痢疾和细菌性痢疾，对阿米巴痢疾疗效尤为突出，不论单方、复方均有卓效。另外，白头翁治疗带下（滴虫及霉菌性阴道炎）及痈疮疖肿、急性结膜炎亦有疗效。

3. 湿热郁于阳明、少阳证

主要脉症：往来寒热，脘腹胀痛，痛引胸胁，口苦咽干，心烦喜呕，舌质深红，苔厚腻，脉滑数。

治法：泻火利湿和解。

处方：大柴胡汤（《伤寒论》）（柴胡、黄芩、大黄、枳实、半夏、白芍、大枣、生姜）。

随证加减：蛔虫引起的胰腺炎，加槟榔、川楝子、使君子；重型胰腺炎，加牡丹皮、栀子、厚朴。

按《伤寒论》分析，此证为阳明少阳合病。原文第256条云："阳明少阳合病，必下利。其脉不负者，为顺也。负者，失也，互相克贼，名为负也。脉滑而数者，有宿食也，当下之，宜大承气汤。"阳明少阳合病并非必下利，亦有阳明病之脘腹疼痛、上腹痞满、苔黄、脉数与少阳病之口苦咽干、心烦喜呕等并见者，治疗以大柴胡汤最为相宜。本方融小承气汤与小柴胡汤于一方，清泻和解，适用于急性胰腺炎、胆囊炎、胆石症、胆道蛔虫病、高血压、鼻衄、精神病等。

（三）湿温证

湿温作为病名来自于《难经》，至清代温病学家吴鞠通、薛雪多有发挥。特别是薛氏《湿热病篇》为湿温的专著，对湿温证治自成体系。吴鞠通《温病条辨》中，上、中、下三焦均有湿温篇，临证所用三仁汤、五加减正气散等，均出自吴氏之手。

主要脉症：身倦发热，胸闷不饥，脘腹胀满，头沉身重，尿赤而短，舌质红，舌苔黄腻，脉濡数。

治法：清热利湿，宣通化浊。

处方：三仁汤（杏仁、薏苡仁、白蔻仁、厚朴、半夏、淡竹叶、通草、滑石）。

随证加减方有藿香正气散、五加减正气散、藿朴夏苓汤等。

三仁汤出自《温病条辨》上焦篇："头痛恶寒，身重疼痛，舌白不渴，脉弦细而濡，面色淡黄，胸闷不饥，午后身热，状若阴虚，病难速已，名曰湿温。汗之则神昏耳聋，甚则目瞑，不欲言；下之则洞泄；润之则病深不解。长夏、深秋、冬日同法，三仁汤主之。”此方是湿温初起，阻遏卫气，湿重热轻证的代表方剂，有益气、化湿、泻热作用。湿热病证以脾胃为中心，本证虽属湿温初起，但其证仍属足太阴气分而偏表之候。本条提出了湿热初起的主要脉症、治法、禁忌及误治后果，文字简练，内容深刻，向为后人所推崇，被视为湿温病之提纲。若湿邪偏于表者，可用藿香正气散；若寒湿客于中焦，可用五加减正气散。

（四）气滞证

气滞证不仅见于肝郁所引起的一系列症状，而且也泛指由湿浊阻滞，气失升降所致的脾胃或肠胃不和证。换言之，如果将气滞证仅局限于肝胆二经，那就是只知道肝主疏泄，而忽略了脾胃升降气机的功能。本部分所讨论的内容包括气滞脾胃的本证和由他脏引起的脾胃气滞兼证。

1. 肝胃不和

主要脉症：口苦咽干，胸胁苦满，脘腹胀痛，不思饮食，舌苔黄腻，脉弦滑数。

治法：疏肝和胃。

处方：柴胡疏肝散（《景岳全书》）（柴胡、白芍、枳壳、香附、陈皮、川芎、炙甘草）。

随证加减：有食滞者加麦芽、鸡内金；气滞夹寒者加良附丸；气滞有热者加金铃子散。

柴胡疏肝散是治疗肝胃不和的代表方剂，疏调肝胆、和调肠胃的功效非常明显。经药理研究证实，其作用机制为：①促进消化液的分泌，加强消化系统中酶的功能，帮助消化吸收食物；②解除消化道平滑肌痉挛，缓解疼痛；③调整中枢神经系统、自主神经系统对消化道功能的协调作用。此方常用于食管炎、胃炎、胆囊炎及胃肠功能紊乱等。

2. 肝脾不和

主要脉症：口苦咽干，胸胁苦满，头晕目眩，急躁易怒，食欲不振，身困无力，舌苔薄白偏干，脉弦。

治法：疏肝健脾。

处方：逍遥散（《太平惠民和剂局方》）（当归、白芍、白术、茯苓、炙甘草、生姜、薄荷、柴胡）。

随证加减：加入牡丹皮、焦栀子名丹栀逍遥散，治疗肝脾不和兼见烦躁失眠者。腹胀加枳壳、佛手；纳差加砂仁、山楂肉；肝脾大加鳖甲、牡蛎、丹参。

逍遥散是治疗肝脾不和及妇科疾病的主要方剂。药理研究证实，本方对中枢神经系统有保护性抑制作用；能降低胃肠道平滑肌的紧张性，具有解痉作用；能降低胆囊括约肌的紧张度，因而降低胃溃疡发生率。此方加减常用于慢性肝炎、早期肝硬化、慢性胃炎、神经衰弱、胸膜炎、乳腺增生及月经不调等。

3. 胃失和降

主要脉症：心下痞硬，噫气不止，反胃吐涎，重则恶心呕吐，舌苔白厚，脉滑。

治法：和胃降逆。

处方：旋覆代赭汤（《伤寒论》）（旋覆花、人参、生姜、代赭石、甘草、半夏、大枣）。

随证加减：痰多者加茯苓、陈皮；胃气不虚者去人参、大枣、甘草。

此方对胃肠神经症、慢性胃炎、胃下垂、胃扩张、不完全性幽门梗阻、神经性反胃等均可应用。但不适宜于慢性肠炎及食欲不振患者。

4. 肠胃不和

主要脉症：脘腹痞硬，恶心呕吐，肠鸣腹胀，大便稀软，舌苔薄黄而腻，脉弦数。

治法：调和肠胃，开结散痞。

处方：半夏泻心汤（《伤寒论》）（半夏、黄连、黄芩、干姜、人参、大枣、炙甘草）。

随证加减：加生姜减干姜，名生姜泻心汤。治呕而痞，干噫食臭。

此方原为小柴胡汤证因误下致痞而设。方中有辛开苦降之半夏，又有温胃和中之干姜，还有苦寒泻热之黄连、黄芩，体现了寒热并用、辛开苦降、补泻同施的组方原则，开创了相反相成的配伍方法，实为后世组方之楷模。

药理研究提示，半夏泻心汤具有健胃止呕、抗菌消炎、抗病毒、解痉止痛等作用，主要用于感冒后消化不良、急性胃肠炎、慢性肠炎、痢疾、胃溃疡、胆囊炎、慢性肝炎、肝硬化等。

（五）湿滞证

脾为湿土，职主运化，喜燥恶湿。若脾气虚弱，可使湿浊不化而滞中焦；若过食甘腻食物或生冷果品，则会遏制脾阳，使湿困中焦。也有因气滞而引起湿滞者。临床杂病，湿滞证颇多，尤其夏、秋二季最为突出。

1. 脾虚失运，湿滞中焦

主要脉症：脘腹胀满，不思饮食，口淡不渴，腹泻腿肿，舌苔白腻，脉濡数。

治法：燥湿健脾。

处方：平胃散（《太平惠民和剂局方》）（苍术、厚朴、陈皮、甘草）。

随证加减：加藿香、半夏，名不换金正气散，治胃寒腹痛、呕吐泻痢；加藁本、枳壳、桔梗，名和解散，治伤寒头痛，咳嗽吐利；加桑白皮，名对金饮子，治脾胃虚寒，心腹胀满；加五苓散，名胃苓汤，治中暑伤湿，停饮夹食。

药理研究证明，本方调整肠胃功能的作用较为突出，对防治胃溃疡有良好影响。常用于慢性胃炎、胃神经症、胃下垂、胃扩张等。

2. 湿困脾阳

主要脉症：身重胸闷，纳少无力，大便稀溏，口味或甜或苦，舌苔白厚或黏腻。

治法：祛湿利尿。

处方：大橘皮汤（《景岳全书》）（猪苓、茯苓、白术、滑石、木香、槟榔、泽泻、桂枝、橘皮、甘草）。

湿困脾阳证是由于湿邪侵袭，运化呆滞，影响脾之功能，内外相合，使湿邪充斥于内外上下。故治疗当以祛除湿邪为主。本方以利湿为主，对慢性肝炎、早期肝硬化所致的消化不良、腹胀、二便不利、轻度浮肿等较为适宜。

（六）食滞证

食滞证的成因是饮食失节，恣食油腻，亦即《素问》所说："饮食自倍，肠胃乃伤。"本证主要是由饮食过度，脾运不及引起。除治疗外，必须节制饮食。

主要脉症：胸脘闷满，腹胀时痛，嗳腐厌食，大便稀软而次数增多，舌苔黄腻，脉滑数。

治法：和中导滞。

处方：保和丸（《丹溪心法》）（山楂、神曲、半夏、茯苓、陈皮、连翘、莱菔子）。

随证加减：一方加麦芽，消食作用较强。如食滞较甚，可加枳实、槟榔。加白术，名大安丸，是消中兼补的治法，用于食滞兼脾虚者。本方促进消化功能的作用甚为明显，并长于镇吐，兼能抗菌消炎、利尿、保肝，用于消化不良、胃肠炎、肝炎、慢性胆囊炎等。若用于急性胃肠炎吐利较剧，可加黄连或与葛根黄芩黄连汤合用。近年还有用保和丸治疗冠心病及小儿夜半咳嗽痰多症的报道。

（七）痰饮证

中医学认为，脾胃为生痰之源。痰饮者，湿也。脾虚湿盛则生痰，痰盛则气机不畅。气机不畅可导致三焦气机升降失和，出现许多由痰、饮、气滞而产生的常见病和疑难病。痰饮既成，则可为咳或喘，为呕为泄，为眩为晕，为心烦，为惊悸，为怔忡，为失音，或瘫痪，或瘰疬，或肠鸣，或浑身如虫行，或妇人经闭带下，或小儿惊风抽搦等。本部分只介绍最典型的痰饮证。

主要脉症：脘腹痞塞，胸胁支满，恶心呕吐，喘咳多痰，心悸失眠，头目眩晕，苔白腻或黄腻，脉滑或兼数。

治法：健脾化痰或清热祛痰。

处方：苓桂术甘汤（《金匮要略》）（茯苓、桂枝、白术、甘草）或小陷胸汤（半夏、黄连、瓜蒌）。

随证加减：喘咳、多痰者，加桔梗、贝母；呕吐、眩晕、心悸者，加泽泻、竹茹；胃脘痛者，加丹参、木香、草豆蔻。

现代医学认为，苓桂术甘汤证的痰饮停聚似乎与组织器官的水肿和炎症有关。本方临床应用较广，特别是对呼吸系统疾病、各类眩晕，以及心血管系统疾病有明显效果。对使用洋地黄治疗后的不良反应，或长期服用洋地黄无效，或全身衰竭的患者，用苓桂术甘汤或生脉散均可获效。小陷胸汤证颇似急慢性胃炎的症状，本方的开郁散结作用较强，也是治疗胆道感染、慢性肝炎、胸膜炎、腹膜炎、支气管炎及冠心病等的常用方剂。药理研究证明，小陷胸汤具有抗菌消炎、利胆、健胃、强心等作用。

（八）瘀积证

脾胃病的瘀积证，主要是指因脾胃运化不及所出现的痰积、食积，以及由此而产生的血积证。病程比较缓慢，病因比较复杂，瘀积证的形成也不单局限于脾胃，常常波及肝胆二经。

主要脉症：胁下痞块，两肋及上脘痞痛，痛有定处，腹大青筋，面黄干瘦，舌体厚，脉涩。

治法：化瘀散结，健脾消积。

处方：鳖甲煎丸（《金匮要略》）（药物组成略）。

鳖甲煎丸为寒热并用、攻补兼施之方，方虽庞杂，但理法井然。此证中之痞块，类似现代医学之肝脾大，或类似疟疾所致之脾大。鳖甲煎丸对缩小脾确有疗效，但需久服。另外，本方对脂肪肝、胆结石、肾结石、肝血管瘤、卵巢囊肿等亦有一定疗效。

二、脾胃病虚证的辨证论治研究

脾胃病虚证可以分为脾气虚证、脾胃阳虚证、胃阴虚证、脾阴虚证等。

（一）脾气虚证

脾气虚证可分为气虚不运、气虚寒凝、气虚下陷、气虚发热、脾胃肺弱和气虚不统血等。现分述如下。

1. 脾气虚弱，运化失司

主要脉症：食欲不振，四肢无力，脘腹胀满，大便溏薄，舌质淡红且有齿痕，舌苔白厚，脉细弱或虚馁。

治法：健脾益气，理气运滞。

处方：健脾丸（《证治准绳》）（人参、白术、茯苓、甘草、陈皮、木香、砂仁、山楂、麦芽、神曲、山药、肉豆蔻、黄连）。

随证加减：脾虚有寒者，去黄连，加炮干姜；胃脘疼痛者，加丹参；饮食少而瘦者，服资生丸。

健脾丸为寓消于补的方剂。基本方的结构是香砂六君子汤加三仙等药。临床常用于慢性胃炎、溃疡病、慢性肠炎、胃神经症之症见脾虚者。

2. 脾气虚弱，寒凝中焦

主要脉症：腹中或心胸塞痛，呕不能食，上冲皮起，头足痛不可触，甚或手足寒厥，泄利吐逆，舌苔白而淡，脉沉而紧。

治法：温中健脾，和里缓急。

处方：大建中汤（《金匮要略》）（人参、干姜、蜀椒、饴糖）。

随证加减：本方与小建中汤合并，名为中建中汤（日本汉医取名）。

大建中汤的主要症状为腹痛急起不能耐受，所用多为温热刺激性药物，能增强组织活力，使停滞于胃肠的气体得到扩散，拘急得到弛缓。方中饴糖可缓和急迫症状，恢复体力。临床多用于胃肠神经症、肠结核、胆道蛔虫病等。

建中法与理中法之别在于建中在胃，而理中在脾。所用药物多是温阳祛寒之品，如运用得当，见效较快。如服用数剂毫无效果，则当考虑是否药证相符。若需常服，则应在主要症状缓解后，酌加养阴降火之品。

3. 脾气虚弱，中气下陷

主要脉症：食欲不振，四肢无力，全身瘦弱，面黄易汗，气短懒言，腹胀便稀，或兼内脏下垂，舌质淡红且有齿痕，舌苔白滑，脉细弱。

治法：健脾益气，补中升陷。

处方：补中益气汤（《脾胃论》）（人参、黄芪、白术、陈皮、升麻、柴胡、当归、甘草）或升陷汤（《医学衷中参西录》）。

补中益气汤是李东垣补气升提的代表方剂。后人在此方基础上又创造了新方，如张景岳的举元煎（人参、黄芪、甘草、升麻、白术），张锡纯的升陷汤（黄芪、柴胡、知母、升麻、桔梗）。这些药物能升发脾胃之阳气，对于中气下陷之慢性肠炎、慢性痢疾、内脏下垂、子宫脱垂、久泻脱肛等有良好效果。

实验研究证明，补气升陷药物能增强肠道平滑肌的张力，对子宫及其周围组织有选择性兴奋作用，特别是柴胡与升麻有相辅相成的协同作用。若全方减去柴胡、升麻二味，则促肠管蠕动的作用明显减弱。有资料表明，补气药对神经、心血管、内分泌、消化、血液及免疫系统等各方面均有不同程度的作用。不少补气药还具有抗菌、抗病毒和抗癌的功能。

4. 脾气虚弱，气虚发热

主要脉症：潮热多汗，或久热不解，渴喜热饮，或渴不欲饮，头痛怯冷，心烦懒言，纳呆乏力，腹胀便溏，舌质淡红且有齿痕，苔白腻，脉细数，或脉虽大而无力。

治法：甘温除热。

处方：补中益气汤（《脾胃论》）加清热降火之品。

随证加减：如心下痞、腹胀者，加白芍、黄连；暑热伤气者，加麦冬、玄参、黄芩等。

李东垣提出“甘温除热”并立补中益气汤为代表方剂后，历代医家对此立法和方药议论颇多。议论的焦点集中在此“热”从何位何因而来。有人认为此“热”当为湿热下注而生，有人认为是谷气下流而致，还有人认为是肾中阴火上乘而然。这些认识都比较片面，也使人难以理解。李东垣指出：“脾胃之气下流，使谷气不得升浮，是春生之令不行，则无阳以护其营卫，则不任风寒，乃生寒热，此皆脾胃之气不足所致也……唯当以辛甘温之剂，补其中而升其阳，甘寒以泻其火则愈矣。”由此可见，李氏原意是脾胃虚弱不任风寒而导致的“寒热”，或者说脾气虚外受风寒而恶风发热，或者是脾胃虚劳而致的内伤发热。因此，在临床上用补中益气汤治疗时，或加荆芥、防风以除风寒，或加牡丹皮、地骨皮以除内热。病机不太复杂，因此治疗上也不太困难。只要认真从病因上去找，就会明了本病病机，取方用药就会随手拈来。

5. 脾气虚弱，肺气失护

此证属脾胃先虚，致肺卫不固，属土不生金证。

主要脉症：虚劳短气，甚或喘逆胸闷，四肢无力，饮食渐减，大便不实，自汗恶风。

治法：健运脾土，以保肺金。

处方：黄芪建中汤（《金匮要略》）（黄芪、桂枝、生姜、白芍、饴糖、大枣、甘草）。

黄芪建中汤为桂枝汤倍用白芍，再重用黄芪、饴糖而成。对呼吸、循环和消化功能均有增强作用。能促进新陈代谢，并可适当提升正气，尤长于防治溃疡病，为强壮补养、解痉止痛之良方。

6. 脾气虚弱，脾不统血

主要脉症：神疲乏力，面色不华，气短纳呆，少气懒言，月经过多，便血尿血，皮下出血，舌质淡，舌苔白，脉细数。

治法：补脾摄血。

处方：归脾汤（《济生方》）（人参、黄芪、白术、酸枣仁、远志、当归、茯神、龙眼肉、木香、炙甘草、生姜、大枣）。

随证加减：便血色鲜红者，加槐花、地榆；便血色暗者，加附子；鼻衄者，加大蓟、阿胶、艾叶。

归脾汤为治疗脾不统血的主要方剂，常用于治疗贫血、营养不良、心脏神经症、血小板减少性紫癜、功能性子宫出血及神经衰弱等。归脾汤的药物归经可分为心、脾、肝三经，心生血、脾统血、肝藏血。但三经之中，以脾经最为关切，血不归脾，则循经外溢。故方中有木香一味，气香入脾，有利于血归于脾。

（二）脾胃阳虚证

主要脉症：倦怠乏力，四肢发凉，食少腹胀，腹痛，喜热怕凉，按之痛减，大便溏泻，尿少浮肿，舌淡苔白，脉沉细无力。

治法：温中散寒，健脾益气。

处方：理中汤（《伤寒论》）（人参、干姜、白术、甘草）。

随证加减方：加附子，名附子理中汤（《太平惠民和剂局方》），用于虚寒较重，肢冷、吐泻；加黄连，名连理汤（《症因脉治》），治中焦寒热错杂所致腹泻、呕吐酸水等；加半夏、茯苓，名理中化痰丸（《明医杂著》），治脾胃阳虚，湿聚停饮所致食少便溏、呕吐清水等；加青皮、陈皮，名治中汤（《太平惠民和剂局方》），治脾胃虚寒，兼气滞腹胀者。

理中汤是临床常用的温里散寒方剂。所主脉症无须面面俱到，只要抓住大便溏泻、腹痛、肢冷即可应用。从药物功能分析，本方不仅能调整消化功能，增进食欲，缓解胀痛，减轻腹泻，而且能振奋全身功能，改善机体状况，故为强壮健胃之剂。

（三）胃阴虚证

谈到胃阴虚证，就要讲叶天士在养胃阴方面的贡献。叶氏对温病养阴和诊治有很多创见。他认为：“舌绛而光亮，胃阴亡也，急用甘凉濡润之品。”（《温热论》）还说：“阳明燥土，得阴自安。”“胃为阳明之土，非阴柔不肯协和。”（《临证指南医案》）叶氏养胃阴之法，不但用于温病，而且广泛运用于治疗某些虚劳、肝病、胃病、久咳、血证等。说明胃阴不足证不仅仅见于外感温热病，而且较多地见于内伤杂病。

主要脉症：口舌干燥，口渴善饮，胃脘灼热疼痛，或嘈杂易饥，大便秘结，舌苔少或无苔，舌质红，舌干或裂，脉细。

治法：养阴润胃，生津止渴。

处方：养胃饮（《临证指南医案》）（沙参、玉竹、天花粉、桑叶、麦冬、生扁豆、生甘草）。

随证加减：若兼胃痛持续不止，为阴虚夹瘀，加丹参、桃仁、砂仁；阴虚夹热，可加黄连、知母、芦根等；呕吐明显，为胃气上逆，加代赭石、姜竹茹、姜半夏；兼便秘，加玄参、知母；兼嘈杂吐酸，加乌贼骨、吴茱萸、黄连等。

此方为治疗胃阴不足证的主方。从现代医学角度分析，此方有补益、抗菌消炎、解热作用。可用于慢性胃炎、溃疡病、慢性支气管炎及肺结核等疾病。

（四）脾阴虚证

脾阴就是指脾脏的血液、津液、水分等。《内经》关于脾的功能多指脾阳的作用，即“运化”。但是《内经》还强调“阴平阳秘”。《灵枢·决气》说：“中焦受气取汁，变化而赤，是谓血。”“变化”就包括脾阳的温化和脾阴的养润两种作用。清代唐容川说：“脾阳不足，水谷固不化；脾阴不足，水谷仍不化也。譬如釜中煮饭，釜底无火固不熟，釜中无水亦不熟也。”（《血证论·男女异同论》）朱丹溪说得更确切：“脾土之阴受伤，转输之官失职。”（《局方发挥》）足见脾阴在运化功能上是必不可少的物质。脾阴苟有亏损，不但会产生一系列运化失职的症状，而且内热峰起，甚则阴液殆尽，邪火内炽，出现阴阳离决的危重证候，如噎膈、臌胀、积聚、虚劳等病的晚期即是如此。因此，切不可忽视对脾阴虚证的诊断。

主要脉症：脘腹胀满，不思饮食，大便秘结，口干唇燥，手足心热，舌质偏红绛，或苔燥，脉细而弱。

治法：滋阴补脾，润肠通便。

处方：①麻子仁丸（《伤寒论》）（麻子仁、杏仁、大黄、厚朴、枳实、白芍）。此方所治之证，主要见于热性病之恢复期，或慢性消耗性疾病的后期，用于习惯性便秘、痔疮便秘、慢性消耗性疾患之便秘，以及老年体虚之便秘。②慎柔养真汤（《慎柔五书》）（党参、黄芪、白术、石莲子、山药、麦冬、白芍、五味子、甘草）。本方主要用于病后气阴两虚证候，病位在脾胃。③理脾阴正方（《不居集》）（人参、紫河车、白芍、山药、扁豆、茯苓、橘红、莲肉、荷叶、老米、甘草）。主治脾阴亏损，饮食减少，腹胀不适者。食少泄泻者，加冬瓜仁；汗多者，加浮小麦、牡蛎；咳甚者，加枇杷叶；痰多者，加贝母；失血者，加血余炭、藕节；遗精者，加芡实、鱼鳔。此方为清代吴澄经验方，他认为："古方理脾健胃，多偏补胃中之阳，而不及脾中之阴。然虚损之人多为阴火所烁，津液不足，筋、脉、皮、骨皆无所养，而精神亦渐羸弱，百症丛生矣。"并指出，"理脾阴一法，扶脾即所以保肺，保肺即所以扶脾"。

需要指出的是，滋脾养阴方剂宜配伍少量健脾和胃之品，如陈皮、神曲、木香、砂仁等，这样刚柔相济，消补并行，则效果更好。另外，脾阴亏损还可引起其他脏腑之火亢盛，特别是肝火上亢最为常见，遇此可少佐桑叶、牡丹皮、龙胆草以清泻肝火。

浅谈证候的表达形式

※

在一个证候名称确定后，我们用什么样的形式去表达它？或者说面对丰富多变的临床表现，我们怎样去进行有机的归纳、判断？这是能否恰如其分地立法遣药的重要前提。张仲景用"辨某某病脉证并治"作为《伤寒论》的篇目名称，说明辨证对于论治的重要性。辨证就是对证候的认识过程。为了说明证候的表达形式，必须明确证候的内涵，即证候的概念。

证候是人们在中医理论指导下，通过望、闻、问、切等手段，对收集到的症状和体征进行科学思考的结果。它不是没有理论指导的狭隘经验，也不是脱离实际的空头理论，它是疾病本质的反映，它的内涵应是疾病发展过程中某一阶段（时间）或某一侧面（空间）的质与量。它能不同程度地揭示疾病的病位、病性、病因、病机，甚至病变过程中的量差。其外延则应是一个或若干个有内在联系的症状群。每一个症状群都能准确地反映疾病演化的实质，而那种无内在联系的若干症状是不能称为证候的。

根据有关资料统计，临床常用证候有300多个。这些证候既保留了经过历代千锤百炼的丰富经验，又寓有近年来人们对证候研究的新知。这些证候载之于书，便成为人们认识证候的阶梯。但是就证候的表达形式而言，多数书本仅有一个组合性的症候群，这远不能充分地揭示证候的本质。因此证之于临床，常有阴差阳错之误。那么，怎样才能正确地表达证候的内涵，做到内涵与外延的辩证统一呢？从临床实际出发，只有分主次的表达形式，才能解释证候的本质。现举“肝火犯肺证”为例，略陈管见。

在正常生理状态下，五行学说中的金（肺）是克伐木（肝）的，而木复生火，火却是克伐金（肺）的。这种金克木、木生火、火克金的微妙关系，在五行学说中称为“承制”，即明代王安道所谓“随而防之”之义。这种承制关系有维持五行运动生化不已的作用。但在病理状态下，五行学说中的承制关系必然被打破，生克一有太过，则克固为克，生亦为克。若木气有余，则肝木之少火便成为有害之壮火，这种壮火反能欺侮肺金。“气有余，则制己所胜而侮所不胜”。“侮所不胜”称为“胜侮”，又名“反克”。其病理特点为（肝）木气有余为火，（肺）金气失肃，阴液受灼。但肝木有余之火可上升于头，可犯胃，可乱心，可灼肺，可下吸肾水；而金气失肃、阴液受灼的原因，也绝非木气有余所独害，其他如秋燥、温热、辛辣之物等均为致因。而我们所说的“肝火犯肺证”，其内涵应当是有情志不遂，肝郁化火，灼伤肺阴，而致肺气失于肃降的证候。其内涵包括病位（肝、肺）、病性（火伤阴、伤气）、病因（情志不遂）、病机（肝郁化火、肺的气阴受伤）、演化过程（肝→肺）。这里贯穿着中医基本理论中的阴阳五行学说、病因学、病机学、诊断学及脏腑辨证学等。如果抛弃这些理论或其中的某些部分，证候就不能成立，或者不能完全成立。不论是伤寒证候、温病证候、内科证候、外科证候，以及其他分科证候，都不能离开这个原则。只是由于每类证候的内涵有异，所以撷取的基本理论略有不同而已。

证候概念明确，若不能确切地表达，即不能用正确的方法去划分证候的外延部分，那么证候的本质仍然是模糊不清的。张仲景在《伤寒论》中，对于有的证候，外延部分的划分就显得比较合理、全面。例如吴茱萸汤证（按汤证分类法），其内涵是肝胃寒凝，浊阴上泛。其外延则有：①食谷欲呕；②吐利，手足逆冷，烦躁欲死；③干呕，吐涎沫，头痛。这三组症候群在临床上可以是平行不悖的，当然也会有三组症候群同时出现的复杂症候群。如果我们把这三组症候群进行比较分析，就会发现它们有主症、次症之别。其主症为呕吐；次症为头痛、下利、手足逆冷。这种表达形式就比那种单一的表达形式更接近实际，更富有哲理。若将肝火犯肺证的外延按照这种形式去描述，则应当是：①胸胁疼痛，咳嗽气逆；②胸胁疼痛，干咳咽痛；③胁痛，咳嗽吐血；④胸胁不适，咽痛声哑。还可能再举出几组。如果我们把脉弦数、舌质红、舌苔少加入每组症状群内，就显得更具体、更合理。

翻阅现行书上的证候，其表达形式多是一组，或者是或然性的二三组。不否认有的证候其外延仅有一组症候群，特别是那些复合式的症候群，例如伤寒证候中的太阳表虚经输不利证、温病证候中的热入厥阴虚风内动证、内科证候中的营血亏损筋脉失荣证等。但就大量的临床实际来看，则是表现为多组症候群的证候，例如伤寒证候中的太阳表虚证、温病证候中的风伤肺卫证、内科证候中的肝脾不和证等。有的书虽然把证候的临床表现都罗列了出来，但缺少有机的内在联系，因此显得不分主次、臃肿无序。以肝火犯肺证为例，其临床表现为“咳嗽阵阵，痰黄黏稠，甚则咯血，胸胁灼痛，急躁易怒，头涨头晕，面红目赤，烦热口苦，舌红苔薄黄，脉弦数”，这基本上概括了肝火犯肺的症状与体征。但何为主症？何为次症？症状与体征之间有何内在联系？它们有哪些常见的组合形式？这种内在规律是不清楚的。如果我们结合临床来分析，就会发现该证候的常见主症是胁痛、咳嗽、舌红、脉数，余为次症。在其主症、次症基本确定的情况下，其临床表现就不是一组症候群，而是多组。我认为这样去分析、去叙述，不但有利于辨证论治的顺利进行，而且也可为证候的规范化奠定雏形。

人们对证候的认识是随着时间的推移而逐渐加深的。我们当前对证候的研究，实际上是几千年来历代医家对证候认识的延续。这种延续应当是质的提高，而不应当是抄袭或简单的文字组合。追溯凝结在古典医籍中的这部分精华，采撷近代医家的临床经验，不仅能使我们对证候有一个统一的认识，更重要的是能在科学技术发展的今天，使中医的辨证上升到高水平，以利于中医临床、教学、科研工作的提高。

当然，对于中医证候的研究，应当从几方面同时进行，例如文献研究、利用现代科学技术去研究、从哲学角度去研究，或者进行诸方面的综合性研究。但这些研究必须以中医理论为指导，以临床实践为基础，坚持在中医理论指导下的实践，以及有实践基础的理论研究，这是最根本的方法。就目前中医的状态来讲，证候的表达形式还是以分清主次、分组式阐明为佳。

《伤寒论》证候辨析

※

《伤寒论》是一部理法方药俱备的经典著作。它之所以历经千百年而不被淘汰，不唯在于它有丰富的治疗内容，更重要的是它确立了辨证论治体系，为中医学术发展奠定了理论与实践相结合的基础。

辨证论治的前提是辨证，只有正确的辨证，才会有针对性的治疗。张仲景在《伤寒论·序》中所说的“并平（凭）脉辨证”以及在论中以“辨某某病脉证并治”为题，都是强调辨证对于论治的重要指导作用。前人对伤寒论证候进行过多层次的研究，但对其证候概念及分类方法仍无统一认识，这不但有碍于中医证候规范化的确立，而且也不可避免地有碍于中医疗效的提高。笔者对此提出浮浅的认识，以冀对伤寒证候的研究稍有裨益。

一、证候概念

《伤寒论》对证候并没有明确的文字概念，但从条文中可以看出张仲景对“证”已有初步的实质性认识。考全书398条，明文记载“证”字的有41条26个证候名称。在这些条文的前后，我们可以找到一组相关的症状群，这些症状群往往就是证候的存在形式。如桂枝汤证的“发热、汗出、恶风、脉缓”；柴胡汤证的“往来寒热、胸胁苦满、默默不欲饮食、心烦喜呕”等。有些载“证”的条文虽然未提及症状，但它们多是在明确证候概念的前提下出现的。如表证第46条，它虽然没有一组相关的症状群附着，但其前面却有太阳病的“中风”“伤寒”证候；有的症状群附着在证候名称的后边，如第5条“阳明少阳证”等。这说明《伤寒论》中的证候已跳出了汉代以前那种停留在表面认识的框架，深入到了证候的实质。我们把26个有证候名称的条文拿来进行综合分析，可以悟出“证”有以下含

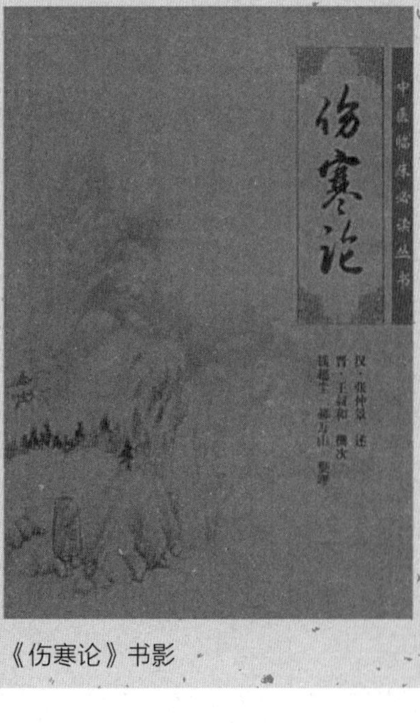

《伤寒论》书影

义：其一，证是隶属于疾病的，病为纲，证为目，证总是在病的范围内出现，如第34条“太阳病，桂枝证……”等。其二，证是由症状组成的，这些症状是有内在联系的，如第46条“太阳病，脉浮紧，无汗，发热，身疼痛，八九日不解，表证仍在……”等。其三，证反映了疾病的不同层次和不同结构，如太阳病有表证、里证，还有蓄水证、蓄血证等。其四，证是确立治则与治法的依据，如第277条：“自利不渴者，属太阴，以其脏有寒故也，当温之，宜服四逆辈。”

由此看来，证候已不是患者自述的原始症状，而是医生对所搜索到的症状、体征及其有关情况，通过逻辑思维，上升到理性认识的概括。一种疾病起码由2种证候所组成，证候的数目随着疾病的复杂程度而增多。但不管哪一种疾病，它们的证候都是疾病在时间与空间上的反映。在时间上都可以划分为初期证候、中间证候、末期证候；在空间上，都可以划分为轻证候与重证候，或者表证与里证，或者单纯证候与合并证候等。这样，证候就指明了疾病的位置、性质、趋势，随之就可以确立治疗原则。《伤寒论》中所说的“观其脉证，知犯何逆，随证治之”，清楚地阐明了证与治之间的关系。

二、证候分类

分类就是对复杂事物按照一定标准进行区分。就疾病而言，证候分类有利于了解疾病发生、发展及变化的规律，从而为遣方选药提供可靠的依据。张仲景重视疾病的区分，而更多的则是重视证候的分类。《伤寒论》中的证候分类，有以六经命名的，如“太阳证”（第220条）、“阳明证”（第204、237条）；有从部位与性质命名的，如“外证”（第42条）、“表证”（第46条）、阳证（第130条）、“热证”（第141条）、“表里证”（第74、252条）等；有以方剂命名的，如“桂枝证”（第34、166条）、“柴胡证”（第101、103、104、251条）、“病形象桂枝”（第30条）等；还有以病证合称的，如“太阳病证”（第48条），以及“汤病证”（第101条）、“血证”（第125条）等。

历代医家在研究《伤寒论》证候时，由于当时医学界对《伤寒论》困惑不解的问题不同，更感于著者自己的学术特长有别，因而派生出多种分类方法。隋代巢元方曾按病因、症状及病机等因素，将伤寒证候分为78候。唐代孙思邈则依“方证同条，比类相附”的方法，将伤寒证候以法定方，以方分证。至宋代，许叔微则将六经与八纲结合起来进行分类。迨至清代，柯琴主张以方名证，而尤在泾却倡导以法类证。这些分类法各有特色，它们从不同角度和不同层次反映了伤寒证候本身及其演化趋向。

如果我们将这些分类方法放到临床实践中去，就会发觉有两种分类方法最接近实际，故被医学家所喜用。一是六经辨证法。六经可以概括八纲，可以明示病位、病性、病势，它实质上是对人体经络、脏腑生理功能与病理变化的纲领性总结。二是汤证（或叫方证）分类法。因为它具有内涵明确、外延清楚、证与治密切结合的特点，故被许多医生所采用。汉代以后约定俗成的汤证，如补中益气汤证、归脾汤证、银翘汤证等，都是受到《伤寒论》的启发而形成的。

综合上述可以看出，证候分类的最佳方法必须具备两点，一是反映疾病本质，二是密切结合临床。就伤寒证候来说，如何把两者结合起来，用什么样的形式去表达，这是需要认真讨论并亟待解决的问题。

三、证候变化

张仲景发展了《内经》关于证候的认识，突破了“伤寒一日，巨阳受之……二日，阳明受之……”的局限，把证候的动态变化活生生地勾画了出来，跃然纸上，令人如临其境。太阳病提纲就寓有表虚、表实及腑证之别。阳明病提纲以“实”字统之，不言具体脉与症，更显其多变不拘。少阳病提纲后特立“但见一证便是，不必悉具”条，是对该病证具有表里出入多样性的说明。太阴病提纲下有桂枝加大黄汤证，告诫人们不要偏虚而忽略虚中之实。少阴病提纲“脉微细”三字，微为阳虚，细为阴虚，少阴为水火阴阳之宅，提示寒热变化之实。厥阴病提纲更是寒热错杂，虚实并兼。近代有人提出应把第337条作为厥阴病提纲，但也有寒、热、虚、实厥逆之异。因此，《伤寒论》六经病提纲是变化的、运动的，不变则是相对的。

近年来随着中医鉴别诊断学的研究进展，人们对证与证之间的变化愈加重视。有人把这种微妙变化称为“中间证候”或“临界证候”“相兼证候”等。其实这种从此证过渡到彼证的中间阶段，早在汉代人们对此就有足够的认识，《伤寒论》中的“并病”就是这种证候的早期称谓。有的条文虽然没有明确提出“并病”，但其实质亦属此类。如柴胡桂枝汤证、葛根黄芩黄连汤证、桂枝二越婢一汤证、桂枝麻黄各半汤证、桂枝二麻黄一汤证等。这类证候的性质及其分类还有待深入研究。但可以看出，《伤寒论》中证与证之间是密切相关的，没有一个绝对的分界线。从一个证候过渡到另一个证候，可以是突变的，即跳跃式的，如越经传、直中；也可以是渐变的，如循经传等。而所谓的“中间证候”，可以看作是沟通两种证候的渠道。张仲景对这类证候的治疗提出了很好方法，即权衡多寡，合而治之。明确“中间证候”的性质，对于预防疾病的变化有着十分重要的临床意义，因此不可漠然看待。

四、证候辨析

汉代以前，人们对疾病的认识还没有完全提高到理性阶段，多是头痛医头、脚痛医脚，这从《扁鹊仓公列传》《伤寒论·序》中可以看出。张仲景同其他自然科学家一样，运用中国古代哲学家的思想方法，对疾病的本质进行了初步的系统分析。

怎样对证候进行分析？张仲景在古代哲学——阴阳学说指导下，将伤寒证候分为两纲，即三阴三阳。然后在两纲之内辨其六目，即表里部位、寒热之性、虚实之体，这就是后世人们所概括的“六经辨证”，实为八纲辨证的渊源。这种分析方法是古代医学认识论的飞跃。有了这个纲目，后人就如同“饮了上池之水”，“虽未能尽愈诸病，庶可以见病知源”。

在具体分析方法上，张仲景用比较分类法、考论虚实法、设喻达旨法、对偶举证法等，对398条条文进行了交叉印证，反复推论，使得这些条文井然有序，病证分明。

1. 比较分类法　这是最基本的逻辑方法。这种方法是在比较的基础上，根据事物之间的异同，探索它们的内在联系与运动规律。此法有两种。

一是异中求同法。即在不同病症中找出它们质的相同点，以便合而治之。《伤寒论》中每篇的第1条就是对千变万化的疾病的高度归纳，每一个方剂的代表证候就是对诸多疾病横断面相同部分的集中概括。例如第54条：“患者脏无他病，时发热自汗出而不愈者，此卫气不和也，先其时发汗则愈，宜桂枝汤。”如果我们把“脏无他病”解释为无内脏疾病，那么这里所说的“卫气不和”就是外感疾病的共有证候。又如第101条：“伤寒中风，有柴胡证，但见一证便是，不必悉具。”这里所说的“柴胡证”实为半表半里证。我们可以把这种“柴胡证”看成是广义的证候，它并不需要脉症俱具，也就是说在不同疾病、不同体质、不同性别上只要见到一症即可。晋代以后在对《伤寒论》条文进行重新排列时，有人就采用桂枝汤类、柴胡汤类等去组合，这实质上是对伤寒病证分类的异中求同法。

二是同中求异法。六经病各篇的脉证并治，就是对同病的辨证与同证的辨治。例如，同是太阳病，就有中风表虚、伤寒表实之分；同是中风表虚证，就有桂枝证、桂枝加葛根汤证、桂枝加厚朴杏子汤证等。又如第25、26条，服桂枝汤后，大汗出、脉洪大均相同，不同的是后者有大烦渴不解，为热伤气阴所致，故用白虎加人参汤清热益气养阴；而前者仍为表虚不解，故继续用桂枝汤治疗。

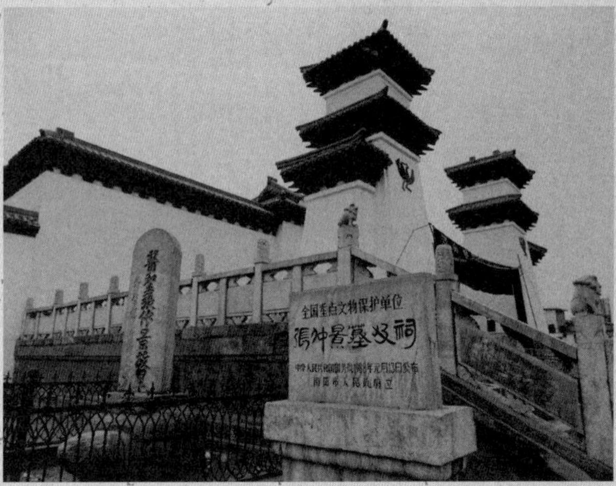

医圣祠

2. *考论虚实法*　就是试探法，也叫验证法。这里所说的虚实是逻辑学上的名词，指客观事物的存在与否。东汉哲学家王充说：“事有证验，以效实然。”（《论衡·知实》）张仲景是唯物论者，他从不凭主观臆断去处理疾病，对于似是而非的病证，多用试探法以求虚实，在获得确凿证据后，再对症治疗。如第209条：“若不大便六七日，恐有燥屎。欲知之法，少与小承气汤。汤入腹中，转矢气者，此有燥屎也，乃可攻之。若不转矢气者，此但初头硬，后必溏，不可攻之，攻之必胀满不能食也。”论中还有若干以药测证的条文，如第159条关于下利的辨析，先予理中法，利更甚者，知病在下焦，改用赤石脂禹余粮汤。还有第332条恐为除中，食以索饼法；第75条教试令咳以测耳聋法等。这种胆大心细的诊断方法，对于病情复杂或疑似多端的病证无疑是很需要的。

3. *设喻达旨法*　古称“连珠法”，是中国古代逻辑学的一种表述形式，与亚里士多德的“三段论式”相同。不过中国古代多以“二段式”表述，即“前提”与“结论”。《伤寒论》中关于证候性质的分析运用这种方法较多。如条文中“若……此为……”“但……此为……”“反……此为……”“何谓……？名曰……”“……者，属……也”“所以然者……故……”“……者，必……”

等。最有代表性的条文是第236条："阳明病，发热汗出者，此为热越，不能发黄也；但头汗出，身无汗，齐颈而还，小便不利，渴引水浆者，此为瘀热在里，身必发黄，茵陈蒿汤主之。"其他还有第125、149、185、201、237等条。虽然有的条文不像上边所说的那样具备一定的格式，但其分析的方法仍属"二段式"的范畴。

4. 对偶举证法　就是把一组相反的证候或具有代表性的症状并列行文，从而明确显示它们的性质、关系及治法。如第7条："病有发热恶寒者，发于阳也；无热恶寒者，发于阴也。"这是区别阴证阳证的总纲，发热恶寒与无热恶寒的对偶举出，泾渭分明，利于鉴别，便于掌握。又如第11条寒热在皮肤与骨髓的对举，第131条结胸与痞证的对举，大青龙汤证（第38、39条）与小青龙汤证（第40条）的对举，第103条小柴胡汤证与大柴胡汤证的对举，第327条脉浮与不浮的对举，第279条桂枝加芍药汤证与桂枝加大黄汤证的对举，第372条攻表与温里法的对举，第378条寒呕与第379条热呕的对举等。这种在条文内部和条文与条文之间的证候对举、汤证对举、脉象对举，对于理解证候性质与选择适当方药是十分有利的。

伤寒证候分析方法还有反证法、淘汰法等。张仲景在运用这些方法时，虽然还没有达到十分圆满的程度，而且对于病、证、症三者之间的关系还没有严格地划清内涵与外延的界限，但是他已经掌握了当时自然科学的辩证方法，并且依据这种科学方法，总结出了中医辨证论治的基本规律。如果我们能用历史唯物主义的思路去探讨张仲景的学术成就，就不会被所谓的深奥及"神圣"所迷惑而畏葸不前，对《伤寒论》所遗留下来的种种疑点就会做出正确的解答。

第二章 经方探骊

经方的特点与应用思路

※

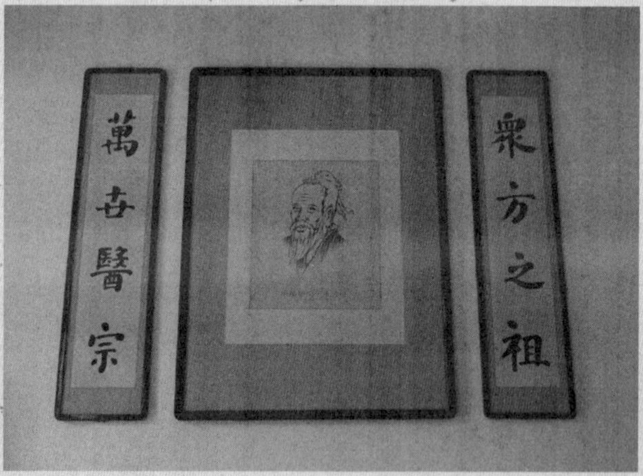

河南南阳医圣祠仲景像

关于怎样应用经方，这是个旧题新作。说“旧题”，是因为对经方的研究已有千余年了；说“新作”，是对个人来说，还要从头做起。我个人比较喜欢经方，特别是到了老年，更感到经方的生命活力，只有把经方学好、用好，才能真正掌握方证学的真谛，以此来诊治疾病，就会做到心中有数，驾轻就熟；传承后人，可使年轻人免走弯路。

下面我就学习和运用《伤寒论》中的经方（也会涉及《金匮要略》），谈谈自己的体会。

一、经方的特点

1. 组方简捷，立意明确　经方的结构非常简捷，它的组成少则一味（甘草汤），多则十几味。《伤寒杂病论》中，1味药的有15方，2味药的有40方，3味药的有45方，4味药的有30方，5味药的有28方，合起来有158方，占《伤寒杂病论》方（281首）的半数以上。例如六经的代表方剂：太阳病的桂枝汤仅有5味，麻黄汤仅有4味；阳明病的白虎汤仅有4味，承气汤也不超过4味；少阳病的小柴胡汤仅有7味；太阴病的理中汤仅有4味；少阴病的四逆汤仅有3味，炙甘草汤也只有9味；而厥阴病的乌梅丸算是比较多的，也只有10味。其他如大柴胡汤、小建中汤、五苓散、吴茱萸汤、真武汤、茵陈蒿汤等著名经方，都不会超过7味。可见仲景方药之精纯。古云："药过十二三，大夫必不沾，没读圣贤书，何敢把脉参。"这些俚语是对经方的肯定，又是对无序方药的否定。经方立意非常明确，《伤寒论》全书398条，选药83味，组方113首，奠定了汗、吐、下、和、温、清、补、消治疗八法；而其所治之证，概括了阴、阳、表、里、虚、实、寒、热八大证候；每首方剂，都有明确的证候范畴，所治病症外及四肢百骸，内及五脏六腑。《伤寒论》不仅是内科学方剂之祖，更是临床各科方剂之祖，为中医学创立了辨证论治原则，所以被奉为中医方剂学之圭臬。

2. 主次有序，方证合拍　《伤寒论》的组方药味虽少，但君臣佐使结构明确，特别是"主病者为君，佐君者为臣"的主次关系，一目了然。多数方剂的名称就表明了君药的地位，例如桂枝汤、麻黄汤、小柴胡汤、炙甘草汤、半夏泻心汤、黄连汤等。有人统计，《伤寒论》113方中，以主药为名的就有102首。一首方剂君药明确了，这首方剂的主干就立起来了。《伤寒论》的方剂君药，一般仅有一味，很少有两味的。而臣药一般是在君药之后，例如桂枝汤中的芍药、麻黄汤中的桂枝、小柴胡汤中的黄芩（或半夏）、麻杏石甘汤中的杏仁等。这种主次有序的结构是非常明确的。

经方所治疗的不是症状，也不是疾病，而是疾病的证候，证候就是疾病的本质。《伤寒论》中对于证候的分类，除八纲证外，以方证命名的就有"桂枝证""柴胡证"等，这是中医方证学的滥觞，后世所谓的"归脾汤证""补中益气汤证""八珍汤证"等，都是由此而发展来的。证候是疾病在发生发展过程中某一阶段本质的"象"，例如发热、汗出、恶风、脉缓，代表了感冒的表虚证，表虚证即是本质，而四个脉症综合起来则是一个表象。拆开来看，仅言发热或恶风等，可能说不清是什么病、什么证，怎样立法都说不清楚，因而也就无法遣方用药。而只要符合表虚证这个"象"，不论什么病，都可以使用桂枝汤治疗，这就是经方的魅力。在一个疾病谱内可能有几个证候，每一种证候都会有一个代表方剂；有的疾病虽然名称不同，但均含有一个相同的证候，可以选用同一首方剂治疗。前者为“同病异治”，后者为“异病同治”，这就是辨证论治的本质。例如经期感冒，既有小柴胡汤证，又有荆防四物汤证，这就是“同病异治”；而小柴胡汤又可用于胃炎、胆囊炎、肝炎等病，这就是“异病同治”。这里所说的“治”，应立足于“证候”，证候同即可同治，证候不同就不可以同治。

3. 定量取效，惠及于民　经方的定量是非常严格的。“汉方之秘在于量”，这是历代医家对经方之所以取效的揭秘，也是国外汉方医家所碰到的最主要的难题。例如桂枝汤中的桂枝与芍药均为三两，而桂枝加芍药汤中的芍药是六两，前者是太阳病的方剂，而后者则是太阴病的方剂；又如桂枝加桂汤，等等。例如治疗风寒感冒，或者体弱易感冒者进行预防，我们会立刻想到桂枝汤，那就要“照本宣科”，处方为：桂枝10g，白芍10g，生姜10g，炙甘草6g，大枣4枚（剖开）；如果是用于脾虚腹痛，用桂枝加芍药汤，其白芍就要用到20g；假若治疗风寒感冒用桂枝汤，白芍也用20g，其调和营卫的作用就会大打折扣。所以学习经方，在初学的阶段，必须认真按照经方的原貌、原量去使用，不要一上来就随意改动经方的用量及其配伍，然后标之为“经方”，这种现象在临床中并不少见。例如有这样的文章，“桂枝汤加味治疗经期感冒”，实际组方是桂枝汤加四物汤又加柴胡、黄芩二味，这已经失去了经方原义。应用经方，对于君臣药之分量，应当遵循原书之比例，与证相应，在应用过程中，可以依据证候之变化和自己的经验体会，酌定药物分量之增减。

经方是“实打实”的惠民方，以王绵之教授《方剂学讲稿》的药量计算，常用的半夏泻心汤、小柴胡汤一剂仅八九元，桂枝汤一剂仅两三元。要开出这样精练的处方，非一朝一夕可以学得到。而观现今之处方，动辄几十元、上百元，甚至治疗一个感冒就开出上千元的处方。这样的处方离经方的原义已经很远，更谈不上“大医精诚”惠及于民了。要开出合格的经方，必须有扎实的功底。有的学生问，老师为什么能开出便宜的经方？我说这种自信心来源于对经方的理解，来源于临床的反复实践，更来源于对基层百姓的理解与同情。“熟能生巧”，看似一句平常语，但实施起来要经得起临床的考验，否则用起甘草汤、桂枝汤这样简单的经方也会变味。

4. 灵活多变，守而不泥　《伤寒论》第16条云：“观其脉证，知犯何逆，随证治之。”这句话也可以理解为“观其脉证，随证治之”与“知犯何逆，随证治之”。前者谓之“常”，后者谓之“变”。常与变，是一切疾病发生与转化的自然规律。常者，在人们的正常思考范围之内，如太阳病之后为少阳病，少阳病之后为阳明病；变者，超出人们的正常思维，如太阳病里出现真武汤证，少阴病里出现承气汤证，这些都是随时可能出现的。正如一个患上呼吸道感染的患者，稍微不注意就会转变为急性病毒性心肌炎一样。这句话整体上讲，关键词是“脉证”，有人说，伤寒从脉不从症，杂病从症不从脉，这种说法有点偏颇，但也说明伤寒外感病的脉诊是不可忽视的。举个例子说，对于发热、恶寒、脉浮者，大家都会想到桂枝汤或麻黄汤；而对于发热、恶寒、脉沉者，大家就不会随意用桂枝汤、麻黄汤，而会想到麻黄细辛附子汤了，这就是由表及里的变化。这里面就包含有“常”与“变”的不同状态。

张仲景在《伤寒论》中描述了许多错综复杂的证候，在三阳病篇有三阴病证候（如真武汤证在太阳病篇出现），在三阴病篇有三阳病证候（如桂枝加大黄汤证在太阴病篇出现），有上热下寒证候（如第173条黄连汤证），有外寒里热证候（如第38条大青龙汤证），还有寒热虚实错杂证（如厥阴病篇的乌梅汤证）等，这些都说明证候是变动不拘的，因此经方的应用也不是一成不变的。经方的应用，有常有变，方证合拍的，就可以用原方治疗；方证有变的，则可以随证加减。而随证加减时，要注意到体质、气候、药物、心理、饮食等因素。我们在应用经方的时候，必须把这些综合因素考虑进去，没有一张方子是可以一成不变地用到底的。

5. 阴阳协和，以平为期　以《伤寒论》而言，83味药，113个方子，流传至今，疗效不随时间的推移而减。这里边有什么奥秘？有什么法宝？其实都没有，有的是张仲景的思路、张仲景的辨证法，这就是遵循古代哲学（阴阳学说）的思维，力求药物性能的阴阳协和，以平为期。依据《内经》理论，凡病者皆阴阳失和而致，而药物的作用就是纠正人体阴阳之偏，使之恢复到生理状态，这是拟定方药的基本思维方法。

《素问·至真要大论》云：“谨察阴阳所在而调之，以平为期。”又说：“谨守病机，各司其属，有者求之，无者求之，盛者责之，虚者责之，必先五胜，疏其血气，令其调达，而致和平，此之谓也。”这是中医学治疗的总原则。张仲景遵循《内经》之旨，为治疗法则拟定出“不偏不倚”“偏中求正”的大法。在《金匮要略》首篇提出“若五脏元真通畅，人即安和”，随而提出“五脏病各有所得者愈”的治疗目的。在《伤寒论》序中，又批评那种“进不能爱人知人，退不能爱身知己”的世俗庸医，要求医生“勤求古训，博采众方”，“多闻博识”，这样才能“保身长全，以养其生”。由他拟定的113方，尽显平和之性。陈修园说《伤寒论》方以“存津液”三字为主，《金匮要略》方大旨是以“调以甘药”四字为法。后人则以“保胃气，存津液”总结之。如果我们细细分析六经的代表方剂，更可以看出其中处处显露“平和”之气。桂枝汤和平解肌，麻黄汤发汗和营，白虎汤保津液，承气汤“急下存阴”，小柴胡汤和解表里，理中汤温里和胃，炙甘草汤扶阳和阴，乌梅丸调理寒热，四逆散顺接阴阳，等等。

我们能从经方中汲取些什么？我想首先是思维方式。这种思维方式的核心就是调和阴阳，使之平和。在拟定方药时，寒不伤阳（如白虎汤），热不伤阴（如桂枝汤）；补不壅塞（如炙甘草汤），攻不泄气（如承气汤）；活而不破（如桂枝茯苓丸），益而不腻（如理中汤）；升不生火（如小柴胡汤），降不泄气（半夏泻心汤），如此等等，都是临床上要考虑到的。否则，就会出现寒之而伤阳、热之而伤阴、活而伤血、攻而伤气等偏差，阴阳偏颇的局面就得不到纠正，何谈阴阳之平衡！

二、应用经方心悟

1. 抓住证候性质　《素问·阴阳应象大论》提出：“阴阳者，天地之道也，万物之纲纪，变化之父母，生杀之本始，神明之府也，治病必求于本。”辨证论治的精神就是求本，什么是“本”？“证”就是“本”，代表病的本质。任应秋老师说：“一个名医的临床，关键在于思路。”治疗疾病是用辨证的思路，还是用辨病的思路，这是用好经方的关键。用经方必须用辨证的思路，即整体观的思路，用把人与大自然界联系起来的思路，要把病作为人体功能失调来对待。

如冠心病，中医叫胸痹心痛病。在西医看来它是冠状动脉粥样硬化引起的，其着眼点在“冠状动脉”的“硬化”；而中医称之为“胸痹”，用张仲景的话说，它的病位在“胸”，病性是“痹”，病机是“太过”与“不及”。中医认为，“胸”中不但有心脏，还有肺脏，心主血脉，肺主宗气，还有“胃之大络，名曰虚里……出于左乳下”等。可见胸痹不单纯是心脏病变，还有肺脏病变；不单纯是血脉之病，还有宗气之病，还涉及胃腑等。而引起“痹”的原因也不单纯是“太过”，还有“不及”。再说“太过”，西医将“太过”仅限于“硬化”，而将“硬化”只限于“血瘀”。但在中医学家眼里，“硬化”还有气滞、痰阻、寒凝、食滞等诸多因素，这就涉及肝、脾（胃）、肾等脏器。用这样的思路去考虑冠心病，就将冠心病看成是整体疾病在心脏的局部反应。张仲景治疗“胸痹”，并不单单看重活血化瘀，而是运用宽胸、化痰、通痹、理气、扶阳等诸多方法。诸如宽胸宣痹的瓜蒌薤白剂，扶阳散寒的乌头赤石脂丸，心胃同治的橘枳姜汤，心肺同治的茯苓杏仁甘草汤，温阳利水的真武汤，益阴扶阳的炙甘草汤等。

我在诊治冠心病的时候，首先想到的是《金匮要略》中的“胸痹心痛短气病脉证治”篇以及《伤寒论》的有关篇章，前者以“夫脉当取太过不及，阳微阴弦，即胸痹而痛，所以然者，责其极虚也……”为宗旨，并以瓜蒌薤白剂为主方；后者以三阴病篇的扶阳益阴方药（如炙甘草汤、真武汤、四逆汤等）为急救方，以备即时取用。

2. 明确证候主症　《伤寒论》中的证候，已不是患者自述的原始症状，而是医者对所掌握到的症状、体征及有关病情，通过逻辑思维，上升到理性认识的概括。一种疾病起码有两个证候，证候的数目随着疾病的复杂而增多。不管何种疾病，其证候的性质都包括病位、病性、趋势，并为治疗提出了明确的指导路线。当代著名中医学家岳美中说过：“《伤寒论》言证候不言病理，证候是客观存在的，至今已一千五百多年，证候不变；出方剂不言药性，由实践而来，有是证，用是药。”后人对证候进行了大量的临床实践，总结出许多有益于临床遵循的证候规律，如太阳表虚证、太阳表实证、太阴虚寒证、少阴热化证及寒化证等。中医证候不是单一症状，也不是单一病理现象，而是综合了病因、病位、病性等诸多因素。如“太阳表虚证”，里边包含了“太阳病”三个字，包含了一个“表”字，包含了一个“虚”字。这些带有疾病本质的证候，给后人的辨证论治带来了诸多方便，但也引起了不少纷争。

怎样理解这些证候？我的体会是在实践中理解和综合。因为“证候”一词是概念化的，它代表的是一组症候群，而我们在临床上所碰到的是活生生的患者，这就要求我们掌握证候的本质，即临床表现的主体，也就是代表方剂的主症，如桂枝汤证的“恶风、脉缓”，麻黄汤证的“恶寒、无汗、身痛”，白虎汤证的“高热、汗出”，小青龙汤证的“咳喘、痰液稀薄”，大青龙汤证的“高热、恶寒、无汗”，五苓散证的“小便不利”，柴胡桂枝汤的“发热、恶寒、肢节烦疼”，炙甘草汤证的“脉结代、心动悸”，真武汤证的“恶风寒而身瞤动”，厚朴麻黄汤证的“咳喘、心悸，夹杂干、湿啰音”，理中汤证的“脐腹痛而下利”，半夏泻心汤证的“痞满、腻苔”，黄连汤证的“热呕、寒痛”，柴胡加龙骨牡蛎汤证的“胸满、烦惊”，栀子厚朴汤证的“心烦、腹满、卧起不安”，乌梅丸证的“气上撞心、心中疼热、饥而不欲食、食则吐蛔”，还有小柴胡汤的“但见一证便是，不必悉具”，等等。只有抓住主症（即代表证候的主要症状），才能有的放矢地去遣方用药。

3. *辨析药物配伍* 《伤寒论》的配伍大致可以分为两大类，一是相辅相成配伍，一是相反相成配伍。前者好理解，现代医学叫协同作用，药物的性味功效近似，如桂枝配麻黄，石膏配知母，大黄配芒硝，柴胡配黄芩，附子配干姜等。而不好掌握的是相反相成配伍，现代医学叫拮抗作用，如寒热互济的大黄配附子，黄连配干姜，麻黄配石膏；散收平调的桂枝配白芍，柴胡配白芍；升降有序的栀子配豆豉，代赭石配人参；补泻兼施的甘遂配大枣，厚朴配人参，当归、白芍配通草、细辛等。

相反相成配伍是《伤寒论》的精髓，它多用于复杂证候，如寒热夹杂，热寓湿中，升降失序，阴阳俱虚，或大实有羸状，或至虚有盛候等。张仲景将这些药性及作用相反的药物配伍在一起，是借其长而避其短，是一种激化作用。老子在《道德经》中有一句名言：“反者道之动。”此正彼负，此阴彼阳，阴性药物在阳性药物的作用下，变得活跃而有生机；阳性药物在阴性药物的作用下，变得柔和而绵长。这就是后来明代医学家张景岳所说的：“善补阳者，必于阴中求阳，则阳得阴助而生化无穷；善补阴者，必于阳中求阴，则阴得阳升而泉源不竭。”相反相成的配伍主要取决于证候的性质，证候性质的相互对立，决定了药物组合的相反相成。

4. *经方的发挥应用* 近代伤寒学大家曹颖甫说道：“治危急之症，原有经方所不备，而借力于后贤之发明者，故治病贵具通识也。”六味地黄丸就是对金匮肾气丸的发挥，复脉汤是对炙甘草汤的发挥，达原饮是对小柴胡汤的发挥，清暑益气汤是对半夏泻心汤和小柴胡汤的综合发挥，黄龙汤及宣白承气汤、牛黄承气汤、导赤承气汤等，就是对承气汤的发挥，温胆汤是从小半夏加茯苓汤加味而来，叶天士的椒梅汤、连梅汤就是乌梅汤的变方。

要熟练地应用经方，并有所发挥，就必须大量地阅读前辈的著作，我的体会是临床医生要更多地阅读近现代医家的著作。读哪些书可以走“捷径”呢？有三本书要读，一是《岳美中医学文集》（其中《岳美中医案集》《岳美中医话集》尤为重要），二是《蒲辅周医疗经验》，三是《赵锡武医疗经验》。岳美中、蒲辅周、赵锡武三位老前辈对经方的理解与应用至精至微。“精”是理说得很透、很明白，“微”是用得很巧、很灵活。例如岳美中老师对炙甘草汤的解读，赵锡武老师对真武汤的解读，蒲辅周老师对六气致病的解读，解决了我多年来在理论与实践上的困惑。还有两本书，一本是曹颖甫的《经方实验录》，一本是赵守真的《治验回忆录》。前者为曹氏运用经方的经验总结，“用方规矩本仲景，应变无穷于临床”。后者为赵氏对疑难杂病的治验回忆，百例中应用经方治验者57例，其行文之精练，方证之合拍，堪为同类医案中之佼佼者。

疑难病的证候多是复合证候，二合一、三合一的证候比比皆是，而经方的应用也可以二合一、三合一的。如治疗痰瘀互结腹腔包块用苓桂术甘汤合当归芍药散，治疗肺源性心脏病（肺心病）、心力衰竭（心衰）用小陷胸汤合葶苈大枣泻肺汤，治疗肿瘤放疗化疗后用桂枝汤合黄芪桂枝五物汤合小柴胡汤等。对经方的发挥是建立在对“方证学”深刻理解的基础上的，是经过反复实践得来的。当今许多有效方药，多数是在经方的基础上发展而来的。清代伤寒大家柯韵伯在《伤寒论注》自序中说：“夫仲景之道，至平至易，仲景之门，人人可入。”掌握了《伤寒论》中的方证学，就可以纲举目张，“虽未能尽愈诸病，庶可以见病知源”。

5. 经方与时方的关系　经方与时方的关系应当是源与流、纲与目的有序联系，而不是分割开来、各自独立的关系。但只有学习、熟悉经方，才能正确地理解时方与创新时方（即经验方）。传承的时方是否与经方毫无关系呢？不是的！例如大家所熟悉的《医林改错》《医学衷中参西录》，我们翻开这两本书看一看，多数方剂的思路都与经方有关。例如《医林改错》中的诸多逐瘀汤，都含有四逆散的成分；《医学衷中参西录》中的石膏阿司匹林汤，就是对《伤寒论》白虎汤的大胆发挥；其他如参赭培气汤、加味苓桂术甘汤、通变白头翁汤、通变大柴胡汤等，都是以经方为主的著名时方。当然我们不可能一代一代地全部都用经方，那不是停滞不前吗？学习经方不是仅仅学习其中的方药，更重要的是学习其中的创新思路，学习它怎样将药物的“君臣佐使”配伍在一起，学习它怎样与病证有机地结合在一起，学习它怎样用简练的方药去治疗复杂疾病。要研制新的中成药，就必须熟悉经方，在此基础上经过临床反复实践、反复总结，研制的新方就具有生命力，这就是“方虽是旧，其命唯新”！

半夏泻心汤及其类方析义

※

半夏泻心汤是经方中的代表方剂之一，它是辛开苦降的代表方，也是寒热（湿热）并用的代表方、补泻兼施的代表方、升降有序的代表方，是治疗脾胃病的总方。分析半夏泻心汤的方义是理解经方的开门钥匙。

半夏泻心汤

半夏（半升，洗）　黄芩　干姜　人参　甘草（各三两，炙）　黄连（一两）　大枣（十二枚，擘）

上七味，以水一斗，煮取六升，去滓，再煎，取三升，温服一升，日三服。

一、半夏泻心汤原文分析

半夏泻心汤出自《伤寒论》第149条，原文云：“伤寒五六日，呕而发热者，柴胡汤证具，而以他药下之，柴胡证仍在者，复与柴胡汤。此虽已下之，不为逆，必蒸蒸而振，却发热汗出而解。若心下满而硬痛者，此为结胸也，大陷胸汤主之；但满而不痛者，此为痞，柴胡不中与之，宜半夏泻心汤。”还有一条在《金匮要略·呕吐哕下利病脉证治》：“呕而肠鸣，心下痞者，半夏泻心汤主之。”

《伤寒论》讲的是少阳病误下后的三种转归。原文大义为：伤风感冒五六天了，按照传经的日期病邪应当传到三阴经了，有呕吐、发热症状，欲从外解，小柴胡汤证具备，这是少阳病柴胡汤证，但医生却认为是实证，用了下法，可能用的是小承气汤或大承气汤，用量不大，患者吃了药，病情不好也不坏；也可能是患者的体质比较好，没有伤及正气，仍然发热、呕吐，这个时候还可予小柴胡汤，不过服了小柴胡汤会有蒸蒸而振的瞑眩现象，一阵寒热，接着汗出而解，这是一种转归。为什么会有这种反应呢？这是因为小柴胡汤虽能助正气向外抵御邪气，但毕竟是正气因误下而受伤，患者服了小柴胡汤，正气得助，与邪气抗争，其间需要一段时间，阳气未达肌表会有寒战，待正气转胜，邪气消退，自然发热汗出而解。这种发热汗出是正气向外抵御邪气的抗病能力，所以有战汗，病家不必惊慌，战汗之后病情自会好转。另一种转归，那就是患者素体有水饮，正气又较弱，误下后邪热内陷，与胸胁间的水饮互结，便会出现心下硬痛痞满的结胸证，在治疗上就应该用大陷胸汤。还有一种转归是，误下后，邪热内陷，但无实邪可结，只是与正气搏结于中脘，出现心下满而不痛的痞证，这就要用半夏泻心汤治疗，而小柴胡汤就不合适了。

一条经文，本来讲的是小柴胡汤的转归，却引出两个病名，一个“结胸”，一个“痞”；两个方子，一个大陷胸汤，一个半夏泻心汤。邪气结在胸中，即是结胸；邪气结于心下，则为痞。成无己说：“否而不泰为痞。”这句话有个“否”（音pǐ）字，一个“泰”字，这两个字在《易经》中是卦名，一个是泰卦，一个是否卦。十一卦名为泰，泰卦（䷊）是坤六断在上，乾三连在下，地气上升，天气下降，天地相交，为泰。十二卦名为“否”，否卦（䷋）是乾三连在上，坤六断在下，天气上升，地气下降，“天地不交，否”。天地阴阳二气互不交合，万物生养不得畅通，这就是“否”。否者，闭塞之意。它的证候特点就是“满而不痛”，正是这么几个字，给我们留下了一个非常好的方子，就是半夏泻心汤。

半夏泻心汤由7味药物组成：半夏半升，黄芩、干姜、人参、炙甘草各三两，黄连一两，大枣12枚（剖开）。折合成现在的分量应当是：半夏9g，黄芩、干姜、人参、炙甘草各6g，黄连3g，大枣12枚。为什么定为这样的分量，因为汉代的计量与现在不一样，俗话说“汉四两，唐半斤”，意思是说，汉代的一斤折合现在的四两，唐代的一斤折合现在的半斤，很难有一个定论。我拟定这个分量是根据王绵之教授的方剂学讲稿，以及个人应用的体验。

二、半夏泻心汤证病机分析

半夏泻心汤证的病机是什么？是脾胃气虚，湿热内蕴。它的证候特点是：心下痞满，干呕或呕吐，肠鸣下利，舌苔黄白相兼而腻，脉象弦滑而不缓。“心下痞满”，是自觉症状。第151条解释说“按之自濡，但气痞耳”。“按之自濡”是喜按，而不是拒按，这一点在诊断上很重要。这是脾胃气虚的表现，但是虚得不严重，不需要大补。而“湿热内蕴”状况如何？从临床上看，脾不升则生湿，胃不降则生热，湿热阻滞则有痞满的感觉。胃热浊气不降，故有干呕或呕吐；脾湿清气不升，故有肠鸣下利。哪个是主要症状呢？当然是“心下痞满”。“干呕或呕吐”次之，“肠鸣下利”再次之。这里所说的“心下痞满”，不仅是指“心下”，多数是“胸脘”。据关庆增等统计，454例病例中，278例是胸闷痞满，占61.2%（见《伤寒论方证证治准绳》，中国中医药出版社，2012，第240页）。而这些主症与次症在什么样的情况下，才能诊为“湿热内蕴”呢？舌苔黄或白而腻，这是诊断的重要依据。又据260例统计，其中黄腻苔82例，白腻苔48例，薄黄腻苔26例，薄腻苔16例，腻苔12例，合计184例，占70.8%（见上书第241页）。如果舌苔不是这样，而是无苔，则是阴虚；如果是白滑如水苔，则是水气不化；如果苔如积粉，则是疫戾之邪，均不是半夏泻心汤的适应证。关于脉象，《伤寒论》上没有说。有的书上写弦滑数，有的书上写弦滑有力。按照后世医家对湿热证的脉象解释，它的特点是“脉无定体，不拘一格”。结合临床，我的体会是弦滑而不缓。弦滑是湿热的表现，为什么不说“数”呢？从临床上看，应用半夏泻心汤证数脉不大多见，言“不缓”是有点数或接近数象，但不是主脉。主要体征是舌苔黄白相兼而腻。从证候指征上讲，舌诊比脉象更具分量。

为此，我对半夏泻心汤的应用指征拟为“心下痞满、呕恶泄泻、苔黄白腻”12个字，其中“心下痞满、苔黄白腻”八字是重点。干呕或呕吐只是说明它胃气上逆，或是呃逆，或是倒饱，而不一定就是干呕或呕吐。这里需要说明的是，胃痞的主症是“心下痞满”，但有隐隐作痛者，这在临床上并不少见，并非绝对不痛，这与湿热内蕴、中焦气机不通有着密切关系，也是许多医家的临床体验。

三、半夏泻心汤方义分析

半夏泻心汤的主药是半夏，这是毫无疑义的。但成无己却说：“泻心者，必以苦为主，是以黄连为君，黄芩为臣。”这种认识不符合临床实际。后来柯韵伯、尤在泾、陈修园等还是主张以半夏为君药。半夏辛苦温，它的主要作用是燥湿，其降逆作用也是其他药物无法匹敌的，有书上说“全赖半夏一味以降逆”（清代文通《百一三方解》）。湿热蕴结，如油入面，难分难解。而解决湿热郁结的方法是祛湿为主，清热为辅。前人对此治法有一个比喻，叫“抽丝剥茧”“湿去热孤”。就是说清除湿热之邪，不可急躁，要像剥蚕茧抽丝线一样，分层次地去治。半夏是燥湿药，湿去了，热邪才能散去。湿邪处理到哪里呢？只有一个地方，那就是从二便排出去。而要从二便排出去，就要有降气的药。半夏就是降气的主要药物，而且以降胃气为主。胃气降了，其他该降的就会随之而降。

“佐君者为臣”，哪一味药是帮助主药的呢？当然是干姜了。干姜也是辛温药物，它可以温化中焦的湿气，因为湿邪属阴，它在没有形成痰结以前，温化是最好的办法。而要解决闭塞的病态，就要有辛味药，半夏、干姜都是辛味药，走而不守，“辛以散痞”，有利于消散内郁的湿浊及其形成的痰湿。

这个方的佐药是黄连、黄芩两味药。主药将湿邪解决了，里边的热邪不可能自己跑出来，还要有药物帮助它透发，这就需要“二黄”的力了。但是这里有个问题，按照药物归经之说，黄连归心经与胃经，而黄芩是入心经与肺经的，一般不作胃经药用，也就是说用一味黄连就可以了，为什么还要用入肺经的黄芩呢？中医学认为，在五脏之中，主升降的是脾与胃，脾主升清，胃主降浊；肝之清气随脾之清气升达，肺之浊气随胃之浊气下降。也就是说肝气的舒达可以帮助脾气的升清，肺气的肃降有利于胃气的降浊。这个道理明白了，就会知道为什么要用黄芩清肃肺气了。《神农本草经》中说黄芩主治“诸热黄疸，肠澼泄痢，逐水，下血闭，恶疮疽蚀火疡”。黄芩可以祛湿热、通水道、通血道，性质是往下走的，列为佐药是理所当然的。

使药是什么？是人参、大枣、炙甘草三味。这三味药作用有二：一是补益脾胃之气，气足了才有利于湿气的消散；二是有利于清气的上升，清气上升才能有利于浊气的下降。

半夏泻心汤的七味药大致可以分为三组：一是苦温药，半夏与干姜；二是苦寒药，黄连与黄芩；三是甘温药，人参、大枣与炙甘草。治病驱邪的是第一组与第二组，扶正补虚的是第三组。用了半夏泻心汤，可以使“中气得和，上下得通，阴阳得位，水升火降”（成无己《注解伤寒论》）。在《伤寒论》中，凡是相反相成配伍而形成较为固定对药的方剂，都可以用于证候较为复杂的疑难病症，这是长期临床实践所验证了的事实。

四、半夏泻心汤类方分析

半夏泻心汤的类方，主要是指生姜泻心汤、甘草泻心汤，以及大黄黄连泻心汤、附子泻心汤。

1. *生姜泻心汤*　就是半夏泻心汤加上四两生姜，干姜减为一两。它的证候如第157条所云："伤寒汗出解之后，胃中不和，心下痞硬，干噫食臭，胁下有水气，腹中雷鸣，下利者，生姜泻心汤主之。"其主要症状是"干噫食臭、下利"。这些症状都是水气作祟，在原半夏泻心汤的基础上，加入四两生姜，干姜减一点量。生姜与干姜相比，生姜散湿，干姜温化，目的是散水气、行湿气，水气散了，胃气才能温和，无上逆之虞。《岳美中医案集》中有生姜泻心汤案，它的主症就是"干噫食臭，腹中雷鸣"。"下利"应灵活解释，多为大便不成形，不能理解为痢疾。

2. *甘草泻心汤*　就是半夏泻心汤去人参，甘草加至四两。见第158条："伤寒中风，医反下之，其人下利，日数十行，谷不化，腹中雷鸣，心下痞硬而满，干呕，心烦不得安。医见心下痞，谓病不尽，复下之，其痞益甚。此非结热，但以胃中虚，客气上逆，故使硬也。甘草泻心汤主之。"其主要症状为"腹中雷鸣、下利"。又是误下，不是一次而是两次，致使"其痞益甚"，这是由于"胃中虚，客气上逆"所致。这时不是"痞"，而是"硬"。"硬"是坚的意思，说明要比"按之自濡"的痞重，但也只是程度上的不同，而没有本质上的差别。所以只是将半夏泻心汤的人参去掉，加重甘草的用量，半夏泻心汤用的炙甘草是三两，而此方加到四两，仅仅加了一两，目的在于补虚缓中。

3. *大黄黄连泻心汤*　见第154条："心下痞，按之濡，其脉关上浮者，大黄黄连泻心汤主之。"这一条比较简单明了，"痞"是病名，"濡"是症状，"其脉关上浮"是言病理机转。关以上见浮脉，是浮热上越，不得下交于阴而成痞。这一条湿邪不明显，所以只用大黄、黄连二味以祛其浮热。不用煎煮，而用麻沸汤渍之，取其气不取其味，须臾即可饮用。据临床观察，这一条证候多在感冒主症消失后出现，感冒好了，患者来二诊，问及服了药效果如何，患者可能会说，不发热了，全身也舒服了，就是胃里还有点不舒服。看其舌苔，还有点薄黄。这个时候是用大黄黄连泻心汤的最佳时期。当然，本方在临床上的应用，不止如此，凡浮热上越引起的病症，如鼻衄、口腔溃疡、眼底出血、脂溢性脱发、热性反胃等，都可以考虑应用。《金匮要略·惊悸吐衄下血胸满瘀血病脉证治》有一条文：“心气不足，吐血、衄血，泻心汤主之。”这个泻心汤多了一味黄芩，而且是水煎服，可作为大黄黄连泻心汤的参考条目来学习应用。

4. *附子泻心汤*　见第155条：“心下痞，而复恶寒汗出者，附子泻心汤主之。”此条有两个症状，一是“心下痞”，这是热邪内陷，结于心下，而致痞满不舒，所以取“三黄”来泻热除痞；另一个是“恶寒汗出”，明显是阳虚不能固表引起的，所以用附子温阳以通经。它的用法也不是煎煮，而是先将“三黄”用麻沸汤渍之取汁，另将附子水煎取汁，兑入服用。取轻清之气以去上焦之热，附子煮取浓汁以治下焦之寒，是上用凉而下用温，上行泻而下行补，泻取轻而补取重。我的体会是，这类患者多是阳虚体质，感冒后邪热不能透达，内陷于心下，形成痞证。这类患者来看病时会说，“我不能用凉药！”其症状的特点是感冒后恶寒较重，发热较轻。这个时候就需要寒热并用了。需要说明的是，不要轻看这个方，方中大黄与附子的配伍，是仲景配伍学的经典。

从广义上讲，半夏泻心汤的类方还应该有黄连汤。小柴胡汤也与半夏泻心汤有关联，半夏泻心汤就是小柴胡汤去柴胡加黄连、干姜而成。

五、半夏泻心汤及其类方的应用

半夏泻心汤及其类方用药有：半夏、黄连、黄芩、大黄、干姜、生姜、炙甘草、人参、大枣、附子等。其方配伍严谨，有的放矢——寒热并用以和阴阳，苦辛并进以调升降，清上温下以和胃肠，攻补兼施以顾虚实，可谓经方中之经典。其治疗范围包括脾胃的许多疾患，如慢性食管炎、贲门痉挛、慢性胃炎、消化性溃疡、胃肠神经症、胃下垂、十二指肠壅积症、神经性呕吐、慢性肠炎、幽门螺杆菌感染，或胃内非恶性病变者等；还可以用于慢性肝炎、早期肝硬化、胆囊炎等。至于药物剂量，不必拘于原方的分量，但要重视各药间的比例，更要依据病情而酌定。特别是半夏、干姜与黄连、黄芩的分量，大黄与附子的分量，要掌握好。国医大师周仲瑛先生曾谓：“用好半夏泻心汤，就可以应付一半脾胃病。”

张仲景说：“观其脉证，知犯何逆，随证治之。”这是辨证论治的基本路径。对于半夏泻心汤类方的应用，也要遵循这个路径，既有原则性，又有灵活性。叶天士最擅用泻心法，仅《临证指南医案》以泻心汤主治的病案就有60余例，无论外感内伤，凡属消化系统（脾胃肝胆肠）湿热阻滞的病证，均用泻心法化裁取效，可谓深得仲景精髓第一人。

我在临床上凡见到慢性胃肠病或肝胆病时，首先考虑的是半夏泻心汤及其类方。凡舌苔以白腻为底，上浮少许黄苔的，常加入藿香、佩兰、砂仁等芳香化浊；黄苔比较明显的，常加入少量的连翘、石斛等以滋阴清热；伴有胃下垂的，常加入柴胡、升麻以升提中气；打嗝带有食气的，常加入鸡矢藤、鸡内金以消食化浊；呃逆频作者，常加入刀豆子、淡竹茹降气和胃；腹胀明显者，则加入“三花”（即厚朴花、代代花、佛手花）宽肠消胀；兼肝气不舒的，常加入“三芽”（即生麦芽、谷芽、稻芽）疏肝理气；口淡的，这是湿气上泛，可以加入苏叶、生姜以散湿化浊；吐白黏痰的，这是湿热内结成痰，可加入贝母、陈皮或橘红燥湿化痰；个别患者伴有失眠，可以加入秫米（高粱米），与半夏相伍，就是《灵枢·邪客》中的半夏秫米汤，它可以使“阴阳和得”“覆杯则卧”。

一个半夏泻心汤，融合了寒热、升降、补泻、上下等诸多方面的病理状态和治疗模式。如果将成无已的话反其意而用之，则是：凡中气失和，上下不通，阴阳错位，水火失序，由此形成的“心下痞”，皆可取用半夏泻心汤类方治之。这就是经方之所以能一方治百病的奥秘。正如《素问·异法方宜论》所说：“故圣人杂合以治，各得其所宜，故治所以异而病皆愈者，得病之情，知治之大体也。”

半夏泻心汤应用十八法

※

半夏泻心汤是《伤寒论》中最为常用的经方之一，我在治疗消化系疾病中，半夏泻心汤应用率几近二分之一。根据《伤寒论》有关条文，并结合诊治实践，总结出半夏泻心汤应用指征十六言：胸脘痞满，纳呆气逆，苔腻舌红，脉象弦滑。具体症状为：上腹部不适，或痞满、隐痛；呃逆、嗳气，或泛酸、烧心；舌苔腻，或白腻，或黄腻，舌质暗红；脉弦滑，或有数象。常用于慢性胃炎、食管炎、胆汁反流性胃炎、慢性胆囊炎、慢性消化性溃疡等。其作用机理在于：寒热互用以和阴阳，辛开苦降以序升降，补泻同施以扶正祛邪。一句话：平调阴阳。今总结出临床应用十八法，供同道参考。

1. 半夏泻心汤加吴茱萸　主治慢性胃炎伴有泛酸、呕恶者。方中黄连与吴茱萸配伍，为左金丸，有抑肝和胃制酸之功效。具体应用时，黄连与吴茱萸的用量比例为2∶1。泛酸严重者，可加瓦楞子制之。

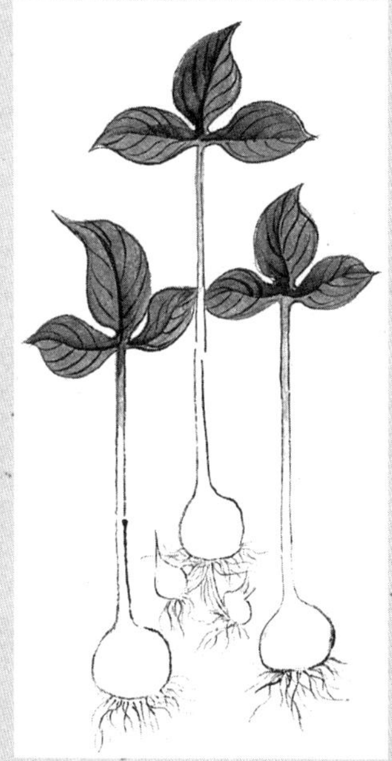

半夏

2. 半夏泻心汤加夏枯草　主治慢性胃炎伴有头痛、失眠者。方中半夏与夏枯草为对药，半夏五月而生，夏枯草五月而枯，阴阳交替，引阳入阴，颇宜于失眠症。夏枯草可解肝经郁热之头痛，散结之力显著，但用量不宜过大，以免苦寒伤及胃气。

3. 半夏泻心汤加肉桂　主治慢性胃炎或胆囊炎伴有失眠、多梦者。方中黄连与肉桂配伍，为交泰丸，有交通心肾、清心安神之效。应用时，黄连与肉桂的用量比例为2∶1或3∶1。

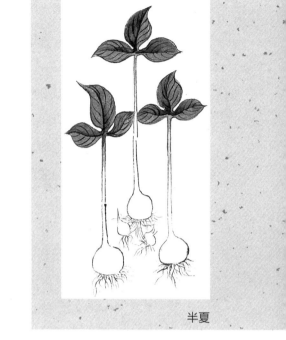

4. 半夏泻心汤加藿香三味　即加藿香、佩兰、砂仁，此三味有醒脾开胃之功。本方主治湿浊阻中，阻遏纳运，五谷不馨，口腻而黏，或时有黏沫吐出，舌苔细腻。具体应用时，藿香三味以后下为宜。

5. 半夏泻心汤加四神丸　主治慢性胃肠炎，湿热阻中，寒湿下注，上见痞满，下见泄泻，并见腹部隐隐作痛，舌苔白腻而滑。具有清上温下、除寒止泻之功。五味子用量宜小，量大会有作酸之虞。

6. 半夏泻心汤加木香、九香虫　主治湿热阻中，胃气不降，郁而作痛。木香可以醒脾祛湿，九香虫善于散郁止痛，两味配伍，又有通络开窍之效。有人用此代替麝香，用于脑中风，也是经验一得。

7. 半夏泻心汤加厚朴花、代代花　主治慢性胃炎，湿热阻中，气机不利，引起胃脘不舒，时时胀满，尤以午后为甚，或伴有呃逆，舌面有淡淡白腻苔，脉象沉滞。两花具有辛香开胃、健脾化湿的功效。

8. 半夏泻心汤加防风、荜茇　主治慢性胃肠炎，伴有腹部气机不舒，时有肠鸣，口气秽浊，或矢气多，大便不通畅。防风、荜茇具有整肠、理气、除腐、化浊之功效。

9. *半夏泻心汤加鸡矢藤、鸡内金*　主治慢性胃炎之纳呆者。鸡矢藤有明显的健脾和胃作用，特别适用于小儿和老人消化不良者。鸡矢藤偏于增进食欲，鸡内金偏于化食消积。两味合用，助消化之力较强。

10. *半夏泻心汤加三芽*　即加生麦芽、谷芽、稻芽，三芽具有疏肝健脾、开胃进食之功效。此方对于肝郁克脾（胃），肝脾俱郁之证候，如见胃脘及两胁胀满，进食后呃逆频频，精神疲惫者，多有疗效。

11. *半夏泻心汤加乌贝散*　乌贝散由乌贼骨、贝母组成，具有燥湿制酸之作用，是医家常用的健胃制酸剂。两方合用，对于消化性溃疡之烧心、吞酸、胃脘隐痛，或口中泛泛流涎者，常能收到“覆杯”之效。

12. *半夏泻心汤加百部、黄芩*　主治胃食管反流性咳嗽。咳嗽是本病最常见的食管外症状之一，常伴有烧心、反酸及胸痛、恶心等消化系统症状。咳嗽多为刺激性干咳。百部、黄芩为清热止咳对药，具有清而不寒、止而不塞的功效。

13. *半夏泻心汤加丹参、赤芍、降香*　后三味为“小冠心二号”方，具有活血化瘀、理气止痛的作用。此方适用于“心胃同病”者，即慢性胃炎伴有心肌缺血者，常伴有胸闷、胃痞、时时呃逆、舌质暗淡。

14. *半夏泻心汤加封髓丹*　封髓丹由砂仁、黄柏、甘草组成。本方主治脾胃不和常患口腔溃疡者，但其舌苔必黄腻或白腻。具有清热化湿、培土伏火之效。多发者可加川牛膝、淡干姜，以冀引火归原，使阴阳平衡。

15. *半夏泻心汤加牡丹皮、栀子*　主治由于脾胃湿热瘀积所引起的牙龈肿痛，或夜间睡眠时磨牙，咯咯作响。牡丹皮清热散瘀；栀子生用以清气分热郁，炒用以清血分热郁，临床随证选用。栀子用量宜小，以免苦寒太过伤及中气。

16. *半夏泻心汤加枳术汤（丸）*　枳术丸由枳实、白术组成，是健胃消食之名方，枳实消积滞，白术补脾元，由张仲景所创、张洁古发挥，一缓一急，一补一消。本方主治脾胃湿热，虚中夹积，胃脘痞满，食而不化之慢性胃病者。

17. *半夏泻心汤加黄芪、三七粉*　主治消化性溃疡，症见胃脘隐痛，吞酸，烧心，或有黑便，身体日渐消瘦。黄芪补脾健胃，益气摄血，助血运行；三七粉可祛瘀血生新血，冲服为宜。两味合用，可促使溃疡愈合。

18. *半夏泻心汤加生白术、杏仁、火麻仁*　主治慢性结肠炎所致之便秘。生白术健脾促运化，杏仁降肺气以润肠，火麻仁润肠通便，其取效之妙在于生白术用量，一般成年人须30g或更多，顽固便秘者可用60~90g。

少阳百病此方宗——小柴胡汤析义

※

一、引言

小柴胡汤和解供，半夏人参甘草从，
更用黄芩加姜枣，少阳百病此方宗。

这是《汤头歌诀》中的一首耳熟能详的方剂歌诀。《汤头歌诀》是清代医学家汪昂所著，汪昂三十余岁，弃举子业，笃志方书，所著《医方集解》《本草备要》与《汤头歌诀》等书，为医家必备之书。全书载歌诀二百首，而方三百有奇。但在二百首歌诀中言其能治百病者唯小柴胡汤。而桂枝汤、麻黄汤、大青龙汤、葛根汤、大柴胡汤、白虎汤等，都未言及可以治疗百病。即使是和解剂中最具代表性的时方逍遥散，也只是以“散郁除蒸”四字概括之。再看一看当代研究《伤寒论》的学者陈瑞春教授，用他自己的话说：一个上午看20个患者，有15个患者用的是小柴胡汤，且“比别人效果好”！有学者研究，在古代遗留下来的约三万个处方中，有约八千个是从小柴胡汤化裁而来，所以陶弘景说小柴胡汤是“神明之剂”。当然他所说的小柴胡汤绝非小柴胡汤原方，而是小柴胡汤类方，或者是小柴胡汤加减方。据近代文献报道，小柴胡汤可以治疗百余种疾病，病种涉及内科、外科、小儿科、妇科、五官科、皮肤科、口腔科，以及一些传染病等。

小柴胡汤

柴胡（半斤） 黄芩（三两） 人参（三两） 半夏（半升，洗） 甘草（炙） 生姜（各三两，切） 大枣（十二枚，擘）

上七味，以水一斗二升，煮取六升，去滓，再煎，取三升，温服一升，日三服。

小柴胡汤仅仅七味药，何以能治疗百病呢？考《伤寒论》中有关小柴胡汤条文共19条，仅2条在少阳病篇，其余17条均散见于其他篇中（太阳篇12条，阳明篇3条，厥阴篇及阴阳易瘥后劳复病篇各1条）；在《金匮要略》中也有论及。

二、主要经文

（1）少阳之为病，口苦，咽干，目眩也。［《伤寒论》（下同）第263条］

（2）伤寒五六日，中风，往来寒热，胸胁苦满，默默不欲饮食，心烦喜呕，或胸中烦而不呕，或渴，或腹中痛，或胁下痞硬，或心下悸，小便不利，或不渴，身有微热，或咳者，小柴胡汤主之。（第96条）

（3）呕而发热者，小柴胡汤主之。（第379条）

（4）伤寒中风，有柴胡证，但见一证便是，不必悉具。（第101条）

（5）阳明病，胁下硬满，不大便而呕，舌上白苔者，可与小柴胡汤。上焦得通，津液得下，胃气因和，身濈然汗出而解。（第230条）

（6）血弱气尽，腠理开，邪气因入，与正气相搏，结于胁下。正邪分争，往来寒热，休作有时，默默不欲饮食。脏腑相连，其痛必下，邪高痛下，故使呕也。小柴胡汤主之。（第97条）

（7）伤寒，脉弦细，头痛发热者，属少阳。（第265条）

（8）柴胡半斤，黄芩三两，人参三两，半夏半升（洗），甘草（炙）、生姜各三两（切），大枣十二枚（擘）。……若胸中烦而不呕者，去半夏、人参，加瓜蒌实一枚；若渴，去半夏，加人参，合前成四两半，瓜蒌根四两；若腹中痛者，去黄芩，加芍药三两；若胁下痞硬，去大枣，加牡蛎四两；若心下悸，小便不利者，去黄芩，加茯苓四两；若不渴，外有微热者，去人参，加桂枝三两，温覆微汗愈；若咳者，去人参、大枣、生姜，加五味子半升、干姜二两。（第96条）

三、对经文的理解

以上选8条经文，概括了小柴胡汤证的病机、主症、组成、剂量、加减，从中我们可以找到小柴胡汤治疗百病的原理。

1. 小柴胡汤证的病位　小柴胡汤证是从哪里来的？首先要明白少阳经的部位。历代医家对于少阳病是在太阳病之后还是阳明病之后，多有争论。按照六阳经的顺序，应当是太阳为表，阳明为里，少阳为半表半里。那应当是在太阳病之后、阳明病之前。按照临床表现而言，太阳病为发热恶寒，阳明病为发热而不恶寒，少阳病为寒热往来。依次而言，少阳病也应当在太阳病之后、阳明病之前。也就是说，少阳经外邻太阳，内连阳明，与三阴经的厥阴互为表里关系。所以其发病有直接外来的，有从太阳传来的，或由厥阴病正气渐复而转出少阳的。《伤寒论》第265条云："伤寒，脉弦细，头痛发热者，属少阳。"这是直接感受外邪所致的少阳病。第266条云："本太阳病，不解，转入少阳者，胁下硬满，干呕不能食，往来寒热，尚未吐下，脉沉紧者，与小柴胡汤。"这是从太阳传少阳的病证。第379条云："呕而发热者，小柴胡汤主之。"（见厥阴病篇）这是厥阴病转出向愈的征兆。由于少阳病的部位处于半表半里处，故其病可以传入阳明，又可以传入厥阴。其病既可以由太阳出表，又可以由阳明入里，亦可以由阳经入于阴经。如第99条云："伤寒四五日，身热恶风，颈项强，胁下满，手足温而渴者，小柴胡汤主之。"这一条在《伤寒论》中常常被忽视，其实这一条对于理解小柴胡汤证非常重要。"身热恶风，颈项强"，是太阳经病；"胁下满"，是少阳经病；"手足温而渴"，是阳明经病。具备三阳经症状者，需从少阳经治疗，即用小柴胡汤和解之。古人称少阳经为"游部"，即流动不居，游离于半表半里之处。所以它的病证变化就比较多。如果复习一下《灵枢》少阳经脉的循行路线，仅足少阳胆经及其分支就涉及目、耳、胸胁，络肝属胆，经别入季胁，布胸腔，过心脏，凡胸腹二腔所属脏腑的病证，几乎都与少阳经有干系。

2. 小柴胡汤证的病机　病机就是疾病发生、发展和变化的机理，是致病因素作用于人体所导致的阴阳失衡的状态，主要是指脏腑、经络气血的失衡。病机是决定治疗法则、处方用药的前提。只有明了小柴胡汤证的机理，才能明确它的治疗原则，进而提出治疗措施。我认为，小柴胡汤证的病机应当从经文中找。这就是原文第97条所说："血弱气尽，腠理开，邪气因入，与正气相搏，结于胁下。正邪分争，往来寒热，休作有时，默默不欲饮食。脏腑相连，其痛必下，邪高痛下，故使呕也。"这是张仲景自注小柴胡汤证，以前五句为主。"血弱气尽"，就是气血虚弱，主要指半表半里的气血虚弱，即少阳经"路径空虚"（唐容川语）。少阳外主腠理，内主三焦。腠理者谁主之？《灵枢·本脏》云："卫气者，所以温分肉，充皮肤，肥腠理，司开阖者也。"可见腠理是由卫气所主。气血弱，卫气亦弱，腠理开者，正气不足自开也。外邪由此而入，与正气相搏，结于少阳之部，即胁下。正气与邪气不两立，正气胜则热，邪气胜则寒；正气与邪气分离有时，则“休作”；少阳胆气郁则胃气郁，郁而不展，故“默默不欲饮食”；“脏腑相连，其痛必下，邪高痛下，故使呕也”。此四句，清代柯韵伯认为是“阙文”，即不应当有的文字，但我们还是要去进行理解。“脏腑相连”，是指正常的脏腑关系，这里是指胆与肝相连，脾与胃相连，它们之间是互相影响的；“其痛必下”“邪高痛下”，邪气虽在中、上二焦，但其痛苦可以波及下焦；“故使呕也”，由于邪气不解，胃气不得下降，故会出现呕吐的症状。综上所述，少阳经的病机应当是：气血虚弱，经气失养，正邪相争，结于胁下。

3. 小柴胡汤证证候分析　原文第96条是小柴胡汤证的代表证候。以下可以看作是主症和副症。

主症
- 往来寒热——正邪交争，正胜则热，邪胜则寒
- 胸胁苦满——经脉所过，必然也
- 默默不欲饮食——胆气不舒，必然伤胃，所使然也
- 心烦喜呕——木复生火，胃气不降

或然症
- 胸中烦而不呕——邪聚于上，不及胃
- 渴——胆热伤阴
- 腹中痛——木郁克土，土气不展
- 胁下痞硬——少阳之经脉不舒
- 心下悸，小便不利——或云水气凌心，或云胆火失温
- 不渴，身有微热——表证未解
- 咳——胆气不舒，则肺气不降

主症为必然症。而副症为或然症，柯韵伯称之为“或为之症”，他说：“夫邪在半表，势已向里，未有定居，故有或为之症，所以方有加减。”在《伤寒论》中有或然症的经文有5条，即小青龙汤证（第40条，5个或然症）、小柴胡汤证（第96条，7个或然症）、真武汤证（第316条，4个或然症）、通脉四逆汤（第317条，4个或然症）、四逆散证（第318条，5个或然症）、理中丸（第386条，无或然症，有加减）等。什么叫或然症？或然，即是可能出现的症状。这些条文的或然症与气机不利、水气散漫、三焦不和、阳气失煦等有关。如小青龙汤

证，这是《伤寒论》“圆机活法”的具体证治，是由“心下有水气”所引起；小柴胡汤证，是由正邪相搏、气机不利所引起的；真武汤证，也是由“有水气”所引起的；通脉四逆汤证，此方即四逆汤倍加干姜而成，所以其形成病机与四逆汤同，即阳气虚极而格阳于外；四逆散证，属于少阴病篇，少阴者，三阴之枢也，犹少阳为三阳之枢，进退不居，故亦有或然症。

在这几条条文中，以小柴胡汤证或然症最多。

小柴胡汤证的主条文中，“往来寒热”代表表证与半表之症状，“胸胁苦满，默默不欲饮食，心烦喜呕”，以及“口苦、咽干、目眩”，代表里证与半里症状。如果我们把这段条文进行综合分析，可以看出它的症状涉及三焦各个层次，如胸中烦而不呕、咳嗽，为上焦症状；默默不欲饮食，胸胁苦满，心下悸，为中焦症状；胁下痞硬，小便不利，为下焦症状；而心烦喜呕，口渴或不渴，为上中焦症状；腹中痛， 为中下焦症状；口（苦）、咽（干）、目（眩）可以开阖，为表里出入之窍，即表里俱可见之症状。还有一个证候，那就是“热入血室”，《金匮要略·妇人杂病脉证并治》前3条与《伤寒论》第143、144、145条如出一辙，都是言“热入血室”的证治，其中第144条有“寒热，发作有时……如疟状”句，由此定格为邪踞少阳，故取小柴胡汤治之。如果我们把“口苦、咽干、目眩”定格为五官科疾病，那么“热入血室”就应该定格为妇科疾病。

4. 小柴胡汤证治疗法则　小柴胡汤在古代还被称为“三禁汤”，即病到了少阳经，是禁止发汗、泻下、催吐的。明确了少阳病病机，就可以确立治疗原则，即和解少阳，扶助正气。清代柯韵伯说：“小柴胡汤为少阳枢机之剂，和解表里之总方。”（《伤寒附翼·少阳总论》）“小柴胡虽治在半表，实以理三焦之气，所以称枢机之剂。”“如胸满、胸中烦、心烦、心下悸、咳、渴、喜呕，是上焦无开发之机也；腹满、胁下痞硬、不欲饮食，是中焦废转运之职也；小便不利，是下焦失决渎之任也。皆因邪气与正气相搏而然，用人参扶三焦之正气，壮其枢耳。”（《伤寒论翼·制方大法》）

和法是治疗八法之一。清代戴北山指出：“寒热并用之谓和，补泻合剂之谓和，表里双解之谓和，平其亢厉之谓和。”（《广瘟疫论·和法》）我们知道张仲景的经方特别重视“调和阴阳”，正如清代陈修园所说：“先入为主，人之通患也。桂枝汤、小柴胡汤，无论伤寒杂病，阳经阴经，凡营卫不和者，得桂枝而如神；邪气不能从枢而外转者，得柴胡而如神。”（《长沙方歌括·劝读十则》）他强调，“《伤寒论》一百一十三方，以存津液三字为主”，“《金匮》一百四十三方，大旨是调以甘药四字”。他将经方以七个字“存津液，调以甘药”概括之，实际上就是调和阴阳。《伤寒论》是保津液，《金匮要略》是保胃气。

5. 小柴胡汤的药性分析　柴胡是君药，这是肯定的。柴胡的作用有四，一是解热，二是疏解，三是升阳，四是截疟。仅有这些理解还是不够的，我们看看《神农本草经》是怎么说的：柴胡“主心腹肠胃中结气，饮食积聚，寒热邪气，推陈致新。久服轻身，明目，益精”。“主心腹肠胃中结气”，这是纲领，提示柴胡主要是开结气，或者说解郁。正是由于结气，才有后边的“饮食积聚”。“寒热邪气”就是少阳经病的“往来寒热”。“推陈致新”四个字，是对柴胡作用的最高评价。在《神农本草经》中体现推陈致新作用的仅有三味药，那就是柴胡、大黄、硝石。“久服轻身，明目，益精”，不是说它是补药，而是说它药效的结果，是祛邪，是调和，是解郁，通过祛邪而扶正，其结果就是“轻身，明目，益精”。君药的功效这么广泛，其治疗的疾病就多种多样。回到原点，柴胡的主要作用是解热和疏解。

谁是臣药呢？有人认为是半夏，有人认为是黄芩。什么样的药物才能当臣药？“主病者为君，佐君者为臣。”既然君药是苦寒的、解热的，那就要配伍与之相辅相成的一味药，这当然是黄芩。黄芩是苦寒的、解热的，柴胡清半表之热，黄芩清半里之热，帮助柴胡把半里之热从表透出。表面上看来这是正确的，但也不完全对。如果“寒热往来”表现出寒重于热呢？舌苔是白腻的，症状是以胸胁苦满为主，那黄芩作为臣药，就不大合适了。在这种情况下，半夏才是最合适的。柴胡是苦寒的，半夏是辛温的；柴胡是升阳的，半夏是降逆的；柴胡是解热的，半夏是散湿的。这种相反相成的配伍在《伤寒论》中比比皆是。而这种配伍才是经方的精华，也是最难掌握的。所以我认为小柴胡汤的臣药是变化的，是不拘一格的。还有人将柴胡、半夏、黄芩三味药都作为主药，或者将半夏、黄芩均作为臣药。

人参、甘草是扶助正气的，应当是佐药。少阳病的发展趋向是太阴和阳明，而太阴者脾，阳明者胃，就是脾胃两脏。有扶助正气的药，就可以防止病邪入里。

生姜、大枣是使药，可调和营卫，有利于安抚无邪之地。

这里还要谈一谈小柴胡汤的加减问题。小柴胡汤有7个或然症，自然就有7个加减。从加减中我们可以看出，除柴胡、甘草外，其他5味药物都可以去掉。因此，有学者认为，小柴胡汤的主要药物不是别的，而是柴胡、甘草。另外，臣药是半夏或是黄芩，是不确定的，如果是臣药，就不应该随意去掉，既然可以去掉，那就说明该方臣药的运用可以“观其脉证，知犯何逆，随证治之”。这说明经方既有原则性，又有灵活性。

6. 小柴胡汤的作用机理　小柴胡汤作用于机体，它的治疗效应是什么？第230条云：“阳明病，胁下硬满，不大便而呕，舌上白苔者，可与小柴胡汤。上焦得通，津液得下，胃气因和，身濈然汗出而解。” 这一条可以作为小柴胡汤治疗百病的精辟回答。

“上焦得通”：对呕和舌苔而言。

“津液得下”：对胁下硬满而言。

“胃气因和”：对不大便而言。

“身濈然汗出而解”：柴胡并非发汗剂，之所以能发汗者，枢转于太阳，从太阳出汗透表也。

清代张志聪说：“上焦得通于上，津液得行于下，胃气得和于中，上中下气机旋转，则身濈然汗出，内外交通而病解矣。”

程应旄则说：“制方之旨及加减法，则所云上焦得通，津液得下，胃气因和尽之矣。”

沈金鳌说：“‘上焦得通，津液得下’八字，关系病机最切，诚哉言也。”

陈修园说：“此言小柴胡汤不特达阳明之气于外，更能调和上下之气，流通内外之津液也。”

从以上可以知道，小柴胡汤可以调和三焦之气，使三焦不和之气达到平衡状态。

7. 小柴胡汤与三焦病变　以上说明，小柴胡汤可以治疗三焦的病变，三焦有哪些病？上焦者，主宗气；中焦者，主中气；下焦者，主元气。也就是说，凡三焦气机之病，都可以考虑选用小柴胡汤。进一步说，上焦如雾，中焦如沤，下焦如渎。雾、沤、渎，皆水湿也。小柴胡汤可以治疗水气病。又说，治上焦如羽，非轻不举；治中焦如衡，非平不安；治下焦如权，非重不沉。这是讲三焦用药的原则，轻、衡、重，皆指药物的气味与性能，如叶花，轻清也；枝干，平衡也；根石，重降也。我们可以参考三焦的气机、用药原则等，在选用小柴胡汤的时候，加入相关的三焦药物，扩大小柴胡汤的应用范围。

四、小柴胡汤的应用指征

《伤寒论》第101条说："伤寒中风，有柴胡证，但见一证便是，不必悉具。"这里所说的"一证"是什么？历代医家谁也没有说清楚。

成无己《注解伤寒论》云："但见一证便是，便宜与小柴胡汤，不必待其证候俱全也。"

柯韵伯《伤寒论注》云："柴胡为枢机之剂，凡寒气不全在表，未全入里者，皆服之，证不必悉具，故方亦无定品。"

尤在泾《伤寒贯珠集》云："伤寒中风者，谓无论伤寒中风，有柴胡证者，但见一证，便当以小柴胡和解之，不可谓其不具，而以他药发之也。"

沈又彭《伤寒论读》："但见一证便是，指或字以上诸证言。"

从上可知，凡能确诊为小柴胡汤证者，即使只是一证，也可用小柴胡汤治之。具体地如沈又彭所说，凡见寒热往来、胸胁苦满、默默不欲饮食、心烦喜呕其中一症，即是选用小柴胡汤的指征。我的认识是，只要你能诊为病在少阳，不全在表，绝无入里，就可以考虑用小柴胡汤。如女性月经不调，有一种表现形式为，上月月经提前三五天，这月错后三五天，别无他苦，是热是寒不明显，就可以考虑用小柴胡汤。又如头痛，每月发作几次，无时间性，无明显原因，也可考虑用小柴胡汤。特别是神经性疾患、免疫功能低下类疾患，以及久治不愈者，均可考虑使用小柴胡汤。

曾治疗一例女性患者，王某，72岁，于2013年5月22日就诊。主诉为时而上火，时而恶寒，耳鸣，眼干涩，饮食减少，心烦，失眠，体重下降，大便不利，并有尿路感染。舌苔薄白而淡黄，六脉沉细。自述有认为自己得"癌症"的念头。说起病情，语音低怯，表情痛苦，喃喃自语。仔细分析，这些症状有表证，有里证，有寒证，有热证，涉及肝、胆、胃、膀胱等诸经，哪一条经络是主要的呢？少阳胆经是主角，因为它涉及表里、寒热、上下，并及正与邪。所以我概括病机为：少阳经气不利，阳明湿热内闭。拟柴胡桂枝汤加味，主要加鸡矢藤、桉树叶二味。5月29日二诊，自述药性平和，睡眠好转，尿路感染症状减轻。大便一日2次，排便顺利，几个月来从没有像现在这样舒服。于上方加入苏叶、砂仁二味，以观后效。后复诊几次，病情明显一直在好转。

五、小柴胡汤的扩大应用

小柴胡汤的类方在《伤寒论》中有柴胡桂枝汤、柴胡龙骨牡蛎汤、柴胡桂枝干姜汤、大柴胡汤、柴胡加芒硝汤等。后人应用时，拟定了不少新的配伍方剂，列举如下。

（1）柴胡陷胸汤（《医学入门》）：和解少阳，清热涤痰。20世纪70年代，刘渡舟先生在河北抚宁抢救化工厂工人中毒时，开出柴胡陷胸汤，大锅煮之，每日3剂，重者轻，轻者愈，一时在医学界传为美谈。

（2）柴胡四物汤（《素问病机气宜保命集》）：滋阴养血，和解少阳。用于阴血虚亏而感冒者。

（3）柴胡温胆汤（刘渡舟先生所拟）：疏利肝胆，健脾化痰。用于胆胃湿热引起的精神失常，以及由此引起的失眠、烦躁等。

（4）柴胡二陈汤：疏解少阳，健脾化痰。用于慢性支气管炎。

（5）柴胡酸枣仁汤：疏解少阳，养血安神。用于更年期综合征所致失眠。

（6）柴胡加龙骨牡蛎甘麦大枣汤：疏肝利胆，镇惊宁心，润燥安神。用于抑郁症。

（7）柴胡平胃散：疏肝利胆，燥湿和胃。用于感冒夹湿或急性黄疸。

（8）柴胡归芍汤：疏肝利胆，养血活血，淡渗利湿。用于女性黄褐斑。

（9）柴胡五苓散：疏肝利胆，化气利水。用于月经期郁证及浮肿等。

（10）柴胡泽泻汤：疏肝利胆，渗湿降逆。用于更年期眩晕症（心下有支饮，其人苦冒眩，泽泻汤主之）。

清代陈修园说："经方愈读愈有味，愈用愈有神。凡日间临证立方，至晚间一一于经方查对，必别有神悟。则以温故知新。"只要掌握了小柴胡汤的功效，即透达表里、和解脾胃、调和营卫、通利三焦、升降气机等，就可以运用自如、有的放矢地用于各种疾患。

小柴胡汤应用二十法

※

小柴胡汤是《伤寒论》中最为常用的经方之一。常用于消化与呼吸系疾病，以及妇、儿、五官等科病症。

由于小柴胡汤独有“和解”的功能，因此历代医家对其颇多重视。有的经方医家所用处方竟有二分之一是小柴胡汤类方。结合自己近60年的临床体验，我总结出小柴胡汤应用指征为：时发寒热，胸胁痞满，纳呆呕逆，月经失调，病发无序，苔白脉弦。具体症状为：容易感冒（女性经期感冒尤宜），时发低热；或胸胁痞满，两胁胀痛；或食欲减退，干呕恶心；或月经周期失序，或经量时多时少；或所患之病，时有发作，难以捉摸；或病虽不重，但缠绵不愈；舌苔薄白，脉象弦细或弦滑等。这些病症常见于感冒、上呼吸道感染、慢性胃炎、慢性食管炎、慢性胆囊炎、慢性肝炎、过敏性鼻炎、口腔溃疡、神经性聋（耳鸣）、神经症（头痛、头晕）、自主神经功能紊乱、更年期综合征，以及亚健康状态等。

小柴胡汤的作用机理是：和解表里以平衡营卫，疏散胆热以顺和胃气，攻补兼施以扶正祛邪，寒热并用以除瘀积。药虽7味，总以柴胡为主药，以黄芩、半夏为臣药。在具体应用时，热势重者，以黄芩为臣药；寒气重者，以半夏为臣药。人参、大枣为佐药，以扶助正气。甘草、生姜为使药，以调和诸药。

1. 小柴胡汤加藿香三味　藿香三味即藿香（10g）、佩兰（10g）、砂仁（8g）（后下），此三味有醒脾开胃、化湿和中之功效。合用之，主治胆胃不和，湿浊不化，症见脘腹痞满、饮食不馨、口淡乏味、舌苔黏腻、慢性胃炎、慢性胆囊炎等。藿香三味以后下为宜。

2. 小柴胡汤合葶苈大枣泻肺汤　葶苈大枣泻肺汤见于《金匮要略·肺痿肺痈咳嗽上气病脉证治》，主治“喘不得卧”之肺痈，具有泻肺利水之效，方取炒葶苈子10~15g，大枣10枚（剖开）。两方合用，对控制呼吸道之炎症，如结核性胸腔积液、肺部感染等，起效迅速。若加入半枝莲15g、鱼腥草30g效果更好。

3. 小柴胡汤加玉屏风散　玉屏风散见于《世医得效方》，由黄芪30g、防风10g、白术15g组成，主治风邪久留不散，以及卫虚自汗不止，是常用的固表止汗、预防感冒的良药。与小柴胡汤合用，增强了护卫御风的能力，对慢性肝炎、慢性胆囊炎、慢性胰腺炎等常患感冒者，具有预防与治疗的双重作用。

4. 小柴胡汤加四物汤　即柴胡四物汤，见于刘河间《素问病机气宜保命集》。四物汤由生地黄10g、白芍10g、川芎6g、当归10g组成。柴胡四物汤主治月经期感冒，特别是虚劳日久、时发寒热之女性。又可用于治疗“热入血室”证，经期服用可除寒热，亦不会留滞经血，影响月经之运行。

5. 小柴胡汤加止痒三味　止痒三味为地肤子（15g）、白鲜皮（15g）、蛇床子（15g），具有祛风燥湿、解毒止痒的功效。与小柴胡汤合用，对某些“发作有时”的皮肤瘙痒症，如荨麻疹、风疹以及过敏性皮炎等，具有和解表里、调和营卫、祛风胜湿、快速止痒的作用。

6. 小柴胡汤加苓桂术甘汤　苓桂术甘汤为健脾除湿之主方，取茯苓12g、白术6g、桂枝9g、炙甘草6g。两方相合，具有和解表里、健脾渗湿的功效。凡患慢性胆囊炎、慢性胃炎，以及女性白带较多者，可以考虑选用此类方治疗。白带多者，可加入生薏苡仁、黄柏、败酱草等味，以增强健脾祛湿的作用。

7. 小柴胡汤加二仙汤　二仙汤组成为知母10g、黄柏6g、当归10g、巴戟天10g、仙茅10g、仙灵脾（淫羊藿）10g，主治女性更年期综合征之阴阳失调，阴虚火旺证。若更年期见月经周期缩短，时时头晕、眩冒，经期伴有低热者，两方合用，具有清解血热、调节营卫、解郁安神的作用。

8. 小柴胡汤加五苓散　俗名“柴苓汤”，出自沈金鳌《沈氏尊生书》，由小柴胡汤与五苓散（茯苓9g、猪苓9g、泽泻15g、白术9g、桂枝6g）组成。原方主治阳明经疟疾，后世医家用于普通感冒之小便不利、寒热往来等症。用于小儿急性肾小球肾炎之水肿，亦有良好效果。如果加入玉米须、白茅根，效果更好。

9. 小柴胡汤加四消饮　四消饮为民间验方，由神曲10g、山楂10g、麦芽15g、鸡内金15g组成，加入小柴胡汤中，增强了消食化痰作用，是治疗小儿伤风感冒夹食夹痰证之良方。中原名医耿彝斋先生曾指出，小儿痰饮多由伤食而致，消食是治疗小儿咳、痰之大法。此后，我每遇小儿伤风夹食夹痰证，用小柴胡汤合四消饮，多获良效。

10. 小柴胡汤加桂枝汤　即《伤寒论》之柴胡桂枝汤。小柴胡汤和解少阳之邪，桂枝汤（桂枝9g、白芍9g、炙甘草6g、生姜9g、大枣3枚）解除肌表之邪，正如明代卢之颐所说：“小柴胡复桂枝汤各半，凭枢叶开，并力回旋，外入者内出，上下者下上矣。”此方除常用于感冒之寒热外，还用于小儿癫痫、小儿多动症，或小儿挤眉弄眼、上课精力不集中等。

11. 小柴胡汤加升陷汤　升陷汤出自张锡纯《医学衷中参西录》，方由黄芪15g、知母10g、柴胡6g、升麻6g、桔梗10g组成，主治气短不足以息之大气下陷证，常见于大病之后，元气未复，或素体虚弱，尤以肺脾之气虚馁者。二方合用，对于患有慢性消化系疾病，如慢性胃炎、慢性胆囊炎、慢性肝炎、慢性肠炎，以及慢性支气管炎、肺气肿等，具有升清降浊、恢复元气、理顺气机之功效。

12. 小柴胡汤加二神丸　二神汤，即补骨脂10g、肉豆蔻10g，出自《普济本事方》，主治脾肾虚寒之食后腹泻，或五更泻。二方合用，适用于慢性腹泻，中焦又有肝胆郁滞证，如胁肋胀满、纳呆欲呕或腹痛隐隐等，但必见舌苔滑腻、脉象弦细者。

13. 小柴胡汤加小建中汤　小建中汤出自《伤寒杂病论》，由白芍18g、桂枝9g、炙甘草6g、生姜10g、大枣4枚（剖开）、饴糖30g组成，主治虚劳腹痛。与小柴胡汤合用，适用于肝胃不和，虚劳里急，腹部隐隐作痛者，如慢性胃炎、消化性溃疡有明显气滞寒凝者。有血亏之象者，可加入阿胶。

14. 小柴胡汤加良附丸　良附丸由高良姜、香附二味（各等份）组成，出自《良方集腋》，主治胃脘痛，气滞者倍加香附，寒凝者倍加高良姜。小柴胡汤与之合用，对于肝郁气滞、寒凝胃腑之肝胃不和，所见脘腹疼痛、胁肋胀满、喜温喜按，或痛经者，有疏肝和胃、散寒解郁之效。

15. 小柴胡汤加三金汤　三金汤由郁金10g、金钱草10~30g、金铃子10g组成，可清肝利胆止痛。二方合用，主要用于胆囊炎、胆石症等疾病。而慢性胃炎，或消化性溃疡属于虚寒证者，不宜用此组合方。

16. 小柴胡汤加丹参饮　丹参饮（丹参30g、檀香5g、砂仁5g）出自陈修园《时方歌括》，主治心腹诸痛。适于临床上常见的心胃并痛（或叫胃心综合征）。两方合用，适于症见胸脘隐隐作痛、食欲不振、呃逆、心下痞满之冠心病合并慢性胃炎或慢性胆囊炎者，具有行气解郁、化瘀止痛之效。

17. 小柴胡汤加消瘰丸　消瘰丸出自《医学心悟》，由玄参、贝母、生牡蛎各120g制成，具有软坚散结、清火解毒之效。而瘰疬又多生于少阳经，故取小柴胡汤合消瘰丸，消散少阳之热结，软化少阳之痰核。若加夏枯草一味，清火散结作用更为突出。

18. 小柴胡汤加三白散　三白散由白附子6g、白僵蚕10g、白芷10g组成，具有搜络风、通络脉、止痉挛的功效。与小柴胡汤配伍，用于面神经麻痹初期，面肌痉挛或拘急，或如蚁行，时发时止，或时重时轻，具有搜风通络、和解营卫，防止病邪深入的作用。

19. 小柴胡汤加当归芍药散　或称为“柴归汤”（当归芍药散由当归9g、芍药15g、茯苓6g、白术6g、泽泻18g、川芎18g组成），具有和解营卫、养血祛湿、清热养颜的作用。主要用于女性更年期月经量少，皮肤干燥，头发脱落，面色黄褐，精神疲惫，性冷淡。亦可用于女性桥本甲状腺炎等。可以说是女性更年期的保健方药。

20. 柴胡温胆汤　由小柴胡汤与黄连温胆汤组合而成。黄连温胆汤（黄连9g、半夏9g、陈皮9g、茯苓12g、生甘草9g、生姜6g、竹茹9g、枳实9g）具有清热和胃、降逆止呕、除烦安神之效。小柴胡汤与之合用，可以使肝胆舒利，脾胃安和，神志安宁。用于肝胆不舒，湿热内扰之证，如慢性肝炎、慢性胆囊炎、慢性胃炎、更年期综合征、抑郁症，随证加减，可以收到比较满意的效果。

炙甘草汤应用六要

※

炙甘草汤是经方中常用方剂之一，因其能使断脉复续，故又名复脉汤，后世医家称其为“一切滋补之剂，皆自此方而变化之”（明代李梴），“虚劳中润燥复脉之神方也”（清代徐彬）。仲景用于治心悸，王焘治肺痿，孙思邈治肺痨，三者皆认为此方宜于津耗燥淫之证。当代医家对此方进行了进一步的探讨，多将此方定为通阳复脉、益气养血之剂，其治疗证候以心悸、气短、胸中烦闷、苔薄、脉不整为主症，多用于内科循环系统疾病的治疗。

《伤寒论》第177条云：“伤寒，脉结代，心动悸，炙甘草汤主之。”

炙甘草汤方

甘草（四两，炙） 生姜（三两，切） 人参（二两） 生地黄（一斤） 桂枝（三两，去皮） 阿胶（二两） 麦门冬（半升，去心） 麻仁（半升） 大枣（三十枚，擘）

上九味，以清酒七升，水八升，先煮八味，取三升，去滓，纳胶烊消尽，温服一升，日三服。

一、结代脉考

脉结代是炙甘草汤的重要应用指征，如果将脉结代改为其他脉象，那后文的“心动悸”可能就不是炙甘草汤证了。所以“脉结代”是应用炙甘草汤必备的前提。《伤寒论》第178条云：“脉按之来缓，时一止复来者，名曰结。又脉来动而中止，更来小数，中有还者反动，名曰结，阴也。脉来动而中止，不能自还，因而复动者，名曰代，阴也。得此脉者，必难治。”结者，涩而不利，缓而时止，止而复来，主病为气血凝滞；代者，贷也，恒产告罄，脉来中止，不能自还，主病为气血大虚。结脉、代脉皆属阴脉，二脉同见者，唯炙甘草汤而已。二脉相比，代脉之候较结脉为重。有单见结脉者，有单见代脉者，有结脉与代脉交替相见者，也有结脉与代脉同见者。如果出现代脉，伴有结脉，很可能是器质性心脏病；而心律失常者，均可见结脉，但并不一定出现代脉。无论是结脉或代脉，或结代脉同见，都表明心脏气阴亏损、血脉瘀滞，唯轻重不等而已。据关庆增等统计，88例炙甘草汤证脉象，所见结脉者85例（97%），代脉80例（91%），其他为细脉与微脉等（见《伤寒论方证证治准绳》，中国中医药出版社，2012）。对此脉象，医者首先选用的是炙甘草汤。

二、何为君药

炙甘草汤何为君药？这应当没有什么疑问。但在古代，医家却有不同认知。清代伤寒学家柯韵伯就不认为炙甘草是君药，他认为生地黄是君药，而炙甘草为佐药，他说：“反以甘草名方者，藉其载药入心，补离中之虚以安神明耳。”（《伤寒附翼·厥阴方总论》）是说甘草仅是引经药，是载药入心安神的。《伤寒贯注集》的作者尤在泾也不认为炙甘草是君药。这种认知至今仍有和声者。但多数医家认为，炙甘草应为君药无疑，其作用为“主持胃气以资脉之本源”（陈修园语）。《灵枢·决气》云：“中焦受气取汁，变化而赤，是谓血。”中焦化源充足，则气血足，气血足则心脉畅，何患脉之结代！陶弘景《名医别录》中更明确地说，甘草有“通经脉，利血气”之功能。有人可能会有疑问：原方甘草四两，生地黄一斤，不应以量多者为君药吗？非也！经方中君药用量小于方中他药者，如桔梗汤、白头翁汤、竹叶石膏汤、甘草附子汤、黄芪桂枝五物汤、瓜蒌薤白半夏汤，以及百合类方等，即是明证。

三、剂量之疑

原方中阴性药物用量重，如生地黄（一斤）、麦冬（半升）、阿胶（二两）、麻仁（半升）、大枣（30枚）；而阳性药物用量轻，如人参（二两）、生姜（三两）、桂枝（三两）。比较起来，阴性药物与阳性药物用量之比为7：3，阴主静，阳主动，如此怎能通血脉而除心悸？特别是大剂量使用甘寒性味之生地黄，滋阴生血力宏，其性能主静而非动，是否会影响血脉之运行？对于这个问题不少医家都做了解释。曹颖甫云：“盖本方有七分阴药，三分阳药，阴药为体，阳药为用。生地黄至少当用六钱，桂枝至少亦须钱半，方有效力。”岳美中则解释道：“阴药非重量，则仓猝间无能生血补血，但阴本主静，无力自动，必凭借阳药主动者以推之挽之而激促之，才能上入于心，催动血行，使结代之脉去，动悸之证止。假令阴阳之药平衡，则濡润不足而燥烈有余，如久旱之禾苗，仅得点滴之雨露，立见晞干，又怎能润枯泽槁呢？”这种分析颇有见地，值得我们借鉴。但大剂量的生地黄会引起腹泻，对此我常加入炒山楂伍之，以免腹泻之虞。

四、麻仁之用

对于方中配用麻仁有些人不理解，认为麻仁是润肠之品，不宜使用；还有的认为麻仁为枣仁之误，应改为枣仁。如柯韵伯曾云：“此证当用酸枣仁，肺痿用麻子仁可也。”（《医宗金鉴·删补名医方论》）其实麻仁在方中的作用不单纯是润肠，更多的是润血脉之举。明代张景岳曾说，麻仁有“润心肺，滋五脏”之功效。多数医家认为，麻仁与麦冬、阿胶、生地黄，以滋阴润燥为务，如清代钱璜云：“麦冬、地黄、阿胶、麻仁，同为润经益血复脉通心之剂也。”麻仁确实是以润肠通便见长，所以我们在应用时，要问一问病患大便如何，伴有便秘者，放胆用之，少则10g，多则30g；若有慢性腹泻，一日数次，粪便不成形者，可以用小剂量，以不超过10g为宜。对伴有腹泻者，我用麻仁量多为10g，与肉豆蔻10g相伍，此润而固之之法也。

五、水酒共煎

炙甘草汤方后云："以清酒七升，水八升，先煮八味，取三升，去滓，纳胶烊消尽，温服一升，日三服。"经方中用酒者，除此方外，还有苦酒汤（苦酒）、瓜蒌薤白白酒汤（白酒）等。多数医家认为，汉之苦酒，即今之醋；白酒与清酒，即今之米酒。《周礼·天官》载有"三酒"，即事酒、白酒、清酒，三者皆由米加酒曲发酵而成，俗称米酒。酒之性热味辛，有温阳通脉之力，与水浓煎，汁多气少，阴液充盈血脉，以利于结代脉之复常。但多数医家体验到，酒之于炙甘草汤，并非必用之品。据关庆增等统计，在88例古今医案中，除11例用水、清酒煎药外，余均未论及（《伤寒论方证证治准绳》，中国中医药出版社，2012）。对于不耐饮酒者，最好弃之不用，以免使心悸加剧。

六、加减之妙

经方的加减是有一定规律的，不可随意更替。在《伤寒杂病论》中已有加减之范例。例如小青龙汤、真武汤、小柴胡汤、四逆散等方下均有不同加减之法。曹颖甫在《经方实验录》炙甘草汤条下说："古方之治病，在《伤寒》《金匮》中，仲师原示人加减之法，而加减之药味，要不必出经方之外，如阴亏加人参而去芍药，腹痛加芍药而去黄芩，成例俱在，不可诬也。如予用此方，于本证相符者则用本方，因次公（指章次公治验）于下利者去麻仁，遂于大便不畅者重用麻仁，或竟加大黄；遇寒湿利则合附子理中；于卧寐不安者，加枣仁、朱砂。要不过随证用药，绝无异人之处。仲景之法，固当如此也。"但观今日经方之加减，多有杜撰之嫌，有的只选炙甘草汤中二三味，而加入他药五六味，仍曰炙甘草汤治验，这种自撰方而冠以经方名者并不少见。治验虽真，但已无经方之味。我认为，要探讨经方真谛，在不影响原方君臣佐使结构的前提下，尽量采用经方之加减，即或个人经验，以增减二三味或三四味为好，不可随意增减，喧宾夺主。

我用瓜蒌薤白剂的体会

※

何谓瓜蒌薤白剂？乃指《金匮要略·胸痹心痛短气病脉证治》中的瓜蒌薤白白酒汤、瓜蒌薤白半夏汤与枳实薤白桂枝汤三方，这是目前治疗胸痹心痛病的主要方药。我对瓜蒌薤白剂的学习与应用体会如下。

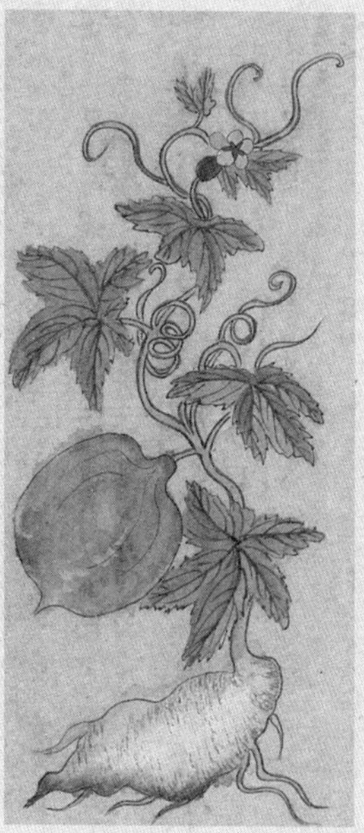
瓜蒌

一、整体思维，准确辨证

瓜蒌薤白剂是治疗胸痹心痛病的主方，但主方也要在辨证论治的前提下选用。从原文叙述的脉象来看，胸痹心痛病的病机可以用四个字概括，即“阳微阴弦”。阳微者，元气与元阳不足也；阴弦者，血瘀、气滞、寒凝、痰阻也。瓜蒌薤白剂药物组成为：瓜蒌、薤白、半夏、桂枝、厚朴、枳实、白酒。从药物性能上看，非扶正方，乃祛邪方也。从组方方药上讲，几乎每味药都有宽胸理气作用。而从整个方剂配伍上讲，其综合功效为宽胸理气、化痰降逆、温通心阳、化瘀通络。所以将三方组合应用，可以说是治疗胸痹心痛病的最佳祛邪方，对“阴弦”所指的血瘀、气滞、寒凝、痰阻等均有适应性治疗作用。但临床辨证不可囿于“痛则不通”之实证，因为还有“不荣则痛”之虚证。如原文中用人参汤（人参、甘草、干姜、白术）治疗“胸痹，心中痞气”，亦是胸痹心痛病的常用方，这是以心胃阳气虚而设的，目的在于温心胃之阳，阳气复而寒邪祛。说明临证不可胶执，有是证，用是药。

二、明辨虚实，脉舌显示

关于胸痹心痛的虚与实，经文中有关脉象的叙述已经讲得非常清楚：“阳微阴弦，即胸痹而痛，所以然者，责其极虚也。今阳虚知在上焦，所以胸痹心痛者，以其阴弦故也。”阳微是寸口脉虚，阳位见阴脉，为阳不及，是上焦阳虚；阴弦是尺中脉弦，阴位见阳脉，为阴太过，是下焦阴实。经文中所说“寸口脉沉而迟”，是阳气衰微之象；“关上小紧数”，是阴邪结聚的脉象。这与“阳微阴弦”所述是一致的。有人认为，在一个时间点迟脉与数脉并见是不可能的，实际上这是心律失常的征象，并不为怪。经文中未谈到舌象，岳美中先生写道：“胸痹证若有舌苔，则多为白苔坐底，上罩一层薄黄苔，且多滋润。”（《岳美中论医集》）这里所说的“白苔坐底”，就是胸痹病的基本舌苔；若浮有薄黄苔，这是阳气蒸腾之象，非阳证也，不可视作阳证而误投寒凉之品。若能观察到舌下静脉迂曲，则是瘀血证与痰浊证的重要指征，对遣方用药非常重要，临证不可忽视。

三、明确主症，抓住主方

胸痹心痛病主症为何？胸心闷痛是第一，这里说的“闷痛”是最主要的。这句话并非医者的总结，而是患者的口语。患者常常形容心绞痛为“心闷痛”或“胸闷痛”。中医在辨证论治的时候，首先要明确疾病的部位，既然患者讲到“心胸闷痛”，那就要考虑是心肺之疾。但也有患者将胃脘痛说成“心痛”的，这一点医者要特别注意。肺为宗气主，心为血脉主，宗气与血脉的不足与瘀堵都会出现心胸闷痛。这里面包括虚证与实证，即气血的不足（特别是阳气的颓废）与致病物的瘀滞。中医辨证：隐痛者为虚，闷痛、刺痛则为实。由“阴弦”邪侵所致的必然是闷痛或刺痛。而瓜蒌薤白剂所治疗的正是胸痹心痛病邪实证，所以它的主症当以心胸闷痛为主，正如原文所云“胸背痛”“心痛彻背”“胸满”等。由于此疾多见于中老年人，其气血较常人偏少，故亦会有元气失于接续之感，如原文云“短气”等。这是实中有虚的征象，不可作为纯虚证或纯实证而妄治之。

四、观其脉证，随证治之

《伤寒论》第16条云：“观其脉证，知犯何逆，随证治之。”这是辨证论治的总则。它的意思是说，脉证不是一成不变的，“法随证转，方随法立”，既要有原则性，又要有灵活性，对胸痹心痛病亦是如此。瓜蒌薤白剂的应用，既要有整体观，又要注意个体化。国医大师王绵之的经验是，“张仲景治疗胸痹心痛之瓜蒌薤白白酒汤、瓜蒌薤白半夏汤、枳实薤白桂枝汤等，用于胸痹心痛效果颇佳，但必须属于痰浊痹阻、胸阳不振、心脉不利者，有苔腻、脉弦滑之见症”

（见《王绵之临床医案存真》，中国中医药出版社，2014）。若有动则气短、心悸、气塞者，可以加用茯苓杏仁甘草汤；若因肝气不舒引起“母病及子”心病者，可以加用柴胡疏肝散疏肝理气；若因痰滞中焦引起“子病及母”心病者，可以加用苓桂术甘汤健脾化痰；若因阳气不足，水气凌心而病者，可以加用真武汤温阳化水；若因寒凝心脉，致使心脉瘀滞者，可以加用苏合香丸温通心阳；若兼脉结代、心动悸者，可以加用炙甘草汤调整心律；若伴有血瘀水肿者，可以加用当归芍药散活血利水，而当今所研制的冠心2号方（丹参、赤芍、降香、川芎、红花），亦是活血化瘀的良方。

经方辨治心脏病

※

经方的主要特点是药味少，价格廉，疗效好，副作用小。今天就经方是怎样治疗心脏病的，列举以下病例。

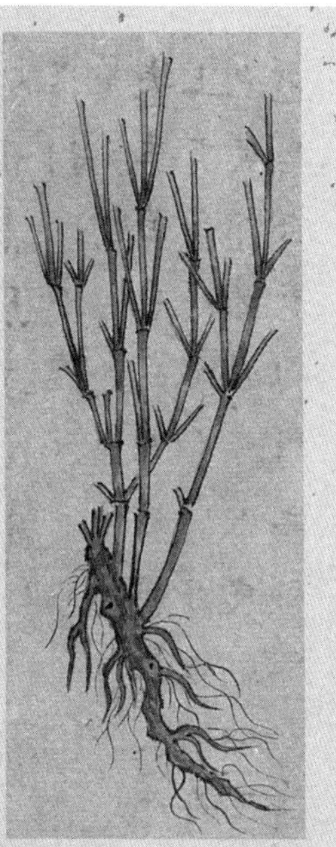

麻黄

一、麻黄细辛附子汤合苓桂术甘汤治疗肺心病

女性，53岁。素有慢性咳嗽史，半月前因感冒发热致使咳嗽加重，痰多不能平卧，经门诊治疗，发热略退，而咳喘加重。住院诊为“肺心病、肺部感染、下肢浮肿”。经用抗生素、呋塞米等治疗，效果欠佳，邀中医会诊。刻诊：除上述症状外，患者平卧于床，问之少气懒言，声低欲寐，时时咳嗽。体温37.8℃，两寸脉沉细无力。此少阴病也，予麻黄细辛附子汤加味治之。处方：熟附子20g（先煎），炙麻黄6g，细辛4g，茯苓30g，白术10g，桂枝12g，党参30g，泽泻20g。3剂。服后尿量明显增加，咳喘大减，又4剂，诸症大减，体力增加，语言有力，精神好转，进食增多。后改为六君子汤加黄芪30g，薏苡仁30g，白扁豆30g。调理半月而愈。

注：此案为我临床医案。肺心病合并肺部感染，一般采用强心、利尿、抗感染及对症治疗，多能见效。若无效，中医多会用清热解毒药物，如板蓝根、黄芩、鱼腥草、金银花、蒲公英等，很少会想到用辛热药物，而本例所用之方正是经方中大辛大热的代表方之一。其中熟附子用到20g，加之方中还有炙麻黄、细辛、桂枝，一定会有耗伤肺脏气阴之弊。但我并未用滋阴养肺药，而是加用了苓桂术甘汤（未用甘草），剂量也比较大。这样的组合，既保证了麻黄细辛附子汤温阳强心的功效，又有明显的利尿作用，使麻黄细辛附子汤温阳而不发燥。为什么不用补气的黄芪、人参，养阴的麦冬、沙参呢？我的思路是：脉象的细而无力与声低欲寐，符合《伤寒论》少阴病的“脉微细，但欲寐”之病机，故选用麻黄细辛附子汤，加治疗痰饮主方的苓桂术甘汤。可见，对于疑难病，辨证思路是否正确，对选用方药至关重要。

二、真武汤治疗心力衰竭

心力衰竭，出现肝大、肺淤血、水肿，提示心阳虚衰，肺气壅塞，升降失常，血瘀不化，水不化气，真武汤主之。肺热郁闭者，加麻杏石甘汤，此为“开鬼门”法；小便不利者，加五苓散方，或消水圣愈汤，此为“洁净府”法；瘀血明显，肝脾大者，加桃红四物汤，去生地黄，加藕节、苏木，此为“去菀陈莝”法。以上为赵锡武先生用真武汤“治水三法”。

处方：黑附子9g，白芍10g，茯苓15g，白术9g，生姜9g。水煎服。其配辅方药依次如下。

（1）麻杏石甘汤：炙麻黄10g，炒杏仁10g，生石膏30g，炙甘草10g。（开鬼门法）

（2）五苓散：猪苓10g，茯苓10g，白术10g，桂枝10g，泽泻15g。（洁净府法）

（3）消水圣愈汤（陈修园《时方妙用》）：附子3g，桂枝6g，细辛3g，麻黄5g，甘草3g，生姜6g，大枣2枚，知母10g。先煮麻黄，去沫，后入诸药。水肿甚者，加防己6g。（洁净府法）

（4）桃红四物汤加减：桃仁10g，红花10g，当归10g，赤芍15g，川芎10g，藕节30g，苏木10g。（去菀陈莝法）

注：赵锡武先生以真武汤为主方配用“治水三法”治疗心力衰竭，在医界

影响至深。心力衰竭多见心肾两虚，宜用强心扶阳、宣痹利水之真武汤，取壮火制水之意，为治之本；辅以开鬼门、洁净府、去菀陈莝三法，为治之标。标本并治，则水消不易复作。在具体治疗时，赵老对心律失常的经方应用亦独具经验，他推崇炙甘草汤、桂枝甘草龙骨牡蛎汤、茯苓甘草汤诸方，假以时日，可获良效。

三、桂枝芍药知母汤治疗风心病

女性，25岁。患风湿性心脏病4年。通身肿胀，腹大如箕，胸下与脐右各有一包块如拳大，腿脚肿大而不能穿棉裤，掩被卧床，头面俱肿，上眼皮各有水珠一枚，如手电筒灯泡大，小便点滴俱无，气喘胀急，已十余日不思饮食。早已备好棺材，意唯等死而已。经视诊，舌苔薄白，脉浮大滑数，还有生机，立即以桂枝芍药知母汤治之。处方：桂枝10g，白芍18g，防风12g，白术15g，附子10g（先煎1小时），知母18g，生姜15g。服用2剂，病势大减。医者之父见患者头面肿势很凶，认为上肿属风寒，宜发汗，用三拗汤：麻黄6g，杏仁12g，甘草10g。服药后，大汗如雨，头面肿胀全消。第四日来诊，面、脚、手肿胀大消，唯腹大如故，改方如下：白术31g，白芍30g，茯苓30g，生姜30g，防己15g，木通15g，花椒30g，附子30g（先煎1小时）。第六日腹胀大松，胸下与脐右包块已散尽，胃口大开。将白术增至62g，连服5剂，共服药8日，通身肿胀全消，用大碗吃饭，已能端大盆在街口洗衣了。

注：此案取自刘梓衡之《刘梓衡临床经验回忆录》。此案中还有一段话，从中可见其治疗之艰辛。患者丈夫任某原系中药铺学徒，颇懂中医理法方药，当即称赞说："老师高明！我爱人病经四年，经医久治无效，中医曾用五皮饮、胃苓汤、四苓散、八珍汤、舟车丸、疏凿饮之类，百无一效，从未见姜、桂、附又加麻黄同时服用。"服药一次后，患者即呼喊："要屙尿！要屙尿！"任某在室外，闻其妻小便长而快，辘辘有声，立即说："药已中病，算是初步奏效了！"医者临行时嘱咐病家再取一剂，不分昼夜，每2小时服一次。翌晨7时，医者正在酣睡，忽闻叩门之声，即披衣起床，问之："出现岔子吗？"任某说："病已大松了。"问其经过，任某说："昨晚我又取了两剂，两剂一齐熬煎，每2小时服一次。我爱人连续解了十几次小便，全身肿胀大消，尤其腿脚肿胀消得最快，已能穿棉裤了。"

刘梓衡先生乃四川儒医，晚年将部分病例整理成册，名为《临床经验回忆录》，书中记录了许多疑难杂病的治疗经验。对桂枝芍药知母汤的应用，非常娴熟，值得借鉴。桂枝芍药知母汤原为《金匮要略》治疗关节疼痛之要方。刘家祖父辈治疗水肿，通身肿胀，宜汗利兼施者，用之辄效。刘梓衡先生阅历多年，认为此方较桂甘姜枣麻辛附汤更为周到，较陈修园消水圣愈汤速效。若要深入理解桂枝芍药知母汤的奥义，还是细究《金匮要略》原文为好。

四、瓜蒌薤白剂合冠心2号治疗冠心病

男性，58岁。胸闷憋痛，甚则痛及背部，拍打后舒畅，舌质略暗，苔薄腻，脉弦细。心电图提示：下壁与外侧壁心肌缺血。此为胸阳痹阻，血脉不畅。治宜宣痹通阳，佐以活瘀，瓜蒌薤白剂合冠心2号方治之。处方：全瓜蒌15~30g，薤白12~30g，清半夏10g，枳实10g，厚朴10g，桂枝6g，丹参20g，川芎10g，降香10g，红花10g，赤芍15g，生姜3g，水煎服。服6剂，症状减轻，后加苏合香丸1粒（包煎），服12剂，症状基本消失。

注：此案为我临床医案。瓜蒌薤白剂有三首，一是瓜蒌薤白白酒汤，一是瓜蒌薤白半夏汤，一是枳实薤白桂枝汤。三方的共同作用是宣痹通阳，宽胸理气，但侧重点不一。瓜蒌薤白半夏汤有降逆作用，瓜蒌薤白白酒汤则无降逆之功；而枳实薤白桂枝汤内有桂枝、枳实、厚朴，其通阳散结作用突出。清代唐容川对此评语，切入正题，他说："用药之法，全凭乎证，添一证亦添一药，易一证亦易一药。观仲景此节用药，便知义例严密，不得含糊也……故但解胸痛，则用瓜蒌薤白白酒；下节添出不得卧，是添出水饮上冲也，则添用半夏一味，以降水饮。再下一节又添出胸痞满，则加枳实以泄胸中之气；胁下之气亦逆抢心，则加厚朴以泄胁下之气。仲景凡胁满均加枳实，凡腹满均加厚朴。此条有胸满、胁下逆抢心证，故加此二味，与上两方又不同矣……读者细心考求，则仲景用药之通则，乃可识矣。"（《金匮要略浅注补正》）

大医赵锡武先生与国医大师王绵之先生，生前均喜用瓜蒌薤白剂治疗胸痹心痛病。这三个方剂的主药毫无疑问就是瓜蒌与薤白。瓜蒌辛润，是通络开结之良药。古人指出瓜蒌能使人心气"内洞"，"内洞"就是畅快。但不要忽视它的另一个作用，那就是润肠通便。薤白土名叫"泽蒜"或"小蒜"，吃起来与大蒜辣味差不多。凡是辛辣的食物都可以通阳气，如生姜、葱白、大蒜、辣椒、白

酒等。

本例有胸闷痛并欲使人拍打，这是胸阳不得宣通的表现。故选用瓜蒌薤白剂，以疏通胸中阳气，随证增入通络的秦艽、桂枝，活血化瘀的赤芍、郁金，这样就能使通阳宣痹剂由气分入于血分，气血交流无阻，血脉自然通畅。

经方论治胸痹心痛病

※

中医之胸痹心痛，包括现代医学之冠心病及其他心脏病或胃脘痛，《金匮要略》做了专篇论述。经方药简效宏，非一般时方所能比，若参以其他名方治之，常能取效如期。

一、辨部位，胸阳痹阻，瓜蒌薤白剂宣痹通阳

《金匮要略》将胸痹病的典型症状罗列为“喘息咳唾，胸背痛，短气”“脉沉而迟，关上小紧数”。此由胸阳不振，阴邪上乘而致，治宜宣痹通阳，仲景拟瓜蒌薤白剂治之。使用本方的临床指征为：胸背彻痛，短气，喘息，胸部有闷憋感。

病例：崔某，男，65岁。主诉胸闷、心悸，伴不时胸痛2年余，加重2个月。严重时，胸闷背痛不得平卧，时有刺痛感。自用硝酸甘油或速效救心丸可缓解。当地医院诊为“冠心病，心绞痛”。诉说曾服用中草药20余剂，记得有丹参、当归、阿胶、人参、茯苓等，疗效不明显。刻诊：患者面色暗红，舌苔薄腻，舌下静脉瘀阻，云心胸部不适，时时按摸，脉弦细，略带涩象。此为胸阳痹阻，血脉不畅。治宜宣痹通阳为主，佐以活瘀。用瓜蒌薤白半夏汤与桃红四物汤加减治之：全瓜蒌15g，薤白15g，法半夏10g，炒桃仁10g，红花10g，当归10g，炒川芎8g，赤芍15g，生地黄10g，秦艽10g，细辛3g。水煎服。服6剂，胸闷胸痛减轻。服12剂，自述胸部舒畅多了。后因饮食不慎，多吃了卤猪肉夹馍，胸痛发作，伴有恶心、欲呕，显系食滞所致。遂予上方加炒山楂30g，鸡内金15g。服用12剂，胃脘症状消失，胸痛未再明显发作。后又加入神曲12g，既能消食，又能化瘀，继服12剂，症状几无。

注：心胸部为心肺所居，背部又为心肺俞穴所在。《素问·脉要精微论》云："背者胸中之府，背曲肩随，府将坏矣。"这里所说的府，就是心与肺。《金匮要略·胸痹心痛短气病脉证治》又有"心痛彻背，背痛彻心"之语。由此可见，胸背彻痛均与心肺有关。瓜蒌薤白剂既能通心阳，又能通肺气，它的宽胸理气、宣通肺气的作用是比较显著的。古人将瓜蒌的作用比喻为使人心气"内洞"，"内洞"就是畅通，就是没有阻拦。本例患者胸背皆痛，舌下静脉瘀阻，说明瘀血也比较严重，所以加用桃红四物汤，意欲养血与活血并进；秦艽与细辛同为通络药，比一般通络药更能入于深层次的络脉，即可以入孙络。枝藤类药物可以入经络，入大络，但不能入孙络；而极细枝条类药物可以入小的络脉，如细络、孙络等，这是中药"象理论"的具体应用。把宽胸理气的方药与活血化瘀的方药结合起来的应用，是由两个复合证候所确定的。这就是方证学的落脚点和灵活性。

二、求病本，心肾阳虚，真武汤温心肾之阳

胸痹病，虚为本，实为标，虚在阳气，以心肾阳气不足为主。心阳主通运血脉，肾阳主温化阴精，心阳虚则血脉滞而不流，肾阳虚则阴精凝而不化，均可使血脉痹阻，形成胸痹。临床表现为：胸闷痛，肢冷畏寒，每遇冬季或夜间加重。治宜扶心阳，温肾阳，阳气温煦，血脉自能畅通。

病例：张某，男，53岁。患者于1994年冬季发生2次心胸剧痛，每次五六分钟，并见四肢冷、出冷汗、心慌。心电图提示为外侧壁心肌缺血。曾用潘生丁（双嘧达莫）、消心痛（硝酸异山梨酯）等治疗，症状缓解。昨晚再次出现心前区疼痛，持续4分多钟，胸部有恐闷感，气短，手足冰凉，夜尿4次。舌体肥大，质胖嫩，舌苔白滑润。脉沉，小滞。证属心肾阳虚，血脉痹阻。治宜扶心、温肾、活血。方选真武汤加味治之：炮附子6g，茯苓15g，炒白术10g，赤芍10g，生黄芪15g，丹参15g，当归10g，薤白10g，生姜6g为引，水煎服。服4剂，胸闷减轻，夜尿减少为2次，手足及脉舌症状同前。原方加桂枝6g以促阳气达四末。服10剂，手足转温，胸闷明显减轻。仍用上方，2日服1剂，如此服至1996年3月。同年10月二诊，述仅发作一次心痛，服冠心苏合丸缓解。

注：据临床观察，胸痹患者寒证多，热证少，多伴四肢不温，常在冬季加重即为明证。《伤寒论》真武汤扶阳抑阴，温通经脉。加入生黄芪、丹参、当归、

薤白，意在加强益气活血作用，使药力深入血脉。方中附子用量可随证增损，因人而异，用至30g者要将附子先煮2小时，一般用量煎煮1小时即可，但不可不用，舍此则心肾之阳难以复原。

三、审病情，饮阻气滞，苓杏橘枳化饮行气

《金匮要略·胸痹心痛短气病脉证治》云："胸痹，胸中气塞，短气，茯苓杏仁甘草汤主之，橘枳姜汤亦主之。"胸痹之轻者，仅有"胸中气塞，短气"之候，且时发时止。后人称饮阻者，茯苓杏仁甘草汤主之；气滞者，橘枳姜汤主之。

病例：徐某，女，31岁。近3个月屡发胸闷、气短，几次到医院诊查，他医以"心脏神经症"告之，予谷维素、维生素及中药安神类药物治之，或有短效。近月因家务事烦心，胸闷、气短频发。就诊时时时张口叹息，并时拍胸部，言"拍拍好受"。心电图无异常。形体略胖，大便干结，二三日一行。舌体大、苔白滑，脉弦而细。诊为心肺气不足，饮阻气滞证。予茯苓杏仁甘草汤与橘枳姜汤合用并加味治之：茯苓15g，炒杏仁10g，炙甘草10g，陈皮10g，炒枳实10g，生姜10g，生白术30g，火麻仁10g，降香10g，水煎服。服用14剂，自述"胸部畅快，透亮"，叹息减少，大便通畅。于上方加赤芍15g，续服21剂，基本告愈。

注：胸痹之病，有轻有重，胸中急痛者重也，胸中气塞者轻也。《金匮要略》此条之证治为胸痹之轻证。《医宗金鉴》云："水盛气者，则息促，主以茯苓杏仁甘草汤，以利其水，水利则气顺矣；气盛水者，则痞塞，主以橘皮枳实生姜汤，以开其气，气开则痹通矣。"简言之，茯苓杏仁甘草汤治胸痹之饮阻者，橘枳姜汤治胸痹之气塞者。若饮阻气滞并见者，两方合用之。本例因便秘而加用生白术、火麻仁；加降香在于宽胸理气；后加赤芍以化气中之瘀，以防血脉之瘀滞。对于非器质性胸痹病者，两方合用，随证治之，每获良效。

四、诊脉象，结代同见，炙甘草汤益气复脉

胸痹病，由于心气不足，无力推动血脉，故可见结代脉象。虽然《金匮要略》胸痹病中无有结代脉象，但与之羽翼的《伤寒论》却有"心动悸，脉结代"的记载。我常用炙甘草汤治之。此方对于功能性心律失常常可于短期内见效，即使是器质性病变，也能改善症状，使病情向好的方面转化。

病例：甘某，女，38岁。因胸闷、心悸、脉结代2年，加重月余来诊。面黄少华，语音低微，气不接续，脉有结代（早搏5~10次/分），舌体小嫩薄。查：脉搏62次/分，血压105/60mmHg（14/8kPa，1mmHg约相当于0.133kPa），心律不齐，无病理性杂音。心电图提示：频发性室性早搏。此系心气不足，血行不利，致胸中络脉不和，形成胸痹。方用炙甘草汤加味治之：炙甘草30g，党参15g，麦冬15g，生地黄30g（先煎），阿胶10g（烊化），火麻仁10g，桂枝10g，大枣5枚（剖开），赤芍10g，苦参10g，水煎服。服药10剂，胸闷、心悸减轻，结代脉减少。后在上方基础上随证加入小麦、山茱萸、橘红、石菖蒲等药，服药月余，结代脉偶见。后改以生脉散为主，服药20余剂，结代脉消失。

注：炙甘草汤为益气复脉之方。考原方阴药（如生地黄、麦冬）用量大，而阳药（如人参、桂枝）用量反而不及其半，如此怎能使血脉通畅？岳美中先生指出："阴药非重量，则仓猝间无能生血补血，但阴本主静，无力自动，必凭借阳药主动者以推之挽之而激促之，才能上入于心，催动血行，使结代之脉去，动悸之证止。"（《岳美中医案集》）我的体会，生地黄用至30g以上，常有腹泻之虞，若先煎30分钟，或加入炒山楂同煎，则心律复且无腹泻。

五、查体质，气阴两亏，桂枝汤合生脉益气养阴

仲景将胸痹病的病机概括为"阳微阴弦"四个字。所谓"阳微"，既指阳虚，又指上焦阳位的气阴两亏。胸痹病多见于40岁以上的中老年人，体质多有亏损，凡临床上以闷、喘、短气为主症的胸痹患者，若从益气养阴入手，每获良效。

病例：云某，男，48岁。患者以胸闷、气短，偶有隐痛1年余，加重半个月来诊。两次查心电图均提示为：Ⅱ、Ⅲ、aVF导联T波倒置。曾服苏合香丸、丹参片等药，均未见效。近半月胸闷加重，劳则汗出心慌，脉弦缓，心率62次/分，舌质嫩红，苔薄润。诊为心肺气阴两虚证。拟桂枝汤合生脉散加味治之：桂枝10g，炒白芍10g，太子参15g，麦冬15g，五味子6g，黄精10g，大枣5枚，炙甘草15g，生姜3g，水煎服。以该方为基础方剂，随证加入赤芍、酸枣仁及少量炮附子，服30余剂，症状消失，心率恢复到68~72次/分。心电图提示：Ⅱ、Ⅲ、aVF导联T波低平，较治疗前有所改善。

注：本例患者无明显实邪，无肢冷及天冷加剧之寒象，无舌紫脉涩、刺痛之

瘀象，也无闷憋压抑、舌苔厚腻之痰象，仅有胸闷、气短、汗出、心慌，故诊为气阴两虚证。桂枝汤外和营卫，内理气血；生脉散益气养阴；黄精不腻不燥，有润肺宁心作用。《金匮要略》胸痹篇中无益气养阴方药，但时方之生脉散被公认为心脏病益气养阴之主方，特别是方中人参（本案用太子参）、麦冬二味，亦是炙甘草汤之要药，故取之与桂枝汤合用，对冠心病气阴两虚之证，颇为合拍。

经方辨治心脏神经症

※

心脏神经症是对非器质性心脏病的一种无奈性的定义，属于功能性神经症疾患。它以胸闷、胸痛、心慌、气短、焦虑等为主要症状，伴有失眠、头晕、头痛、食欲不振、低热等次症，归属于中医胸痹、心悸、怔忡、郁证等范畴。多见于中青年，更年期女性尤为多见。西医多以排除法或归纳法来判定心脏神经症，多数患者是经各项检查并服用西药之后来请中医治疗的，中医一旦接手，就要用中医辨证论治的法则来分析治疗。

中医认为本病的病机为“本虚标实”，以阴阳气血不足为本，痰饮、气滞、血瘀为标。病在心，而涉及肝、脾、肾等脏。常用调心神、疏肝郁、化痰饮，以及滋补心肾等方法调治之。下面试以张仲景《伤寒杂病论》经方为主，谈谈对心脏神经症的治疗。

一、瓜蒌薤白半夏汤（《金匮要略》）

组成：瓜蒌1枚（15~30g），薤白半升（15~30g），半夏半升（15~30g），白酒一斗（30~50mL）。

功效：宽胸理气，燥湿祛痰。

主治：心脏神经症之胸闷、气短、舌苔白腻者。

体会：瓜蒌薤白剂是中医治疗心血管疾病（包括心脏神经症）的常用方剂。如果把白酒除外，此方仅有3味药物。汉代的白酒是现在所饮用的黄酒。这个方子用于解除胸闷、憋气之苦，见效很快。瓜蒌辛润，是宽胸理气的要药，可以使人有“内洞”之感，“内洞”就是畅快、舒服；薤白虽为小菜，但其功效非同一般，其气味辛温，最能通胸中之阳，透彻胸背，是解除胸背闷痛之主药；半夏为燥湿健脾常用药。三味合用，对痰湿阻滞之胸阳不振，具有豁痰理气、通阳降逆之效。若有恶风之症，可与桂枝汤共服。

二、酸枣仁汤（《金匮要略》）

组成：酸枣仁二升（30g），甘草一两（10g），知母二两（10g），茯苓二两（15~30g），川芎二两（10~15g）。

功效：养血安神，清热除烦。

主治：心脏神经症之失眠、心烦、脉细数等。

体会：《金匮要略》云："虚劳虚烦，不得眠，酸枣仁汤主之。"酸枣仁汤治疗失眠，可谓辨病之方，不论何种证候，皆可用之。但以阴虚内热夹瘀者为好，故一般以脉细数与舌质有瘀点为要点。疗效的关键是酸枣仁的用量。酸枣仁安五脏之神，非专于心脏。我初用此方，效不如期，后看到刘惠民先生医案，他认为酸枣仁不仅是治疗失眠不寐之要药，且具有滋补强壮作用，久服能养心健脑，安五脏，强精神。并一再强调用药之巧在于量，一般成人用量为30g，多可达75~90g。如果用不好这味药，此方就会失去效应。

三、炙甘草汤（《伤寒论》）

组成：炙甘草四两（30g），生姜三两（10g），人参二两（10g），桂枝三两（10g），生地黄一斤（40~60g），阿胶二两（15g），麦门冬半升（15g），麻仁半升（10~30g），大枣30枚（剖开），清酒七升（50mL）。

功效：气血双补，燮理阴阳。

主治：心脏神经症之心律不齐、脉结代者。

体会：《伤寒论》第177条云："伤寒，脉结代，心动悸，炙甘草汤主之。"结代脉多出现于器质性心脏病，但亦见于心脏神经症者。此方着眼于气阴两虚而夹瘀者，对于心脏神经症心律不齐者，是首选方。此方用好的要点在于不减药，不改变主药用量，即炙甘草、生地黄、大枣用量要大，不随意删去麻仁，但可加入酸枣仁，以安神定志。人参随患者体质而用，气阴两虚用太子参或西洋参，单纯气虚用党参或移山参，气虚夹寒用红参，寒甚可用高丽参。

四、甘麦大枣汤（《金匮要略》）

组成：甘草三两（30g），小麦一升（30g），大枣10枚（剖开）。

功效：养心安神，和中缓急。

主治：心脏神经症之抑郁、焦虑症，常有情绪不稳定之状态，脉多细数，舌苔少津。

体会：《金匮要略》云："妇人脏躁，喜悲伤，欲哭，象如神灵所作，数欠伸，甘麦大枣汤主之。"此方安神缓急作用明显。小麦、大枣虽为食物，但与甘草配伍，确有显著的镇静、催眠效应。据研究，甘麦大枣汤可缓解睡眠时的精神紧张，减少大脑兴奋而使患者易于进入睡眠状态。当今所用的解郁丸就是逍遥丸与甘麦大枣汤的复合剂。此方虽简，但应用范围极广，如更年期综合征、神经衰弱、癫痫、小儿多动症、抑郁症、癔症等。

五、桂枝甘草汤（《伤寒论》）

组成：桂枝四两（10~20g），炙甘草二两（10g）。

功效：温补心阳，扶正宁心。

主治：心脏神经症之阳虚心悸不安者，自汗出是必有症状。

体会：《伤寒论》第64条云："发汗过多，其人叉手自冒心，心下悸，欲得按者，桂枝甘草汤主之。"本方仅有两味药，桂枝扶心阳而护卫，炙甘草益心气且润血脉。两味药均为甘温之品，对于心神虚怯，不能自主，时时有惊悸常自汗出，且淅淅恶风者，为必选之方。我常加入浮小麦、霜桑叶、地骨皮之属，自汗止而心悸安。

六、小柴胡汤（《伤寒论》）

组成：柴胡半斤（10g），黄芩三两（6g），人参三两（9g），半夏半升（10g），炙甘草三两（6g），生姜三两（6g），大枣12枚（剖开）。

功效：和解少阳，疏解肝胆。

主治：心脏神经症之郁证，见闷闷不乐、不欲饮食等。

体会：小柴胡汤是和解剂的代表方，和解少阳、和解肝胆、和解脾胃、和解气机，是其必然的功效。心脏神经症常伴有不欲饮食、不欲语言、不欲劳作，但有偶尔烦躁之苦，正如《伤寒论》所云，"胸胁苦满，默默不欲饮食，心烦喜呕”。此时若投以小柴胡汤，气机畅快，心神自然有所安宁。

七、百合知母地黄汤（《金匮要略》）

组成：百合7枚（30g），知母三两（10g），生地黄一升（15~30g）。

功效：养阴清热，滋肾凉血。

主治：心脏神经症之阴虚内热明显者，见舌质红赤、脉细数等。

体会：百合知母地黄汤是两个方（百合知母汤、百合地黄汤）的组合，仅3味药，即百合、知母、生地黄。其方证必有“百合病”的特点，如身体虚弱，有热象，常默然，“如有神灵者，身形如和，其脉微数”等。这段文字是主诉与检查背离的最好注释。这种患者很容易使医生得出“抑郁症”或“心脏神经症”的结论，给予安慰剂了事。如用百合知母地黄汤治之，或加些麦冬、北沙参、二至丸类方药，必然取效。

八、桂枝加龙骨牡蛎汤（《金匮要略》）

组成：桂枝、芍药、生姜各三两（10g），甘草二两（6g），大枣12枚，龙骨、牡蛎各三两（15g）。

功效：调和阴阳，潜阳安神。

主治：心脏神经症之阴阳不和，见心神不宁、时有心悸、神志不安、脉涩而缓。

体会：桂枝加龙骨牡蛎汤原为“男子失精，女子梦交”而设。证由阴阳不和，血脉不利而致。正是由于它具有调和阴阳、潜阳安神的功效，依据“异病同治”之理，用于治疗心脏神经症、癔症、神经衰弱、心肌炎等，随证加减，常获疗效。我治疗心脏神经症，多加生脉散与酸枣仁。心肾不交者，可加黄连与肉桂（交泰丸）以交济阴阳。

结语

经方治疗心脏神经症，还在不断地探索，不断地完善。本文所未提到的芍药甘草汤、四逆散、茯苓杏仁甘草汤、小建中汤等，也都具有很好的疗效。由于心脏神经症的主症为心悸、胸闷、失眠、烦躁等，所以使用率比较高的是酸枣仁汤、瓜蒌薤白半夏汤、甘麦大枣汤、桂枝加龙骨牡蛎汤等。常用药物有酸枣仁、薤白、人参、小麦、龙骨、牡蛎、大枣、百合、甘草等。

经方治疗心脏神经症，还可吸取后世名方，如生脉散、丹参饮、天王补心丹等；药物如琥珀粉、珍珠粉、三七粉、朱砂等。这些方药有缓急、解痉、镇静、解郁、安神等功效，如能与经方恰当配伍，其效更捷。

第三章 辨证论治

辨证论治八要素

※

我平素昼看病，夜读书，如吴鞠通所说，“进与病谋，退与心谋”，数十年如一日，从未懈怠。从实践中总结出辨证论治“八要素”，于理论纲举目张，于临床证治有序。现整理如下，供同仁参考。

一、明理

战国时哲学家子华子谓：“医者，理也，意也。盖理明则意得，意得则审脉处方，无所使施而不中。”明代张景岳《景岳全书》开篇即言“明理”，文中说道：“万事不能外乎理，而医之于理为尤切。”清代俞廷举在《金台医话》中说：“医者理也，士不博极群书，无以明理。理之不明，何以认证？证之不明，何以立方？”国医大师裘沛然说：“医是小道，文化是大道，大道通，小道易通。”中医学是自然科学与人文科学的结合体，深含中国古代哲理与文理。清代徐灵胎云：“医之为道，乃通天彻地之学。”《内经》就是这样一部医学典籍。所以，要继承中医学的精髓，就必须从经典入手，明中国文化之理，明中国哲学之理，明中医学基本理论之理。只有“明理”，才会“明医”，进而才能成为名医。不明理，思路就会远离中国文化，中医学的继承与发展就会成无源之水、无本之木。而要明理，就必须熟读中医经典，日月有进，终生不辍。邓铁涛大师说，“四大经典是根”，这是数千年临床实践所证明了的至理名言，所以做医要

“明理”，“明理”就要读经典，不只是读中医经典，还要读中国文化之经典，“文是基础医是楼”，根基扎牢了，才能枝叶繁茂，开花结果。

二、识病

有人认为中医是不辨病的，这种说法不全面。早在东汉时期，张仲景就提出“辨某某病脉证并治”“某病脉证治”。病证并提，这是中医对疾病认知的特点。在《金匮要略》中，每篇都是以病为辨治单元，每种疾病都有证候、主症、主方等。但随着医学的发展，西医病名逐渐进入中医学领域，被许多中医同仁所接受，例如冠心病、高血压病、慢性胃炎、脑梗死、溃疡性结肠炎等，病家也已知晓。有些疾病可以直接引用西医的病名，然后写明中医病名，以便从中医典籍中悟出治疗的捷径。这就要求医者要认识疾病、明确疾病的诊断，这不但要求医者有望闻问切四诊的本领，还要与现代医药科技结合。如果完全照用古代病名，不借助现代科技检查，不但影响医学知识的传播，更重要的是影响中医临床的研究，也阻碍中医学的发展与走出国门的步伐。

三、辨证

辨证是治疗的前提，是维系中医基本理论于临床的思维过程。叶天士说：“医道在乎识证、立法、用方，此为三大关键。一有草率，不堪司命。然三者之中，识证尤为要紧。”如果认证不准，所拟方药就不对症，所以前人有“用药容易认证难”之说。中医辨证起源于《内经》，确立于张仲景。《伤寒杂病论》提出了八纲辨证、脏腑辨证、六经辨证、经络辨证等，后世由此发挥而有三焦辨证、营卫气血辨证、病因辨证，以及气血津液辨证等。近年来有人提出体质辨证、时间辨证和方证学对应等。辨证的核心是因人、因时、因地、因势（病势）而异，其中因人而异是最重要的。《中国的中医药》白皮书（2016年）在提到中医特点时，将“个体化”作为辨证的主要内容，中医师必须掌握这种辨证方法，做到四诊细致，一丝不苟，胸有成竹，由繁化约，对每一个患者都要做出病因、病性、病位、病势的证候诊断，如此才能为治法提出正确的依据。

四、治法

通过识病、辨证，对疾病的性质就会有初步的认知。这种认知是在明确疾病本质的前提下，确定疾病的证候性质。证候性质确立，就有了治法的依据。治法是理论与方药衔接的重要环节，如果没有治法这个环节，医者遣方用药就是无目的性或仅为经验式的。虽然这种用药也可能取得疗效，但却是盲目的、无纲领性的。治法最好用文字表达出来。将治法写出来，讲出来，思路就自然地转移到对应的遣方用药上。而治法是依证候性质拟定的，脱离证候性质的治法，是狭隘的经验，而一些医者不注重这个环节，全凭个人的经验去治疗，仔细分析其处方，却发现与证候性质相悖。更值得我们思考的是，当前中医有“西化”的倾向，其治法多以炎症、病毒、支原体、肿瘤标志物等为依据，这种与中医基本理论背道而驰的治法，其遣方用药完全变了味儿，这是当前中医同仁亟须注意的问题。

五、拟方

中医方剂有经方、时方、验方以及单方、秘方之不同。我在拟定主方时，首先考虑的是经方，然后是时方，再后是经验方，经验方包括个人经验方以及其他名家的经验方。我将其概括为：经方为先，时方为续，名方优选，验方创新。个人的经验方脱离不了经方与时方的指导。经方是最具生命力的，只有掌握了经方，才能使处方有章法、有规范、有实用性。如果仅以个人的经验方为主，“各承家技，始终顺旧”（《伤寒论·序》），治疗一种病总是那个方子，这样的治疗实为画地为牢，不可能有新意，也不可能有提高。拟方是落实理与法的灵魂，而拟方必须在明确证候、拟定治法之后，要学会抓主证、抓主方，主方抓着了，就抓住了治疗的纲，纲举目张，选药也就有了方向。

六、鉴药

鉴药之要，必先明其药性。药性者，四气五味、升降浮沉及归经等，其现代药理研究亦当明了。如苦参、甘松之调整心律，生地黄、黄连之降血糖，山楂、荷叶之降血脂，红景天、茶树根之抗缺氧，桉树叶、半枝莲之抗泌尿系感染等。不但要明了药性之正面，还要知晓药性之反面。有的人用药往往只知其正面功效，而忽视了它的反面效应，这样很容易出现毒副作用。如活血化瘀药有耗气之弊，燥湿化痰药有耗阴之虞，辛温扶阳药有散血之嫌，滋阴养血药有腻膈之害，等等。鉴药，还包括药物的炮制、配伍等，都要了然于胸。只有明了药物的性能，才能选好药。前人说：选药如对弈，一招得当，满盘皆活。一张处方，应做到“无毫发之差，无一味泛用之药”（徐灵胎《医学源流论》）。有的医生开起方来，任意掂拿，少则十几味，多则二三十味，或四五十味，岳美中先生称其为“开药医生”。鉴药不是一朝一夕的事，既要全面，又要入细，重在实践。

七、养生

随着物质生活与文化水平的提高，以及近年来中医养生知识的宣传，患者对养生保健知识的要求越来越高。《素问·上古天真论》云，“法于阴阳，和于术数，食饮有节，起居有常，不妄作劳”，这是中医养生学的总则。我在临床中，结合患者体质，因人而异地给患者讲解养生知识，包括饮食、起居、心理、运动等。近几年撰写出版了《365天养生趣谈》《名老中医话说中药养生》《老中医话说灵丹妙药》《名老中医养生经（大字版）》等养生科普书籍，受到了患者的

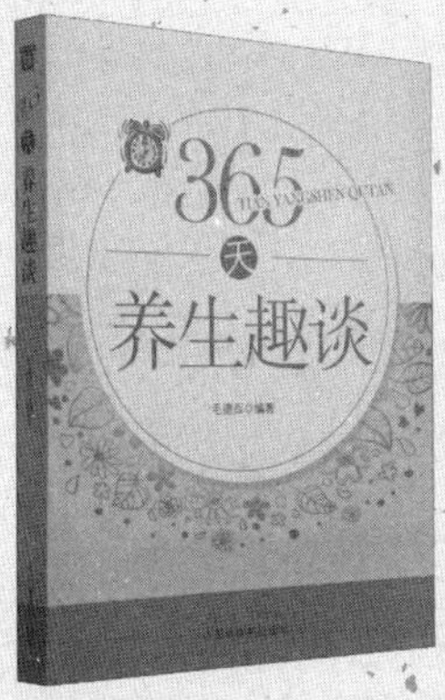

《365 天养生趣谈》书影

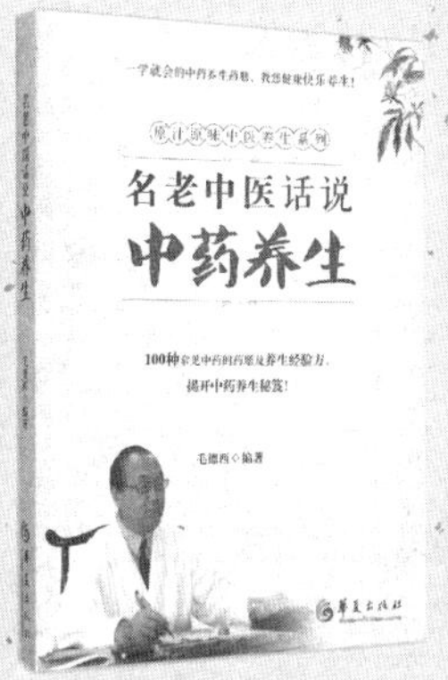

《名老中医话说中药养生》书影

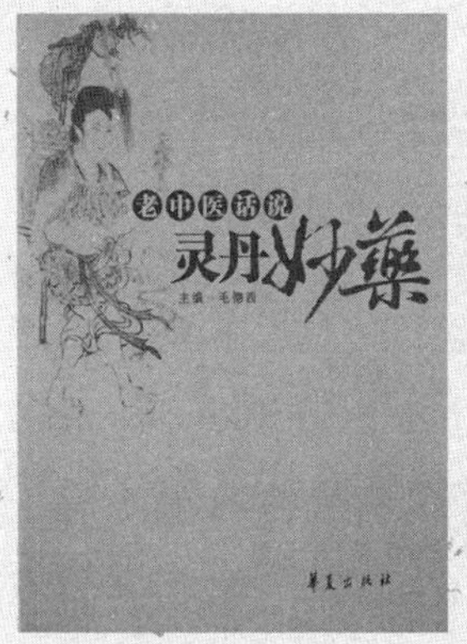

《老中医话说灵丹妙药》书影

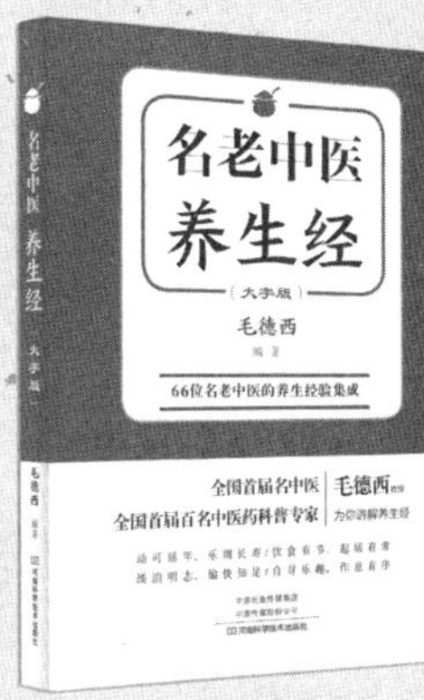

《名老中医养生经（大字版）》书影

青睐。医生不能只治病，不防病，要大力提倡“治未病”，这是辨证论治的重要内容，应当在高等学校中宣讲中医养生学，从学生抓起，这样就能使中医养生学得到普及，从而提高全民健康意识。

八、思误

所谓“思误”，就是对诊治过的病例进行反思，特别是对那些服药后效果不显，或有不良反应者，要认真思考，找出症结所在，提出解决问题的办法。徐灵胎在《慎疾刍言》中说：“况医之为道，全在自考，如服我之药而病情不减，或反增重，则必深自痛惩，广求必效之法而后已，则学问自能日进。”程钟龄之《医学心悟》，开篇即是“医家误”，言医家误有20种。他从认证、用药、诊断等诸方面提出医家误的缘由，要求医家应“病有根源仔细看”“举手须知严且慎”“劝君举笔须留意”“谦躬退位让贤能”等，要杜绝不明证候、不分经络、辨脉不真、药不中的等弊端。陶渊明有句名言“觉今是而昨非”，我常拿来警示自己并启迪年轻人。只有经常反思自己的过去，知其不足，才能及时纠正自己认知与治法上的缺憾，进一步提高学术水平与治疗效果。

从医案谈辨证论治

※

中医学有两个法宝，一是整体观念，二是辨证论治。

整体观念是将整个宇宙看作是一个整体，人类是这个整体中的一分子，这个分子是受宇宙所控制的。随着科技的发展，这种认知越来越被人们所接受。

辨证论治方法有10种：一是八纲辨证，二是脏腑辨证，三是经络辨证，四是六经辨证，五是营卫气血辨证，六是三焦辨证，七是气血津液辨证，八是病因辨证，九是方证辨证，十是时辰辨证。

辨证论治概括起来主要有三句话：一是四诊无遗漏，全面去分析；二是缓急有先后，治疗有主题；三是抓主证，抓主方，抓主药。下面结合几则医案谈谈临床中如何进行辨证论治。

一、桂枝汤治疗外感内伤案

某年夏，杨姓男，其先畏热，启窗而卧，周身热汗淋漓，遂睡。夜半觉冷，覆被再睡，其冷不减，反甚。次日头汗出，周身汗不多，予桂枝汤。

王姓女，无表证，月事后期而少，时时微恶寒，背部为甚，纳谷减少，脉缓。此为血运迟钝，胃肠虚弱也。宜桂枝汤和之。

处方：桂枝10g，白芍10g，炙甘草3~10g，生姜3片，大枣3~12枚。水煎服。

注：以上两例，选自曹颖甫《经方实验录》，一为外感，一为内伤，病不同而证同，均以桂枝汤治之而愈。

《伤寒论》第12条云："太阳中风，阳浮而阴弱。阳浮者，热自发；阴弱者，汗自出。啬啬恶寒，淅淅恶风，翕翕发热，鼻鸣干呕者，桂枝汤主之。"这条经文说明，桂枝汤证的病机为"阴阳不和"四字。而桂枝汤正是调和阴阳的总方。

清代柯韵伯说："此方为仲景群方之冠，乃滋阴和阳，调和营卫，解肌发汗之总方也。"

《医宗金鉴》云："桂枝辛温，辛能发散，温通卫阳；芍药酸寒，酸能收敛，寒走阴营……生姜之辛，佐桂枝以解表；大枣之甘，佐芍药以和中；甘草甘平，有安内攘外之能。"

章虚谷则云："此方立法，从脾胃以达营卫，周行一身，融表里，调阴阳，和气血，通经脉，非攻伐，非补助，而能使窒者通，逆者顺，偏者平，格者和。是故无论内伤外感，皆可取法以治之，要在因宜裁制，以阴阳表里为尺度。"（《伤寒论本旨》）

这些文字说明，桂枝汤不仅是调和营卫、解肌发汗的方，而且是燮理气血、通达表里的方，堪称经方中调和阴阳之总方。分析桂枝汤方义，桂枝为君，辛温发散为阳；白芍为臣，酸寒收敛为阴。从辩证法角度来分析，桂枝与芍药，一阳一阴，一热一寒，一散一收，相反相成。桂枝汤配伍的严谨与实用，正是经方有序结构的缩影。

徐彬说："桂枝汤，外证得之，解肌和营卫；内证得之，化气调阴阳。"（《金匮要略论注》）

曹颖甫先生对桂枝汤功效的评价为："外证治太阳，内证治太阴。"治太阳者，调和营卫也；治太阴者，调和气血也。一言以蔽之，就是调和阴阳，完全符合《素问·至真要大论》所说"谨察阴阳所在而调之，以平为期"之旨。

二、葛根黄芩黄连汤加赤芍、天竺黄治疗高血压案

男性，49岁。患高血压2年，头晕，颈项不舒，口干黏苦，曾用复方罗布麻、卡托普利等药物治疗，血压稳定于正常值内，但症状不减，舌质暗红，苔薄黄，脉沉弦细紧。脉症合参，乃系痰火上扰，经脉失柔。拟葛根黄芩黄连汤加味治之。

处方：葛根15g，黄芩10g，黄连10g，赤芍30g，天竺黄10g，生甘草5g。水煎服。服用7剂，头晕减轻，但颈项不舒未减。于上方葛根加至30g，并加用芦根30g。服5剂，头晕减大半，颈项舒展自如。继服7剂，症状如失。

注：此案为我临床诊治医案。《伤寒论》第31条："太阳病，项背强几几，无汗恶风，葛根汤主之。"近人根据葛根汤治疗"项背强几几"的记述，将单味葛根用于治疗高血压病的头晕、项强、颈部不舒等，据此研制出新的中成药"愈风宁心片"，用于心脑血管疾病，反映普遍良好。施今墨先生认为，葛根可改善脑血循环及外周血液循环，而治高血压病之头痛、头晕、项强、耳鸣、肢体麻木，以及胸闷不舒、心前区发作性疼痛等，如冠心病、心绞痛诸症。（《施今墨对药临床经验集》）。而黄芩、黄连清热解毒，具有降血压作用，加赤芍以活血化瘀，天竺黄以清化热痰。

三、黄芪建中汤加味治疗虚劳病案

女性，19岁。经停9个月，咳呛4个月，屡医无效。刻诊：皮色无华，咳呛不已，缓步上梯，竟亦喘息不止，每日上午盗汗淋漓，头晕，心悸，胸闷，胁痛，腹痛喜按，食少喜呕，夜寐不安，咳则多涎沫，舌苔薄腻，脉象细数，脉率每分钟140余次。症延已久，自属缠绵。拟先治其盗汗，得效再议。用当归建中汤加味治疗，有效；后改用黄芪建中汤加味治疗，病情大有起色。

处方：

1.当归建中汤加龙骨、牡蛎：桂枝3g，白芍6g，生甘草2.5g，生姜1片，大枣4枚，饴糖4枚，当归6g，龙骨12g（先煎），牡蛎12g（先煎）。

2.黄芪建中汤加味：炙黄芪10g，桂枝5g，肉桂心0.6g，炙甘草5g，白芍10g，当归12g，生姜2片，大枣8枚，饴糖6枚，龙骨18g（先煎），牡蛎24g（先煎）。

后改用润肺养阴、宁咳化痰剂，如浙贝母、杏仁、款冬花、紫菀、麦冬、沙参之属，竟无进退。老医诏之曰："子之弃建中而用贝、杏者，误也。若是之

证，当换笺不换方，虽服之百日，不厌其久也。”

注：此案选自曹颖甫《经方实验录》，系曹氏弟子姜佐景之医案，此案初诊为“干血痨”，实为肺结核也。

姜氏思量，本证之症结有三：经停不行，一也；肺病而咳，二也；腹痛恶寒而盗汗，三也。若用攻剂通其经，则腹无癥瘕，但患者虚不受劫；若用肺药止其咳，则痨菌又会滋生。二者均不可，考虑其腹痛、盗汗，当用当归建中汤合龙骨牡蛎法，以极轻之量与之。

姜氏认为：“曰建中汤不得治肺结核，犹曰桂枝汤不能治太阳病。”这是不正确的。曹氏认为：“通俗医界莫不知培土生金之说，然往往不能用之适当者，不通仲师之医理故也。”他说，当归、黄芪亦补脾药也，加龙骨、牡蛎，则《金匮要略》虚劳盗汗之方治也。陈修园说：建中者，建立中气也。尤在泾云：治虚劳而必以建中者，何也？盖中者，脾胃也。盖虚劳不足，纳谷者昌，故必立其中气，中气之立，必以建中也。

岳美中先生说过：“治急性病要有胆有识，治慢性病要有方有守。”古人治疗慢性病常常用到30余剂、50余剂，甚至百余剂。表面看来，似乎迟缓颟顸，实际上是积蓄能量，以待发挥。

四、炙甘草汤治疗早搏案

心动悸，胸闷不适，自感心脏停搏，皮肤干燥，容易疲劳，口干，大便秘结，脉象不整，舌质淡红，苔薄白。心电图显示：心律失常。炙甘草汤主之。

处方：炙甘草12g，桂枝10g，生姜9g，麦冬18g，火麻仁9g，人参6g，阿胶6g，生地黄48g，大枣10枚（剖开）。以水酒各半煎取2次，去渣，纳阿胶烊化，分2次温服。

注：本案选自《岳美中医学文集》。炙甘草汤在《伤寒论》中为补益剂，补气养血、滋润血脉，为后世滋补剂之祖。上述剂量为岳美中先生的临床使用量。书中记载：一医者治一脉结代、心动悸患者，予炙甘草汤，未按仲景药量，而是任予6g、9g，虽服良久，无效。问岳老，岳老嘱按仲景原方药量再服，四剂而愈。

五、《古今录验》续命汤治疗中风案

男性，18岁。以四肢麻木、瘫痪12天，伴呼吸困难而住院。12天前晨起时，突然颈椎发响，旋觉左上下肢麻木，活动受限。1小时后全身麻木，并气紧、心悸、呼吸困难、尿闭。经逐级医院抢救无效。经西医诊断为急性脊髓炎、上行性麻痹，收内科治疗。当时最危急的是呼吸、吞咽十分困难。给予抗感染、输液等治疗，不断注射洛贝林、樟脑水，并吸氧抢救，告病危通知。虽经抢救，仍阵发性呼吸困难，时而瞳孔反射消失，昏昏似睡，呼之不应，全身深浅反射均消失。上述症状每日数发，如是六日。救治罔效，西医多次告知家属“命在旦夕”，家属已准备后事。万般无奈，为尽亲意，勉邀中医会诊。刻诊：症状同上述。舌质红、苔薄黄，脉洪弦而数。诊为风痱，予《古今录验》续命汤治之。

处方：干姜3g，生石膏12g，当归9g，党参12g，桂枝4.5g，甘草3g，麻黄6g，川芎3g，杏仁6g。针刺：风府、大椎、肺俞、内关，留针15分钟。服用上方1剂，危急顿除，左上肢已能活动，全身麻木减轻，吞咽、呼吸已不甚困难。续服1剂，更入坦途。诸症消失，呼吸、吞咽通畅，能食饼干。随证加减，续服4剂，诸症若失。经中医中药治疗10余天，痊愈出院。

注：此案选自江长康等《经方大师传教录》（中国中医药出版社，2015）。《古今录验》续命汤出自《金匮要略·中风历节病脉证并治》，原文云此方“治中风痱，身体不能自收，口不能言，冒昧不知痛处，或拘急不得转侧。”方由9味药组成，即麻黄、桂枝、当归、人参、石膏、干姜、甘草各三两，川芎一两，杏仁40枚。方后注：“当小汗……汗出则愈。”本方以益气养血、祛风散寒，以及攻补兼施、寒热并用见功，适宜于气血俱虚，感受风寒所致之中风风痱证。

六、吴茱萸汤加味治疗冠心病案

男性，48岁。患心悸、胸闷3年余，心电图提示左束支前分支传导阻滞、窦性心动过缓。迭经中西药物治疗，始终未见明显改善。近因气候寒凉，加之劳累过度，致心悸、胸闷加剧。刻诊：胸脘痞闷，气短，后背钝痛，面色苍白，四肢痿软欠温，小便清长，舌质略紫、苔白腻，脉沉迟，脉率54次/分。此为胸阳不振，阴寒阻滞，营血痹阻。治以益气通阳，宣痹散结。方选吴茱萸汤治之。

处方：红参8g，吴茱萸10g，附子10g，干姜5g，生黄芪12g，大枣5枚。5剂后心悸、胸闷减轻，后背转为隐痛，脉沉弱无力，迟缓之象改善，唯舌紫依然。原方加丹参20g，继服5剂，脉柔和有力，症状明显减轻，脉率66次/分，舌质略显淡红。遂于原方加鸡血藤40g，迭进15剂，恙情基本消失。

注：此案出自孙伯青《仲景吴茱萸汤临床治验》（《陕西中医》2000年第11期）。吴茱萸汤由吴茱萸、人参、生姜、大枣组成。其暖肝温胃、散寒降气作用比较显著。止痛、止呕是吴茱萸汤的两大功效，扩大用于冠心病者很少见于报端。

《医学启源》云吴茱萸"气浮而味降，其用有四，去胸中寒一也，止心痛二也"，它与附子、干姜配伍，散寒之力更足。

七、旋覆代赭汤治疗呃逆不止案

成年女性，噫气频作而心下痞闷，打嗝不断。符合旋覆代赭汤证候。年轻医者以旋覆代赭汤原方治之。令服3剂，效果不显。后请教刘渡舟老师，刘老看其方药，药味不错，但剂量有误，遂订正之，服用3剂，患者病症大减。

年轻医者原方剂量为：旋覆花9g，党参9g，半夏9g，生姜3g，代赭石30g，炙甘草9g，大枣3枚。刘老将生姜改为15g，代赭石改为6g。一加一减，疗效大显。

注：此案出自陈明《伤寒论讲堂实录》（人民卫生出版社，2014）。旋覆代赭汤见于《伤寒论》第161条，原文云："伤寒发汗，若吐，若下，解后，心下痞硬，噫气不除者，旋覆代赭汤主之。"此条为外感误治后的治法。

考原方剂量为：旋覆花三两、人参二两、生姜五两、代赭石一两、炙甘草三两、半夏半升、大枣12枚。其生姜用量是代赭石的5倍，大于旋覆花、人参、炙甘草。其代赭石与旋覆花、生姜的比例为1：3：5，而年轻医者却是10：3：1。

八、奔豚汤治疗奔豚案

农妇，40岁。症状比较复杂。第一个症状是心脏部位不适，像大水往上撞，又像江河中的水冲击石头；第二个症状是眼睛不能睁开，一看到光眼睛就如同裂出来、爆出来一样；第三个症状是特别恐惧，门窗关得紧紧的，4年多未出过门。但吃饭正常，二便正常，神志清楚，语言清晰。脉弦，略快。由于患者4年多未出过门，所以难以观面看舌，患者家属不得已用担架将其抬出门外，对此患者非常不配合。患者一见光，四肢发厥，昏厥身冷。当时给予针灸，并灌姜汤，大约2分钟后患者苏醒，大喊道："我的眼睛要炸了，心脏要出来了！"患者蓬头垢面，秽气熏人，面色惨白，舌苔灰白。医者经过几番考虑，首先是肯定为奔豚病，回想起《金匮要略》治疗奔豚病的几个方子，最后选用奔豚汤加茯苓治疗。

处方：取《金匮要略》奔豚汤原方加茯苓。李根白皮30g，茯苓30g，白芍12g，川芎6g，法半夏10g，葛根10g，甘草6g，生姜12g。服用3剂，病情好转。继服8剂，患者信步从屋子里走出来了。

注：本案出自《熊继柏临证医案实录（2）》（中国中医药出版社，2011）。《金匮要略》里治疗奔豚病有3个方子，即桂枝加桂汤、奔豚汤、苓桂甘枣汤。考虑到患者脉弦，有上冲心胸的症状，尽管没有寒热，但可能有“肝郁”，医者判断应当是由怄气得来的病。舌苔灰白，考虑痰饮，于是加上一味茯苓。

论治冠心病的整体思维

※

中医与西医的区别在哪里？我认为，不是诊断方法的不同，而是思维方法的不同。从广义上说，是东方文化与西方文化的不同。国学大师季羡林在《谈国学》一书中说：“东方的思维模式是综合的，西方的思维模式是分析的……东方综合思维模式的特点是，整体概念，普遍联系；而西方分析思维模式正相反。”季先生用通俗的语言阐明了东方文化与西方文化的区别，同时也阐明了中医与西医的根本区别。

冠心病是冠状动脉粥样硬化性心脏病。西医认为它是由于高血压、糖尿病、高血脂等因素引起冠状动脉硬化所致；而中医认为它是一种身心疾病，是全身疾病在局部的表现。因此，必须用整体思维的方法去认知、去处理。

一、五脏相关论

“心为五脏六腑之大主”，强调心脏在五脏六腑中的重要地位。但五脏之间，又有着互相制约的关系，如《素问·玉机真脏论》云：“五脏受气于其所生，传之于其所胜，气舍于其所生，死于其所不胜。”又说：“五脏相通，移皆有次。”在病理状态下，其他脏腑的疾病也很容易影响到心脏。因此，辨别冠心病的证候，也要认真考虑其他脏腑的病变情况，以便明确治疗的方向，从而拟定正确的方药。

1. 脾胃与心脏的关系　《素问·平人气象论》云：“胃之大络，名曰虚里，贯膈络肺，出于左乳下，其动应衣，脉宗气也。”又曰：“乳之下其动应衣，宗气泄也。”这段经文非常明确地说明脾胃与心通过经络而有着密切的联系。若脾胃纳运功能出现问题，胃纳不消，脾运不及，从而湿浊内阻，痰浊内生，不能予清气于手太阴肺经（脾胃之子），胸中之宗气夹杂有痰浊之邪，心气何能鼓动？心脉何能流通？以此思路，选用方药，当然选用瓜蒌薤白剂最为合适，它能使胃气下降，湿浊下流；它能通达腑气，扩展宗气；它能温运心气，畅通心脉，所以为历代医家所喜用。其他如半夏泻心汤、小陷胸汤等，均是从脾胃治心的常用方剂。

2. 肝与心脏的关系　肝在五脏六腑中的地位非同一般。张锡纯认为，肝居右而其气化先行于左，许多人不得其解，西医同仁更觉匪夷所思。这是“天人合一”理论在中医脏腑学说中最为具体的注脚。到了清代，医家提出“肝为五脏之贼”，肝有病可以影响到五脏六腑，更何况肝与心还为母子关系。由肝气郁结引起的胸痹心痛屡见不鲜，由气郁而起，由气郁而发，辨证并不困难。由气郁而引起的心脉不通，自然要用血府逐瘀汤。王清任先生说：“血府逐瘀汤，治胸中血府血瘀症。”方由桃红四物汤加柴胡、枳壳等组成。妙在用牛膝一味，“血化下行不作劳”。由此可见，此证是由肝气郁结在上焦，使上焦（心肺）气血不能畅达所致。

3. 肾与心脏的关系　肾与心脏是水火相济、坎离交泰的关系。肾水上腾而济心火，心火下降而温肾水，这是正常的心肾关系。冠心病发展到心衰阶段，这种关系打破了，变成了肾阳不化，肾水上泛，形成了“心水”。这在《金匮要略·水气病脉证并治》有较为详细的描述，如：“病者苦水，面目身体四肢皆肿，小便不利，脉之，不言水，反言胸中痛，气上冲咽，状如炙肉，当微咳喘。”其治疗方药有越婢加术汤、防己黄芪汤、麻黄附子汤等。《伤寒论》中有真武汤证两条，这两条都言及水气的代谢，而水气的代谢是由肾气的温煦所决定的。水不化，则脉不流；脉不流，则心悸、头眩、身瞤动生矣。仲景用真武汤温阳化气，以恢复水火交融的正常关系。《金匮要略》中的乌头赤石脂丸（乌头、附子、赤石脂、蜀椒、干姜），适合阳虚寒实之重证，必要时亦应考虑使用。

4. 肺与心脏的关系　肺与心脏的关系，以宗气为维系。《灵枢·邪客》云：“宗气积于胸中，出于喉咙，以贯心脉，而行呼吸焉。”肺为宗气之储，肺气虚则心气虚，肺气实则心气实，肺气郁则心脉郁。冠心病之虚证，常常责于心肺之虚，或气虚，或阴血不足，或气阴俱不足。而在实证方面，又常有肺气郁闭而致心脉瘀阻者，或痰浊郁闭而致心脉不和者。临床上常见有因风寒感冒而致冠心病病情加重者，甚至引起心衰等危症。治疗心肺之气虚，常选生脉散为主方；而由肺气郁引起心脉瘀阻者，葶苈大枣泻肺汤当为首选；痰浊壅肺而致冠心病加重者，则十味温胆汤为合适方选。

二、天人合一论

作为一名中医医生，在一接触到患者的时候，脑海里首先出现的思维活动，是他与自然环境的关系。例如他是哪里人，是山区或是平原，什么季节得的病，什么时辰发病，他有什么生活习性。就是要把疾病放到空间与时间中去考虑。这些内容对于治疗与预防都是非常重要的。这就是“天人合一论”在中医学中的具体应用。季羡林先生在讲到东方文化的特点时说，“天人合一”的思想是东方思想普遍而又基本的表露，“天人合一论”是中国文化对人类最大的贡献。

具体到冠心病，应非常注意发病时间，以及地理环境情况。《素问·脏气法时论》云：“病在心，愈在长夏，长夏不愈，甚于冬，冬不死，持于春，起于夏，禁温食热衣。心病者，愈在戊己，戊己不愈，加于壬癸，壬癸不死，持于甲乙，起于丙丁。心病者，日中慧，夜半甚，平旦静。”在一日之中，日出为春，日中为夏，日入为秋，夜半为冬，心脏病也会“旦慧、昼安、夕加、夜甚”。我们在治疗时，对于夜半发病或复发者，更要注意用扶阳类药物来补充心肾之阳，如附子、干姜、桂枝、吴茱萸、人参、黄芪等，《金匮要略·胸痹心痛短气病脉证治》中人参汤与乌头赤石脂丸等，均是扶阳散寒的名方；近年来开发的宽胸丸，乃是芳香温通的代表方剂。

“天人合一”理论，主要是指人与大自然的和谐，其中包括四时六气的变化对疾病的影响。如初之气的风温、二之气的温热、三之气的暑温、四之气的湿温、五之气的秋燥、六之气的伤寒等，都应考虑在内。

总之，“天人合一”理论比较复杂，只要我们考虑到了，把这些因素融入预防与治疗之中，就会取得事半功倍的效果。

三、整体恒动论

整体恒动论最早整理提出者是方药中教授。他在1976年写了一篇《论中医学的整体观》，文章中有一节为“成败倚伏生乎动”，这句话取之于《素问·六微旨大论》，原文为：“成败倚伏游乎中，何也？岐伯曰：成败倚伏，生乎动，动而不已，则变作矣。”“成败倚伏”，即成与败、盛与衰是互为因果的。成与败是在变动着的，证候也会向相反的方向转化。《道德经》有一句名言：“反者，道之动。”循环往复的运动是事物发展的客观规律。冠心病的证候也是在变化着的。《金匮要略·胸痹心痛短气病脉证治》云：“夫脉当取太过不及，阳微阴弦，即胸痹而痛，所以然者，责其极虚也。今阳虚知在上焦，所以胸痹心痛者，以其阴弦故也。”这里所说的“太过”“不及”也是在变化着的。当前，对于冠心病的证候认知是“虚中夹实”为基本病机。但虚与实是动态变化的。这里所说的“虚”（不及），包括阳虚、气虚、气阴两虚，以及气血不足等；所说的“太过”，包括瘀血、痰浊、寒凝、气滞等。当我们初诊为气虚证时，由于受到各种因素的影响，第二次诊治很可能变为阳虚证或气阴两虚证。实证也是如此，当我们第一次诊为瘀血证时，第二次很可能变为痰湿阻络证或气滞血瘀证，更何况冠心病的单一证候是不多见的。我的体会还是那句老话，“观其脉证，知犯何逆，随证治之”。

病毒性心肌炎治疗体验

※

病毒性心肌炎是病毒侵犯心脏引起的心肌局限性或弥漫性炎症病变，各种病毒均可引起，而以呼吸道病毒最为多见。本病多见于青少年，但成人亦有发生。近年来病毒性心肌炎已成为心血管疾病的常见病之一，对儿童及成人的健康构成很大危害。下面将我对病毒性心肌炎的治疗体验整理如下。

一、病因与病机

病毒性心肌炎属中医学“心悸”“胸痹”等病范畴。发病前多有呼吸道感染病史，初起常表现为感冒样症状，如发热、头痛、咳嗽等，待感冒缓解后，或在感冒进程中，突然出现或渐见心悸、气促、胸闷、心律失常及心脏扩大等症状和体征，严重者会发生心力衰竭，甚至猝死。中医学认为本病的前驱症状与温病有密切联系，温毒由表入里是发病的必要条件，发病过程与温病学家叶天士所述“温邪上受，首先犯肺，逆传心包”颇相吻合。而罹患者由于素体气阴不足或外感温毒较重，导致温毒羁留不去，内舍于心，遂而出现心“神”不宁、心“脉”不整、心“络”不通，甚至神脱脉代而亡。故此而言，本病以气阴两虚为本，以热毒与瘀血为标。初期热毒较为突出，病至中、末期，瘀血证逐渐显露。而气阴两虚的本质贯穿于病变的始终。若治不中鹄或迁延失治，往往形成虚、毒、瘀三者交错之证，使治疗多有掣肘。

病毒性心肌炎病位在心，但与其他脏腑亦有联系。有人认为心主血脉，赖心之阳气推动运行，而心之阳气与肾中命门同气相长。“君火以明、相火以位”，说明心经阳气有赖命门阳气的滋蕴才能焕发出来，这种认识无疑是正确的。但也不可忽视肺的功能，因为肺主气，“肺主身之皮毛，肺朝百脉”，而温毒正是由皮毛而经血脉逆传心包的，且心肺并居胸中，气主煦之，血主濡之，所以说，肺气的旺与衰在病毒性心肌炎的发病过程中有着重要的作用。

二、诊断与辨证

病毒性心肌炎是现代医学病名，中医诊疗本病，必须在明确诊断的前提下进行，但应与风湿性心肌炎相鉴别。本病一般起病急，由感冒诱发，症状以恶寒发热、胸闷气短为主症。而风湿性心肌炎则以关节酸痛，伴有胸闷、脉结代为主症。若要明确诊断，必须借助于听诊、心电图、实验室检查等现代医学手段。

病毒性心肌炎应以脏腑气血阴阳辨证为纲，病因辨证为目。据我临床观察，其证候出现率从高到低依次为：气阴两虚证、气阴两虚兼热毒证、气阴两虚兼血瘀证、热毒耗阴证、厥脱证等。气阴两虚证病在心、肺，以心悸、气短、胸闷、汗出、脉细为主症；而热毒证病在肺、胃，以发热、气促、痞满、便秘、舌苔黄腻、脉大为主症；血瘀证病在心、肝，以胸闷憋痛、两胁苦满、头痛、舌质暗、脉结代为主症；厥脱证病在心、肺、肾，以气息失续、汗出不止、四肢不温、脉微欲无为主症。以此观之，本病属气阴两虚证居多，其次是在虚证基础上形成的热毒证与血瘀证，单纯实证较少。在临床中有将本病按照病程的演变划分为初期、中期与后期的，还有以急性表证期和慢性里证期进行分阶段治疗的，但是这种分期并未脱离辨证分型的规范，只是表述疾病的进程而已，临床治疗时，还是要进行辨证分类。要以张仲景的“观其脉证，知犯何逆，随证治之”作为临证的准则，否则就会丢掉中医的精髓。

三、治则与方药

基于病毒性心肌炎本虚标实的证候特点，其治疗原则应以补虚为主，佐以泻实。这里的实与虚是相对而言的，它包括热毒、血瘀和湿毒、痰浊等。且补与泻常常兼而行之，或半补半泻，或四补六泻。具体治法则以益气养阴为主，或佐以清热解毒，或佐以活血化瘀，或佐以健脾化湿，或佐以滋阴降火等。

方药选用生脉散作为益气养阴的主方。该方源自李东垣《内外伤辨惑论》，专为暑伤气阴而设，而暑邪为相火行气，由口鼻而入，“始伤肺，继传心包”（《类证治裁》）。所以后人凡伤及心肺气阴者，多选生脉散为主方。实验证明，生脉散具有增强心肌收缩力，改善心肌代谢，提高心肌对缺氧的耐受力，保护缺氧的心肌细胞，以及调节血压的作用。常用的增选药物为：补气用黄芪、山药、大枣，养阴用玉竹、白芍、沙参，活血用丹参、赤芍、郁金，清热解毒用金银花、连翘、板蓝根、虎杖、贯众，安神宁心用酸枣仁、柏子仁、龙齿、远志，益气养阴用西洋参、黄精、玉竹等。其他如清火解毒的玄参、扶阳强心的炮附子、祛水宁心的薏苡仁、调节心律的苦参等。

选用方剂时，常用《伤寒论》与《温病条辨》等书中名方。如清热解毒多选白虎汤类方、承气汤类方、银翘散、桑菊饮，以及杨栗山的升降散，田净意（清代河南名医）的柴胡养荣汤等；养阴解毒多选青蒿鳖甲汤及当归六黄汤；益气复脉则选炙甘草汤及十味温胆汤。在多年临床实践中，我拟定出一首治疗心律失常的方子，即五参顺脉方，主要由西洋参、丹参、沙参、苦参、三七等十余味组成，治疗病毒性心肌炎、冠心病、风心病引起的心律失常有很好的效果。

在遣方用药时，还要不断采撷现代研究成果的知识，以加深对中药方剂的理解和应用，如黄芪有提高机体免疫力及抗病毒作用，苦参有治疗感染和过度疲劳引发早搏的作用，葶苈子有抗感染、利尿、强心作用，枳实有升压作用，丹参注射液有保护心肌细胞的作用，清开灵注射液有控制上呼吸道感染的作用，参附注射液有挽救心力衰竭的作用等。在治疗病毒性心肌炎时，运用上述现代药理研究成果，可以取得良好的效果。

四、典型病例

王某，女，18岁，2003年3月10日就诊。患者于50天前患感冒，经用桑菊感冒片与抗生素等药，发热、咽痛渐愈，却出现心慌、胸闷、口干、乏力等症状，呈阵发性加重。心电图提示：频发室性早搏。经省直属某医院确诊为病毒性心肌炎，经静脉滴注辅酶A、三磷酸腺苷，口服肌苷片等，治疗月余，效不明显，遂来我院就诊。刻诊：心慌、胸闷、怯气、汗出、活动后气喘，舌质暗红，苔薄白少津，脉结代。证属心肺气阴两虚，兼心脉瘀阻。法当滋养心肺气阴，佐以活瘀通络。方选生脉散与桃红四物汤加减。太子参15g，麦冬15g，五味子5g，玉竹15g，炒桃仁5g，红花5g，赤芍10g，炒川芎5g，苦参6g，炙甘草10g。并用复方丹参注射液250mL，静脉滴注，一日1次。

二诊：用药5日后，心悸、胸闷减轻，但怯气、汗出如故，增入蜜炙黄芪10g，地骨皮15g，山茱萸10g，继用复方丹参注射液。

三诊：用药1周后，心悸、胸闷大减，汗出减少，怯气好转，活动后气喘亦不明显，但脉象仍结代。患者不愿再服汤剂，改用生脉注射液静脉滴注。

四诊：1周后患者来诊，因不慎受风，出现心悸、胸闷、咽痛、咳嗽，痰黏色黄，咯出不利，舌苔薄黄偏干，脉数不整。X线胸片提示：心肺无异常发现。病情反复，痰热蕴于肺络，伤及心阴，当标本并治。拟生脉散与麻杏石甘汤加味。太子参30g，麦冬30g，五味子5g，炙麻黄5g，生石膏15g，炒杏仁5g，芦根10g，炒葶苈子10g，苦参10g，青蒿15g，桑白皮10g，生甘草5g。并用清开灵注射液40mL加入液体静脉滴注，一日1次。

五诊：用药1周，症状明显好转，脉弦细，已无结代，心电图正常。嘱服生脉饮口服液与五参顺脉胶囊巩固疗效，并嘱饮食要清淡，起居要有序。

六诊：半月后，其父来代述，患者病情已愈，无不适之感。嘱继服五参顺脉胶囊，以防不测。半年后随诊，身体无恙。

五、几点感悟

（1）病毒性心肌炎多发于青少年，按照《素问·上古天真论》所述，该年龄或是肾气未充（包括肾阴、肾阳），或是肾气平和，总之未至充满。加之现代生活节奏加快，食物辛辣厚味多，致肾阴不足者比例增高，形成阴虚内热，易招外邪的体质，为病毒性心肌炎的发病埋藏下了隐患。

（2）清代叶天士的“温邪上受，首先犯肺，逆传心包”，可谓病毒性心肌炎发病及演化过程的标准模式。气阴两虚是本病的基本病机，而兼热毒、兼血瘀两证是本病常见的衍化证候。由此派生的益气养阴、清热解毒、活血化瘀则为治疗本病的三大法则。

（3）从流行病学角度考虑，为预防本病的发生，应重视温病（包括普通感冒、流行性感冒、上呼吸道感染等）的防治。对于上焦温病，要抓好“三防”，即防止邪气缠绵，防止伤阴耗津，防止邪陷营血。其中护阴、护胃尤为重要。因此，诊治时应处处护阴养胃，并嘱患者食粥以养胃，饮茶（包括白开水）以护阴，起居有序以防外邪内陷等。

（4）对于重症病毒性心肌炎，应以中药益气生津复脉剂为主，但也不应摒弃西药的辅助治疗，可佐以激素、营养心肌细胞药物助之，具有疗程短、效果好、毒性小、治愈率高、复发者少的特点。实验证明，此法疗效较单纯用中药为好，更优于单纯用西药的治疗。

高热的辨证治疗

※

高热是一个症状，以体温超过39℃为标尺。西医将高热分为稽留热、弛张热、间歇热、波状热、回归热等。中医不分高热与低热，而是将发热分为恶寒发热、但热不寒、往来寒热、但寒不热等。

一、高热的辨证

中医对高热的认知以《伤寒论》六经辨证与《温热论》的营卫气血辨证为基本准则，并参考三焦的湿热辨证。在《伤寒论》中，高热的论述集中在三阳经，特别是太阳经与阳明经，而《温热论》高热则集中在气分与营分或血分。

1. 太阳经卫分高热　以高热恶寒、无汗、身痛、烦躁、脉浮紧为特点。以风寒外袭、邪热内闭为形成机理，是典型的外寒内热型高热。

2. 阳明经气分高热　以高热无寒、汗出、口渴、脉大、舌质干红为特点。以内外皆热，虽有汗出，但不足以散热为机理，是单纯型高热。

3. 少阳经气分高热　以高热与恶寒交替、口苦、咽干、默默不欲饮食为特点。以少阳与三焦气分热郁为机理，是寒热交替出现的热型。

4. 营分高热　以高热夜甚、无汗、口渴、舌质绛红为特点。若高热持续不退，会出现神昏谵语及出血症状，如皮下出血、鼻出血、牙龈出血、便血等，是高热伴有出血倾向的热型。

5. 三焦湿热内蕴高热　以高热持续不退、胸闷不饥、舌苔黄厚腻为特点。湿热郁闭于气分，多滞留于脾胃、肝胆，如油入面，难分难解，汗之不可，下之不可，如严重急性呼吸综合征［又称萨斯（SARS），曾称传染性非典型肺炎（简称“非典”）］那样，是一种疫毒所致的高热。

6. 阴虚内炽高热　多见于恶性病后期，由持续性低热转入高热，或见于术后、产后，或见于放疗、化疗之后，形体日渐消瘦，舌质红赤无津，犹如镜面，脉细数。

二、高热的治疗

1. 大青龙汤

主治：太阳经卫分高热。

组成：生麻黄15g，桂枝10g，杏仁10g，生石膏30g，生姜10g，大枣5枚，生甘草10g。先煮麻黄，去沫，后纳诸药。一服汗出，不再服用。若再服，会有烦躁、失眠，甚至亡阳之虞。

说明：这个方子的主药是麻黄与桂枝，这是大家都知晓的。但生姜与大枣容易被忽视，称认为不重要而随意去掉，这是不正确的。许多名医在谈到大青龙汤时，都会说到经验教训，即如果把生姜、大枣去掉，则高热复发的可能性就很大。这是因为生姜、大枣是“营养剂”“扶正剂”，是“提高抗病能力剂”，因此不可或缺。

大青龙汤的发汗作用非常明显，对于外感高热者，只要伴有恶寒、无汗、烦躁，就可以考虑用大青龙汤，《内经》有句话，“体若燔炭，汗出而散”。这个方子发汗之力非常大，只可用一两剂，不可多用，以免伤阴动血。

2. 白虎汤

主治：阳明经气分高热。

组成：生石膏30g或60g，知母15g，炙甘草10g，粳米30g（包煎）。煮成后，温服，一日3次。

说明：此方主药是生石膏，去掉生石膏，就没有什么效应了。白虎，在中国古文化中是“四神”（青龙、白虎、朱雀、玄武）之一，坐镇西方，主持秋季，有肃杀之气。人之高热，如暑热难耐，秋季一到，暑热顿消。此汤取白虎之名，即顿消高热之义。民国早期名医张锡纯、北京“四大名医”之一孔伯华，都是善用生石膏的大家。孔伯华有“孔石膏”之称，可见他对石膏之应用是非常娴熟的。

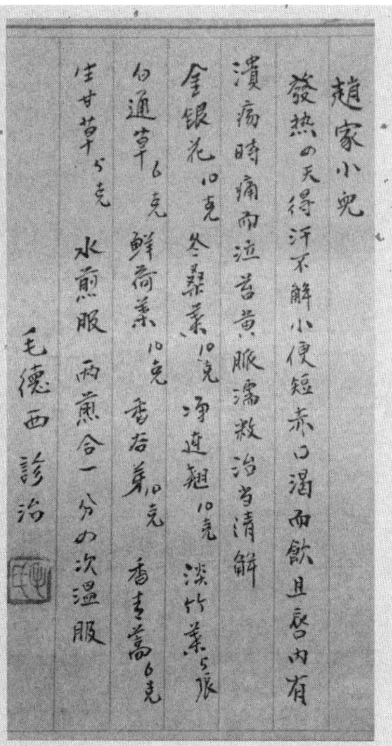
趙家小兒
發熱四天得汗不解小便短赤口渴而飲且唇内有
潰瘍時痛而泣苔黄脈濡數治当清解
金银花10克 冬桑葉10克 净连翘10克 淡竹葉5張
白通草6克 鲜荷葉10克 香谷芽10克 香青蒿6克
生甘草5克 水煎服 两煎合一 分四次温服
毛德西 診治

“小儿发热”病案

白虎汤对高热的疗效是毋庸置疑的。1955年全国“乙脑”流行，中西医束手无策，唯石家庄郭可明医生独具慧眼，用白虎汤控制住了病情，后在全国推广。到了1956年，北京流行“乙脑”，用原方白虎汤无效，蒲辅周老先生认为当年北京空气湿气大，改用苍术白虎汤，果然立竿见影。后凡高热、有汗、口渴、脉大者，多以白虎汤取效。

3. 小柴胡汤

主治：少阳经气分高热。

组成：柴胡15~30g，黄芩10g，人参10g，半夏10g，炙甘草10g，生姜10g，大枣5枚。

说明：这个方子是以和解表里、扶正祛邪为主要功用。主药是柴胡与黄芩，而直接退热的药是柴胡，对于高热，有医家用到50g、60g，甚至更多。

我在用柴胡退热时，常常加入银柴胡，如果说柴胡是解气分热的，那么银柴胡就是解阴分热的，但银柴胡的用量要小于柴胡。小柴胡汤是治疗外感发热的主要方剂，不论大人、小儿，或产后、大病后，都可以考虑用小柴胡汤解热，其性平和，又有和胃强身的作用。

4. 清气凉营汤

主治：气营高热不解。

组成：大青叶、金银花、野菊花、鸭跖草各30g，知母15g，生石膏60g，赤芍15g，大黄10g，白茅根30g。

说明：热入营分，但气分之热仍稽留不解。这张方子是国医大师周仲瑛的经验方，有清气凉营注射液、口服液等制剂，是在治疗流行性出血热中研制出来的经验方。该方清解气营之热，但可以用于常见病的高热。其应用指征为：高热不退，面红目赤，肌肤黏膜隐隐似有出血点，舌红无苔。

5. 达原饮合升降散

主治：三焦湿热，内蕴高热。

组成：①达原饮：槟榔10g，厚朴10g，草果6g，柴胡10g，知母15g，黄芩15g，甘草10g。②升降散：僵蚕10g，蝉蜕10g，姜黄10g，大黄10g（后下）。

说明：这两张方子虽然不是出于同一时期，一个出于明代，一个出于清代，但均以清除“戾气”“杂气”“疫毒”为主旨。其遣方用药看似模糊，不甚合理，但它的透解、解毒、泻下作用比较明显，在“非典”时期是立了大功的。其辨证要点是舌苔如“积粉”，起码是厚腻的舌苔，而不是光红无苔。

6. 青蒿鳖甲汤

主治：阴虚内炽高热。

组成：青蒿15~30g，生鳖甲30g（先煎），生地黄15~30g，知母15g，牡丹皮15g。

说明：这是治疗发热很常用的方子。所治疗的症状为“夜热早凉，热退无汗”（早上热退时并没有汗出），其脉必细数，其舌质必然红赤少津。它是通过滋阴的方法来清热的，而不是通过发汗来解热的，所以它适宜于内伤虚劳型高热。这种高热常常是有先因的，可能是先有一段时间低热，后逐渐呈现高热状态。主要见于阴虚劳病，如结核病、甲状腺功能亢进症、慢性肝炎，以及某些反复感冒患者。

三、用药体会

（1）只要是高热，金银花、连翘、薄荷、生石膏四味都可以用，不受证候性质的限制。

（2）不可忽视中成药的作用，如安宫牛黄丸、片仔癀、紫雪丹等，用得越早越好。

（3）对于小儿高热，蚤休（又名七叶一枝花、金钱重楼、草河车）是一味理想的药物。《神农本草经》说："味苦，微寒。主惊痫，摇头弄舌，热气在腹中，癫疾，痈疮，阴蚀，下三虫，去蛇毒。"前贤又说："七叶一枝花，深山是我家，男子治疮疖，女子治乳花。"可见，它的清热解毒作用是非常突出的。

（4）个人经验方（青白退热饮）：北柴胡15g，银柴胡10g，白薇10g，青蒿30g，黄芩15g，醋鳖甲30g（先煎30分钟），地骨皮30g，知母10g，黄柏10g，连翘15~30g，生甘草10g。水煎服。一日2剂，自早至晚，分4次服用，使药力持续发挥作用。

谈肝气证治

※

"肝气"一词，出自《内经》，其义有二：一是生理名词，指肝的生发之气，即生理功能，如《灵枢·脉度》："肝气通于目。"二是疾病名词，指肝脏病气，即病理状态，如《素问·玉机真脏论》："怒则肝气乘矣。"又如《史记·扁鹊仓公列传》："臣意切其脉，得肝气。"后世医家多将"肝气"作为病名沿用，民间俚语亦称"肝气病"。但文献中以肝气立名的较少，多在"郁证"或有关病证中叙述。其实肝气与郁证（肝郁）是有区别的。今将肝气为病的证治规律做一探索。

一、病机释义

何为肝气？肝气指肝脏作用太强而产生的病证。肝为风木之脏，以血为体，以气为用，主藏血而司疏泄，喜条达而恶抑郁，因血属阴而气属阳，故医家将肝脏的生理功能称为"体阴而用阳"。肝脏的作用为何太强？多因五志过极而致。《灵枢·百病始生》云："忿怒伤肝。"若平素气恼不已，就会使肝气疏泄有余，作用太过，出现上冲下逆横克有关脏腑的症状，遂而产生肝气病。亦有外邪引起的，"风气通于肝"，若外风过急，使人怒气不平，亦可发生肝气病，但为数较少。而肝郁则是作用不及，疏泄减弱，其气消沉，多由思虑不解引起。肝气与肝郁虽然均为气分病，但肝气为气分有余，或称木气太过，若横逆脾胃，可以用“木克土”来解释；而肝郁影响到脾胃，乃属“木不克土”。肝郁可以发展为肝气；而肝气已经横逆，不可能再转变为肝郁。

二、症状分析

肝气的临床表现与其生理特点和经脉循行有密切关系。清代林珮琴《类证治裁》谓：“凡上升之气，自肝而出。肝木性升散，不受遏郁，郁则经气逆，为嗳，为胀，为呕吐，为暴怒胁痛，为胸满不食，为飧泄，为㿗疝，皆肝气横逆也。”它的主要症状为胸胁胀满作痛，少腹胀痛，睾丸坠胀，或女性乳房胀痛等。其症状以作胀为主，以遇怒即发或加重为特征。这是由于肝气疏泄太过，使足厥阴肝脉经气不能正常舒展所致。先以气机阻滞而作胀，继而不通则痛，故肝气病以胀为主，有胀而不痛的，但没有痛而不胀的。它的发病部位，多从本脏本经部位开始，以两胁及少腹最为明显，然后循经扩散，上及胸膺、咽喉，下及股阴、前阴等。横逆脾胃，即出现“木克土”之候。若肝气亢而不平，上于头目，还会出现肝火征候，即“气有余便为火”，这时的肝气病已转化为火邪，其主要症状也会变为“气火偏旺”之候。

三、证治概要

肝气为内科常见杂病，尤以女性罹患为多。清代李冠仙《知医必辨·论肝气》云：“人之五脏，唯肝易动而难静。其他脏有病，不过自病，抑或延及别脏，乃病久而生克失常所致。唯肝一病，即延及他脏。”又云：“五脏之病，肝气居多，而妇人尤甚。”这里所说的“肝气居多”，不仅指肝气病，亦包括肝郁及由肝气而产生的肝火、肝风等病证。但由肝气演变的肝火、肝风等，其性质与肝气有本质区别，故本文不做阐述。

1. 肝气内结证　症见胁肋胀满作痛，或少腹胀痛，或女性乳房胀痛，不思饮食，常气恼急躁，舌苔薄白，脉弦。此乃肝气太过，内结于厥阴本经，致使肝区、少腹等部位胀痛不解，为肝气病的基本证候。治宜疏肝理气。药选柴胡、香附、苏梗、青皮、橘叶、佛手、麦芽等。方选柴胡疏肝散（《景岳全书》）：柴胡、陈皮、川芎、白芍、枳壳、香附、甘草。或推气散（《济生方》）：枳壳、郁金、桔梗、陈皮、桂心、甘草。兼寒，加吴茱萸、细辛；兼热，加牡丹皮、栀子；兼痰，加半夏、贝母。

2. 肝气上冲证　症见头涨而痛，头晕目眩，昏厥，吐血，脐下动气筑筑，气冲咽喉不得息，心悸少寐，舌质淡红，苔白或黄，脉弦紧。此由大怒伤肝，肝气暴张，升发太过，气逆于上而致。治宜降逆平肝。药选枳实、苏梗、橘络、川楝子、刺蒺藜、炒杏仁、全瓜蒌等。方选五磨饮子（《医方集解》）：沉香、木香、槟榔、枳实、乌药。或奔豚汤（《金匮要略》）：甘草、黄芩、川芎、芍药、当归、半夏、生姜、葛根、李根白皮。心悸、少寐，加酸枣仁、栀子、竹叶；吐血，加代赭石等。

3. 肝脾不和证　症见胁腹胀痛，善太息，腹泻肠鸣，纳呆，食入不化，心烦易怒，舌苔白腻，脉弦。此由肝气太过，克伐脾土，脾失健运所致。治宜抑肝扶脾。药选人参、白术、茯苓、木香、防风、陈皮、白芍等。方选六君子汤（《医学正传》）：人参、茯苓、白术、甘草、陈皮、半夏。加吴茱萸、白芍、木香。或痛泻要方（《丹溪心法》）：白术、白芍、陈皮、防风。加木香、乌药。

4. 肝胃不和证　症见脘腹胀满隐痛，连及两胁，食后不化，嗳气泛酸，呕吐，舌淡苔白，脉细弱。此肝气太过，致胃气失和，气机升而不降所致。治宜疏肝和胃。药选陈皮、半夏、木香、砂仁、白蔻仁、川楝子、生麦芽等。方选四逆散（《伤寒论》）：柴胡、枳实、白芍、甘草。加左金丸（《丹溪心法》）：黄连、吴茱萸。食后胃满者，加神曲、鸡内金；脘腹胀满甚者，加莱菔子、莪术等。

5. 肝气冲心证　症见胸胁胀痛，心胸憋闷，甚则痛闷欲绝，手足指（趾）冷，每遇怒气而作，舌苔白腻，脉弦紧。此由肝气疏泄太过，上冲于心，使心经脉络郁闭所致。治宜柔肝理气。药选白芍、柏子仁、木瓜、当归、牛膝等。方选金铃子散（《素问病机气宜保命集》）：川楝子、延胡索。合失笑散（《太平惠民和剂局方》）：蒲黄、五灵脂。兼热加天冬、生地黄；兼寒加肉苁蓉、肉桂。

6. 肝气夹痰证　症见咽中梗阻，如有炙脔，咯之不出，咽之不下。或颈部漫肿或结块，但皮色不变，缠绵难消，且不溃破。舌苔薄白腻，脉弦紧。治宜理气化痰或理气消痰。药选半夏、橘核仁、苏叶、乌药、香附、夏枯草、浙贝母、海藻、麦芽等。方选半夏厚朴汤（《金匮要略》）：半夏、厚朴、茯苓、生姜、苏叶。或海藻玉壶汤（《医宗金鉴》）：海藻、昆布、海带、陈皮、青皮、连翘、浙贝母、当归、川芎、独活。

7. 肝气下逆二阴证　症见胁连少腹攻冲胀痛，下扯二阴，且前阴有坠胀痛感，急躁易怒，夜寐多梦，舌苔薄白腻，脉沉弦。此肝气有余，疏泄过强，使其所过之胁、少腹、前阴等气结不展，形成其病势向下的过激症状。治宜柔肝理气，苦辛散结。药选白芍、柏子仁、木瓜、青皮、川楝子、木香、大黄、附子等。方选《止园医话》外疝方：川楝子、山楂核、荔枝核、橘核仁、青皮、小茴香、干姜、延胡索、大黄、炮附子等。

8. 肝气下逆任冲证　症见两胁连及少腹胀痛，月经不调，或有痛经、流产、不孕等，舌苔薄白偏干，脉弦紧。此肝气太过，下逆冲任，冲为气海，任主胞胎，冲任受损，必致女性发生经、孕、产等方面疾病。治宜柔肝理气，调理冲任。药选柴胡、乌药、青皮、香附、陈皮、麦芽、荔枝核、龟板、鳖甲等。方选逍遥散（《太平惠民和剂局方》）：柴胡、当归、白芍、白术、茯苓、薄荷、甘草。热加牡丹皮、栀子；血虚加熟地黄、鸡血藤。

四、要言点评

肝气病既常见又复杂。虽然是气分病，但由于“肝藏血”，故又与血分有关；且“乙癸同源”，与肾也有密切关系。古代医家对肝气病的治疗积有丰富经验，至今仍有实用价值。今择数言，略予点评，以飨读者。

（1）《素问·脏气法时论》云：“肝苦急，急食甘以缓之。”“肝欲散，急食辛以散之，用辛补之，酸泻之。”肝为将军之官，其性猛锐，“肝苦急”，是其有余，急则有摧折之义。用甘味以缓之，即宽解安慰之义，可免肝气太过之患。肝喜条达，一旦抑郁，当以辛味药解其束缚，如用川芎之辛以散之。“用辛补之，酸泻之”，此处“补泻”，非“虚则补之，实则泻之”之义。张景岳说：“顺其性者为补，逆其性者为泻。肝喜散而恶收，故辛为补，酸为泻。”总的原则是从肝脏的生理性质出发，以调整其生理功能为目的。

（2）明代缪希雍《先醒斋医学广笔记》吐血三要法：“宜行血，不宜止血；宜补肝，不宜伐肝；宜降气，不宜降火。”此段话虽名“吐血三要法”，但对治疗常见肝病有着特殊的指导意义。“气有余便是火”，火旺伤及阳络，即会吐血。可见吐血与肝气有着密切关系。凡吐血属火不降者，降气便是降火，若单用苦寒降火，往往伤脾作泻。养肝则肝气平而血有所藏，若伐之则肝血更虚，血愈不止。行血则血循经络，血不止而止，若单纯止血，则易引起血瘀发热、不思饮食等。具体到肝气病，若加用一些行血药，或养肝阴药，或降气药，则肝体充益而肝用必舒。

（3）逍遥散（《太平惠民和剂局方》）原方8味，内有当归、白芍养肝，柴胡疏肝，以遂肝之条达之性；白术、茯苓、甘草培中，使脾土不受木伐；用薄荷、生姜各少许，取其有协助舒郁和中的能力。清代张景焘推此方“实为肝病第一良方，有他症者，以意消息，自无不效”。加牡丹皮、栀子，为加味逍遥散（《内科摘要》），用于肝经气火偏旺者；加生地黄或熟地黄，名黑逍遥散（《医略六书》），用于肝郁血虚，临经腹痛者。秦伯未说：“逍遥散的主治是肝脾两虚，木不疏土……不可简单地把它当作疏肝主方。”（《谦斋医学讲稿》）但作为疏肝方剂，后人加上牡丹皮、栀子，就可以起到“抑肝气”的作用（《医方集解》）。所以我认为，此方不但主治肝郁，也可以作为治疗肝气及肝虚诸病证的基本方剂而灵活应用。

（4）清代王旭高《西溪书屋夜话录》开篇云：“肝气、肝风、肝火，三者同出异名。其中侮脾乘胃，冲心犯肺，挟寒挟痰，本虚标实，种种不同，故肝病最杂，而治法最广。”之后所述治肝三十法，包括治肝气八法、治肝风五法、治肝火十法、补肝（包括镇肝）七法，基本囊括了肝病的全部治法。在治疗肝气的同时，切勿忘记补肝法，如补肝阴之生地黄、白芍、乌梅，补肝血之当归、川芎、牛膝、续断等，以及滋水涵木的药物，如女贞子、山茱萸、五味子、何首乌、龟板等。只有肝之体充实，肝之用才能避免太过与不及，发挥正常的疏泄条畅作用。

（5）张锡纯《医学衷中参西录》大麦芽解：“大麦芽，性平，味微酸……虽为脾胃之药，而实善舒肝气（舒肝宜生用，炒用之则无效）。”“麦芽与肝为同气相求，故善舒之。”以前仅言大麦芽为脾胃药，自张锡纯始，医界将大麦芽用于治疗肝气病，特别是肝气克伐脾胃的胁腹胀满、饮食不化等，效果尤佳。

根据肝气病的临床特点，其证候多见于慢性肝炎、慢性胃炎、慢性胆囊炎、胃与十二指肠溃疡、小肠疝、胃肠神经症、慢性阑尾炎、慢性盆腔炎、月经不调等。临床应坚持辨证论治的原则，探讨肝气病的发病机理与证候演变规律，选择最有效的方药去治疗。

湿温病特点及其证治概要

※

湿温是感受湿热病邪引起的外感热病，多发于夏秋雨湿季节，具有与一般外感热病明显不同的自身特点，“有时不但病家分不清，即医家亦疑不能决”（秦伯未语）。明清以来，医学家对此病进行了深入的研究，形成了较为完整的辨证论治体系，使后人对湿温的脉络有了清晰的认识。今述其要，供同道临证参考。

一、病证特点

1. 有明显的季节性　本病多发于夏末秋初雨湿季节，历经大暑、立秋、处暑、白露四个节气。其间，酷暑下迫，水气上腾，湿热氤氲，口鼻吸收，感之者为湿温。虽然前人有认为一年四季均可发病，但仍以长夏雨季发病为多。

2. 以脾胃湿热证候为主　长夏时节，肉食果菜容易内伤脾胃，外界湿热之邪便会乘虚而入，内外湿邪相引，遂发为湿温。湿邪重者以脾困为主；热邪重者以胃热为主。湿热互结，便会出现以脾胃湿热为主的证候。

3. 病势缠绵，易于流行　由于湿性重浊，黏腻淹滞，易遏气机，湿热裹结，如油入面，常留连气分，缠绵难解。故本病病程较长，古人称之为“秋呆子”。且具有传染性，可引起流行。

4. 脉无定体　湿温病脉无定体，或洪或缓，或伏或细，多随证见，不拘一格。大凡阳明热盛者多见洪脉、数脉，太阴湿盛者多见缓脉、濡脉，而伤阴者多见濡细脉。故难以一定之脉而言之。

二、证治概要

湿温病的证候分类，以三焦辨证为主，兼顾卫气营血层次的鉴别。以芳香化湿、清热燥湿、淡渗利湿为基本治法。病入下焦营血，则用清营凉血熄风等法。

1. 上焦卫分证治（初期阶段）

证候：身热不扬（患者身觉热甚，初按其肌肤多不甚热，但久扪之则热势渐增），恶寒，无汗或少汗，胸闷不饥，口不渴，舌苔白腻，脉濡数。

治法：芳香化湿，宣达透表。

处方：藿香正气散（《太平惠民和剂局方》）。药取藿香、厚朴、半夏、陈皮、白芷、大腹皮、茯苓、桔梗、苏叶、甘草。如头痛甚者，加荷叶、佩兰；湿甚苔厚腻者，加苍术、薏苡仁；脘痞不解者，加代代花、石菖蒲；不欲食者，加枳实导滞丸包煎；呕吐者，加竹茹、生姜。

病在上焦卫分，忌用燥烈发汗剂，如麻黄、桂枝、细辛、羌活等。否则，药后热势暂退，未几更高，更难以治疗。

2. 中焦气分证治（中期阶段） 病踞气分，湿热之邪更趋猖獗。但湿与热往往显现偏重倾向。王孟英说：“人身阳气旺，即随火化而归阳明；阳气虚，即随湿化而归太阴。”（《温热经纬》）归阳明则热重于湿，归太阴则湿重于热。湿热内郁气分，弥漫上下，可以出现许多变证，故有主证候与次证候之分，不可执一方而统治诸证。

（1）湿邪偏重

1）主证候：身热不扬，午后热甚，状如阴虚，恶心欲呕，胸闷脘痞，渴不欲饮，便溏溲浑，舌苔白润腻，脉濡缓。

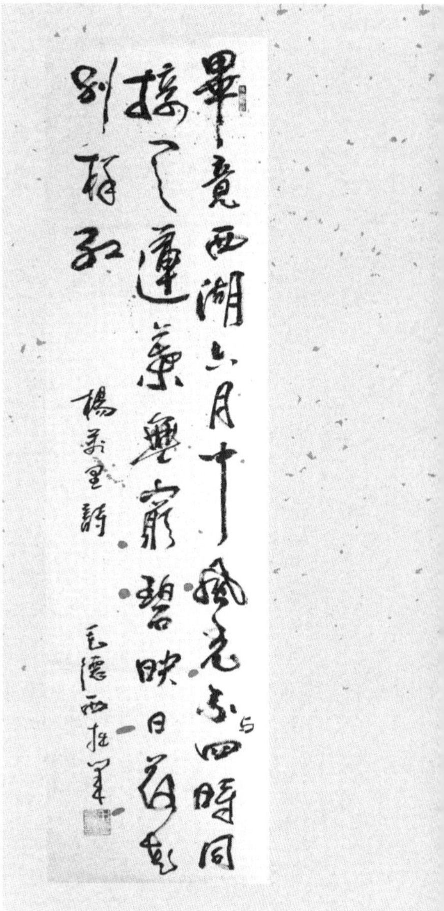

“毕竟西湖六月中”书法

治法：芳香化湿，兼以轻宣透热。

处方：三仁汤（《温病条辨》）或藿朴夏苓汤（《感证辑要》）。药取杏仁、飞滑石、白通草、白蔻仁、竹叶、厚朴、生薏苡仁、半夏；或藿香、厚朴、半夏、赤茯苓、杏仁、生薏苡仁、白蔻仁、猪苓、泽泻、淡豆豉。如口苦、胁痛者，加柴胡、郁金；腹胀者，加藿香、佩兰；厌油腻者，加山楂、麦芽、神曲；尿少者，加赤小豆、茯苓皮。

湿困中焦，舌苔白润腻是主要指征。苔不腻或苔腻而干，是化燥之征，香燥辛烈药如苍术、干姜、白芷等尽量少用，以防化燥伤阴。

2）次证候：

①湿阻膜原：症见恶寒甚，发热轻，身热有汗，手足沉重，呕逆腹胀，舌苔白厚腻浊，甚如积粉，脉缓。此为湿阻膜原，阳气内郁不得透达所致。治宜疏利透达，达原饮（《温疫论》）主之。药取厚朴、槟榔、草果、知母、柴胡、白

芍、黄芩、甘草。如呕而口苦，胁痛耳聋，此邪溢少阳，加青蒿；眉骨痛，鼻干不眠，此邪溢阳明，加葛根；腰背项痛，此邪溢太阳，加羌活。

邪入膜原，苔厚腻、甚如积粉为辨证要点。非此舌苔，不可轻投此类方药。

②湿蒙清窍，下阻肠道：症见神识如蒙，两目似开非开，似睡非睡，时有谵语，脘痞呕恶，少腹硬满，大便不通，舌苔垢腻，脉濡数。此湿热久羁，蒙蔽清窍，阻滞肠道所致。治宜宣通气机，清化湿浊，宣清导浊汤（《温病条辨》）主之。药取猪苓、茯苓、寒水石、蚕沙、皂角子。服后以大便通顺为快。

③湿困三焦，蒙上流下：症见热蒸头涨，神识昏蒙，身痛呕逆，渴不多饮，小便不通，舌苔白腻，脉濡数。此湿多热少，浊气上蒙，泌别失职之征。治宜芳香开窍，淡渗分利，茯苓皮汤（《温病条辨》）送服苏合香丸。药取茯苓皮、生薏苡仁、猪苓、大腹皮、白通草、淡竹叶。还可以加入西瓜汁、芦根、木通以通利小便，益于湿浊快速排出。

（2）热邪偏重

证候：壮热面赤，大汗口渴，呼吸气粗，脘痞身重，苔黄而腻，脉洪大。

治法：清热化湿。

处方：白虎加苍术汤（《温病条辨》）。药取生石膏、知母、粳米、甘草、苍术。若口黏不饥者，加藿香、佩兰、谷芽、稻芽等。

（3）湿热并重

1）主证候：发热，口渴，脘痞腹胀，咽肿，或身目发黄，小便短赤，舌苔黄腻，或舌心干焦，脉濡数。

治法：清热解毒，化浊利湿。

处方：甘露消毒丹（《温热经纬》）。药取滑石、茵陈、黄芩、石菖蒲、木通、川贝母、射干、连翘、薄荷、白蔻仁、藿香。“此治湿温时疫之主方也。”（王孟英语）若腹胀甚，可加大腹皮、枳实；大便如黄酱者，加制大黄、槟榔；咽肿痛，可加蒲公英、紫花地丁等。

2）次证候：

①湿热蕴结中焦：症见发热汗出不退，口渴而不多饮，脘腹痞满，心烦不宁，小便短赤，苔黄滑腻，脉濡数。此湿渐化热，里热已盛之候。治宜清化湿热，连朴饮（《霍乱论》）主之。药取厚朴、黄连、石菖蒲、半夏、淡豆豉、栀子、芦根。若脾虚者，加白扁豆、白术；呕恶明显者，加旋覆花、藿香、竹茹；

胃脘胀痛者，加苏梗、木香、青皮等。

②湿热蒙蔽心包：症见身热不退，朝轻暮重，神识昏蒙，似清似昧，时或谵语，舌苔黄腻，脉滑数。此湿热交蒸，蕴酿成痰，痰浊蒙蔽心包所致。治宜清热化湿，泄浊开窍，菖蒲郁金汤（《温病全书》）主之。药取鲜石菖蒲、郁金、炒栀子、连翘、菊花、滑石、竹叶、牡丹皮、牛蒡子、竹沥、姜汁、玉枢丹。若高热、烦躁者，加鸭跖草、马鞭草；神昏不醒，可加服安宫牛黄丸或苏合香丸。

③湿热留连气分：症见发热身痛，汗出热解，继而复热，口不渴或渴不多饮，舌苔淡黄而滑，脉缓。此湿热留连气分，湿不能因汗而退，故热亦不能因汗而解。治宜宣气化湿，利尿退火，黄芩滑石汤（《温病条辨》）主之。药取黄芩、滑石、茯苓皮、白蔻仁、通草、猪苓。呕而不渴者，加制半夏。

④湿热郁发白瘖：症见发热身痛，汗出不解，胸脘痞满，颈项、胸、腹部出现白瘖（一种白色透明的小粒水疱），苔黄腻，脉濡数。乃由湿热留连气分，郁蒸肌肤，蕴酿而成。治宜辛凉解肌，淡渗利湿，薏苡竹叶散（《温病条辨》）主之。药取薏苡仁、竹叶、白蔻仁、连翘、茯苓、白通草。若身痛不解，加防己、桂枝；咳嗽、头涨，加杏仁、生姜。

3. 下焦营血证治（后极期阶段）　湿温病，无论湿重、热重，最终必然化燥，传营入血，与其他温热病基本相同。热邪灼伤营血，既容易引起出血，又容易诱发内风，进一步恶化，还会引起亡阴亡阳。因此，争分夺秒地抢救是转危为安的前提。

（1）热入营分：症见身热夜甚，心烦不寐，或神呆谵语，斑疹隐现，舌质红绛，脉细数。此为热入营分的初期证候。宜透热转气，养阴凉血，清营汤（《温病条辨》）主之。药取犀角（水牛角代之）、生地黄、玄参、竹叶心、金银花、连翘、黄连、丹参、麦冬。

（2）热入血分：症见身热不解，鼻衄或吐血不止，或大便下血，尿血，斑疹紫黑，甚或高热谵妄，舌质紫绛，脉弦细数。湿温至出血阶段，病情已进入重危极险地步。宜清热凉血，活血散瘀，犀角地黄汤（《备急千金要方》）主之。药取犀角（水牛角代之）、生地黄、白芍、牡丹皮。若出血不止者，加仙鹤草、地榆、大蓟、小蓟、金银花炭、蒲黄等。

（3）虚风内动：症见突然头晕涨痛，两手时张时举，手指震颤，举措不定，甚则抽搐，或伸指撮空理线，舌绛苔少，脉细而数。此热邪久羁，消烁真阴，虚风内动之证。宜育阴熄风，大定风珠（《温病条辨》）主之。药取生白芍、阿胶、生龟板、生地黄、火麻仁、五味子、生牡蛎、麦冬、炙甘草、鸡子黄、鳖甲。喘者，加人参；自汗出者，加龙骨、人参、小麦；悸者，加茯神、人参、小麦。

（4）血脱危证：湿温病后期至便血阶段，可以出现亡阴亡阳危证，这是其他温热病不多见的。

亡阳证可见便血色暗黑，伴有腹痛，汗出肢冷，昏昏欲睡，面色苍白，脉细难及。宜益气摄血，固阳救逆。独参汤（《十药神书》）、四逆汤（《伤寒论》）、黄土汤（《金匮要略》）加减。药取人参、阿胶、白术、附子、炮姜、灶心土、生地黄等。若加入石榴皮、罂粟壳，止血效果更好。汗出不止，加入龙骨、牡蛎；气短失续，加山茱萸、五味子。

亡阴证可见少量便血，心烦焦躁，面色渐红，四肢不温，但未至厥逆，脉微细数。宜育阴清热止血，黄连阿胶汤（《伤寒论》）主之。药取黄连、阿胶、鸡子黄、黄芩、白芍。

三、要言点评

先辈医家对湿温病有许多精辟论述，这些论述对理解、鉴别与治疗湿温有很大帮助。今择数言，加以点评。

（1）叶天士云："湿与温合……其病有类伤寒，其验之之法，伤寒多有变证，温热（指湿温）虽久，在一经不移。"（《温热论》）湿与温合，温中夹湿，多有身困、苔腻、脘痞、呕恶、脉濡等症，此乃稽留气分经久不解，传变缓慢所致。而伤寒无有湿邪，无湿困中焦之证，传变较速，故无"在一经不移"之证，以此为辨。

（2）薛雪云："夫热为天之气，湿为地之气，热得湿而愈炽，湿得热而愈横。湿热两分，其病轻而缓；湿热两合，其病重而速。"（《湿热病篇》）湿温病治疗之法，在于湿热分利，各走其道。简言之，治湿宜燥，而燥则化热；治热宜凉，而凉则就湿。所以遣方用药，难以两全其美。前人言犹抽丝剥茧，难以速效。唯临证细分何轻何重，投分消走泄之剂，方能取效如期。

（3）吴鞠通云："湿温……汗之则神昏耳聋，甚则目瞑，不欲言。下之则洞泄。润之则病深不解。"（《温病条辨》）湿温不同于伤寒纯阴的寒邪，可以一汗而解；也不同于温热之阳邪，可以一凉而退。若误用辛温发汗，虽不致尽人皆有神昏等变证，但汗后伤阴，热势更高。若误用辛凉发汗，则湿邪被遏，热困湿中，更难分解。若误用苦寒攻下，重抑脾阳之升，则脾气转陷，湿邪乘虚内渍，而生洞泄。若见其午后身热，以为阴虚，而用柔润之品，湿为胶滞阴邪，再加柔润阴药，两阴相合，同气相聚，必成锢结难分之势。故汗、下、润对于湿温病，必须慎用。

（4）叶天士云："伤寒大便溏为邪已尽，不可再下；湿温病大便溏为邪未尽，必大便硬，慎不可再攻也，以粪燥为无湿矣。"（《温热论》）这是叶氏对伤寒与湿温下法转归的概括。湿温病是湿热里结，湿热去则大便硬；而伤寒阳明里热，燥屎去则津液复。此不可以伤寒攻下法用于湿温。若有里结之证，予轻法频下、缓下，如泻心汤（《伤寒论》）、小陷胸汤（《伤寒论》）之类。

（5）蒲辅周云："湿热病四季皆有，湿温病则发于夏秋之间……若内生之湿，乃从饮食得之，凡过食膏粱厚味，甜腻水果，皆能生内湿热，或兼感外邪。当分三焦论治。"（《蒲辅周医疗经验》）湿温病不同于湿热病，湿温病假时而发，湿热病随时可见。夏秋之间，水果丰盛，贪饮纳凉，过食肥厚，必致脾胃湿热内蕴，这亦是诱发湿温病的重要因素。所以在治疗中，应多掺入消食导滞之品，如谷芽、稻芽、山楂、麦芽、神曲、鸡内金、莱菔子等。

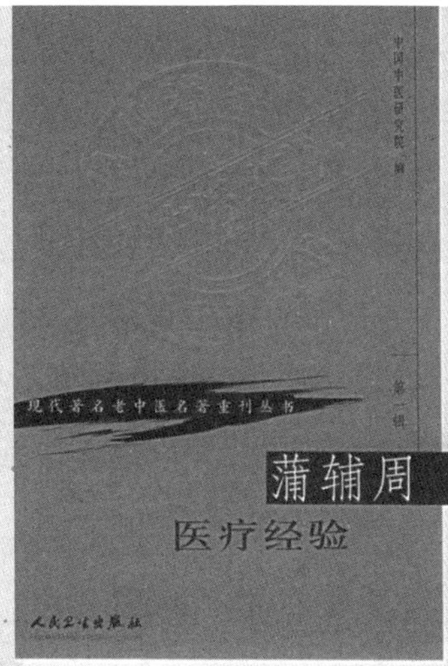

《蒲辅周医疗经验》书影

（6）吴鞠通云："神昏谵语者，清宫汤主之，牛黄丸、紫雪丹、局方至宝丹亦主之。"（《温病条辨》）后三种药俗称"温病三宝"或"凉开三宝"。吴氏云："大抵安宫牛黄丸最凉，紫雪丹次之，至宝丹又次之。"就功效而言，安宫牛黄丸功擅清热解毒，紫雪丹长于镇痉熄风，至宝丹偏于开窍通闭。凡温病高热、神昏、痉厥，选择性地服"三宝"，有非同寻常的效果。三者对心脑血管病的醒神开窍作用也是其他药不能替代的。

根据湿温的发病特点，该病的证候表现多见于肠伤寒、流行性乙型脑炎、钩端螺旋体病、布氏杆菌病及其他急性热病的部分类型。若能熟练掌握湿温病的证治规律，并能将前辈经验运用于临床实践，总结出自己的新经验，不但能提高中医治疗急性热病的水平，更有希望突破中医传统理论，提出新观点，开发出新的药品，更好地为广大群众服务。

一位远方来的患者谈“神方”

※

2013年9月的一天，我正在门诊看病，大约10点钟的时候，按照顺序进来一位患者，问及基本情况后得知，这位男性患者52岁，吉林省蛟河市人。

他说自己患心胸闷痛1年余，在当地医院诊为“冠心病”，并患有胆囊炎。初期用西药治疗，但效果不明显。后来由于经济条件限制，很少到医院治疗，而是常用单验方或中成药自我治疗，有时能得到缓解。后在一本书上看到一首我的经验方——五参顺脉胶囊，感到比较符合自己的病证，随即按照书上的用量配制一服散剂，大约花了280元。一次5g，一日3次，白开水冲服。1周后，所患病痛明显减轻，胆囊炎症状也有所缓解，比过去所服用的药物效果都好，他觉得真是一张“神方”。当时就暗下决心，一定要到河南省中医院来找我，请我给他亲自诊治。为此，他省吃俭用，积攒两千多元钱，专门来到郑州。

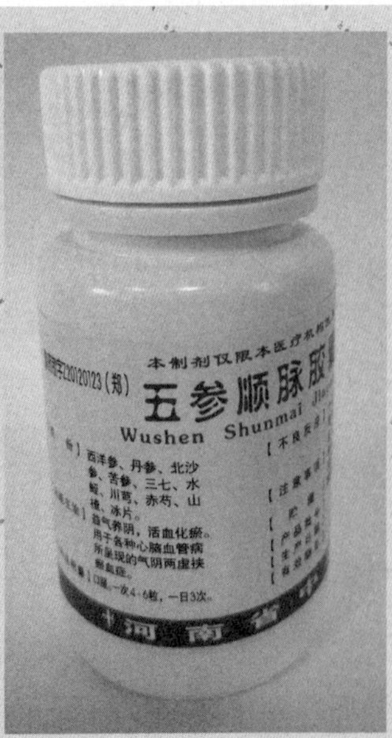

五参顺脉胶囊

听了他的叙述，我和在场的学生都很受感动。在问清病情并诊查舌脉后，我给他开了处方，前后诊治2次，服用汤药14剂。所服汤药，价廉效高，每剂汤药仅10元左右。心电图显示：窦性心律，无缺血表现。诊查之余，我还给他讲解了冠心病养生知识，并送给他我所撰写的《老中医话说中药养生》一书，患者异常感激。

五参顺脉胶囊，作为河南省中医院传统保留药品，从建院至今，已在临床使用20多年。融合临床实践，经过反复修正，逐步形成了较为有效合理的经验方剂。在研制过程中，也加进了现代药理研究的成果，如苦参纠正心律失常等。方药以益气养阴为本，活血化瘀为标，避免了单纯活血化瘀的弊端。是方具有扩血管、降血脂、抗缺氧、抗缺血及恢复正常心律的作用。经临床观察，其强心止痛、纠正心律作用突出，部分患者左心室肥大也得到了改善。

今将五参顺脉方介绍如下。

组成：西洋参30g，丹参30g，北沙参30g，三七30g，苦参30g，赤芍50g，川芎30g，降香50g，秦艽30g，冰片15g。共研为细末（个别药物浓缩提取研末），装胶囊，每粒0.5g，每服4~6粒，一日3次。

加减：若作汤剂，胸闷甚者，加薤白；动则喘息者，加红景天、茶树根；汗多，加地骨皮、五味子；畏寒肢冷，加桂枝、炮附子；便秘，加生白术、全瓜蒌；睡眠欠佳，加黄连、肉桂；舌质紫暗甚者，加桃仁、红花。

全方具有益气养阴、活血化瘀、调整心脉的功效。主治范围为：冠心病、心绞痛、心律失常，以及脑动脉硬化症属气阴两虚、血脉瘀滞者。症见心慌，气短，心胸闷痛；或头晕目眩，颈项不舒，思维迟钝等；舌质偏暗，舌下静脉迂曲，脉弦紧或见结代。

“五参汤”的名字，最早来源于孙思邈的《千金翼方》，原方名为“五参丸”，由人参、沙参、苦参、玄参、丹参组成，治疗心经虚热所致不能饮食、食即呕逆、不欲闻人语等。当代国医大师张镜人有一经验方名为“四参饮”，由太子参、丹参、沙参、苦参组成，主治心悸、脉结代。在国医大师李济仁、颜德馨、张学文等的医案里，都有“五参丸”的印记。国医大师的经验方，并非均来源于《千金翼方》，很可能是自己在长期临床实践中摸索出来的。不管是五参、四参，或者三参，乃至六参等，都寓有“攻补兼施”的含义，即补气养阴、活血化瘀。在这个治法的前提下，针对不同患者的证候去遣方用药，就不会有大的偏差。我所用五参顺脉方之“五参”，也是在不断临床实践中总结出来的。其间也曾用过玄参，虽有养阴润脉的作用，但考虑到玄参寒凉，偏于清热解毒，且有腻胃阻膈之虞，故取三七代之，以加强活血化瘀的功效。所以一个经验方的形成，不是一朝一夕的事，而是需要反复实践才能得到。

五参顺脉方中西洋参与丹参共为君药。西洋参既补气，又滋阴，张锡纯说它“性凉而补”，有点寒凉，可以补心肺之阴，也可以滋补肝肾之阴，但很少用于脾阴不足。它的补气养阴作用，可以称为“双向调节”。其单纯补气作用不及党参，单纯滋阴作用不及麦冬，但在人参补益类药中具有“双向调节”作用的唯此而已，它对于心脏病气阴两虚之证候，是非常适宜的。丹参作为君药，也是当之无愧的。“一味丹参，功同四物”，这是对丹参作用的最高评价。说明它既能补血，又能活血，但两者相比，活血之力大于补血之功。另外丹参是凉性药物，对于心动过速者比较适宜，而对心动过缓者却不大合拍。北沙参冬养心肺、润血脉，三七、赤芍、川芎活血化瘀，此四味共为臣药。降香宽胸理气，为血中气药；苦参为辨病用药，有调整心律的作用。此二味共为佐药。秦艽通络，冰片开窍，共为使药。综合本方的作用为：益气养阴（心肺），活血化瘀（心与血管），调整心脉（综合力）。

第四章 名医传承

国医大师邓铁涛谈中医传承与创新

※

癸巳炎夏，阳光明媚，万里晴空，我们一行四人南下广州，此行的目的是拜访国医大师邓铁涛先生。

在广州中医药大学李剑教授与邓老工作室陈博士的引领下，我们一行人来到邓老的寓所。还没走进大门，就看到一位老人在客厅里向我们招手，我们心中泛起一阵喜悦："这就是我们要拜访的国医大师邓铁涛老师啊！"我们信步走进厅内，邓老从沙发上起身与我们一一握手，然后与我们面对面坐在茶几前，显得非常亲近、和蔼。邓老穿着唐装，是藏青色的，细细看去，上面有许多中国文字符号。虽然他已九十七岁高龄，但面色红润，精神矍铄。李剑教授向他介绍道："这是河南中医学院（现河南中医药大学）前来拜访您的毛德西教授！"我说："邓老，您是我们久仰的老师，您在中医界德高望重，我们专程来看您，希望您多多赐教！"邓老说："咱们互相学习。"

邓老说："我在河南有两位祖宗，一位是医圣张仲景，是我们中医的祖宗；一位是邓氏的祖宗，邓氏的祖宗在你们河南邓县（现邓州市），我是第25代，五百年前我们是一家，前几年邓县卫生局还与我联系，咱们都是一家人。"邓老说起话来，底气很足，目光含蓄平和，言谈举止持重。李剑教授说：“30年前，我来广州读书，邓老就对我说，我也是河南的，那时就感到邓老很亲近。”我说：“您提出的要做一名‘铁杆中医’，对中医界影响很大，我们也很受启发。我们河南中医发展慢了一点，底子薄，人口多，希望邓老多指教。”邓老接着这个话题，就“铁杆中医”与中医的传承和创新谈了自己的看法。

他说：“有人认为，‘铁杆中医’如同‘铁杆保皇党’一样，不好听，这是误解。‘铁杆中医’，不是中医与西医结合，而是中医与现代尖端科学结合。中医学就是尖端科学，两个尖端科学结合，那就是更高的医学。王绵之教授（国医大师）的中药丸用在航天员身上，这不是与现代科学相结合吗！李国桥是我的学生，他是研究热带疾病的，是世界第一流的疟疾专家，他的研究成果被选编入英国牛津大学的教科书。越南胡志明市一家医院，专门为他开设一个病房，治疗疟疾脑病，很有成果。中医介入‘非典’治疗，疗效很好。有一位‘非典’病人，高热40℃，用了‘达菲’也没用，我们用中药治好了。病毒是常变的，不管什么病毒，进入我们体内，就可以用《伤寒论》《温病学》里的方药去解决，就能把它（病毒）赶跑。又如疟疾，疟原虫进入脑内，你把疟原虫杀死了，但脑血管堵死了，脑损伤无法解决。中医不是针对病毒、细菌的，而是针对活生生的人。你把这个病毒杀死了，又一种病毒出现了。中医是扶助正气，人的正气壮了，可以控制各种病毒、细菌。”

“中医本身就是尖端科学，我所说的‘铁杆中医’，不是不学习科学，而是要站在现代科技的尖端上面，这样结合，中医就会发展。西医把人当战场，中医不把人当战场。”

接着邓老就中医传承与创新谈了自己的见解，他说：“要学习好中医，就要从经典入手，因为经典是中医学之根，是后世各家学说的源头，必须下一番功夫才能学好。‘不经一番寒彻骨，哪得梅花扑鼻香！’而要学习好经典，还必须注重临床实践。老百姓之所以对中医信赖，是因为中医的疗效是肯定的，是经过几千年临床实践所证明了的。临床实践是中医的生命线，离开临床实践，中医就寸步难行。”

“中医的科学性也是不容置疑的，有那么几个人否定中医的科学性，也不足为奇。我们不必天天与他们斗嘴，老百姓不承认他们那种说法。但中医也要与时俱进，西医的检查手段，西医可以用，中医也可以用，用‘拿来主义’的办法，补充中医的不足，中医也是这么发展过来的。传承中医要重视临床，重视经典，要从临床实践去理解老师的经验。”

“‘百年树人’，要发展中医，就必须把中医教育办好，要抓紧抢救老中医学术经验，办学要多样化。许多老中医带徒，办名医传承班，这是很好的传承方法。”

“中医理论的现代化，需要中医界同仁在继承中不断创新，形成理论上的新突破。这种新突破的重任就落到年轻人的肩上。中医的发展肯定是一代比一代强！”

结束一个多小时的拜访，感谢邓老在耄耋之年，还为后辈人指点迷津，释疑解惑。

国医大师李振华谈中医人才培养

※

癸巳孟冬，我们一行十余人专程拜访了首届国医大师、著名中医学家李振华教授，聆听了一代大家的谆谆教诲。李老就中医人才培养等问题谈了自己的认识和体会。

一、中医事业的发展根本在人才

李老是我国当代著名的中医学家，也是著名的中医教育家。他从事中医教育工作60余年，积累了丰富的教学经验，培养了大量的中医人才，对中医人才的培养问题也进行了深入思考和有益探索。李老指出，中医事业的发展根本在人才，没有人才，就没有中医的真才实学，没有中医的学术，这样中医事业是发展不起来的。

纵观中医学几千年的发展历程，在每一个大发展的历史时期，必定有卓越的中医药人才出现。春秋战国时期，秦越人（扁鹊）奠定了中医学的切脉诊断方法，开启了中医学的先河。东汉时期，张仲景建立了辨证论治的基本规范，而被后世尊为“医圣”；华佗发明了麻沸散，实行外科手术，而被尊为“外科鼻祖”。隋唐时期，孙思邈著《备急千金要方》，是中国较早的临床百科全书，后世尊其为“药王”。金元时期，刘完素、张从正、李东垣、朱丹溪“金元四大家”的出现，促进了中医学理论和实践的丰富与革新。明清时期，吴又可及“温病四大家”（叶天士、吴鞠通、薛雪、王士雄）提出和发展了温病学说，是对中医学理论的大胆创新。

鉴于此，国家非常重视中医人才的培养工作。我国早在西晋时期就设有医政管理兼医疗的机构——医署；隋唐时期设太医署，是世界医学史上最早的医学教育机构；北宋时期所设之太医局及金、元、明、清时期之太医院亦为国家层面的医学教育机构。这些机构的设立以及医学教育的开展，极大地促进了医学整体水平的提高。中华人民共和国成立后，我国相继建立了20余所中医药学院开展中医药高等教育，也是为了更好地培养中医药人才。

二、培养中医人才的途径是多样的

中医人才的培养和成长有其规律性。李老长期从事中医教育和临床工作，对我国培养中医人才的现状进行了认真系统的梳理和思考。他指出，目前我国的中医人才仍相对不足，不能满足人民群众的需要，应多途径开展中医人才培养工作。除全国高等中医药院校教育外，尚有以下中医人才培养途径：

一是开展全国名老中医带徒工作。国家从1991年起开展全国老中医药专家学术经验继承工作，至今已开展5批，遴选老中医药专家学术经验继承工作指导老师2 800余人（次），确定和培养学术经验继承人4 800余人。［注：此为2013年时数据。至今已开展6批，遴选指导老师3 000余人，学术经验继承人6 000余人。］继承人通过跟师学习和临床实践，较全面系统地总结和整理了指导老师的学术经验与技术专长，其临床能力和业务素质显著提高，多数已成为当地的中医药学术技术骨干。

二是举办优秀中医临床人才研修项目（简称“优才项目”）。国家中医药管理局自2003年开始举办优才项目，目前已开展3批，选拔培养对象900余名。［注：此为2013年时数据。至今已开展4批，选拔培养对象1 000余名。］该项目是国家中医药管理局实施的最高层次的中医药人才培养形式，为中青年名中医的成长创造了良好的学习条件和氛围，培养了一批“理论上有创新、学术上有专长、技术上有专攻、疗效上被公认”的名副其实的优秀中医临床人才。

三是建立全国名老中医传承工作室。2010年，国家中医药管理局启动全国名老中医传承工作室建设项目。工作室除开展名老中医药专家学术观点和临床经验研究与传承工作外，还需重点培养传承团队中2名副高以上中医药人员和5名中级职称中医药人员，并接受外单位进修学习人员10人以上。

四是高校举办各种“实验班”。中医事业的发展根本在人才，关键在教育。采取什么样的教育模式，直接决定着培养出什么样的中医人才。各高等中医药院校近年来都在大力开展教育教学改革研究，包括教材内容、教学方法等，举办了各种人才培养实验班，如北京中医药大学的“岐黄国医实验班”、浙江中医药大学的中医“何任班”、河南中医药大学的“仲景实验班”“平乐正骨班”等。这些实验班采用院校与师承相结合的教育模式，突出“读经典，跟名师，做临床”的中医优才教育理念，是在中医人才培养模式上的有益探索。

三、培养真正的中医人才

中医事业的发展需要大量的中医人才。李老指出，所谓中医人才，不是你学了中医、在中医院工作就可以了，而是要有中医的真才实学，要用中医的思维、用中药诊治疾病。如果对中医一知半解，对中医事业的发展是没有益处的，人民群众的疾苦也解决不了。另外，患者到中医院看病，多数是想看中医，或者是经西医诊治无效者。如果我们的医生仍然开西药，患者是不会满意的。这就要求我们培养的中医人才必须是地道的、有真本事的中医人才。

李老说，我国在60多年的高等中医药教育历程中取得了不少成绩，培养了一大批中医人才，为中医事业的发展奠定了良好基础。但也要勇于承认，院校式中医教育也有失败的地方，主要是中医内容学习得太少了，中医基本功不够扎实。这样培养出来的中医就不是真正的中医。那么，什么是真正的中医？如何成为真正的中医？李老指出，真正的中医人才是指系统掌握了中医药知识、熟识中医药经典理论、能够熟练运用中医临床思维方法与治疗手段，并掌握必要的现代医学理论知识与实践技能的人才。同时告诫我们，作为中医，首先要把中医学好、学精，然后再学点西医以弥补中医的不足。例如，学习西医的检查诊断，为我们判断疗效和预后提供科学依据；学习西医的支持疗法，为我们的后续治疗奠定基础；等等。

李老严肃地说：“我并不反对大家学习西医，但我反对把中医丢了去学西医，那就错了！尤其是还打着中医的牌子，不会切脉，不会辨证，只会给患者开点儿西药、开点儿中成药，开汤药则乱无章法，这叫‘挂着梅兰芳的牌子，唱着朱逢博的调子’！梅兰芳是唱中国京剧的，朱逢博是唱中外民歌的，按老百姓的说法就是‘挂羊头卖狗肉’，不是一回事儿！”

时间在不知不觉中悄然逝去。我们起身告别李老，在回去的路上反复思考着李老的话语，回味着李老对中医人才培养的真知灼见。我们期待着在老一辈中医药大家的关心和指导下，培养出更多的中医药人才，为中医事业又好又快的发展注入新的活力。

国医大师周仲瑛谈“一个核心、十个特点、八个策略”

※

甲午孟夏，阳光明媚，花木成荫，我们南下金陵，专程拜访了国医大师周仲瑛教授。周老在诊疗之余，不辞劳顿，就内科疑难病讲述了他的辨治思路与经验。

周老说，我们研究疑难病，是从研究急症开始的。当时流行性出血热死亡率很高，急症本身就是疑难病，疑难病中的危重阶段就是急症，所以我们叫它急难症研究。首先要明确流行性出血热的病机，抓住病机，就抓住了疾病的要害，这是研究疑难病的关键。流行性出血热的演变过程是瘀热相搏，一个“瘀”，一个“热”，由此开展瘀热相搏的探索。由于瘀热相搏，就出现了出血热的瘀热无尿症。后来发现，瘀热相搏还出现在其他疑难病中，如重症肝炎的瘀热发黄、出血性中风的瘀热阻窍、高脂血症的瘀热阻络等，显示出中医以“证候”为中心的诊疗思路是一条具有前瞻性的研究道路。

周老认为，辨治疑难病，必须以病机学说为核心。而谈到病机，应以《内经》“病机十九条”为准则。《素问·至真要大论》云：“审察病机，无失气宜”，“谨守病机，各司其属”。病机的含义包括病因、病位、病性，以及脏腑功能的变化等。明代张景岳说：“机者，要也，变也，病变所由出也。”病机的内涵大致可概括为邪正盛衰、阴阳失调、气血津液输化代谢失常等。而其外延部分则包括六淫、七情、饮食、创伤、疫毒等，这些致病因素作用于人体后，随着个体的差异、不同的地域与季节，以及受病的先后，表现出不同的病理变化和相应的临床症状，这些症状就是疾病本质的表象。对其表象进行综合思维的过程，就是审察病机的总原则。

周老认为，病机辨证是掌握疾病本质的重要环节，它具有易于抓住疾病的主要矛盾、把握证候的转化、体现“三因制宜”的个体化特点，能很好地突出中医诊疗特色，可以形成流派纷呈、继承创新的学术氛围。周老在以病机学说为核心的研究过程中，结合多年的临床经验，提出了疑难病病机的十个特点，即疑病多郁、难病多毒、怪病多痰、久病多瘀、急为风火、湿热缠绵、多因复合、病机交错、病实体虚、多脏相关。

在治疗疑难病方面，周老总结出八个治疗策略。

1. *重视个体*　治疗疾病必须以人为本，这是治病的基本要求，也是治疗疑难病的重要指导思想之一。如外感温热病，青年人阳气旺盛，易从阳化热，但亦有少数人素体阳虚，“阳虚则寒”，不从热化，而表现为少阴证候。又如郁怒伤肝，有的表现为肝气郁结，有的表现为肝火旺盛，有的表现为肝阳上扰，因而就有疏肝理气、清肝泻火、平肝潜阳等不同治法。同为高血压，有从清肝泻火取效的，有从温阳补肾取效的，虽一清一补，一寒一温，但获效则一，贵在实事求是，以个人体质拟定治疗大法。

2. *治有主次*　疑难病多复合证候，但证候有主有次，医者必须抓住主要矛盾，治有主次。如常见的痰瘀互结证候，应辨别是因痰致瘀，还是因瘀致痰。这里还要遵循标本学说，即“急则治其标，缓则治其本”，如中风发作，阴精脱于下，风痰壅于上，属本虚标实，当先熄风化痰，开窍醒神，以救其急；继而滋养肝肾以固其本。有些证候，则应标本并治，如哮喘阴虚夹痰热证、肝硬化气虚水蓄证等。由此可知，治有主次，当分标本缓急，如此才能正确处理复杂的疑难病症。

3. *复法合方*　复法合方，即将几种治法综合在一起，使其发挥“并行不悖”的综合效果。“复法”是由证候的性质所决定的，如寒热错杂、虚实交锢、表里并行，以及多脏腑并病等，因此治疗上就要采取寒热并投、补消兼施、升降有序、表里兼顾等法。如治疗阴虚夹瘀之胃脘痛，周老自制滋胃饮，既有酸甘养阴法之乌梅、北沙参、麦冬、石斛，又有行气化瘀法之丹参、玫瑰花、鸡内金、大麦芽等，使其静中有动，补中有消，但补而不滞，消而不破，复法合方，各行其功。

4. 投石问路　投石问路是对在常规思路下难以捕捉到病机的一种试探法，或者说是逆向思维法，具体就是以药（方）测证。证候复杂，暂时难以定性，可以用方药以测其性，先以轻平之剂探其病机，静观其效，若方不对证，再做推敲。若用补法，先以平补为宜；若用攻法，先重药轻投。如治疗一例慢性活动性肝炎患者，尿黄、苔腻、胁痛、体倦，前用清化湿热解毒方药，病情益甚。后考虑为过用苦寒，伤其阳气，湿毒内遏，改用温养肝肾、化瘀解毒法，拟仙灵脾、仙茅、补骨脂、肉苁蓉、虎杖、土茯苓、贯众等，投药10剂，症状大减，加减连服3个月，肝功能正常，乙肝“两对半”转阴。

5. 明确药性　一药多用，一举两得，药随证转，乃是疑难病遣方用药的基本原则。在掌握药物性味、归经、主治等基本知识的基础上，要明确每味药物的个性。如发散风寒药，麻黄可平喘，紫苏能和中，荆芥能止血，防风能止泻，各具殊功。在明确药物的正能量前提下，还要注意药物的毒副作用。而对于疑难病，周老指出，金石类和有毒药物治疗顽症奇疾，是中医的一大优势。如周老用半硫丸、更衣丸治疗便秘，黑锡丹治疗虚喘、耳鸣耳聋，紫金丹治疗哮喘，雄黄治癌及白血病，斑蝥蛋治疗噎膈（食道癌），万年青根治疗心衰，飞朱砂治疗心悸、呕吐、噎膈等。只要胆大心细，辨证得当，毒药也可以“化腐朽为神奇”。

6. 防传杜变　周老认为，掌握“证势”非常重要。所谓“证势”，是指一种证向另一种证或若干种证转化的一种趋势。如肝郁可以化火、生痰；久咳可致脾肺两伤，甚至病延及肾；痹证日久，可以导致肝肾亏虚，气血亏耗。又如传变较快的温热病，如果按照“卫气营血”第次辨证，就比较被动。周老从研究出血热、流行性乙型脑炎、病毒性腮腺炎、流行性感冒等入手，提出“到气就可气营两清”而斩断病势的治疗法则，起到了缩短病程、中止病情传变、降低死亡率的效果。

7. 久病治胃　人以胃气为本，“得谷者昌，失谷者亡”，“久治不愈从胃治，上下交损治其中”。历代医家都非常重视胃气的护理与治疗。周老认为，凡疑难杂病久治不愈，在运用各种治法无效的情况下，应着重从调理脾胃入手。脾胃为后天之本，气血生化之源，疑难杂病年深日久，必然影响脾胃的生化功能，加之长期服用药物，对脾胃也是一种损伤。脾胃气虚，元气困顿，其致病之邪气也锢守于内，难以祛除。若胃气得开则气血生化有源，正气来复邪气自然退位。所以古训有“调理脾胃者，医家之王道也”。

8. 综合治疗　综合治疗，是指运用多途径、多疗法的治疗方法。对于疑难病的治疗，不能仅仅限于内服药物治疗，还应当扩大视野，运用多种传统治疗方法，如药物治疗与非药物治疗的结合，内治与外治的结合，心理疏导与体育锻炼、饮食调养的结合等。特别是独具特色的针灸、按摩、推拿、外敷、药浴、刮痧等，方法简单，安全有效，受到国内外患者的青睐。

周老认为，中医在治疗疑难病方面应当是义不容辞的。治疗疑难病，我们既不能畏缩不前，又不能妄自夸大，坚持实事求是和个体化治疗是非常重要的。

周老主要讲述的是疑难病的辨证思路问题，思路明确了，其他问题就好解决了。老前辈的知识与经验是中医宝库中的财富。年轻人要想尽快成才，就必须虔诚地去聆听老前辈的教诲，认真地去阅读他们的学术著作。有了明确的思路，加上刻苦的学习，学术境界自然会得到提升。

国医大师张学文：对危症、重症中医应有“承担”精神

※

2015年深秋时节，空气中带着一丝寒意，但阳光明媚，天高气爽，我们一行八人，西行咸阳，前往拜访国医大师张学文先生。

张老虽年已八旬，但仍然在门诊为病人把脉看病，在诊疗之余，张老在其办公室接见了我们。张老精神矍铄，面色红润，谈话中还带有关中的口音，厚重、质朴、直率。

张老出生在一个岐黄世家，从小就受到中医药知识的熏陶，十几岁就给乡亲们看病，至今近七十载。张老说：“要想成为一位名医，就不要脱离临床，要把为病人解除痛苦当成大事，丝毫不能松懈。”即便是当陕西中医学院（现陕西中医药大学）院长的时候，张老也从未离开过临床。

张老说：“我所看的病人，有50%是农村来的，对于他们，我从来不开大方，一般都是几味、十几味。我们要体谅病人，关心病人，不能只是停留在口头上。”

在谈到怎样对待危症、重症时，张老说，中医对危症、重症，要有“承担”精神，即敢于承担和善于承担。

第一是敢不敢承担。“敢不敢承担，是很重要的责任问题，也是发展中医的必要前提。中医不要怕重症、危症，不敢见危症，一见危症就让给别人，这样中医事业就不会发展。现在中医急症比较薄弱，年轻人怕治急症，不敢接手。一接触重症、危症，就用西医那一套，把中医的优势丢到一边，时间久了，这块阵地就会丢失。治疗急症重症确实有风险，但不敢去接手，那就永远处于落后位置。”

第二是要善于承担。“要动脑子，想办法，要按辨证论治的思路去治疗，内治的、外治的，都要用上，不是光一个汤剂治疗。要突出中医特色，要多请教老师，多翻书本，古代书本上有很多急救方法，《伤寒杂病论》《备急千金要方》《外台秘要》等书中，可以借鉴的方法有许多。”

张老在讲述过程中，用实际例子给予佐证。

第一个例子是绿豆甘草解毒汤的故事。有两个农民因误食商陆而中毒，又呕吐，又腹泻，病情危重，补液、洗胃都用上了，还是不见效果。深更半夜学生敲门把张老叫起来，张老一听情况，就坐上学生的自行车上路了。张老师根据脉象、症状、舌象，用绿豆甘草解毒汤治疗，结果把这两个农民抢救过来了。绿豆甘草解毒汤，这个不起眼的方，从此挽救了许多生命。这个急救方也成了张老的创新方、救命方。该方由绿豆、甘草、丹参、连翘、石斛、白茅根、大黄组成，张老用此方先后救治了癫痫病、大剂量服用苯妥英钠片中毒案、敌敌畏中毒案、大剂量利眠宁（氯氮䓬）中毒案，以及服用盐酸致口舌、食管严重溃疡案等。该方具有解毒、活血、利尿、醒神等功效，常获得痊愈或症状缓解的疗效。

第二个例子是外伤后的高热病人。一位青年女性，由于车祸全身多处骨折，颅内感染，高热不退，当时是“非典”时期，住院花了60多万元，用进口药也不行，医生下了几次病危通知，最后说，再过6个小时就没救了。病人家属说，找找中医看一看。医生说：“你找来神仙也救不活！”夜里九点多钟病人家属找到张老家，张老开门一看，一个人也不认识，只听他们匆匆忙忙把病情说了一遍，明白了他们的意思，就和在那个医院当科主任的一位学生通了电话，问清了舌、脉、症，当时体温40.2℃，最低39.9℃，时发痉厥。问清了病情，张老嘱咐将同仁堂的安宫牛黄丸化开，胃管滴一点，口里滴一点，肛门里再滴一点。后来用大剂量石膏退热剂，热退了；又按“痰瘀交结”证治疗，把这个女子救活了。后来这对夫妻开了个中药店专门经营中草药，立志要为中医药发展做贡献。

第三个例子为脑病患者。张老善治脑病，医界闻名。一般医者，对脑病后遗症治法较多，但对于急性脑病，却束手无策。鉴于此，张老研制通脉舒络液（由黄芪、川芎、赤芍、丹参组成），用于脑梗死的治疗，治愈率达47.3%，尤以急性期疗效为佳。并将此方用于脑栓塞、颈椎病、震颤麻痹等疾病，亦有预期效果。张老说，治疗这类的病例有许多，不再一一举例。对于急性脑病，不能墨守成规，要继承，但也要有改进。这个方是依据王清任的补阳还五汤稍作加减而制成的。在使用过程中，也做过更新，例如地龙这味药，容易引起输液反应，所以去掉，而在汤剂中加大地龙用量，效果亦佳。

张老在讲述中，还不断引证前贤关于急症、重症的论述，例如孙思邈曾说："胆欲大而心欲小，智欲圆而行欲方。"吴鞠通说："兵贵神速，机圆活法。"意思是对于急性病要有敢想敢干、当机立断的精神，又要小心谨慎，周密思考；要有原则性，又要有灵活性。张老比喻说，这叫"大锅饭与小锅菜"。"大锅饭"是原则，传统的东西不能丢，包括先辈的经验与教训；"小锅菜"就是灵活性，譬如到郑州有胡辣汤，到洛阳有水席。都吃"大锅饭"不可能，都吃"小锅菜"也不可能。要把中医治疗的优势集中起来，用上去，确实能解决一些问题。

张老最后说，今天他讲的这些，就是让年轻人从中吸取教训，少走弯路。年轻人要多拜老师，一个学校，一个医院，有几十位、几百位老师，他们所谈的经验甚至于教训，都是精髓，要认真听，认真领会，记在心里，现在好像用不上，将来到临床上，用处就大了。

国医大师刘尚义：读书·临证·创新

※

2016年夏，我们名医工作室专程赴贵阳拜访了国医大师刘尚义教授。刘教授精神饱满，热情豪放，但在谈到自己治学经历及临证经验时，却又含蓄少言。他说："张仲景才是真正的国医大师，至于我，还是叫郎中。"在一个多小时的漫谈中，刘教授谈到了自己的读书、临证及创新思路，使年轻学子颇受启发，获益良多。

一、读书

刘教授是一位从农村走出来的国医大师，既无家祖传承，又无名师引路，全靠自己的刻苦努力。他在读大学的五年期间，节假日几乎没有休息过。每到节假日，他都到图书馆里读书，看到关键语句，就抄写下来，几年下来，就记录了十几本笔记。走上工作岗位后，特别是在接触大量病人后，他读书更加勤奋。他说，书籍是无私的老师，给人智慧，帮人解疑。他认为，学好《内经》《难经》《伤寒杂病论》《温病学》，乃是中医学之本、中医学之源。而熟读、背诵经典，可以受益终生。他在临床之余，结合实践，读了许多名家医案、医话。如《临证指南医案》《张聿青医案》《程杏轩医案》《王孟英医案》《蒲辅周医案》等。谈到这些医案，刘教授如数家珍。他对医案的学习不是泛泛地翻阅，而是引入临床，丰富自己的经验。

刘教授读书比较宽泛，诸凡医学典籍、文史哲学、诗词戏曲、小说散文等，莫不涉猎。刘教授认为，名医都是苦练出来的，要养成多读书、多背诵、多记录、多分析的良好学风。刘教授的书法也是一绝，颜魏结合，独成一家。在贵阳中医学院（现贵州中医药大学）图书馆、会议室、名医诊室等处，都可以见到刘教授的墨宝。

二、临证

“穷医道精髓，献仁术爱心”，这是刘教授的座右铭。刘教授认为，坚持临床，乃是中医发展的动力，也是中医传承的必由之路。刘教授几十年如一日，即使在“文革”时期，也未中断过临床工作。他强调，中医的精髓在于整体观念和辨证论治。这种理论对于中医各个学科都具有指导意义，须臾不可离开。他说，中医看病必须把证候搞清楚，证候包括病性、病位、病因、病势等，掌握了证候，就抓住了疾病的本质。

刘教授诊治疾病，思路清晰。他认为，中医流派蕴含着许多宝贵经验，不可随波逐流。他在治疗疑难杂病方面，经验独到，颇具特色。

1. 重视痰浊与瘀血　从广义上讲，痰浊是无形的致病因素，随气升降，无处不到，为咳喘，为呕泻，为寒热，为积聚，为瘫痪，为癫痫，甚或无端见“鬼”，似祟非祟。在治疗痰浊方面，刘教授善于用经方苓桂术甘汤、小陷胸汤、麻杏石甘汤等。瘀血则是有形的致病因素，耗气失血之处便有瘀血，为疼痛，为肿块，为紫斑，为舌紫脉涩等。治疗瘀血，刘教授推崇桂枝茯苓丸、大黄䗪虫丸，以及王清任的逐瘀汤类方。若痰浊与瘀血互结致病，会形成有形之包块，正如古人所云："痰夹瘀血，遂成窠囊。"对此，刘教授开辟痰瘀同治之径，治以豁痰化瘀，佐以虫类药（泛指蜈蚣、地龙、鳖甲、蜂房等）搜剔，疗效非同凡响。

2. 重视阴阳平调　刘教授遵从《内经》所云："谨察阴阳所在而调之，以平为期。"处处顾及阴阳之平衡。热者寒之，寒者热之，上者下治，下者上治，热因寒用，寒因热用，通因通用，塞因塞用，实者泻之，虚者补之。不论是用何种治法，殊途同归，均要回归到阴阳平衡之状态。如刘教授治疗慢性肾炎之六法：补肾化痰、补肾活血、补肾祛风湿、补肾开窍、补肾泄毒、补肾利咽，是补泻兼施、平衡阴阳的具体应用。如治疗一例患多年慢性肾炎者，用二至丸以滋肾阴，用二丁（紫花地丁、黄花地丁）以泻毒，随证加减，服药百余剂，化验结果完全正常。

3. 善用小方治大病　在拜访之余，我们跟随刘教授侍诊抄方。他的方子结构精练、组方严谨、君臣明确、主题清晰，既无多余之陪衬，又无趋利之杂陈。多数方剂不超过九味，价格低廉而药性精准。在我们抄写的68张方子中（68位患者），9味药处方60张，8味药处方5张，7味药处方1张，10味药处方2张；其中有26位患者为恶性肿瘤患者。由此可见，刘教授临证如对敌，布阵有方，脉络清晰。如一张治疗鼻咽癌的处方：醋鳖甲20g（先煎），莪术10g，玉竹10g，石斛10g，黄精20g，当归10g，冬凌草20g，炒苍耳子20g，葎草20g。药虽9味，但含有滋阴、化瘀、清热、通窍之功。又如对痰阻胸肺证，他常用经方小陷胸汤加味：瓜蒌皮20g，法半夏10g，酒黄连6g，木香10g，槟榔10g，徐长卿10g，莪术10g，川芎10g，刘寄奴20g。有的患者觉得刘教授用药太轻，刘教授风趣地说："这叫'四两拨千斤'，今天开7剂，旗（七）开得胜怎么样！"说得患者心花怒放。

三、创新

刘教授对疑难杂病有独到的见解与经验，其中对肿瘤的诊治尤为擅长。他认为肿瘤的病因有虚、痰、瘀、毒、郁等，对此他提出"平衡阴阳，损有余，补不足，内外修治"的治疗原则。并提出肿瘤早期应"结者散之"，以驱邪为主、扶正为辅；对术后未做放疗、化疗者，应以扶正固本为主，宜用补脾肾、养气血之味；对已经做放、化疗者，应益气养阴、滋补肝肾、调和脾胃；对于无法手术及放、化疗者，主张用活血化瘀法，选用软坚散结、扶正固本之品，以冀改善症状，提高生存质量。

刘教授曾拜贵州名医葛氏疡科第七代传人赵韵粉为师，他将葛氏疡科对“九子疡”的治疗理论，大胆地运用于肿瘤诊治，引疡蠲瘤，形成了“疡理诊瘤，疡法治瘤，疡药疗瘤”的学术思想，并以此潜心研究古方古法，研制出颇具中医药特色的蟾灵膏、固垒膏、龙膏、凤膏、温阳化癥膏、化瘀解凝膏等，用于肿瘤或疑难杂病，疗效非同一般。

在我们拜访将要结束的时候，刘教授说：“用心把病看好是我一生的愿望。”“传国医之大道，拯苍生于疾厄，是为一生神圣的职责！”在刘教授身上，我们不但看到了国医大师仁心仁术的博大胸怀，而且感受到了他们勤奋好学，活到老、学到老、工作到老的精神。

国医大师张震谈证候与气机

※

丁酉金秋，天高气爽，我们南下春城昆明，拜访了国医大师张震。张震是我国最早研究中医证候的著名学者，曾对证候的层次结构等原理提出过新的见解与理论，受到中医同仁的重视与认可，也是我国对中医“气机”研究有深邃认知的专家。张老60余年如一日，坚持“秉承传统、基于实践、创新致用”的治学精神，博学善思，学用结合；既谙熟中医经典，又具有现代医学思维。虽年近九旬，仍在为患者诊脉看病，带教年轻学子，并不停步地研究证候与气机的真髓。今就张老关于证候与气机的研究，简述如下，与同道共飨。

一、证候研究

“证候”是中医的特有名词。自20世纪80年代初，由卫生部（现国家卫生健康委员会）组织专家进行研讨以来，已经过去30多年的光景，其内涵至今还未有学术上的定论，这可能与这个问题的复杂性，以及随着时代的进步认识深化有关。但张老对证候的研究至今仍然是领先的、科学的、实用的。张老对证候的研究突出呈现于所著的《张震中医实践领悟与研究心得》（以下简称《研究心得》）《辨证论治新理念与临床应用》（以下简称《临床应用》）《疑似病证的鉴别与治疗》及《中医证候鉴别诊断学》等著作中。

1. 证候概念　张老认为，“证候”这个医学术语，“它可以在概括疾病共性的基础上，不同程度地揭示每个患者的病机特点和个体差异性，能够比较集中地反映出疾病的原因、部位、范围、动态等多方面的信息，从而给医者提示医治疾病的具体方向。”正是由于证候具有病因、病性、病位，以及阶段性变化的多个内涵，所以显得琢磨不定，难于驾驭。虽然近年来对证候进行了动物实验研究，且已深入到分子水平，但人们对证候实质的掌握仍然不太清晰。

张老对证候的研究，是在大量临床实践基础上进行科学分析的。他从六经辨证、营卫气血辨证及三焦辨证中得到启发，将证候分为三大层次，即核心证候（八纲证候）、基础证候（虚与实的本质证候，如阴虚、阳虚、气滞、血瘀等）、具体证候（病位与病机的具体结合，如肾阴虚、肺气虚、肝气郁滞、热入血室等）。张老对证候的内涵与外延讲述得非常清楚，其定义即是内涵，而三大层次则是外延部分。如临床常见的脾胃气虚，湿热中阻证候，脾胃气虚包含有核心证候与具体证候两部分证候，湿热中阻则是基础证候。证候的外延部分包括病性、病位、病因等，从而为其治疗提供了明确的方向，即补益脾胃、清热利湿、行气化湿等。

2. 疑似证候　我们在临床上最为棘手的是疑似证，何谓疑似证？张老指出：“自然界中，不同的现象或事物之间在某些方面的近似，或部分的雷同，乃是常事。人类疾病的症状与证型表现亦不例外。”疑似证是指在临床症状的某些比较突出的方面，颇为相似的证候。人们可以通过复杂的表面探索事物内在的本质，从而为治则提供可靠的、明确的证候性质。如肝气郁结证，与肝气横逆、痰气郁结等证，就有疑似之处；还有肺阴虚证，与燥邪伤肺、肝火犯肺等证，亦有疑似之处。这就要求医者依“同中求异”的思维方法去鉴别。怎样鉴别呢？张老指出有三点，一是客观全面、深入细致、严肃认真地去收集资料；二是既重视特异性症状，又不忽视非特异性症状；三是抓住主症去分析，特别是那些多级复合证，要学会用一个证候去概括。张老为此耗费了数十年的心血，撰写出《疑似病证的鉴别与治疗》（上海科学技术出版社，1983），至今仍然是中医学唯一的有关疑似证鉴别诊断的名篇。

张老对证候的研究，不唯征引浩博，研理精深，且援古证今，学问与经验相参。最使我们受启发的是张老的学术思想，不是老一套，也不是大块地引经说教，而是既完整地保留了中医学辨证论治的思维，又恰如其分地吸收了当代科学的思维方法。他指出："中医学关于证候的认识和西医学对于病的了解，分别属于东西方两个不同的医学体系，前者是基于宏观的综合推理所得，后者则源于微观分析实验而知。"如在《中医证候鉴别诊断学》总论中，张老引用了黑格尔和列宁的比较法；在《疑似病证的鉴别与治疗》中，引用了英国哲学家培根的思维方法。这些著作可以说是将唯物论与辩证法应用于中医学的典范之作。

3. 证候展望　中医学证候的内涵具有复杂多变性，不易掌握，不易有定论。近几年对证候的研究有低水平的重复性，或者是语言上的雷同，少有突破性的实质结论。虽然对瘀血证、脾虚证、湿热证等的研究有所成果，但具体到临床应用还有一定距离。对于任何证候的研究，都要从临床实际出发，尽可能多地依据四诊等方法收集到的资料，判断疾病病位，弄清病性，审明病因，分析病机，从而得出明确的证候概念，确定其证候名称。由此才可以为治疗提供委实可信的实际依据。

面对目前证候研究的困境，如何才能步入坦途？张老认为："解决之法，首先应拓宽视野，开阔思路，从中华民族深层次的历史文化背景与思维方法特点出发，汲取国外先进研究思想的精华与方法技术，对自己的科研设计与指导思想做必要的更新与改进。"这里强调的不是眼光朝外，而是要站在中华民族文化的高度，用东方人的思维方式去思考，汲取那些对我们有用的现代思维方式及相应的科研方法，一步一个脚印、一个证候一个证候地进行深层次研究，做出规划，从易到难，重点突破，有效推广。希望在不久的将来能看到为临床治疗提供有规范化的证候标准。

二、气机研究

张老对气机的研究有新的理论和新的方法。这种新理论与新方法，贴近临床，易于理解，易于实用。张老可谓当今研究气机的先行者、领军者。

1. 基本概念　气乃生命之源，而气机则是可维持人体生命活动且具有系统性、联系性、条理性、综合性的生理功能。这种"生生之气"对生命具有激活、驱动、营养、生殖、调护、繁殖、抗病等多种作用。它在人体的运行是周流不息的，正如《灵枢·脉度》云："气之不得无行也，如水之流，如日月之行不休。"概言之：如环无端。一旦有郁（包括瘀），就会引起气机紊乱。气机紊乱就会导致阳气失温，阴血失濡，五脏六腑的功能就会失去常态，疾病就此而丛生。

张老认为，五脏之中，肝脏有特殊功能。肝木居五行之首位，厥阴风木与少阳相火，恰似一年之春，是"生生之气"之始，它对气机的作用可以概括为升发、舒展、调达、促进等，古人比类肝为"五脏之特使"，张老将这种"特使"的功能概括为：舒畅情志、疏调月经、疏调三焦、疏泌胆汁、疏调男女性功能等。肝气又有疏调脾胃的作用，因此可以保持水谷精华之运行；而先天之精气也要由肝气疏调，以便保证精气之满与泄。可见，疏调肝气对先后天精气之转输是非常重要的。

2. 新的认知　张老指出，当前人群中发病率较高的证候之一便是气机紊乱，在功能性疾病和不少器质性疾病过程中均易出现。这种新理念不是凭空臆造的，而是依据临床实践研究得来的。张老认为，当前是信息知识社会，生活节奏加快，竞争加剧，人们处于各种矛盾之中，不少人忽略了自我心理调节，郁郁寡欢，满脑忧虑，这样就不同程度地导致气机紊乱。而气机紊乱则是"郁证"的起始因素，由气郁而引起血瘀、痰瘀、湿郁、热郁、食郁等诸郁证。张老在临床实践的基础上，将气机紊乱分为6个证候，即气虚证、气陷证、气滞证、气逆证、气结证、气闭证与气脱证。在每一个证候下，还分有支证候，这些支证候针对性更强，更有利于治法的确立和方药的选用。

在这6种证候中，最常见、影响人体生理功能比较突出的是气滞证、气逆证、气结证、气闭证。如果将这4种证候用一个词概括，那就是气机紊乱；也可用一个证候词代言，即气郁证（瘀）。

对于气机紊乱，张老常讲："欲求临床疗效之提高，勿忘对病体气机之疏调。"疏调，即疏通气机，使其调达。疏调法，"对于体内气机紊乱诸证，具有矫枉纠偏，逆转病机变化，以使之回归生理常态"的作用。中医在调节气机紊乱方面，优势明显。传统上治法是郁滞者疏而畅之，结者疏而散之，上逆者疏而降之，下陷者疏而举之，杂乱者疏而理之，夹瘀者疏而化之。最终如《内经》所言："疏其血气，令其调达，而致和平。"

张老依据50余年的临床经验，提出对气机紊乱应以疏调气机为基本治法。

具体治则应以疏理肝气、调护脾肾为基础。这种新治法，不同于传统的单纯疏肝或单纯调气，而是在疏调肝气的基础上，增入健脾益肾的药物，补脾可以培土扶木，益肾可以滋水涵木。这就是“一体两翼”的含义。然后“观其脉证，知犯何逆，随证治之”。

3. 新的方药　疏调汤：柴胡10g，香附10g，郁金10g，丹参10g，川芎10g，枳壳10g，白芍12g，白术10g，茯苓15g，淫羊藿15g，薄荷6g，生甘草6g。

本方的功效是疏肝解郁，畅达气机，补益脾肾，疏调气血。

疏调汤的治疗作用涉及人体的阴阳气血、脏腑经络、三焦及人的心理状态。方中淫羊藿与白芍补益阴阳，白术、茯苓与丹参、川芎补益气血，枳壳与薄荷通达经络；丹参、川芎、白芍三味，亦是活血化瘀、解除心痛、开窍醒脑之必用药（上焦）；柴胡与郁金疏调肝经气机（中焦），香附与郁金调达肝肾气机（下焦）；白芍与生甘草乃疏肝解郁之佳品。全方以疏肝解郁为主，起主要作用的是疏调肝气的柴胡、郁金、香附、枳壳、薄荷，以及养肝体的丹参、白芍、川芎，张老名“一体”。“两翼”为健脾益胃的白术、茯苓，益肾的淫羊藿、生甘草。随证加减：补气的黄芪、太子参、山药，补血的当归、地黄、阿胶，滋阴的沙参、何首乌、麦冬，扶阳的附子、肉桂、鹿角霜，清利湿热的茵陈、薏苡仁、通草，解热毒的金银花、蒲公英、连翘，活血的桃仁、红花、三七，消食的鸡内金、麦芽、谷芽等。

4. 适宜病症　张老经过近十年的临床实践，应用疏调汤先后对慢性胃炎、胃食管反流病、功能性消化不良、肠易激综合征、慢性疲劳综合征、慢性宫颈炎、经前紧张综合征、痛经、梅核气、慢性前列腺炎、慢性胆囊炎、性功能障碍，以及儿童多动症、黄褐斑等疾病进行治疗，多取得较好效果。

张老在疏调汤的基础上，依据临床实践对其进行化裁，衍生出几首新疏调汤，即疏调解郁汤（加石菖蒲、甘松、佛手等）、疏调安神汤（加酸枣仁、五味子、夜交藤等）、疏调安胃汤（加木香、苏梗、厚朴等）、疏调通便汤（加瓜蒌仁、厚朴、火麻仁等）、疏调保育汤（加熟地黄、党参、菟丝子等）等。我经过近1年的临床观察，发现疏调汤对更年期综合征、抑郁症、慢性肝炎、神经衰弱，以及肝气郁结引起的脾胃不和者，疗效超乎一般方药。但要真正理解张老的新理论与新方药，还要下大功夫。我们期待张老取得更多的成果，以便使更多同仁受益，使更多患者受惠。

黄元御、麻瑞亭与下气汤

※

黄元御（1705—1758），名玉璐，字元御，别号玉楸子，山东昌邑人，清代乾隆年间著名医学家。《四库全书》收录黄氏医籍11部，计101卷，近200万字。近年来其医学著作受到重视，学术思想与经验亦得到传播与应用。其中《四圣心源》一书，最受青睐。

《四圣心源》书影

麻瑞亭（1903—1997），山东安丘人，曾任西安市中医院主任医师。麻老弱冠之年，猝遭时疫，病至危笃。幸得黄元御四传弟子舅祖李鼎臣精心救治，方得脱险。由此拜舅祖为师，弃文习医。李氏三世为医，均宗黄元御之学，对《四圣心源》之下气汤运用自如。麻老把脉看病60余年，对下气汤体验尤深，将其灵活化裁，用于内伤杂病及疑难重症的治疗，屡显奇效。

一、一脉相承

下气汤出自《四圣心源·劳伤解》气滞篇，方药组成为：甘草二钱、半夏三钱、五味子一钱、茯苓三钱、杏仁三钱、贝母二钱、芍药二钱、陈皮二钱，共计8味，主治“滞在胸膈右肋者”。此方看似平淡无奇，所治范围也仅言“胸膈右肋”，但仔细思忖，此“滞”乃由中焦气机升降失司所致，“肺气不降之原，则在于胃，胃土逆升，浊气填塞，故肺无下降之路”。故下气汤应为调理中焦气机之用。人体之气机若能升清降浊，廓清三焦，何病之有！

李氏推崇并善用下气汤治疗内伤杂病及疑难重症，这对麻老影响匪浅，麻老则继承之、应用之、发挥之，他在《黄元御医书十一种》点校后记中说：“得以

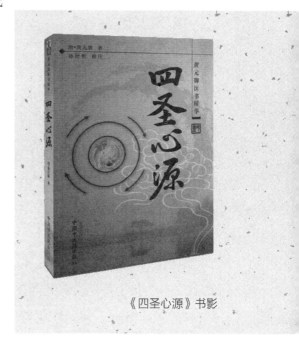

潜心复习四圣典籍，先师医术，历代医哲名著。并进一步探索业师三代精研之下气汤，施于临床，化裁治疗急危重症，绝大部分内伤杂病，及妇科、儿科诸症，均感得心应手，疗效颇佳。”此段文字说明，看似平淡的下气汤到了名医手里，竟然变成了可以起死回生、挽救沉疴的良方。每读于此，我颇受启迪，将下气汤应用于临床，虽未完全掌握，但委实拓宽了思路，增长了知识。

二、立方旨意

黄氏在《四圣心源》一书中，多次讲述阴阳五行的升降秩序，他在《天人解》篇中说道："祖气之内，含抱阴阳，阴阳之间，是谓中气。中者，土也。土分戊己，中气左旋，则为己土；中气右旋，则为戊土。”又道："戊土为胃，己土为脾。己土上行，阴升而化阳，阳升于左，则为肝，升于上，则为心；戊土下行，阳降而化阴，阴降于右，则为肺，降于下，则为肾。肝属木而心属火，肺属金而肾属水。是人之五行也。”他将中土脾胃列为阴阳之气的枢纽。清气上升，浊气下降，“清浊之间，是谓中气”。一旦中土不安，胃土当降而不降，脾土当升而不升，就会出现阴阳五行乖乱之局。这种土踞中央，枢运四旁的认知，可以追溯到河图洛书。

河图洛书列中央为五行之土，土为中轴，木火金水顺次位于东南西北四位。黄氏云："中气者，阴阳升降之枢轴，所谓土也……水、火、金、木，是名四象。四象即阴阳之升降，阴阳即中气之浮沉。分而言之，则曰四象，合而言之，不过阴阳。分而言之，则曰阴阳，合而言之，不过中气所变化耳。”（《四圣心源·天人解》）中气之分，脾为湿土，胃为燥土，湿气过则伤阳，燥气过则伤阴。而黄氏认为，“己土之湿为本气，戊土之燥为子气，故胃家之燥不敌脾家之湿，病则土燥者少，而土湿者多也。”“戊土不降，则火金上逆；己土不升，则水木下陷。其原总由于湿盛也。”（《四圣心源·六气解》）这是他强调五脏之病以湿病为多的理论依据，所以他在《劳伤解》篇中指出，“十人之中，湿居八九而不止也”。麻老在其《医林五十年》中，开篇所言“阴阳五行”“天人相参”等，基本是黄元御《四圣心源》的简化篇，但阐述得更直接、更明白。湿浊盘踞中焦，必碍气机之运行，故祛湿必健脾，亦必调理气机；湿浊运化，气机运行，中焦升降有序，四旁自然转动不息，人的生生之气如环无端，病患自然逃遁。

三、方义分析

《伤寒论》第362条云："少阴负趺阳者，为顺也。"少阴为肾水，趺阳为胃土。中土健旺，则土能克水，中气不败，则生生之气不绝，故为顺。黄氏云："水负则生，土负则死，故少阴宜负，而趺阳宜胜。以土能胜水，则中气不败，未有中气不败而人死者。"（《四圣心源·六气解》）麻老则云："伤寒如此，内伤杂病十之八九，亦属少阴负趺阳为顺。所以治疗内伤杂病，首在调中健中，旁及四维，随证施治。中土健运，升降复常，气血畅旺，经脉调和，则病剧者可瘥，病轻者可愈。"（麻瑞亭《医林五十年·治疗大法》）基于五行之中，以中土为轴，中土致病，以胃气不降，湿盛为患，所以黄氏特立下气汤为治疗胃气不降、气滞湿阻之主方。

是方君药为半夏与茯苓。半夏专入手太阴肺经、足阳明胃经，下冲逆而除痰嗽，降阴浊而止呕吐，排决水饮，清涤涎沫，开胸膈胀塞，消咽喉胀痛，平头上之眩晕，泻心下之痞满，善调反胃，妙安惊悸。茯苓泻水燥土，冲和淡荡，百病皆宜，至为良药。黄氏认为："半夏辛燥开通，沉重下达，专入胃腑，而降逆气。胃土右转，浊瘀归荡，胃腑冲和，神气归根，则鹤胎龟息，绵绵不绝竭也。"（《长沙药解》卷一）"茯苓利水燥土，泻饮消痰，善安悸动，最豁郁满。"（《长沙药解》卷四）臣药当是陈皮与杏仁。陈皮入手太阴肺经，降逆止呕，行气开胸，"最扫痰涎"；杏仁为肃降肺气之要药，最利胸膈，兼通络脉。佐药为贝母、五味子。贝母苦寒，清金泻热，降浊消痰；五味子敛肺以止咳，以防气脱。芍药与甘草为使药，既有酸甘化阴之功，又有缓急（缓解病势之急，缓解药物之急）止痛之效，为经方中疏肝解郁要方。所以说，下气汤是和胃方，是祛湿方，是疏肝方，是理气方，不可因药少而小觑。

四、临床指征

麻老经过60余年的揣摩、实践、心悟，对下气汤之应用堪为一绝。据笔者统计，麻老在其《医林五十年》一书中，所述内科病证52种，而首选方以下气汤加减者就有47种，所用比例为90%有余。但麻老在应用时，对下气汤原方进行了增减，最常用的药物为半夏、茯苓、杏仁、甘草、白芍，常以活血疏肝之何首乌、牡丹皮取代五味子与贝母，又常以橘红代陈皮。这可能是考虑五味子之收敛、贝母之寒凉，不大适宜于湿气之消散与胃气之下降。而牡丹皮化瘀血作用比较强，何首乌补肝肾，以顾护下元。

下气汤的临床应用指征不是可以用几个症状所能概括的。以麻老所言，下气汤的适宜证候应当是：脾土不升，运化失职；肝木左郁，失其疏泄；肾失统摄，腰冷宫寒；胃气上逆，恶心呕吐；心火上炎，神不守舍；肺金右滞，咳喘痰逆。脾胃犹如树干，树干既瘁，未有枝干不摇者。“所以心肺肝肾之病，多因脾胃燥湿之偏胜，气机升降之逆乱所致。”（麻瑞亭《医林五十年·脏与腑》）中气立则四旁和，中气健则五脏安，这就是下气汤可以用于五脏六腑疾病的缘由。

麻老应用下气汤（包括经麻老改进过的下气汤），其随病随证的化裁规律如下：

· 肺热咳喘，加北沙参、芦根、薏苡仁、全瓜蒌等。
· 咳嗽吐血，加棕榈炭、生地黄炭、柏叶炭等。
· 遗精、盗汗、气短，加生龙骨、生牡蛎等。
· 胃脘痛，加延胡索、郁金、乌贼骨等。
· 臌胀，加猪苓、泽泻、泽兰、丹参、车前子等。
· 胃下垂，加苍术、枳壳、白术等。
· 泄泻，加肉豆蔻、干姜、党参等。
· 溃疡性结肠炎，加枳实炭、罂粟壳等。
· 肠结核，加厚朴、火麻仁、泽兰等。
· 冠心病，加郁金、延胡索、柏子仁、丹参等。
· 心肌炎，加柏子仁、白蔻仁、龙眼肉、白茅根等。
· 眩晕，加夏枯草、杜仲、茺蔚子等。
· 半身不遂，加决明子、杜仲、地龙、白僵蚕等。
· 慢性肾炎，加猪苓、泽泻、桂枝、泽兰、车前子等。
· 淋证，加桉树叶、白檀香、半枝莲、冬葵子等。
· 再生障碍性贫血，加红参、沙参、补骨脂、鹿角胶、当归等。
· 阳痿，加阿胶、淫羊藿、阳起石、补骨脂等。
· 癫狂，加小陷胸汤、蜀漆、朱砂等。
· 风湿历节，加鸡血藤、路路通、土茯苓、青浮萍等。
· 瘿瘤，加蒲公英、昆布、海藻、全瓜蒌等。

书中还有下气汤治疗妇科疾患的经验，值得借鉴。

五、对比应用

下气汤与比较常用的健脾养胃方如小建中汤、黄芪建中汤、补中益气汤、益胃汤等，如何鉴别应用呢？从作用机理上讲，小建中汤可以温中，黄芪建中汤可以补虚，补中益气汤可以升清，益胃汤可以滋养，而下气汤可以降浊。如将其他方视为补益剂、升清剂，那么下气汤就是祛邪剂、降浊剂。有人将下气汤视为“调中剂”，调中者，调理中气以健四旁，使紊乱的升降气机得以中和复位，这种认知也是符合实际的。黄氏说：“四维之病，悉因于中气。中气者，和济水火之机，升降金木之轴，道家谓之黄婆。”（《四圣心源·劳伤解》）民间俗谚说：“圆圈转不转，中心是关键。”中心就是位于中焦的脾胃。

《四圣心源》在叙述下气汤证候时言：“凡痞闷嗳喘，吐衄痰嗽之证，皆缘肺气不降。而肺气不降之原，则在于胃，胃土逆升，浊气填塞，故肺无下降之路。”此文是说，由于胃气逆升，才使肺气不降，胃气逆升是源头，而肺气不降是支流，故应用下气汤时，常以胃气不降，湿浊不运为证候指征。麻老在具体应用时，特别注重舌象。在《医林五十年》所述47种病证中，都有舌象记载，几乎都是腻苔，多数是白腻苔（或薄腻或厚腻），少数是黄腻苔。这是湿邪内停的重要指征，舍此就应慎用下气汤。在遣方用药时，我也慎用五味子，感觉到它有点酸收，不利于湿浊之运化。而常常加入藿香三味饮（藿香、佩兰、砂仁），以加强芳香化湿的作用；或三花汤（厚朴花、代代花、佛手花），以利于湿浊秽气之消散；或三芽汤（麦芽、谷芽、稻芽），以疏理肝气之郁滞；确实有热象者，可以加入萸黄连（左金丸）、连翘，以清散中焦之湿热；或呕恶不止，可以加入刀豆子、竹茹、炒莱菔子等。

《四圣心源》中还有达郁汤、地魄汤、天魂汤等，都有调理中气，以运四旁的含义，这是黄元御留下来的一笔财富，是中医花园里的一朵奇葩，值得我们更深入地了解与运用。

张锡纯治疗外感发热经验初探

※

近代名医张锡纯对外感发热的治疗积有丰富的经验，在他所著的《医学衷中参西录》一书中，对外感发热的诊治，辨析井然，立法严谨，遣药精细，组方新颖。现采摭其要，探析如次，以供临床参考。

一、变通经方治伤寒

张氏对感寒而发的狭义伤寒，擅用经方治疗，并随证增损，不拘一格。如使用麻黄汤、桂枝汤、大青龙汤时，常加入知母等药，这是辛温解表法佐以寒凉清热法的具体应用。又如使用小青龙汤和小柴胡汤时，常于方中加石膏数钱或两许，于前方可调麻黄、桂枝、细辛之烈性，于后方更增祛热清降之力。对少阳热甚兼有阳明证者，常于小柴胡汤中加玄参，和解之中不忘润燥。他在运用麻杏石甘汤治疗热喘证时，每以薄荷加倍代替麻黄，认为薄荷“内透筋骨，外达肌表，宣通脏腑，贯串经络，服之能透发凉汗”。这是他对经方的发挥和补充。

值得赞许的是张氏运用白虎汤及白虎加人参汤的经验。他称白虎汤为治疗阳明实热证的“千古不祧之良方”。凡病邪入里，阳明热实，“无论伤寒、风温，皆宜治以白虎汤”。他从数十年的临床实践中体验到，“凡遇阳明应下证，亦先投以大剂白虎汤一两剂，大便往往得通，病亦即愈”，并名之曰“避难就易之法”。这不但扩大了白虎汤的应用范围，而且还避免了因下法不当所引起的种种变证。他的创新精神还表现在白虎汤的化裁使用。如他所制定的仙露汤（生石膏、玄参、连翘、粳米），用以治疗寒温阳明证，症见表里壮热、嗜凉水但不甚燥渴、脉洪滑等。此方不但可清阳明经热，且能治疗阳明腑病，对于阳明燥热内结不甚者颇为适宜。又如镇逆白虎汤（生石膏、知母、清半夏、竹茹粉），用治外感热炽，胃津枯涸，气逆上冲的病证。再如石膏粳米汤，仅取石膏、粳米两味，用于伤寒温病初

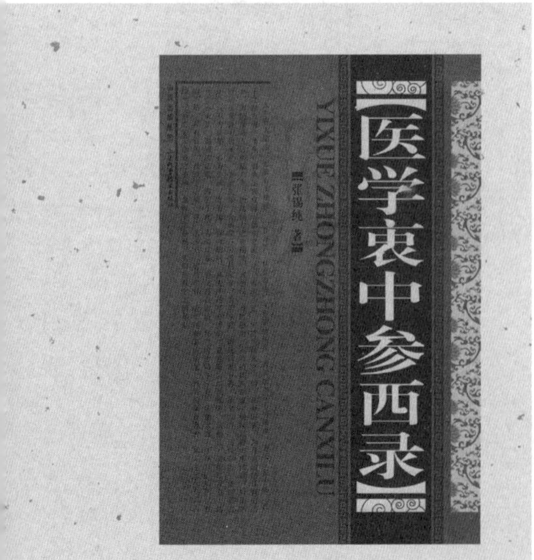

《医学衷中参西录》书影

起，身不寒而恶热者。其他如白虎汤加茵陈、连翘治疗流行性脑膜炎，白虎汤加蜈蚣治疗小儿高热惊厥等，都是白虎汤的变通经验方。他在运用白虎加人参汤时，常常更换药味，或以玄参代知母（产后寒温证用之），或以芍药代知母（寒温兼下利者用之），或以生地黄代知母（寒温兼阴虚者用之），或以生山药代粳米（寒温热实下焦气化不固者用之，产后寒温证用之）。如一老年妇人，年六旬，于夏季晨起患白痢，身热，不省人事，脉洪无力。张氏诊为气分热痢兼受暑邪，急用生石膏三两，野台参四钱，煎服一大碗，徐徐温饮，至夜半尽剂而愈。他深有体会地说："凡过六旬之人，即脉甚洪实，用白虎汤时，亦必少加人参二三钱。"

二、清凉寒解疗温病

张氏把温病分为三端，一曰春温，二曰风温，三曰湿温，治疗上重在清解、凉解、寒解和宣解。所用方剂共7首，其中用生石膏者6首，蝉蜕者7首，连翘者4首，薄荷者4首。温热之邪，无寒不足以清解，无辛不足以透发，这4味药总以辛散、寒解、透肌见长。对于湿温，张氏不取石膏之凉解，而采滑石通利小便，仍用薄荷、蝉蜕、连翘透表，这种透窍、利小便的上下分消法，于湿热交锢之邪颇为惬当。

对伏气温病，张氏认为，伏气之热藏于三焦脂膜之中，迨至翌年春阳萌发而触发。发动之后，伏邪乘少阴虚损而潜入，故又称"少阴温病"。病状可见精神短少，昏昏欲睡，喜卧，舌皮干，小便短赤，自觉热郁于中而扪之肌肤不甚热。张氏将白虎加人参汤变通增损，以玄参代知母，山药代粳米，加鲜茅根、生鸡子黄，取名为坎离互根汤，虚实兼顾，清中寓滋，可免病势虽去而余热缠绵之虞。若伏气化热窜入胃腑，表里壮热，频频呕吐，以人参煎汤送服生石膏末，"其退热之力又增数倍也"。

温疫一证，临床可见表里壮热、头面连项肿痛等。世习多用李东垣的普济消毒饮治疗。张氏依据"生平所治发斑皆系阳证"的实践，特立青盂汤（荷叶、生石膏、羚羊角、知母、蝉蜕、僵蚕、重楼、甘草）、清疹汤（上方去甘草、荷叶加连翘、薄荷叶）以清瘟解毒凉血。较之普济消毒饮，可升散解毒，清解之力大大增强。若温毒上冲咽喉发为猩红热者，单用生石膏煎汤送服阿司匹林即可。总之，张氏治疗温疫喜用寒凉清解透表之品，认为这些药物能清热消火、净化血中之毒，治愈亦无后遗之患。“至若升麻、羌活之药，概不敢用”。

三、遣药精细组方巧

《医学衷中参西录》中治疗外感发热的药物仅有20余种，最为常见的不及10味。张氏上溯经典，旁参诸家，结合实践，巧妙地将这些药物进行配伍、定量、组方，沿用至今仍颇多效验。现录其数味，供同道参考。

1. *石膏*　张氏称石膏“为清阳明胃腑实热之圣药，无论内伤、外感用之皆效，即他脏腑有实热者用之亦效”。从书中所载医案中可以看出，石膏清热可用于多种疾患，不论是瘟疹之热、头面之热、咽喉之热、痢疾之热、疟疾之热，或者是产后大热、风湿化热，以及疮疡热毒，均可放胆用之。书中附记一发热患者，食冰若干而不愈，后服生石膏数两而痊。石膏之凉胜于冰乎？张氏说：“石膏原不甚凉……因石膏生用能使寒温之热有出路也……石膏生用，性能发汗，其热可有汗解。即使服后无汗，亦可宣通内蕴之热，由腠理毛孔息息达出，人自不觉耳。”正因为石膏兼有性寒清热与辛散解肌的两种作用，故其清热之力胜于冰，而能施用于多种疾患。张氏用石膏，与其配伍的首推人参。他说：“寒温之证，最忌舌干。至于苔薄而干，或干而且缩者，尤为险证。”对于如此险证，不论是真阴亏损，或者是元气不支，他常用白虎加人参汤化险为夷。这是由于“唯生石膏与人参并用，独能于邪热炽盛之时立复真阴”。其次是阿司匹林，二者配伍，“使内郁之热由表解散”，为治疗外感发热与关节红肿热痛的良剂。再次是玄参，二者相伍有清热滋阴之功，是张氏治疗产后外感发热的喜用之品。其他如与知母、连翘、薄荷、蝉蜕的配伍，书中屡见不鲜。张氏用石膏，多用生品。对于外感实热证，轻者用两许，重者用四五两，或七八两，且研末冲服，疗效最佳。他对那些疑惧石膏之功用者，多次强调放胆用之，“断无伤人之理……亦断无不退热之理”。自张仲景创白虎汤后，善用石膏的虽有明代缪仲淳，清代吴鞠通、王孟英、余师愚等诸家，但述理之透，运用之巧，都比不上张氏。

2. *薄荷*　“温病发汗用薄荷，犹伤寒发汗用麻黄也。”“薄荷服后出凉汗，凉汗能清温，是以宜于温病。”张氏用麻杏石甘汤常以薄荷代麻黄，用葛根汤常以薄荷代葛根，他认为，“麻黄能泻肺定喘，薄荷亦能泻肺定喘（薄荷之辛能抑肺气之盛，又善搜肺风），用麻黄以热治热，何如用薄荷以凉治热乎？”“葛根原所以发表阳明在经之热，葛根之凉不如薄荷，而其发表之力又远不如薄荷，则用葛根又何如用薄荷乎？”可见他用薄荷关键在于“凉透”。

3. *连翘*　张氏用连翘治疗外感风热，常用至一两，“能于十二小时中使周身不断微汗”，“其发汗之力甚柔和，又甚绵长”。书中记有一少年风温初得，用连翘一两煎汤服之，彻夜微汗，翌晨病痛若失。

4. *滑石*　张氏认为本品与石膏性近，能清胃腑、膀胱之热，亦能清阴虚之热，“一药而三善备”。但滑石无辛散之力，长于利湿，所以张氏指出，“因热小便不利者，滑石最为要药”。特别是对于“上焦燥热，下焦滑泻无度”的险候，清热有碍于止泻，固涩有碍于清热，张氏取滑石清热利小便，山药滋阴、固大便，如此上清下固，互不掣肘。对于外感之热已退而阴液未能自复者，他也常于大堆滋阴药中加入少量滑石，如此“则外感余热不至为滋补之药逗留，仍可从小便泻出”。这些宝贵经验，至今仍有临床实用价值。

5. *羚羊角*　羚羊角咸寒清大热，人皆知之，善清肝热为之独任。凡清热之品用于脾胃升发之气多有碍，唯羚羊角不甚寒凉，虽用过之亦不至令人胃寒作泻，这是张氏的经验。张氏用羚羊角，于小儿体验最深。书中羚羊角下附治验14例，其中小儿治验10例。特别是对小儿疹毒与发痉，疗效最著。其用量少则一钱，多则三钱，多煎汤分次徐服。可贵的是，他考虑到羚羊角昂贵难得，经细心品验，选三种低廉药物代用之，即鲜茅根、生石膏、阿司匹林，并立名为“甘露消毒饮”。服用时，将前两味药煎汤送服阿司匹林，其清热之力不亚于羚羊角，时或胜于羚羊角。这种急人之难的医德与精益求精的医术，值得我们学习和效法。

四、退热煎剂宜徐服

自张仲景在《伤寒论》桂枝汤下注明分次温服后，历代医家多遵法使用。张氏治疗外感发热，亦多取煎汤徐服法。他说：“凡治寒温之热者，皆宜煎一大剂，分数次服下，效古人一剂三服之法也。”他体会到这种服法可以使“药力昼夜相继”，清热之力常在上焦中焦，其寒凉之性不至于下侵而滑泻不固。他说这种服法是“小心行其放胆，乃万全之策”。现在治疗外感发热，有的孟浪用药，一次顿服；有的早晚分服，药力失续，这都直接影响药物功效的发挥。

岳美中治疗慢性肾炎的经验

※

岳美中（1900—1982），我国当代著名中医学家，对慢性肾炎的治疗积有丰富的经验。今略陈其要，与同道共享。

一、阴阳俱损，精气两伤

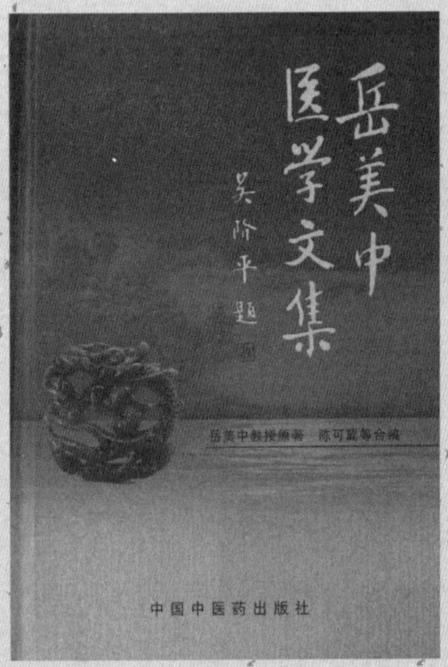

《岳美中医学文集》书影

岳老对慢性肾炎的病机分析得十分透彻。他认为，肾为先天之本，真气之源。肾之水火既济，则相辅而安，一方偏亢，则百病生矣。肾炎虽有阴虚阳虚之异，但究其病机，乃是阴阳俱损，精气两伤。肾之开阖失调，则膀胱气化不利；脾阳失于温煦，则水湿蒸化受阻；而肺又为水上之源，肺气不畅或感受外邪，不能清肃，就会出现“北牖不开，南风不畅”之候。这样，肾不能化水为气，脾不能运化水湿，肺不能清肃水道，就会形成三焦阳气不通，四海闭塞，水渗皮肤，泛于肌肉，而发为水肿。这就是张景岳所说的“肺虚则气不化精而化水，脾虚则土不制水而反克，肾虚则水无所主而妄行”的病理过程。

二、抓住实质，标本分治

岳老从分析病机入手，认为肾炎多虚，治应扶正为主。虚在肺、脾、肾，故应以益肺、健脾、补肾为法。水肿轻者，缓则治其本，宜补肾利水为主；重者，急则治其标，以利水、攻水为先；体质极虚者，攻补兼施。

1. 实证风水　症见上半身肿甚，发热或不发热。凡发热重、口渴、尿黄量少、舌红、咽痛、脉数急等，宜清热散风，调和营卫。方取越婢加术汤（《金匮要略》），加金银花、连翘、牛蒡子、板蓝根、白茅根等清热解毒利尿之品。若发热不甚，则用麻黄连翘赤小豆汤（《伤寒论》）合五皮饮（《太平惠民和剂局方》），清热发汗兼以利尿。若发热，口不渴，舌质淡，脉不数，可用麻黄汤（《伤寒论》）发汗以消肿；若兼心下有水气，水入即吐者，则以五苓散（《伤寒论》）宣肺通阳利水治之。

2. 虚证风水　症见下半身浮肿明显，兼见身重，汗出恶风，无发热，可用防己黄芪汤（《金匮要略》）益气固表，祛风利湿。腹痛加白芍。方中防己通行十二经，走而不守，领诸药斡旋于周身，可上行下出、外宣内达，为治风水浮肿之要药。而黄芪生用，能强壮肌理，逐肌表之水；白术燥湿健脾，与黄芪并用能止汗；合姜枣调和营卫、补脾胜湿。若素体肾虚寒重，可加入附子、杜仲。

3. 肾阳虚水肿　症见面色苍白，无热憎寒，尿少，腰痛腿软，全身浮肿而以下半身为甚，脉沉细而弱，两尺尤甚，舌质淡，苔薄白。治宜温化肾阳，行水利湿，以济生肾气汤（《济生方》）主之。本方以中老年患者为宜，岳老很少用于幼童及青年。

4. 脾肾阳虚水肿　症见手足浮肿，甚则全身浮肿光亮，脐部突出，不能平卧，气短乏力，小便短少，舌质淡，苔白或白腻，舌边有齿痕，脉沉缓而滑。治宜健脾壮阳，行水利湿。岳老喜用《止园医话》方：怀山药、白术、茯苓皮、姜皮、熟附子、猪苓、薏苡仁、人参、炙黄芪、白蔻仁、牛膝、龙眼肉、生姜、大枣。治疗多例，每获良效。

5. 肾阴虚水肿　多伴有高血压。症见耳鸣目昏，全身浮肿，以下肢为甚，小便短赤，恶心欲吐，舌质红，多裂纹，苔老黄，脉数。治宜滋阴补肾，清热利尿。方以知柏地黄汤（《医宗金鉴》）加白茅根、赤小豆、车前子、冬瓜皮、蒲公英等，标本同治。岳老认为，激素与中药助阳之品相似，大量使用激素，有“助阳过剂阳反灼”之弊，易使阳虚损阴，形成阴阳两损而以阴虚为主的证候。故对肾病，激素当慎用。

6. 肾虚三焦气滞水肿　症见全身浮肿，腹大如鼓，四肢如柱，按之不陷，肤色黧黑，脉弦小，平时心烦易怒。治宜行气利水法，施以《医宗金鉴》木香流气饮（又名二十四味流气饮）：人参、白术、茯苓、炙甘草、陈皮、半夏、丁香、沉香、木香、肉桂、白芷、香附、草果、苏叶、青皮、大黄、枳壳、厚朴、槟榔、莪术、麦冬、大腹皮、木瓜、木通。岳老认为，此方药味虽多而不乱，用量虽小而力专。或加牵牛子以通便，使水肿消得更快。

7. 肾虚肺气不宣水肿　急性肾炎多属此类，慢性肾炎急性发作间亦有之。

症见上半身浮肿为甚，眼如水泡，胸膈以上气闷不利，尿蛋白增多，尿量减少。治宜宣肺气，利膀胱。用麻黄连翘赤小豆汤合五皮饮，或用五苓散合五皮饮加桔梗、杏仁以利肺气，可使尿量增加。水肿消去大半后，改用补肾兼利尿，以免大利伤气。

三、创拟新方，降浊排毒

岳老经过多年探索，对慢性肾炎脾肾两虚尿蛋白量多的患者，拟定一首新方，名芡实合剂，组成药物为：芡实30g，白术12g，茯苓12g，怀山药15g，菟丝子24g，金樱子24g，黄精24g，百合18g，枇杷叶9g，党参9g。方以芡实、菟丝子、怀山药补益脾肾；配党参、白术、茯苓健脾利水，促进运化，使水气不得内停；百合、黄精、金樱子入肺、脾、肾三经，补虚扶正；尤妙在用枇杷叶清热入肺，能肃降肺气，通调水道，以利消肿。

肾炎发展到尿毒症期，调理脾胃之法不可稍懈。此类患者，一般兼见恶心、呕吐，不能进食，腹满，大便干结或溏稀。岳老认为，此属脾气虚弱，浊气不降，胃气衰败，正气不支所致。他常采用六君子汤（《医学正传》），重用半夏和党参（用人参最好），加大黄少许，合真武汤，以健脾和阴降浊，使正气来复、胃能纳食、减少痛苦。对于氮质血症的患者，岳老用大黄附子细辛汤（《金匮要略》）或温脾汤（《备急千金要方》）治疗。对于老年患者，岳老初用黄芪剂（防己茯苓汤、防己黄芪汤），后用济生肾气丸常服，对消肿及改善肾功能均有一定作用。

四、小儿肾炎，重在滋阴

岳老认为，儿童体质脆弱，脏气未充，补多则壅滞，攻多则摧伤，而不服药又难以愈病。苦思日久，他想到食疗之方，既治病，又养人，乃取清代陆以湉《冷庐医话》中所载黄芪粥加味：生黄芪30g，生薏苡仁30g，赤小豆15g，鸡内金（为细末）9g，金橘饼2枚，糯米30g。先以水600mL煮黄芪20分钟，去渣，次入薏苡仁、赤小豆，煮30分钟，再加入鸡内金、糯米，煮熟成粥。食后嚼服金橘饼1枚。每日1剂。岳老用此方治愈小儿慢性肾炎迁延不愈者数例，内有尿毒症前期2例。成人用之，对症下药，亦能收到满意效果。

岳老还对15岁以下儿童拟定一首简易方，即用玉米须持久服用。每次取

60g，煎汤代茶，为一日量，渴即饮之，不拘次数，逐日坚持，切勿间断。3个月为一疗程。一般服用2个疗程即可痊愈。但须避风寒以防感冒，勿劳累以促康复。岳老用此方20年，治愈不少贫困家庭的子女，效果良好。

岳老还体会到，小儿肾炎兼有浮肿，可用六味地黄丸，禁用桂附地黄丸，因小儿为稚阳之体，单纯温补肾阳，会有不良反应。

真武汤“治水三法”——学习赵锡武治疗心力衰竭的经验

※

赵锡武（1902—1980），河南省夏邑县人，著名中医，生前任中国中医研究院心血管研究室主任、副院长等职。他研究心血管病多年，经验独到。本文所介绍的真武汤“治水三法”，正是赵老治疗心力衰竭的经验结晶。此法对我们理解经方奥义及灵活运用经方很有启发。

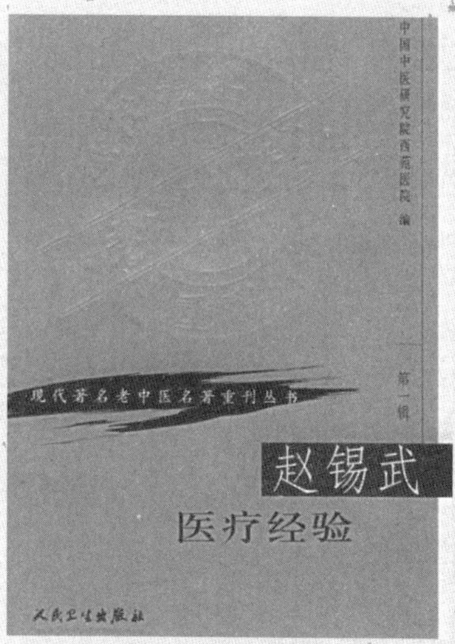

《赵锡武医疗经验》书影

一、真武汤组方特点

真武汤在《伤寒论》中有2条：

一条是太阳病篇第82条：“太阳病发汗，汗出不解，其人仍发热，心下悸，头眩，身瞤动，振振欲擗地者，真武汤主之。”

另一条是少阴病篇第316条：“少阴病，二三日不已，至四五日，腹痛，小便不利，四肢沉重疼痛，自下利者，此为有水气。其人或咳，或小便利，或下利，或呕者，真武汤主之。”

真武汤方

茯苓（三两）　芍药（三两）　白术（二两）　生姜（三两，切）　附子（一枚，炮，去皮，破八片）

上五味，以水八升，煮取三升，去滓，温服七合，日三服。

前者为发汗过多，损伤阳气，外则不能解太阳之邪，内而伤及少阴之气；后者是少阴本经自病，阳虚水气内停证也。水的气化、温煦、统摄、输布等，主要依赖肾中阳气之蒸腾，如果肾中阳气虚弱，不能温化水气，水便会成为致病因素而充斥于三焦，出现头眩、心下悸、气短、浮肿、畏寒肢冷、身痛，以及咳、呕等水气泛滥之证。真武汤正是为阳虚水泛而设，其方药不外乎扶阳与摄水，即扶少阴心肾之阳，摄失约之水。方中用大辛大热之炮附子为主药，壮肾中之阳，使水有所主；辅以白术之苦燥，建立中气，使水有所制；佐以生姜温散水邪；更以芍药酸敛和营，使阳气归附于内，并可缓解附、姜之辛温，不使其伤阴。诸药相合，共奏温阳利水之功效。方名真武，盖取固肾之义。

二、真武汤“治水三法”

赵老依据多年治疗心力衰竭的经验，提出以真武汤为主方，配合使用《素问・汤液醪醴论》治水三法，即“开鬼门”“洁净府”“去菀陈莝”，对控制心力衰竭，有着积极的治疗效果。

心力衰竭是各种心血管疾病发展中的病理过程，也是心血管疾病死亡的主要原因。其病变表现属中医“水肿”等范畴。水肿之病，根本矛盾是心功能不全，而心功能不全的形成，心肾阳虚是其关键。赵老选用温肾强心、宣痹利水之真武汤，正是取壮火制水之意，乃是治本之大法。但临床实践证明，单用本方治疗心力衰竭，不如佐以“治水三法”效佳。

1. *开鬼门法*　鬼门，即汗孔。开鬼门，即宣肺透表，此法可使肺气得宣，营卫因和，以求“上焦得通，濈然汗出”。作用在肺，故以真武汤为主方，配伍越婢汤（《金匮要略》）；肺热明显者，配麻杏石甘汤（《伤寒论》）。

2. *洁净府法*　净府，指膀胱。意在行水利尿，使水邪从下消散，作用在膀胱。若右心衰竭，见腹水、严重小便不利，可配合五苓散（《伤寒论》）加车前子、沉香、肉桂。此法的变通方是清代陈修园的消水圣愈汤（《时方妙用》），即仲景桂甘姜枣麻辛附子汤加知母一味，为治水名方。

3. *去菀陈莝法*　日久为陈，瘀积为菀，腐浊为莝。去菀陈莝，乃散结通络、活血化瘀之意。心力衰竭有发绀、肝大、静脉压增高、下肢浮肿、舌质紫暗等，均提示有瘀血存在。“血不利则为水”（《金匮要略・水气病脉证并治》），故必须在真武汤基础上，佐以去菀陈莝法，宜选桃红四物汤（《医宗金鉴》）去生地黄加藕节、苏木等药，或配以血府逐瘀汤、膈下逐瘀汤（《医林改错》）等。

三、病例三则

例1：邓某，女，48岁。因浮肿半年，加重1周，于1963年6月15日入院。入院时见咳嗽吐白痰，气短心悸，下肢浮肿。查体：端坐呼吸，颜面浮肿，唇轻发绀，颈静脉怒张，心界向左扩大。心率100次/分，律齐，心尖瓣区可闻及Ⅱ级吹风样收缩期杂音。两肺满布细湿啰音。诊断：慢性气管炎、慢性肺心病、阻塞性肺气肿、心力衰竭Ⅲ度。中医辨证：心肾阳虚，痰湿阻遏，肺气壅塞。宜温阳宣肺，豁痰利湿，真武汤加开鬼门法治之。附子6g，白芍9g，白术9g，茯苓12g，甘草9g，麻黄8g，生石膏12g，生姜9g，杏仁9g，白茅根30g，车前子15g（包煎），大枣5枚（剖开）。服3剂，尿量显著增加。5剂后，肿退。后加入厚朴、陈皮宽肠理气之品。6剂后，心率减慢。后又以厚朴麻黄汤清肺泻热，豁痰平喘，服药1周，诸症均除，出院返家。

例2：张某，男，54岁。因咳喘5年，加重2周，于1961年11月入院。原患肺心病心力衰竭，经治疗已控制。本次因感冒咳喘发作，痰多黏稠，肢肿尿少，心下痞满，腹胀不适。查体：重病病容，息促不能平卧，唇发绀，两肺中下闻及湿啰音。心率100次/分，律齐，心界略向左扩大。诊为慢性气管炎、阻塞性肺气肿、慢性肺气肿、心力衰竭Ⅲ度。中医辨证：心肾阳虚，痰湿阻滞。治宜温阳利水，蠲饮化湿。方以消水圣愈汤治之。桂枝9g，甘草9g，麻黄4.5g，黑附子9g，知母9g，防己12g，生姜9g，杏仁9g，大枣6枚（剖开）。服后尿量增多，水肿渐消。住院13天，腹水征转阴性，遂改用益气养心、清肺化痰之剂。3剂后，咳喘虽减，但尿量显著减少，浮肿又显，因此又继用消水圣愈汤加入茯苓30g、车前子（包煎）30g，尿量再显增多而浮肿消退，咳喘亦减，精神食欲均好，心率84次/分，心力衰竭已得到控制。

例3：游某，男，24岁。3年来心悸气短，近7个月尤甚，于1964年4月29日入院。1962年曾诊为风湿性心脏病，近期病情加重。查体：唇发绀，巩膜黄染，咽红，颈静脉怒张，两肺底可闻干、湿啰音。心界向左右扩大，心尖区闻及Ⅲ级吹风样收缩期杂音及Ⅳ级隆隆样舒张期杂音，心律不齐。诊为风湿性心脏病、二尖瓣狭窄关闭不全、心房颤动、心源性肝硬化、心力衰竭Ⅱ度。中医辨证：心肾阳虚，兼有瘀血。选用真武汤合去菀陈莝法。附子9g，白芍30g，茯苓18g，白术

15g，生姜9g，肉桂6g（后下），沉香6g（后下），当归12g，红花12g，白茅根30g，藕节10枚。服5剂后，尿量增加，心力衰竭症状明显好转。后因附子缺药，病情出现波动。继用原方，病情已趋好转。出院时一般情况尚佳，活动后未见明显心悸，浮肿消失，说明本次心力衰竭已得到控制。

上述3例是赵老单纯用中药控制心力衰竭的验案。3例均表现为心肾阳虚证，故皆取真武汤为主方。例1肺气壅塞明显，故兼用开鬼门法，加用麻杏石甘汤；例2由于肢肿尿少较重，故直接用消水圣愈汤温阳利水，洁其净府；例3瘀血指征明显，故兼用去菀陈莝法，加用当归、红花、藕节等。心力衰竭病情复杂，其正气虚极难以维系生命，而水瘀互结又难以利之散之。赵老权衡虚实，大胆选用真武汤维护真阳，“治水三法”消水散结，故能挽生命于危急之中。像心力衰竭这样危重的病症，前辈治疗起来亦然得心应手，效如桴鼓，可见经义不可丢，经方不可弃，经方仍然是治疗大病危症的有力武器。

四、学习体会

经临床研究证实，真武汤有改善血液循环、增加肾脏血流量、提高心肌收缩力、兴奋中枢神经、调节胃肠功能等作用。我在学习赵老经验基础上，将真武汤应用于其他疑难杂病，疗效也较满意。

1. 肺心病　治疗肺气肿、肺心病应从“虚寒”二字入手，特别是肺心病，有明显的心肾阳虚、水湿停滞证候。我对于急性发作期呈现水气凌心证的肺心病，常用真武汤合麻杏石甘汤加鱼腥草、葶苈子取效。而在缓解期，则常用真武汤加黄芪、桃仁、赤芍等益气活血药收功。在具体应用时，可同时静脉滴注复方丹参注射液，疗效甚为理想。

2. 风湿性心脏病（风心病）　风心病多有明显的阳虚浮越兼血瘀证。由于阳虚浮越，血瘀水停，故见颜面绯红、心悸、浮肿、咳喘、发绀、肝大等症状。我曾用真武汤加水蛭、鳖甲、三七、桂枝、细辛、鸡内金等，治疗5例风心病心律失常伴见下肢浮肿患者，心律失常均有不同程度改善，1例扩大的心脏有所回缩，浮肿均有减轻。

3. 慢性肾炎　对于慢性肾炎水肿型，益火消阴为治之大法。而真武汤则是此类治法的代表方剂。我于1992年秋会诊一例慢性肾炎高度浮肿男性患者，每日用速尿（呋塞米）800mg，尿量仅1 000mL左右。我用真武汤合防己黄芪汤（炮附子用至45g），服用3剂，尿量增至2 500mL，浮肿明显消退。坚持服用15剂，病情得到控制。

4. 胃肠疾病　这里指胃炎、胃下垂、肠炎、消化性溃疡、消化不良等，日本汉医学家曾用真武汤治疗上述疾患。他们认为，表现为新陈代谢功能低下，水气留滞肠胃诸证，即可用真武汤治疗。我的体会是，凡肠胃病见腹痛下利、脉沉、舌滑者，用之尤佳。我曾治疗2例慢性肠炎患者，每晨腹痛、下利溏薄，服用四神丸（汤）、理中汤、连理汤多剂，有小效，无显效。我用真武汤加炮干姜温阳利水，均3剂而愈。

5. 内耳性眩晕　中医学认为，本病是由于阳气失煦，水湿停聚所形成的"眩晕"证，与西医所说的"内耳迷路水肿"相一致。基于这种认识，不少医家曾用真武汤化裁治疗。我受到启发，近年来用真武汤加入泽泻、川芎、细辛、桂枝等，治疗内耳性眩晕6例，结果治愈4例，好转2例。提示真武汤对本病的治疗机理，可能是通过调节肾上腺皮质功能，调节醛固酮代谢水平，维持内耳的内环境恒定，调节内耳功能，从而使异常的病理变化得到改善。

6. 血栓闭塞性脉管炎　该病发于下肢中下动脉，由于血栓形成，引起动脉管腔内狭窄和闭塞，患肢表现为冷、痛、酸、黑、肿等，有相当一部分证候为阳虚寒凝血瘀证。真武汤对此证有温阳抗凝之功。孙旗立采用真武汤加当归、丹参、川芎、鸡血藤等活血化瘀药，治疗本病20例，结果痊愈14例，显效3例，好转3例（《四川中医》1989年第3期），其作用机理与方药之抗凝抗炎等作用有关。

（注：文中所举病例见《赵锡武医疗经验》，人民卫生出版社，1980年出版。）

第五章 各家学说

刘完素对《素问》病机十九条的发挥

※

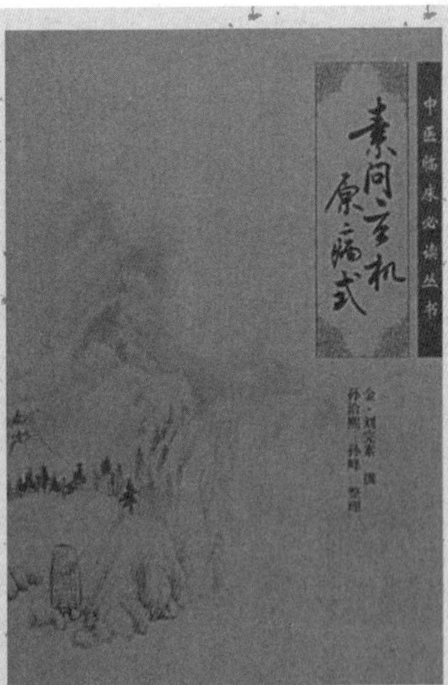

《素问玄机原病式》书影

刘完素，字守真，别号守真子，自号通玄处士。因家居河北河间，故人送号“河间居士”，或尊之为“河间先生”。刘完素约生于1120年，卒于1200年，终年80岁。其所处年代，正值南宋与金朝南北对峙，战乱频繁，疫疾流行。刘氏幼年，便有济世活人之志。25岁时，偏爱《素问》，朝夕披玩，手不释卷。历35年，废寝忘食，研精覃思，近60岁方触类旁通，领悟洞达，疗疾祛病，百无一失。金章宗皇帝曾三次聘他去朝里做医官，均被拒绝，赐号“高尚先生”。

刘完素的一生，都是在研究医学经典与医疗实践中度过的。至晚年，他将自己的学术思想与临床经验著书立说，传于后世。其主要著作有：《素问玄机原病式》《黄帝素问宣明论方》《素问病机气宜保命集》。其他还有《伤寒直格论方》《伤寒标本心法类萃》《伤寒医鉴》《伤寒心要》等，相传亦为刘完素所著。

一、重视现实，寝馈经典

刘完素生活于12世纪，在我国历史上，这是一个民族战争极为频繁的时代。在中国北部和中原广大地区，连年战乱，疫疾猖獗。刘氏之母患病，却因家贫求医不至，延误而死。百姓的困苦，母亲的遗恨，使刘氏立志学医。但刘氏学医，不是简单地去学一病一方，而是自始至终耽思于医学经典之中。他在《素问病机气宜保命集》中说："盖济世者，凭乎术；愈疾者，仗乎法。故法之与术，悉出《内经》之玄机。"于是，"二十有五，志在《内经》，日夜不辍，殆至六旬"。经过几十年的苦读，刘完素"大有开悟，衍其功疗，左右逢源，百发百中"，并将他大半生的心得著书传世，且主要著作均以"素问"冠名。他称张仲景为医学之"亚圣"。他对《伤寒论》的研究，不落俗套，独有发挥，认为"古圣训阴阳为表里，唯仲景深得其旨，厥后朱肱奉议作《活人书》，尚失仲景本意，将'阴阳'字释作'寒热'，此差之毫厘，失之千里"。并说："人之伤于寒也，则为病热。古今亦通谓之伤寒热病……六经传受，自浅至深，皆是热证，非有阴寒之病。"可见，完素所用之三阴三阳，乃是《素问·热论》的旨意，仅用以分辨表里而已，与《伤寒论》阳热阴寒之义不能相合。另外，刘完素根据当时的临床实践，提出"伤寒传染论"，云："夫伤寒传染之由者，因闻大汗秽毒，以致神狂气乱，邪热暴甚于内，作发于外而为病也。"强调秽浊毒气导致传染热病的发生之由，既发仲景未言之旨，又启后学戾气为病传自口鼻之说，为传染病的研究，特别是热性传染病的深入探索，开辟了一条新的思路。

二、尊经不泥古，敢于立新说

刘完素对医学的贡献，主要表现在对《素问》病机的研究、对五运六气的阐发、对《伤寒论》六经的见解和对疾病治疗法则开拓性的认识。其中最突出的是对病机别开生面的发微，以及在此基础上所提出的热病治疗方法。

刘完素在《素问病机气宜保命集》中特立"病机论"，曰："察病机之要理，施品味之性用，然后明病之本焉。故治病不求其本，无以去深藏之大患。"他认为明察病机才是"求本"首要之务。《素问·至真要大论》以五脏和五气为核心，纲领性地提出一些疾病的病机，即医界所称的"病机十九条"。该病机对疾病的属性有示范性的归类，为医家认识与治疗疾病起到了重要指导作用。但后人认为，病机十九条，虽言简意赅，而失于略漏；概括性虽强，而难以细释。

刘完素鉴于此，运用“天人合一”的理论，采取“取类比象”的方法，将病机中的五脏诸病，归纳为“五运主病”；将风、热、火、湿、寒诸病，增入“诸涩枯涸，干劲皴揭，皆属于燥”一条，归纳为“六气为病”。创造性地用五运主病、六气为病作为疾病分类的纲领。他还把“病机十九条”所概括的症状由36种扩大到91种，而且对每种症状都进行了深入的分析，详述其性质、转归、变化的规律。尤其可贵的是，在分析每一症状时，不是简单地从字面上解释，而是从症状、证候、疾病三者之间关系上进行理性地辨证分析，具有解决问题的指导性。

刘完素在《素问玄机原病式》中提出的有关病机理论的另一重要观点，是“亢害承制”论。《素问·六微旨大论》云：“亢则害，承乃制，制则生化。”六气亢害就会产生伤害作用，只有对亢害加以克制，才能有正常的生化。这是《素问》的原义。但刘完素所讲的“亢害承制”与《素问》所说的不尽相同。他说：“亢则害，承乃制。谓已亢过极则反似胜己之化也。俗未之知，认似作是，以阳为阴，失其意也。”五行之中，某气亢盛到极点，反而会出现类似克制该气的另一气的现象。一般人不懂其中的道理，常把胜己之化的假象（似）当成真象（是），把阳病当成阴病，这是违背《素问》原义的。而他称这种现象为“兼化”。他在《伤寒直格论方》中云：“亢则害，承乃制，言五行之道，实甚过极则反似克其已者，是为兼化。如万物热极反出水液，以火炼金，热极而反似水，是以火极而似水之化也，五行皆然。”联系到临床实际，刘完素将这种“兼化”现象扩大到六气致病的各个方面，如：“病湿过极则为痓，反兼风化制之也；病风过极则反燥，筋脉劲急，反兼金化制之也；病燥过极则烦渴，反兼火化制之也；病热过极而反出五液，或为战栗恶寒，反兼水化制之也。其为治者，但当泻其过甚之气，以为病本，不可反误治其兼化也。然其兼化者，乃天机造化，抑高之道，虽在渺冥恍惚之间，而有自然之理……夫五行之理，甚而无以制之，则造化息矣。”例如热气过盛，反而出现战栗恶寒，这是火极似水，阳证似阴的假象，当泻其火以治本病，不可误认为是寒而治其兼化之气。他还列举自然界五行的变化，来比拟疾病的本质与现象之间的“亢害承制”关系。

由此可见，刘完素将致病之因视为病本，而将疾病发展过程中出现的与“病本”性质相反的现象即“兼化之气”视为病标。他告诫后学：“凡不明病之标本者，由未知此变化之道也。”在《素问玄机原病式》中，刘完素将这种标本变化阐述得非常透彻，能使人们在繁杂的病证面前，透过现象抓住本质。这是刘氏将五行生克制化学说巧妙地运用于病机研究中的一个创新，是对中医病机学的重要贡献。

三、六气皆从火化，五行皆可致热

刘完素研读《素问》，欲从五运六气中论证百病。他的两个著名论点是“六气皆从火化”和“五志过极皆为热病”。

五行之中，木、土、金、水各一，唯火可折为二：一是君火，一是相火。六气之中，热为君火之气，火为相火之气。由此可知，火之为病，多于风木、湿土、燥金、寒水。刘完素又分析《素问》“病机十九条”的属性，其属“火”与“热”为病者达15种之多。他认为，六气之中除火热外，其他四气也能转化为火热。如言风，“风本生于热，以热为本，以风为标，凡言风者，热也”。言湿，“湿病本不自生，因于火热怫郁，水液不能宣行，即停滞而生水湿也。凡病湿者，多自热生”。言燥，“燥金虽属秋阴，而其性异于寒湿，燥阴盛于风热火也”。言寒，“人之伤于寒，则为病热。寒毒藏于肌肤，阳气不行散发，而内为怫结，故伤寒者，反病为热”。刘氏还把不同病因所致的症状，如气喘、肿满、呕等悉归于火热。

关于五志过极皆为热病，刘氏云：“五脏之志者，怒、喜、悲、思、恐也。悲，一作忧，若志过度则劳，劳则伤本脏。凡五志所伤皆热也。”他对惊、恐、悲、喜这样分析：“惊：心猝动而不宁也。火主于动，故心火热甚也……恐则伤肾而水衰，心火自甚，故喜惊也……悲：金肺之态也。金本燥，能令燥者，火也……喜为心火之志也。”

六气何以火化？五志过极何以致热？矛盾的互相转化是有一定条件的。刘氏在解释这种转化时，常用《素问》“亢则害，承乃制”六字，而几乎不引用原文“制则生化”四字。这是他对“亢害承制”的不同见解。他着眼于事物的变化，每用“反兼胜己之化”来解释“六气火化”与“五志致热”的形成规律。刘氏唯恐后人不明其中之奥，遂引用《易经》之理以明晰之，云：“故《易》曰：润万物者，莫润乎水。又言：离火为戈兵。故火上有水制之，则为‘既济’；水在火下，不能制火，为‘未济’也。是知水善火恶。”这里所说的“水善火恶”，即指水善养物，而火多致灾。

任何科学理论的创新与发展，都与时代背景密不可分。刘完素“火热论”的产生，后人分析其因有三：一是由于赵宋南迁之后，中国北部沦于异族统治，“大兵之后必有大疫”，热性疾病伤及无数百姓；二是刘完素所居北方，风土刚燥，其人禀赋悍强，兼以包含厚浊，冬则取火，久而蕴积化热，与南方一般风土卑湿，其人体质脆弱者不同；三是自北宋以后，《太平惠民和剂局方》流行，形成了嗜用温燥药物治疗热性疾病的风气。时代的发展、地域的特点，加之疾病性质，以及当时医家疗病的弊端，都需要有革新能力的代表人物，而刘完素就是具有除弊立新能力的医学家。正如《四库全书总目提要》所说：“其作是书，亦因地、因时各明一义，补前人所未及耳。”

四、开降火益水之先河，诚寒凉学派之宗师

由于刘完素对《素问》病机学说的深刻理解，加之当时诸多医家泥古不化，面对百姓的痛苦，刘氏提出了自己的主张，斯如《金史》所说，刘完素“好用凉剂，以降心火、益肾水为主”。这对当时南方习用《太平惠民和剂局方》之风，无疑是一种大胆的否定。刘氏治疗热性疾病，提倡辛凉解表、表里双解、急下存阴、养血益阴诸法。

1. *辛凉解表法* 刘氏突破《伤寒论》辛温解表之成规，提出“且如一切怫热郁结者，不必止以辛甘热药能开发也，如石膏、滑石、甘草、葱、豉之类寒药，皆能开发郁结，以其本热，故得寒则散也”。若不问病之属性，对热病反兼制己之化而误用麻桂之类，必致发黄惊狂之患。

2. *表里双解法* 刘氏认为，病半在表，半在里；或表里皆有热；或表不解，半入于里，此时可不按先表后里之法，而直接施以表里双解法。其代表方药如防风通圣散、双解散，或防风通圣散合益元散，或小柴胡汤合小陷胸汤，或大柴胡汤合黄连解毒汤等。实践证明，表里双解方药对于热毒炽盛，郁结不解的传染性疾病，确有发汗、通腑、清热、解毒的良好效果。

3. *急下存阴法* 刘氏应用急下存阴法，与《伤寒论》通腑泻热法，其临床指征基本相同，如“里热极甚，腹满实痛，烦渴谵妄”等。所用方药，亦为承气汤类方。但刘氏对承气汤的应用，较为简便灵活，即：“热势大者，大承气汤主之；微者，小承气汤主之；腹中有痛，大便溏者，调胃承气汤主之。守真又恐承气有三，恐有过焉不及之患，遂处三一承气以总之。”何为三一承气汤？是三承气汤合为一方也，即大承气汤加甘草。刘氏将这一承气汤广泛应用于热病诸候，如中暑、腑实、表里俱热、两感、痉病、潮热、下利、温疫身痛、热喘、懊侬、留饮、结胸、谵语、发热、发斑、循衣摸床、劳复、食复等三十二证。

4. *养血益阴法* 刘氏认为，热病有暴发而为热者，亦有虚损而致积热者。暴发之热，病在心肺，若“小热之气，凉以和之；大热之气，寒以取之；甚热之气，则汗发之”。而虚损之热，病在肝肾，宜养血益阴，热自能退，如当归、生地黄、钱氏地黄丸之类。对于老年病，如头目昏眩、耳鸣或聋、上气喘咳、肢体焦瘘、筋脉拘挛、便尿闭结等，亦认为是“阴虚阳实之热证”，治疗上取滋阴潜阳、壮水制火之法。

由于刘完素在病机上倡导“火热论”，治疗上反对滥用辛燥之剂，主张并善用寒凉方药，故后世医家称之为“寒凉派”的代表。他的学说对金元时代学术争鸣影响很大。其后张从正继承刘完素学术理论，主张汗、吐、下三法治百病，喜用防风通圣散等寒凉剂，成为“攻下派”代表。朱震亨间接得刘完素之学，在“降心火，益肾水”的启发下，悟出“阳有余，阴不足”之论，成为“滋阴派”的代表。李东垣虽为“补土派”的代表，但他根据“火郁发之”之旨，创制升阳散火汤，亦是受到刘完素火热郁结论的影响。其后，清代叶天士的养胃阴法，近代张伯龙、张山雷、张锡纯关于中风的病因病机及治疗方法，均受到刘完素“火热论”的影响。刘氏所传弟子，如穆子昭、董系、马完素、荆山浮屠等人，都深得完素学术之精华，亦为金元时期的名医，且有著作流传于世，成为研究完素学术思想的重要内容。

对于刘完素的学术思想，后世评论者众，特别是明代张景岳颇多微词，他指斥刘氏的“火热论”“不辨虚实，不察盛衰，悉以实火言病”。指出倘若虚火为病，若妄用寒凉之药，则必然导致“伐人生气，败人元阳，杀人于冥冥之中”。这种评说是脱离了历史背景的偏激之语。刘氏在《素问病机气宜保命集》中云：“余自制双解、通圣辛凉之剂，不遵仲景法桂枝、麻黄发表之药，非余自炫，理在其中矣。”而对于真正的寒证，他并非远热就寒，而是“病气热则除其热，寒则退其寒，六气同法”。事实上刘完素并不是一味用寒药以治百病，据统计，《黄帝素问宣明论方》列348方，偏于寒凉的方仅占13%，而偏于温热的方占21%，寒热并用的方占66%。即便刘氏在某些理论与治疗上有些偏颇，作为后人，我们应当以历史唯物主义的观点，取其长而弃其短，使刘完素学术思想在中医学进展中发挥更大的作用。特别是在中医急症领域，刘完素的“火热论”与“寒凉派”方药，有着更多的学习内容与施展空间。

参考文献

［1］刘完素．伤寒直格论方［M］//天津科学技术出版社．金元四大家医学全书．天津：天津科学技术出版社，1994.
［2］刘完素．素问玄机原病式［M］．北京：人民卫生出版社，1983.
［3］刘完素．黄帝素问宣明论方［M］//天津科学技术出版社．金元四大家医学全书．天津：天津科学技术出版社，1994.
［4］何时希．中国历代医家传录［M］．北京：人民卫生出版社，1991.
［5］刘完素．素问病机气宜保命集［M］//天津科学技术出版社．金元四大家医学全书．天津：天津科学技术出版社，1994.
［6］张介宾．景岳全书［M］．上海：上海科学技术出版社，1964.

医学革新家张子和的学术思想研究

※

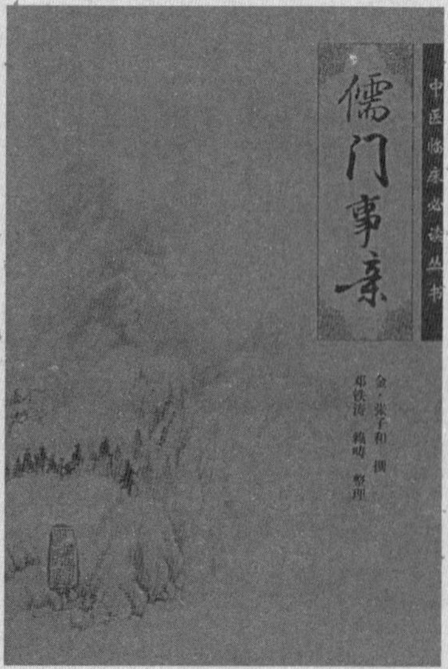

《儒门事亲》书影

张从正，字子和，号戴人，金代睢州考城（今河南民权）人，约生于1156年，卒于1228年，终年72岁，是金元四大医学家中“攻邪派”的代表。

张子和自幼钻研医术，酷爱《素问》《难经》之学。其法宗刘河间，用药多寒凉，自述对刘氏辛凉之剂用了40余年。他曾从军江淮，后任太医，不久辞去。在河南、山东、安徽等地行医数十年，其治法与方药，颇多新奇。晚年，根据毕生经验心悟撰写《儒门事亲》草稿，后经好友麻知几润色、常仲明补充，始成斯书。张子和在学术上，敢于破除陈规陋习，标新立异，这与他生活的时代背景和亲身经历是分不开的。

一、厚基础，重实践，救贫疾之苦

张子和出生于岐黄世家，7岁时受庭训读书明礼，13岁时诵读《素问》《难经》，钻研医术，21岁时悬壶问业，25岁时移居宛丘（今河南淮阳）行医。约于1203年（时年47岁）从军入伍，南下江淮，任军医之职。1217年（时年61岁）被荐举金太医院任太医，不久辞职回里，在民间行医。值时，他结识了当时学者麻知几（名九畴）与常仲明（名用晦）。麻、常从张氏学医，三人遂成莫逆之交。麻知几既有文名，又好医术，他与常主动帮助张子和整理学术经验，并取“唯儒者能辨明之，而事亲者不可不知”之义，将书名定为《儒门事亲》，该书于张氏去世前一年，即1227年问世。

张子和生活及从医年代，正值宋、金对峙，连年战乱时期，社会极不安宁，百姓生活困苦，劳役繁重。子和自幼目睹家乡的灾难与动乱，及至弱冠行医，亦是活动在这片战乱频仍、民不聊生的广袤大地上。从《儒门事亲》中可以看出，他的行医路线多在河南东南部与安徽西部，以及与河南毗邻的地区，而在宛丘一带行医时间最长。张子和所治患者，以困苦百姓居多，但士大夫阶层的患者亦复不少。他说：“设于富贵之家病者，数工同治，戴人必不能从众工，众工亦不能从戴人，以此常孤！唯书生高士，推者复来，日不离门。”张子和从临床实践中获得大量丰富的诊治经验。仅就《儒门事亲》记载的200多个医案看，有姓名、有地址、有病情、有疗法、有效果。这些病例包括内科、外科、妇产科、小儿科、五官科、皮肤科等疾病。正是由于他乐于拯救百姓之苦，而不习惯“马前唱喏”“迎医长吏”，使得他在丰富的临床实践基础上，学术思想升华到了一个新境界，为创立新的学术观点奠定了扎实基础。

二、宗《内经》，继河间，倡攻邪学说

张子和的临床经验不是无源之水，不是泛泛的治病方法，而是在学贯《素问》《难经》，博及前贤诸家的基础上创新的成果。对其影响显著者是刘河间。刘氏约生于1120年，早于子和36年。当时医学界受宋代《太平惠民和剂局方》的影响，辨证论治意识淡漠，喜欢套用该书中的辛温香燥之品，因而伤阴伐气者颇多。刘氏力倡火热致病说，以矫时弊。此说对子和启发很大。他认为，“千古

之下，得仲景之旨者，刘河间一人而已”。从此私淑刘河间，用药也多袭河间之方，如表里双解的防风通圣散、双解散，涌吐痰食的独圣散，攻下热结的三一承气汤等。他指出：“以文章自富，以谈辨自强，坐而昂昂，立而行行，阔其步，翼其手，自以为高人而出尘表，以天下聪明莫己若也。一旦疾之临身，瞢然无所知……听庸医之裁判。”叹庸医之误人误病。对于前人的理论见解，他能大胆地提出质疑。例如他对隋代太医博士巢元方《诸病源候论》的评论，说：“巢氏先贤也，故不当非。然其说有误者，人命所系，不可不辨也。”即使对汉代医圣张仲景，也是抱着实事求是的态度，不盲目崇拜。他对麻知几说：“公慎勿殢仲景纸上语。”［殢（tì），为困于、沉溺于之义］正是由于他执守“人命所系”的观点，因此才敢于突破陈规陋习，倡汗、吐、下攻邪之说，使中医学术焕然一新。

张子和遵《素问·阴阳应象大论》“天之邪气，感则害人五脏；水谷之寒热，感则害于六腑；地之湿气，感则害皮肉筋脉”之旨，并认真学习《伤寒论》中的汗、吐、下之法。受刘河间重视五运六气致病说的影响，提出自己的独立见解。认为风、寒、暑、湿、燥、火等在天之邪，雾、露、雨、雹、冰、泥等在地之邪，最易致人于病。其次则为饮食中的酸、苦、甘、辛、咸五谷之气，亦为致病之因。这些致病因素，或从外袭，或从内生，都不是人体内所应有的。一旦致病，就应设法祛之于外，不使其停滞体内。这是张子和治学的中心思想。至于祛邪的具体方法，则以《伤寒论》的汗、吐、下三法为原则。凡是风寒之邪所发的疾病，在皮肤之间和经络之间的，可用汗法；风痰宿食在胸腹胃脘的，可用吐法；寒湿痼冷，或热客下焦等在下的疾病，可用下法。他所倡导的汗、吐、下之法，非常人所用之法，而是“引涎（鸡羽探吐）、漉涎（鼻内渗药，开口吐涎）、嚏气（草茎刺鼻喷嚏或出血）、追泪（眼眦点药），凡上行者，皆吐法也；炙、蒸、熏、渫、洗、熨、烙、针刺、砭射、导引、按摩，凡解表者，皆汗法也；催生、下乳、磨积、逐水、破经、泄气，凡下行者，皆下法也”。他所用的上（外）、中、下三个方面所概括的病邪部位，与《素问·阴阳应象大论》所说“其高者，因而越之；其下者，引而竭之；中满者，泻之于内”的理论是一致的。而他所发挥的汗、吐、下三法，则是前所未及的。

张子和反对当时医生滥用补剂，指出：“良工之治病者，先治其实，后治其虚，亦有不治其虚时……唯庸工之治病，纯补其虚，不敢治其实。”就正与邪二者关系而言，“先论攻其邪，邪去而元气自复也”。如何攻邪？他反对套用温燥之品，而主张河间先生的寒凉之剂。他的攻邪之法，较张仲景、刘河间更完备，后世称之为攻邪派的代表，不为过矣。

三、精心理，善食疗，专刺络放血

张子和还是一位高明的心理医生。他秉承《内经》“百病皆生于气”之旨，充分发挥中医学“以情胜情”的治疗特点，大胆实践，提出了一整套切合实用的心理疗法。他说：“悲可以治怒，以怆恻苦楚之言感之；喜可以治悲，以谑浪亵狎之言娱之；恐可以治喜，以迫遽死亡之言怖之；怒可以治思，以污辱欺罔之言触之；思可以治恐，以虑彼志此之言夺之。凡此五者，必诡诈谲怪，无所不至，然后可以动人耳目，易人听视。”翻开《儒门事亲》，我们可以看到许多心理疗法的验案，这为情志病运用心理疗法开了先河。

张子和认为：“凡药有毒也……久服必有偏胜。”药物的寒、热、温、凉之气与酸、苦、甘、辛、咸五味，调节人身之阴阳，使之达到“阴平阳秘”之目的。若久服或误服药物，会导致新的阴阳偏胜之局面，出现痼疾与新病的复杂病情。所以，张子和非常重视饮食疗法。他说：“养生当论食补，治病当论药攻。”他在治病过程中，重视饮食调养及善后调理，以养正祛疾，常获得药物不能及的效果。考《儒门事亲》中共载食疗方10多首，如生藕汁治疗上消，猪肚丸治疗中消，煮肝散治疗雀目，菠菜血羹治疗老人虚劳，绿豆鸡子粥治疗湿热泄泻，生姜饮治疗喉痹，胡桃酒治疗便痛等。

除了药物与食疗方法外，张子和还善于用刺络放血法祛除顽疾。他认为刺络放血，攻邪最捷。而要掌握刺络放血法，首先要掌握十二经脉之气血多少。他认为：“血出者，宜太阳、阳明，盖此二经血多故也。少阳一经，不宜出血，血少故也。”血多者刺之，能祛邪而不伤血；而血少者刺之，则血受伤而正气不足，会有助邪之虞。后世内科医生往往不明经络，认为经络为针灸科之事，与内科无关，其实经络与中医临床各科都有密切联系。张氏说，“夫治病当先识经络”，洵非虚言。张子和的刺络放血法，对后世影响很大。明代薛立斋、杨继洲等运用并发展了这一疗法。

张子和是一位医学革新家。他之所以能成为攻邪学派的代表人物，与他创新性思维是分不开的。后人称他是“三反一求”的医学家：一是反对迷信古人，二是反对迷信鬼神，三是反对迷信天命；而“一求”乃指勤求博采。他善于从民间采撷单方、验方，将百姓与疾病做斗争所积累的大量经验收集起来，去救治患者。他曾说：“余立于医四十余岁，使世俗之方，人人可疗，余亦莫如敢废也。”其求知之不执成见，博采众方，值得效法。元代医家吕履说得好：“张子和医，如老将对敌，或陈兵背水，或济河焚舟，置之死地而后生。”他所倡导的“邪去正自复”的学说与治法，对于中医的发展有着较大的临床实用价值，值得我们很好地去学习、领悟与发扬。

参考文献

[1] 张从正. 子和医籍[M]. 北京：人民卫生出版社，1994.

[2] 何时希. 中国历代医家传录[M]. 北京：人民卫生出版社，1991.

李东垣脾胃学说的特点与用药规律探讨

※

李东垣，名杲，字明之，真定（今河北正定）人，因汉高帝前真定名东垣，故晚年李杲自号东垣老人。生于1180年，卒于1251年，终年72岁。他上承《内经》，近师易水张元素，操医术凡五十余年，将其所得撰为《内外伤辨惑论》《脾胃论》《兰室秘藏》等，创立了脾胃学说，成为“金元四大家”中补土派的代表。中国医学，至此一变，“仲景之书，详于外感；东垣之书，详于内伤”（元代朱丹溪语）。医术之道，始为分明。今就东垣学说的形成因素及特点叙述如后，以供同道参考。

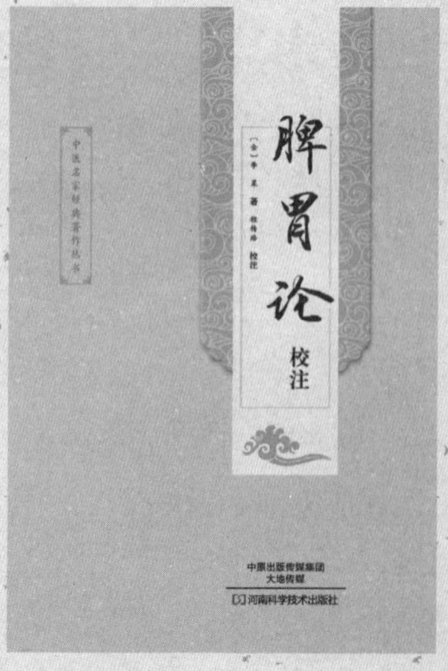

《脾胃论》书影

一、师承元素，尽得其术

李杲出身于一个富豪家族，自幼聪慧，喜

爱医药，对人忠厚，乐于善举。泰和中（1201—1204），家乡闹饥荒，民多流亡，李杲极力赈救，活人甚众。20多岁时，母亲得病死于庸医之手，李杲遂立志学医。当时易水（今河北易县）洁古老人张元素“以医名燕赵间”，李杲闻之，于是以千金为贽，拜于元素门下，仅数年尽得其术。

张元素生活的年代，正值“河间学派”兴起，医学界盛行“寒凉”攻邪之法，师从者甚多。但张元素注重“扶养胃气”，与河间风格颇不相同。他强调“宗《内经》法，学仲景心”，倡导“运气不齐，古今异轨，古方今病，不相能也”。这种尊重实践、敢于破旧立新之说，对李杲影响很大。他继承张元素“古方新病”思想，以张元素扶养胃气思想为主旨，结合自己多年临床体会，围绕“内伤脾胃”诸症的病因、病机、诊断、治疗等理论，联系《内经》“人以谷气为本”，提出了“内伤脾胃，百病由生”的观点。其后，王好古、罗天益等人师从或私淑东垣之说，形成了延续至今的学术流派“补土派”。这样，李杲便自然被尊为“补土派”的始祖。

二、直情径行，著书立说

李杲生活在兵连祸结、疫疠流行的金元时代。当时中原扰攘，战乱不止，人民生活极不安宁。他亲眼看到壬辰（1232年）之变，五六十日之间，为饮食劳倦所伤而死亡者近百万人。他回顾远在贞祐、兴定年间（1213—1222），东平（今属山东）、太原（今属山西）、凤翔（今属陕西）等地区发生的有关疾病，与当时汴京解围之后的疾病相似。有因劳倦伤脾、有因饥饱伤脾、有因忧虑伤脾，都是脾胃受伤发生的疾病。但面对这些因劳倦、饥饱、忧虑所致的脾胃病患者，时医却以陷胸汤（丸）、大小承气汤、茵陈蒿汤等治疗伤寒方治之。这种抱残守旧、泥古不化、不能正确掌握辨证论治精神实质的陋习，造成许多诊断、治疗上的错误。加之李杲切身的流离痛苦，对脾胃久衰、气短、精神不足等症的体验，他分析民众所患多由元气亏乏、抗病能力减弱所致。认为只有面对客观现实，提出有异于古方的治疗方法，即升举清阳、温补脾胃，才能使元气充沛，达到扶正祛邪、促进健康的目的。他首作《内外伤辨惑论》以明外感与内伤之不同。两年后，又作《脾胃论》，进一步阐发内伤脾胃的具体治则与方药，提出“人以胃气为本”的观点，与《内外伤辨惑论》互相补充、互相发明。而《兰室秘藏》则是李杲死后由罗天益整理成帙。书中记载了李杲平生治疗疾病的经验方药，是李杲脾胃学说的临床精髓，实用价值极高。

三、东垣学术思想的特点

东垣学术的中心思想是“内伤脾胃，百病由生”。由此而提出“脾胃为生化之源”，强调脾胃气机的升降作用，标新立异地创立“火与元气不两立”论，为后世关于“火与元气”的争论开了先河，这种争论也极大地促进了中医学术的发展，丰富了中医治疗方法的多样性。

1. *元气为人生之本，脾胃为元气之源* 李杲在《脾胃论》中回顾《素问》有关篇章后说：“历观诸篇而参考之，则元气之充足，皆由脾胃之气无所伤，而后能滋养元气。”对真气的定义为：“真气又名元气，乃先身生之精气也，非胃气不能滋之。”“若胃气之本弱，饮食自倍，则脾胃之气既伤，而元气亦不能充，而诸病之所由生也。”他所说的元气含义较为广泛，如《内外伤辨惑论》所云：“元气、谷气、荣气、清气、卫气、生发诸阳上升之气，此六者，皆饮食入胃，谷气上行，胃气之异名，其实一也。”《脾胃论》还说：“人受水谷之气以生，所谓清气、荣气、运气、卫气、春升之气，皆胃气之别称也。”可见他把胃气当作元气的主要来源，把胃气视为与元气同样重要的生命之源。

2. *强调脾胃气机的升降作用* 李杲在《脾胃论》中，根据《内经》脾胃将五谷之精微“散肝”“归心”“淫筋”“输精于皮毛”的生理功能，反复强调脾胃气机的升降作用。他说：“盖胃为水谷之海，饮食入胃，而精气先输脾归肺，上行春夏之令，以滋养周身，乃清气为天者也。升已而下输膀胱，行秋冬之令，为传化糟粕，转味而出，乃浊阴为地者也……或下泄而久不能升，是有秋冬而无春夏，乃生长之用陷于殒杀之气，而百病皆起，或久升而不降亦病焉。”人身气机的枢纽在于中焦脾胃，脾主升，胃主降。而脾阳之升清，有赖于胃阴之降浊；胃阴之降浊，必附于脾阳之升清。一阴一阳，互为表里，相为辅用。这种升清降浊的有序运动是脏腑生理功能的基本表现形式。若脾中清阳不升，则如《素问·阴阳应象大论》所云：“清气在下，则生飧泄。”若胃中浊阴不降，则发为“浊气在上，则生䐜胀”。这种“阴阳反作”类疾病，在临证中比比皆是。但升降之中，有主有次；升清是主要方面，降浊是次要方面，只有升清，浊气才能下降。所以重视升发脾之阳气，是他喜用升麻、柴胡等升提清阳药物的理论根据。

3. *“火与元气不两立”论* 李杲认为元气与阴火是相互制约的。元气充沛，阴火自然安其位，为少火，可以充养元气。若阴火不能安其宅，必然成为戕伐元气的壮火，即贼火。这种耗伤元气的“火”称为“阴火”，乃为“元气之贼”，“元气不足，而心火独盛。心火者，阴火也，起于下焦，其系系于心，心不主令，相火代之。相火，下焦包络之火，元气之贼也。火与元气不两立，一胜则一负。”可见，李杲所说的“阴火”，实际上是相火。那么，这种相火怎么会成为伤害元气的“阴火”呢？“阴火”的病理机制是什么？临床上有何特点？“阴火”与阴虚火旺有何区别？

《素问·天元纪大论》云：“君火以明，相火以位。”张景岳释谓：“君者上也，相者下也。阳在上者，即君火也；阳在下者，即相火也。上者应离，阳在外也，故君火以明；下者应坎，阳在内也，故相火以位。”“盖明者光也，火之气也。位者形也，火之质也……是以君火居上，为日之明，以昭天道，故于人也属心，而神明出焉。相火居下，为源泉之温，以生养万物，故于人也属肾，而元阳蓄焉。”李杲认为，正常的相火安位于下，叫少火，可以生发元气。而不安上乘的叫“阴火”，是“食气”的壮火。这种不安于位的相火是怎样形成的呢？他说：“若饮食失节，寒温不适，则脾胃乃伤，喜怒忧恐，损耗元气。既脾胃气衰，元气不足，而心火独盛。心火者，阴火也。”可见他是把脾胃虚衰、元气耗损作为阴火上越的先决条件。他接着说：“火与元气不两立，一胜则一负。脾胃气虚，则下流于肾，阴火得以乘其土位。”“大抵脾胃虚弱，阳气不能生长，是春夏之令不行，五脏之气不生。脾病则下流乘肾。”这里李杲反复强调脾胃虚弱，下流于肾。“下流”两字是指中焦阳气不足，湿浊之气下流，乘伐肝肾。正是由于脾胃不能行春夏阳气升发之令，才使得相火乘虚而上犯。

这里的“阴火”是李杲所独创，它的临床特点正如《脾胃论》所说：“脾证始得，则气高而喘，身热而烦，其脉洪大而头痛，或渴不止，其皮肤不任风寒而生寒热。盖阴火上冲，则气高喘而烦热，为头痛，为渴，而脉洪。”这些症状乍看起来，与阳明热证相仿，但仔细分析，却大相径庭。阳明热证起于外感，身热口渴，汗出脉洪，必蒸蒸发热，必口渴而饮，必汗出恶热，必脉洪有力；而阴火之证起于内伤劳逸，身热而烦，口渴不多饮，汗出恶风，脉洪无力。特别是“皮肤不任风寒而生寒热”，为阴火证所独有。

另外，阴火与阴虚火旺亦不相同。阴火的主要矛盾在于阳气不足，而阴虚火旺的主要症结在于阴虚。又阴虚火旺责于肾，火伤元气责于脾，其临床症状不同。

阴火又不同于“浮火”。“浮火”为阴虚不能涵养相火，相火上浮于面，面红如妆，脉大按如丝，下元虚冷，两足逆寒，表现为上假热下真寒的征象。

对于阴火所呈现的发热，其特点为发热之后，很容易出现疲乏倦怠、食欲不振等虚证，“脾胃一伤，五乱互作，其始病遍身壮热，头痛目眩，肢体沉重，四肢不收，怠惰嗜卧，为热所伤，元气不能运用，故四肢困怠如此。”其形体表现出的不足之症非常明显。还有一个药物反应问题，即阴火证用寒凉药，一服必有腹泻、腹痛，与真热证用药后反应截然不同。

四、东垣用药的特点

李东垣在《内经》学术思想基础上，宗张元素“养胃气”之法，创立了一整套补益脾胃、升阳益气的方剂。《脾胃论》“补中益气汤”前文中说：“然则奈何？唯当以辛甘温之剂，补其中而升其阳，甘寒以泻其火则愈矣。经曰：劳者温之，损者温（益）之。又云：温能除大热。大忌苦寒之药损其脾胃。”由此可以看出，他所拟定的方剂，是以辛甘温升阳益胃药物为主剂，避开苦寒伤及脾胃之品，处处保护脾胃的生发之气。

1. *甘温补益脾胃法*　李杲善用甘温补益法温补脾胃。他认为胃气就是元气、卫气、荣气，就是生发之气。如同春夏之气，有欣欣向荣、生气勃勃之机。因而他治疗内伤病，处处以甘温之剂补益脾胃之气，常用药物如人参、黄芪、白术、炙甘草等。在方剂上，他创制了补益上、中、下三焦之气的方剂，如治疗肺弱表虚的升阳益胃汤、治疗脾胃内伤的补中益气汤、治疗肾阳虚损的沉香温胃丸。三者虽以三焦分治，但均从益胃、补中、温胃入手，这就是三焦之气以脾胃为本的理论在治疗上的具体运用。正如他在升阳益胃汤中说的，“若脾胃得安静尤佳”。

2. *升发脾阳法*　《脾胃论》根据《内经》“陷者举之”的原则，善用升发脾阳药物以升举中阳，使得五谷“归心”“散肺”等。常用药物如升麻、柴胡、防风、羌活、独活等。如“补中益气汤”中说：“升麻（……引胃气上腾而复其本位，便是行春生之令），柴胡（……引清气，行少阳之气上升）……”近代有人指出，补中益气汤如去掉升麻、柴胡，则效力稍逊，而用之则效力显著。但为什么要用风药于升阳益胃方剂中呢？李杲认为：“泻阴火以诸风药，升发阳气，以滋肝胆之用，是令阳气生。”意即用风药可以促使肝胆条达，像严冬之后阳气生发一样。且风药多温燥，又有胜湿之功。甘温之药如参、术、芪类，本身就具升发之功，再加上升、柴、防、羌类升浮药物，升举之力更为显著。

3. 甘温升发与泻阴火法　“火与元气不两立”。阴火胜则元气负，元气旺则阴火降。就人体五脏六腑的正常生理功能而言，阴火之根在少阴，藏于肾中，它能温养脾胃，腐熟水谷。若脾胃虚弱，清阳下陷，相火就会离位而成为食气的“壮火”，东垣名曰“阴火”。可见元气不足是矛盾的主要方面，阴火上乘则是矛盾的次要方面。所以东垣制方，把益气升阳放在首位，次位则是泻阴火。看东垣的方剂，常将泻阴火药物寓于升阳益胃药物之中。最有代表性的是补脾胃泻阴火升阳汤，方以柴胡为主，以升阳气下陷；辅以人参、黄芪、苍术、炙甘草补脾胃；佐以石膏、黄芩、黄连泻阴火；恐柴胡升阳之力不足，又加羌活、升麻以助之。又如“补中益气汤”下有“如恶热喜寒而腹痛者，于已加白芍药二味中，更加生黄芩三分或二分”，“调中益气汤”下有“如时显热燥，是下元阴火蒸蒸发也，加真生地黄二分，黄柏三分”，以及升阳益胃汤中以黄连清余热等，都说明东垣处处照顾脾胃之气，纠正了当时用伤寒古方治疗内伤杂病的弊端，为后世治疗内伤杂病，尤其是消化系统疾病等，树立了辨证规范，成为后世补土派的先驱。

五、关于甘温除大热

“甘温除大热”是东垣根据《内经》“劳者温之，损者温（益）之”提出来的。此说提出后，诸医家莫衷一是，仁者见仁，智者见智。其解释大致有以下几种。

一是认为所除之“大热”，是中焦虚寒，阳气外越之热。这种认识是基于脾胃为升降之枢，若升降失序，阳气就会失于协调而浮越于外，由此发为“大热”。

二是认为这种“大热”是元阳虚败，阳损及阴，阴虚生热的“大热”。由于元阳不足，不能腐熟脾胃中之水谷，而致阴液生化失常，阴液不足，从而发为内热。

三是认为甘温所除之“大热”，是谷气不流，蕴为湿热，少阴阴火上炎，包络相火代心受邪，这种阴火的干扰，也可出现热证。

四是认为此种“大热”，是由于脾胃元气受损，气虚不能生血，形成血虚，血虚而心火炽盛，从而形成血虚发热。

这种争论至今仍未休止。但其基本点是相同的，即认为脾胃气虚是这种“大热”的病理基础，补中益气汤则为“甘温除大热”的代表方剂。

为什么会争论不休？这是因为《素问·调经论》有言：“阳虚则外寒，阴虚则内热。”后来元代朱丹溪则云：“气有余便是火。”明代张景岳则说：“气不足便是寒。”这都说明气虚必生寒，而不会引起发热。加之东垣在原著中对“阴火”的概念叙述不清，所以要把这种气虚生热的道理说清楚是不那么容易的。我认为，要理解这种发热的原理，还要从《脾胃论》原著中去找，还要从当时的社会背景中去寻觅。为此，有必要对原文进行复习。《脾胃论·饮食劳倦所伤始为热中论》云：“穷于阴阳之化，究乎生死之际，所著内、外经，悉言人以胃气为本。”“脾胃之气下流，使谷气不得升浮，是春生之令不行，则无阳以护其荣卫，则不任风寒，乃生寒热，此皆脾胃之气不足所致也。”“然而与外感风寒所得之证颇同而实异。内伤脾胃乃伤其气，外感风寒乃伤其形。伤其外为有余，有余者泻之；伤其内为不足，不足者补之。内伤不足之病，苟误认作外感有余之病而反泻之，则虚其虚也。”从原著中可以看到，李杲结合当时兵荒马乱、战事连延、疫疾流行、民难食饱，以及不少医者惯用苦寒治疗内伤热病的旧习，反复强调，天下阴阳之化，生死之变，唯胃气最为重要。这是对当时医界治病不重视胃气的有力驳斥。他明确指出，这种不任风寒的发热，是“脾胃之气不足所致也”，是“无阳以护其荣卫”。营卫之源在脾胃，脾胃元气虚弱，营卫的来源就会亏乏，随之而见的就是不任风寒，发热恶寒。而当时不少医生不辨内伤与外感，较多的是把内伤当作外感治疗，把治疗伤寒的外感方药拿来治疗内伤。这岂不犯了“实实虚虚”之诫吗？他反复告诫医者，“大忌苦寒之药损其脾胃”。

从以上条文我们可以悟出，李杲所说的“阴火”，是指中气下陷，湿浊下流，谷气不得上浮，而相火不得安其位，反复上腾而作热。因其病本在中气虚而清阳下陷，所以要用甘温补中剂佐以升提清气之品合而治之。这样才能使清气上升，浊气下降，谷气居中，相火安位，其发热自然难以发生。

“甘温除大热”的代表方剂为补中益气汤。方中黄芪、人参、炙甘草三味药是清除虚热之要药。黄芪甘温，为脾肺气分要药。脾胃一虚，肺气先绝。脾主肌肉，肺主皮毛，脾虚则少气无力，肺虚则不任风寒。黄芪补脾，可增强运化精微能力，益肺则使卫气实而皮毛固，所以后人称黄芪为“补气诸药之最”。人参大补元气，元气包括肺气、胃气、肾气，先后天得补，则化源不竭，肺气得充，则卫气自有“温分肉、肥腠理”之功。炙甘草助元气而泻火热。其他如白术甘苦温，除胃中湿热并利腰脐；胃中清气下流，故加升麻、柴胡二味，一以升举下陷之清气还原于脾胃，一以升少阳生发之气温煦心肺；陈皮理气，升清化浊；当归助诸药以和血脉。这样清气上升，元气复位，肾中的阴火就会安其宅而成为生气的少火。脾胃升降功能恢复正常，阴阳气血自然会达到相对协调的状态。

补中益气汤是升发清阳、甘温除热的名方。该方广泛应用于内伤杂病，如消化功能不良、内脏下垂、低血压、无名发热、慢性胃肠炎、溃疡病、慢性肝炎、慢性细菌性痢疾、感冒、气管炎、肺气肿、慢性肾炎、重症肌无力、神经衰弱、功能性子宫出血、血小板减少性紫癜，以及五官科疾病、皮肤疾病等。

东垣学说在中国医学发展史上是一个里程碑，为脾胃学说的诊断和治疗开拓了新的思路与方法。特别是他倡言的“内伤脾胃，百病由生”之说，以及创立的“甘温除大热”之法，至今仍有着十分重要的实用价值。后世有“外感宗仲景，内伤宗东垣”之说，将东垣学说与仲景学说等量齐观，并不过誉。东垣学说的形成是李杲破除旧习、思维创新的结果，但还包括了他的老师张元素和他的学生王好古、罗天益等人的成功经验。因此，要掌握东垣学说，就要去认真阅读以李杲为主的几代人的著作，并将其成果运用于临床、科研等领域。

参考文献

［1］李杲. 脾胃论［M］. 北京：人民卫生出版社，1957.

［2］李杲. 内外伤辨惑论［M］. 天津：天津科学技术出版社，1994.

［3］张介宾. 类经［M］. 北京：人民卫生出版社，1982.

［4］朱震亨. 丹溪心法［M］. 上海：上海科学技术出版社，1959.

朱丹溪“阳有余阴不足”的形成与启示

※

金元时代是我国医学流派的繁荣时期，其学术特点为承前启后、立论明确、重视实践、各有发挥。其中朱丹溪的养阴论尤为突出。他的学术理论特点是“阳有余阴不足论”。今就其形成因素及其启示阐述于后，供同道参考。

一、师许谦，读《素问》，立志业医

朱丹溪（1281—1358），名震亨，字彦修，元代浙江义乌人。家居丹溪，故学者尊之为“丹溪翁”“丹溪先生”。

丹溪幼年好学，日记千言，文章辞赋，一挥而就，30岁时攻读《素问》，36岁时闻朱熹四传弟子许谦在东阳八华山讲学，于是就学于许公。坚持数年，学业大进，成为东南大儒。此时，有人劝他应举以步仕途，而他却对医学产生了浓厚兴趣。为什么在对理学有所成就时反而改学岐黄？这里面有主、客观两方面因素。丹溪幼年丧父，30岁时老母患胃疾，诸医盲目套用《太平惠民和剂局方》，毫无效果。此事对他影响很大，使他感悟到“医者，儒家格物致知一事，养亲不可缺”。于是立志学医，“遂取《素问》读之，三年似有所得”。他之前曾读过《素问》，但那时只是当作一般典籍去读。而此时研读，竟把他老母的痼疾治愈了。此事本应庆喜，然而却勾起他追念之情，父亲患内伤，伯父患瞀闷，叔父患鼻衄，弟弟患腿痛，妻子患积聚，病非难治之疾，却一一死在庸医之手。回溯往事，历历在目，他深责过去对《素问》明了太少。恰时许公又患顽疾，对丹溪期待有望，道：“吾卧病久，非精于医者不能以起之，子聪明异常人，其肯游艺医乎？”于是他摒弃一向所习的“举子业”，一心致力于医学。

二、求学于罗知悌，得辨证之真谛

丹溪之所以成为一代名医，并能提出自己的独立见解，与当时的医学状况及其受理学思想的影响是分不开的。

宋代大观中，由陈师文和裴宗元奉朝廷之命编辑成册的《太平惠民和剂局方》（简称《局方》），盛行两百余年，成为临证方剂手册与药局的配方蓝本，甚至形成一种不问病证的虚实寒热，只依《局方》治病的风气。书中所辑之方虽然有一部分实用价值较高，但大多数是比较固定的成方，不利于辨证选用，且尚有偏于芳香温燥之弊。丹溪认真研读此书，悟道：“掺古方以治今病，其势不能以尽合。”认为《局方》“集前人已效之方，应今人无限之病，何异刻舟求剑，按图索骥？冀其偶然中，难矣！”怎样才能解决古方与今病不尽相合的矛盾？又怎样去认识名家刘河间、李东垣、张子和的不同学术观点？丹溪认为，除认真攻读《素问》《伤寒杂病论》以及刘、李、张的著作外，只有经实践、拜名师，才能拨开迷雾、识得真谛。于是，丹溪治装出游，几年间渡浙江、去吴县（现苏州）、出宣城、抵丹徒、达南京，一路风尘仆仆，风餐露宿，直到泰定二年（1325年），丹溪44岁时，在武林（今杭州）听说名医罗知悌。罗氏字子敬，世称太无先生，是刘河间再传弟子，曾做过御医，不仅通晓刘河间之学，而且旁及李东垣、张子和两家之论。他在杭州名气很大，但性格孤僻，不肯将医术传授于人。丹溪欲求拜谒，"十往返不能通，先生志益坚，日拱立于其门，大风雨不易"。有人告知罗，来人是许谦的学生，你这样冷落他，是会引起非议的。至此，罗氏始肯会丹溪，谁知二人一见如故。丹溪从此就学于罗氏，成为他唯一的弟子。

罗氏说："学医之要，必本于《素问》《难经》，而湿热相火，为病最多，人罕有知其秘者。兼之长沙之书详于外感，东垣之书详于内伤，必两尽之，治疾方无所憾。区区陈裴之学，泥之且杀人。"作为名师，罗氏这番话，对丹溪学术思想的形成有着重要的导向作用。特别是罗氏对陈、裴《局方》的看法，更加坚定了丹溪对医学革新除弊的意向。所以丹溪听了罗氏之说，"夙疑为释然"。从此，他细心观察罗氏诊疗疾病的过程，发现所用方药与《局方》截然不同，每日求诊者，络绎不绝。一年半过去发现并无固定之方，且攻补兼施，变化神奇，而疗效如期。其中道理何在？罗氏告之曰："用古方治今病，正如拆旧屋凑新屋，其材木非一，不再经匠氏之手，其可用乎……许学士《释微论》曰：予读仲景书，用仲景之法，然未尝守仲景之方，乃为得仲景之心也。"罗氏谆谆教诲，加之随师疗病处方，使丹溪受益甚厚。学成之后，丹溪回归故里，将所学告知同仁，谁知"乡之诸医，泥陈裴之学"，听了丹溪之言，皆嘲笑并排斥之。唯独他的老师许公高兴，曰："吾疾其遂瘳矣乎！"果然，经丹溪精心治疗，许公十余年痼疾霍然而愈。此事在当地震动很大，那些嘲笑他的人也心服口誉，甚至"大服相推尊，愿为弟子"。丹溪"数年之间，声闻顿著"。

三、以理学自然之理为理论根据

丹溪的代表著作是《格致余论》与《局方发挥》。《格致余论》中"阳有余阴不足论"及"相火论"是朱氏学术思想的理论核心。尤其是前者，更为突出。丹溪在自序中说："古人以医为吾儒格物致知一事，故目其篇曰《格致余论》。”格致，格物致知的简称，谓穷究事物原理而去获得知识。丹溪早年从许公学习理学，为后来学术思想的形成奠定了深厚的理论基础。理学是宋明儒家哲学思想，代表人物是“二程”（程颐、程颢）和朱熹等，主张附会经义而谈天人性命之理，提倡清心寡欲，节制声色嗜好，认为天地间是“阳常盈，阴常亏”。这些思想被丹溪吸收在《格致余论》之中，并成为丹溪学说的核心理论。

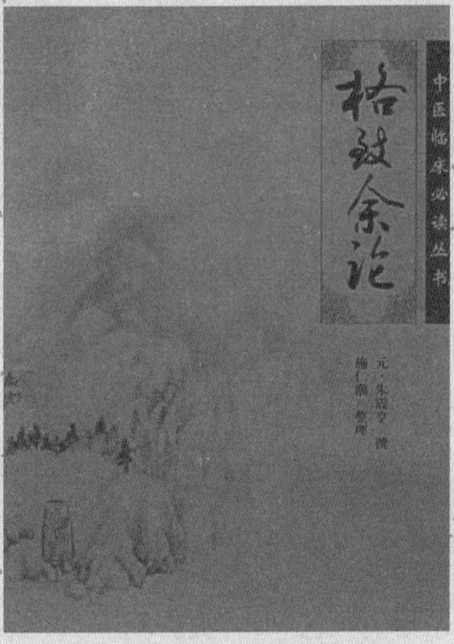

《格致余论》书影

在对待前辈医家学术理论问题上，丹溪对刘、李、张三家学说，“去其短而用其长，又复参以太极之理，《易》《礼记》《通书》《正蒙》诸书之义，贯穿《内经》之言，以寻其指归。”特别是对天人合一之理尤有发挥。他说：“人受天地之气以生，天之阳气为气，地之阴气为血。”并指出：“天，大也，为阳，而运于地之外；地居天之中，为阴，而天之大气举之。”所谓“大气举之”，即天大而包地，阳多而阴少之义。又曰：“日，实也，属阳，而运于月之外；月，缺也，属阴，而禀日之光以为明者也。”日实月缺，又有阳多而阴少之义。追求其本源，丹溪所述受到《素问·太阴阳明论》中“阳道实，阴道虚”的启发。但丹溪以日常满、月常缺的自然现象，联系到人体气血阴阳的变化，从而提出了“阳有余阴不足论”。这种理论又是针对《局方》之弊端而言，他在《格致余论》自序中说：“人之一身，阴不足而阳有余，虽谆谆然见于《素问》，而诸老犹未表彰，是宜《局方》之盛行也。”

既然人体受自然界阴阳二气的影响，那么人体的发育过程也会表现出阴阳消长的状态。丹溪注意到男女年龄在14（女）~16（男）岁以前，阴气未充；而到中年之后，“年四十，而阴气自半”，又“男不过尽八八，女不过尽七七，而天地之精气皆竭矣”。由此而计，丹溪认为，“夫以阴气之成，止供给得三十年之视听言动”。故从人的整个生命阶段而言，亦是“阳有余阴不足”。

另外，丹溪还从饮食与心理、房事方面分析阴易亏之理。酗酒可以竭精，过激的情欲亦可伤阴，“人之情欲无涯，此难成易亏之阴气，若之何而可以供给也”。还说：“心，君火也，为物所感则易动，心动则相火亦动，动则精自走，相火翕然而起，虽不交会，亦暗流而疏泄矣！”他还特别提出色欲伤阴之理，“睠彼昧者，循情纵欲，唯恐不及，济以燥毒”。指阴亏之体，委托于“阴”，本应滋阴以和阳，但当时流行的《局方》采用辛香刚燥之剂，非豆蔻、干姜，即丁香、肉桂。这些药物“积温成热，渐至郁火”，不但不能达到阴平阳秘之目的，反而会“阳亢于上，阴微于下，谓之阴平可乎？谓之阳秘可乎？”他还引用《素问·至真要大论》语，“久而增气，物化之常；气增而久，夭之由也”，明确指出了滥用温燥之剂的害处，而且从阴阳学说角度为“阳有余阴不足论”提供了理论依据。

四、治有余相火，滋阴降火，节食远色

丹溪之“阳有余阴不足论”，其“阳有余”，即相火有余也；“阴不足”，肾水不足也。他认为：“其所以恒于动，皆相火之为也。见于天者，生于龙雷则木之气，生于海则水之气也。具于人者，寄于肝肾二部，肝属木而肾属水也。”又曰：“天非此火不能生物，人非此火不能有生。”由此可见，丹溪所说的相火有两层含义：一是生发之气，即《素问》所说的“少火”；二是亢烈之火，即《素问》所说的“壮火”。而“阳有余”，即指壮火。如何治疗这种有余的相火呢？丹溪拟滋阴降火为重要的治疗方法，把养阴抑阳作为自幼至老的主要摄生原则。他善用知母、黄柏、龟板等滋阴降火，而方剂则有大补阴丸滋阴精而降相火，四物汤加知母、黄柏以滋阴血而降相火。在养生学方面，他用四时五行五脏学说论证保阴的重要性。例如，夏月“火旺则金衰……土旺则水衰，况肾水常藉肺金为母，以补助其不足……古人于夏必独宿而淡味”，所以保养金水二脏尤为重要。冬月“火气潜伏闭藏，以养其本然之真，而为来春发生升动之本。若于此时恣嗜欲以戕贼，至春升之际，下无根本，阳气轻浮，必有温热之病”。他还在《饮食箴》与《色欲箴》篇中强调“节饮食”“远彼帏薄”，不使欲火妄动，如此才能“阴平阳秘，我体长春”。

五、《格致余论》后世多有尊崇

丹溪的《格致余论》融汇诸家，独抒卓见，对其后医学的发展有深远影响。如王履（字安道），元末江苏昆山人，师承丹溪，尽得其术，对《素问》“亢害

承制”论颇有见解。并提出温病应以里热为主的证候特点。主张泻南补北法，为温病的滋阴法提供了理论根据。又如王纶（字汝言），明代浙江慈溪人。对丹溪学说非常推崇，言“火旺致病者，十居八九；火衰成疾者，百无二三”。并提出“补阴之药，自少至老，不可缺”。丹溪有大补阴丸，王纶则加重滋阴药量，制成补阴丸，并阐之“常补其阴，使阴与阳齐，则水能制火，水升火降，斯无病矣”。还有虞抟（字天民），明代浙江义乌人，世代为医，均以丹溪为宗。认为丹溪所说的“阳有余”，是指气中之阳有余和血中之阳有余；“阴不足”，是指气中之阴不足和血中之阴不足，擅用四物汤滋阴补血。

但亦有对丹溪学说持批评态度者。与之相左者首推明代张景岳，他说：“丹溪但知精血皆属阴，故曰阴常不足，而不知所以生精血者，先由此阳气，倘精血之不足，又安能阳气之有余……所立补阴等方，谓其能补阴也，然知柏只堪降火，安能补阴？若任用之，则戕伐生气，而阴以愈亡，以此补阴，谬亦甚矣。”此论强调了阳生阴、气生精（血）的生理作用，还未完全否定丹溪原意。仔细探索景岳所说，我们会发现，他在《大宝论》《真阴论》《阳不足再辨》等篇中，反复阐述的是真阴真阳双重作用，认为真阴真阳合之才能成为生命之本。而临床常见：“凡阴气本无有余，阴病唯皆不足。”“今人之病阴虚者十常八九。”“虚火为病者，十中尝见六七……虚火者，真阴之亏也。”他擅长用熟地黄补五脏之阴，故有“张熟地”之称。他的观点与丹溪不同的是，阴虚证虽常见，但阴虚之先必有阳虚，故他的养阴方剂左归丸（饮），除滋阴药外，还有鹿角胶温肾填精，使阴得阳升而泉源不竭。可见他对丹溪“阴不足”论，实有补充，并无轩轾。

六、丹溪学说，丰富实用，启迪后人

丹溪学说在元明时期医学界占有很重要的地位。明代医家方广评价说：“其可以为万世法者，张长沙外感，李东垣内伤，刘河间热证，朱丹溪杂病，数者而已。然而丹溪实又贯通乎诸君子，尤号集医道之大成者也。”丹溪“阳有余阴不足论”对后人有何启示？我认为，应从医学发展和临床实践两个方面考虑。

丹溪学说吸取了宋代理学思想，有着鲜明的哲学思维。自清代早期叶天士创立“卫气营血”温病辨证纲领至今，中医理论并未随治疗技术的提高有所突破。仍然囿于阴阳五行、脏腑经络等框架内。进入21世纪后，人们都在探索中医理论怎样发展，怎样有所创新。丹溪是我国医学史上首次将宋明理学应用于医学的人。他的理论提示我们，必须采撷当代先进的哲学思维，包括中国的、外国的，在保留中医理论合理部分的基础上，逐步提出新观点、新理念，以冀理论上有所突破。

丹溪的论点是在丰富临床实践的基础上总结出来的。他对《局方》的质疑和大量的诊治经验，使他提出新理论有着明确目标。临床实践是中医学的生命，也是它不断发展的动力。离开实践的争鸣往往是纸上谈兵，站不住脚的，这方面我们有过不少的教训，应当记取。

丹溪的论点在当今实用性很强。他在《格致余论·阳有余阴不足论》中的一番话颇耐回味："夫以温柔之盛于体，声音之盛于耳，颜色之盛于目，馨香之盛于鼻，谁是铁汉，心不为之动也？"凡此温柔、声音、颜色、香味诸欲望，均为相火妄动、戕伐阴精的因素。这些欲望与部分人的生活方式何其相似！因此，丹溪告诫人们："善摄生者……宜暂远帷幕，各自珍重，保全天和。"正是丹溪善于摄生，行随于言，临终时方见"端坐而逝，享年七十八"。

丹溪的论点补前人之不足，强调阴精对人体健康长寿的重要作用。他认为，人的阴精随年龄增长而渐衰。所以，人至老年，疾病多由阴虚形成，诸如"头昏目眵，肌痒溺数，鼻涕牙落，涎多寐少，足弱耳聩，健忘眩晕，肠燥面垢，发脱眼花，久坐兀睡，未风先寒，食则易饥，笑则有泪"等。这些都是"人生至六十、七十之后，精血俱耗"，"阴不足以配阳"所引起的。他所撰写的《饮食箴》《色欲箴》《养老论》《茹淡论》等篇，都是针对老年保健论述的，至今仍有很高的实用价值。

《四库全书总目提要》说："儒之门户分于宋，医之门户分于金元。"自东汉张仲景《伤寒杂病论》问世之后，历代医家的学术思想各有所偏，只是至金元较为突出罢了。所以有人把"门户之见"扣到了金元四大医家头上。从历史发展长河来分析，这是不公允的。表面上看，丹溪的"阳有余阴不足论"有一定片面性。但他的论点是以宋代理学为指导、以丰富实践为基础而总结出来的，促进并深化了医学理论的发展。所以，我们后人不能因其有"片面性"而加以忽视、否定。如果我们把"片面性"理解为医学理论的自我更新、自我完善，就比较合理公允了。

附：朱丹溪常用方剂

1. 大补阴丸　黄柏、熟地黄、龟板、知母、猪脊髓。

功效：滋阴降火。

主治：凡阴虚火旺证。

方论：大补阴丸为朱丹溪“阴常不足，阳常有余”而滋阴降火的代表方剂。凡肝肾阴虚、虚火炽盛之证，诸如骨蒸劳热、盗汗遗精、咳嗽咯血、心烦易怒、五心烦热、脉象细数、舌质红赤等，此为首选方剂。如更年期综合征、肾病综合征、男性不育、咯血、肾盂肾炎、过敏性紫癜、乳糜尿、震颤麻痹、性早熟、眩晕、糖尿病等，均可考虑使用。

2. 二妙散　黄柏、苍术。

功效：清热燥湿。

主治：湿热下注证。

方论：二妙散虽只有二味药，但对后世医家影响很大。如丹溪派弟子虞抟的《医学正传》，用二妙散加牛膝，名三妙丸，用于湿热下注，脚膝红肿者；再加薏苡仁，名四妙散，主治下焦湿热之小便不利。加减方还可以用于急性感染性多发性神经炎、脊髓炎、干燥综合征、退行性骨关节炎、慢性盆腔炎、湿疹、痛风、风湿性关节炎等。

3. 保和丸　山楂、连翘、茯苓、神曲、半夏、陈皮、莱菔子。

功效：消食和胃，清热利湿。

主治：食积停滞。

方论：此方为治疗食积之主方。保和胃气，故云“保和丸”。但近年来所治范围扩大，如缺血性心脏病、支气管炎、低热、小儿腹泻、胃肠病、老年便秘、慢性肝炎、胆石症等。

4. 玉泉丸　人参、麦冬、茯苓、乌梅、黄芪、甘草、葛根、天花粉。

功效：益气养阴，生津止渴。

主治：气阴两虚之消渴。

方论：玉泉丸是中医方剂学中很重要的一张方子。后世叶天士所言之玉泉丸，与此方无异，可见叶氏之方来源于朱丹溪。为治疗消渴（糖尿病）之主方。

5. 越鞠丸　香附、川芎、栀子、神曲、苍术。

功效：行气解郁。

主治：诸般郁证。

方论：越鞠丸，又名芎术丸，其所治郁证是由肝脾气机郁滞，以致气血痰火食湿等相因而成郁。用于治疗乳腺增生、消化性溃疡、更年期综合征、偏头痛、神经症、慢性肝炎、慢性胃病、冠心病、高脂血症、抑郁症等。

6. 上中下痛风通用方　苍术、天南星、黄柏、防己、川芎、桂枝、桃仁、红花、白芷、龙胆草、威灵仙、羌活、神曲。

功效：清利湿热，祛风湿，化痰郁。

主治：上中下痛风病症。近年来用于类风湿性关节炎、三叉神经炎、腰肌劳损、坐骨神经痛等。

7. 左金丸　黄连、吴茱萸。

功效：清泻肝火，和胃降逆。

主治：肝火犯胃证。

方论：左金丸以黄连为君，吴茱萸为臣。黄连用量是吴茱萸的6倍，著名老中医龚士澄的经验是，热多用“凉左金”，即黄连与吴茱萸为六比一的用量；寒热相等者，用“平左金”，即各等量；寒甚热少者，用“温左金”，即重用吴茱萸，少用黄连。左金丸之“左金”，“实则泻其子”，肝火过盛，必犯胃腑，泻其子（心火），心火自降，不克肺金，则金自克木，木气不旺，何克胃腑？其胃病自愈。肺行于右，导行于左而平肝，故名“左金丸”。

8. 当归龙荟丸　当归、龙胆草、栀子、黄连、黄柏、黄芩、芦荟、大黄、木香、麝香。

功效：清泻肝胆之火。

主治：肝胆实火证。

方论：本方为治疗肝胆实火之主方。凡肝胆实火引起的病证，均可使用。近年来用于多囊卵巢综合征、肝癌、白血病、红斑狼疮、中风先兆、过敏性紫癜、青春痘、高血压病、抑郁症、便秘等。

9. 萆薢分清饮　益智仁、萆薢、乌药、石菖蒲。

功效：温暖下焦，利湿化浊。

主治：寒湿浊证。

方论：本方主要用于慢性肾炎、慢性肾盂肾炎、慢性前列腺肥大、精液不液化、血精症等。

10. 咯血方　青黛、瓜蒌仁、海浮石、栀子、诃子。

功效：清肝化痰，敛肺止咳，凉血止血。

主治：肝火犯肺之咯血症。

方论：《医方集解》云此方“不用治血之药者，火退则血自止也”。常用于支气管扩张之咯血，或其他疾病之咯血者。

参考文献

[1] 朱震亨. 丹溪心法［M］//天津科学技术出版社. 金元四大家医学丛书. 天津：天津科学技术出版社，1994.

[2] 朱震亨. 格致余论［M］//天津科学技术出版社. 金元四大家医学丛书. 天津：天津科学技术出版社，1994.

[3] 朱震亨. 局方发挥［M］//天津科学技术出版社. 金元四大家医学丛书. 天津：天津科学技术出版社，1994.

[4] 黄帝内经素问［M］. 北京：人民卫生出版社，1963.

[5] 王纶. 明医杂论［M］.书业堂刊本. 1809（清嘉庆十四年）.

[6] 张介宾. 景岳全书［M］. 上海：上海科学技术出版社，1959.

[7] 张介宾. 类经图翼［M］. 北京：人民卫生出版社，1980.

第六章 用药杂谈

疼痛的辨证与用药

※

疼痛是一种自觉症状，为许多病症所共有。早在《内经》中就有专篇——《举痛论》，对疼痛的病因及产生的机制做了详尽的探讨。后世又有发展和提高。本文试就疼痛的辨证及其相应的常用镇痛药物，结合临床体会做一略述。

一、辨证

1. 风痛　风有外、内之别。外风系风邪循经侵犯肌肉、关节、筋脉而产生疼痛；内风系肝风内动或风痰流窜而致头目及肢体疼痛。特点是游走不定，痛无定处。多见于风湿性或类风湿性关节炎、高血压、中风、惊痫等疾患。

2. 寒痛　寒邪凝滞经脉，或阳虚内寒，气因寒收而产生疼痛。特点是痛有定处，拘急剧痛。多见于风湿性或类风湿性关节炎，或内脏阳虚疾患。

3. 湿痛　由雨露水湿之邪阻遏气机引起。湿性黏腻滞着，所以表现为沉重困痛，如布帛所裹，每遇阴雨天气加重。湿性肢痛多见于关节炎及浮肿等；湿性头痛多见于鼻炎、鼻窦炎及感冒等。

4. 热痛　热毒耗灼营血，营血结滞不通而产生疼痛。热为阳邪，多呈灼热或红肿。多见于外科疮疡、热痹及某些内脏病。

5. 气痛　多由精神因素导致脏腑气机不调而引起。特点为痛而且胀，每遇情志不遂即加重。多发于胸腹部，以内脏病为常见。

6. 瘀痛　多由气滞日久，血脉失和，或创伤所引起。特点是针刺样疼痛，痛处固定。有的虽不呈针刺样疼痛，但多伴有唇舌紫暗，脉搏涩滞，可触到包块等。在许多疾病中都可见到。

7. 虫痛　主要是指肠道寄生虫所引起的腹痛。多绕脐作痛，乍痛乍止。主要见于肠道寄生虫病。

8. 食痛　指由饮食或暴饮暴食引起的脘腹痛。特点为按之痛剧，伴恶心呕吐，嗳腐有败卵气，大便酸臭。多见于急慢性胃肠炎及消化不良等。

9. 饮痛　痰饮停滞而致气机不畅，发生疼痛。痰饮影响胸胁气机升降的，多表现为胸胁痛，伴有呼吸困难，气息短促；痰饮上泛的，可有头痛，伴恶心呕吐等。多见于肋膜炎、支气管炎、胸膜炎、肺脓肿等。

10. 虚痛　脏腑功能减退，气血亏损产生疼痛。特点为绵绵不绝，阳虚者伴畏寒肢冷，阴虚者伴五心烦热，气虚者伴体倦懒言，血虚者伴心悸、怔忡等。多见于慢性虚损病证。

上述各型疼痛，临床上并非都是单独出现的。例如风、寒、湿、热之邪往往相兼侵犯人体，气郁胀痛与血瘀刺痛也常常相互夹杂出现，慢性病的疼痛又多是在阴阳气血虚损的情况下产生的。所以在辨证时，务须分清主次，才能为治疗用药提供依据。

二、选药

1. 祛风止痛

（1）治外风常用的药物有羌活、独活、桂枝、防风、威灵仙、秦艽、白芷等。

· 羌活、独活是治疗风湿相搏、肢体疼痛的要药，前者适用于上半身痛证，后者适用于下半身痛证。

· 桂枝为风药中和剂，有宣通经络、上达肩臂的作用。

· 防风乃风药中之润剂，治风通用。

· 威灵仙善走，可治顽痹窜痛及内脏痛，唯性极快利，体弱者当与补益药相伍。

· 秦艽为散药中之补剂，诸痛通用，尤善于通络止痛。

· 白芷对风寒客于阳明经的头痛、齿痛、眉棱骨痛有良效。

（2）对于肝风内动或风痰流窜所致的疼痛，可用平肝熄风和化痰解痉药。常用的药物有天麻、钩藤、石决明、僵蚕、全蝎、蜈蚣、地龙等。

·天麻、钩藤均有熄风止痉作用，但天麻又能化痰，故多用于风动痰扰的头痛。

·石决明对于肝阳上亢的头晕、头痛最为适宜。

·僵蚕善治风痰或风热上扰之头痛、肢痛。

·全蝎能引各种风药直达病所。

·蜈蚣多用于风寒湿痹的肌肉疼痛。

·地龙性善走窜，为白虎历节风必用之品，又能解除高血压所致的头涨痛。

2. 温经止痛　祛外寒的药物有川乌、草乌、麻黄、细辛等，祛里寒的药物有附子、肉桂、干姜、吴茱萸、荜茇、高良姜、小茴香等。

·川、草乌多用于风寒湿痹作痛或寒疝痛。

·麻黄既可用于暴寒犯表的身痛，又有入骨搜寒止痛之功。

·细辛适用于寒客足少阴经之头痛、齿痛、腰背冰冷疼痛等。

·附子为温里散寒止痛的主药。

·肉桂对少腹冷痛、寒痹腰痛、虚寒闭经有效。

·干姜长于温中，适用于中寒胃痛。

·吴茱萸善除胃寒肝滞的胃脘痛、疝痛、厥阴头痛等。

·荜茇善于治疗风寒内积引起的腹痛吐泻及鼻渊头痛。

·高良姜为脘腹冷痛的常用药。

·小茴香主治寒疝腹痛、睾丸偏坠等痛证。

3. 祛湿止痛　常用药物有苍术、防己、五加皮、木瓜、薏苡仁、木通、金钱草等。

·苍术辛烈温燥，以治湿痹痿证见长。

·防己性专走下，多用于下肢关节肿痛、湿脚气等。

·五加皮辛苦温，是治疗风湿痹痛的名品。

·木瓜酸温，利湿舒筋是其特长，为治疗腓肠肌痉挛（转筋）及寒湿所致的肌肉酸痛的要药，还可用于肝区隐痛。

·薏苡仁甘淡寒，也具有利湿舒筋作用，但偏于湿热所致的筋脉拘挛。

·木通苦寒，性滑利，善利关节，不仅可以治疗湿热下注的关节肿痛，还可以用于淋痛。

· 金钱草为通淋止痛剂，还可用于毒蛇咬伤及跌打损伤所致的肿痛。

4. 解热止痛　常用药物有金银花、连翘、蒲公英、紫花地丁、山豆根、败酱草、夏枯草、板蓝根、苦参等。

· 金银花外治一切痈疮，内解诸般热毒，为解热止痛要药，其藤为忍冬藤，对风湿郁而化热侵犯关节引起的红肿热痛疗效甚好。

· 连翘、蒲公英、紫花地丁善治各种疮毒痈疖。

· 山豆根为治咽喉肿痛要药。

· 败酱草多用于肺痈、肠痈引起的胸腹疼痛。

· 夏枯草有清肝散郁的特长，故凡肝经郁火所致的头痛、目痛、瘰疬结痛均可选用。

· 板蓝根是清热凉血解毒的佳品，适用于温毒上攻头目的疼痛。

· 苦参用于热痢刮痛。

5. 理气止痛　常用药物有木香、香附、乌药、柴胡、青皮、陈皮、沉香、降香、荔枝核、橘核仁、金铃子等。

· 木香理气宽中，偏于行肠胃气滞，为治脘腹胀痛的主药。

· 香附善治诸郁，善于疏肝行气定痛，是治疗胃痛、胁痛、痛经的妙品。

· 乌药行气止痛，善治小腹攻痛与食积痛。

· 柴胡是治肝郁胁痛的主药。

· 青皮疏肝理气，陈皮健脾理气，分别用于中下和中上二焦的气滞疼痛。

· 沉香对中气失和的心腹痛有良效。

· 降香治气滞血瘀的心痛、胁痛和创伤性胸胁痛。

· 荔枝核与橘核仁功效相仿，前者多用于睾丸坠痛，后者善治乳核结痛。

· 金铃子用治肝气、肝火内郁引起的少腹胀痛、疝痛及胁痛之自觉痛处内热者。

6. 活血止痛　常用药物有当归、川芎、赤芍、丹参、延胡索、桃仁、红花、乳香、没药、三棱、莪术、益母草、五灵脂、三七等。

· 当归常用于调经止痛及跌打损伤的瘀血肿痛。

· 川芎用于风郁气滞血闭之痛最宜。

· 赤芍、丹参化瘀止痛。

· 延胡索活血行气，可理一身上下各种疼痛。

· 桃仁用于局部或偏于下部的瘀血疼痛。

· 红花治疗全身各处散在性瘀血疼痛。

· 乳香活血舒筋力强，没药破瘀消积力胜，多用于痈疽肿痛、跌打瘀痛、积块痛、闭经腹痛等，二味合用，对心前区压榨样或刀割样痛尤为适宜。

· 三棱破血，长于软坚散结，削除老积坚块。

· 莪术破气，善于行气破血、散瘀消积。

· 益母草为经产良药，无论胎前产后，凡瘀血所致的疼痛皆可选用。

· 五灵脂通利血脉，可治心腹胁肋诸痛及关节肿痛。

· 三七活血止痛，对心绞痛有良好疗效。

7. 驱虫止痛　常用药物有使君子、槟榔、榧子、雷丸等。

· 使君子善驱蛔虫。

· 槟榔能驱杀各种肠道寄生虫，尤以治绦虫、姜片虫疗效较好。

· 榧子善杀蛔虫、钩虫。

· 雷丸能在肠道内破坏虫体，用治绦虫较好。

8. 消食止痛　常用药物有山楂、麦芽、莱菔子、鸡内金等。

· 山楂长于消油腻肉积，还可用于产后瘀血腹痛。

· 麦芽以消米、面食积为长，还能治疗乳汁郁积所致的乳房胀痛。

· 莱菔子善消食下气，是治疗食积腹胀痛的良药。

· 鸡内金消积作用较强，是治疗疳积的佳品。

9. 蠲饮止痛　常用药物有白附子、白芥子、葶苈子等。

· 白附子治风痰客于阳明经的头面部疼痛较好。

· 白芥子治悬饮胁痛及流注阴疽。

· 葶苈子治水气上迫壅塞于肺而致的胸胁痛。

10. 补虚止痛

（1）阳虚者宜温阳止痛，常用药物有淫羊藿、巴戟天、杜仲、狗脊、续断、骨碎补等。

· 淫羊藿对寒湿痹痛、四肢麻木或筋骨拘挛等症有效。

· 巴戟天适用于阳虚下肢寒湿痹痛。

· 杜仲是治肾虚腰痛的要药。

· 狗脊补肝肾、强腰膝之效与杜仲相似，而祛风湿是其特长。

· 续断、骨碎补续伤、强肾，善治腰痛、伤痛。

（2）阴虚者宜育阴止痛，常用药物有鳖甲、桑寄生、女贞子等。

· 鳖甲有软坚散结止痛作用，常用治肝脾肿痛。

· 桑寄生适用于肝肾不足所致的风湿腰痛。

· 女贞子对阴虚阳旺的头晕痛有效。

（3）气虚者宜补气止痛，常用药物有黄芪、党参、白术、甘草等。

· 黄芪能治肌肉酸痛、肩臂麻木，并可治慢性溃疡及痈疽。

· 党参是肠胃气虚腹部隐痛的主药。

· 白术为补脾第一妙品，脾虚失运的腹痛、湿渍肌肉的身痛，均为常用品。

· 甘草能缓急定痛。

（4）血虚宜补血止痛，常用药物有鸡血藤、牛膝、白芍等。

· 鸡血藤常用于血虚瘀滞的痛经、风湿痹痛及麻木不仁等。

· 牛膝可治腰膝痿痹、血淋、月经痛。

· 白芍对肝阴失养的胁痛、肝阳上亢的头痛、湿热痢疾的腹痛、手足拘挛的挛痛均有明显的效果。

附子与大黄的配伍妙用

※

附子大辛大热，大黄大苦大寒，两药性味，有如冰炭，何能融于一方而建功？张仲景妙手遣药，开附子与大黄配伍之先河。考《伤寒论》附子泻心汤、《金匮要略》大黄附子汤即是此例。

一、仲景创义

《伤寒论》第155条：“心下痞，而复恶寒汗出者，附子泻心汤主之。”《金匮要略·腹满寒疝宿食病脉证治》：“胁下偏痛，发热，其脉弦紧，此寒也，以温药下之，宜大黄附子汤。”前条之痞，乃热痞兼阳虚之候。治热痞当用苦寒药，但有碍于阳气之复；若扶阳徒用辛热药，则痞满愈增。故仲景取大黄

（及黄连、黄芩）泻热消痞，附子（炮）温经扶阳。且三黄得附子，其苦寒不致留滞阴邪；附子得三黄，其燥热不致劫阴伤津。更妙的是，方以麻沸汤（沸水）渍三味寒药，取其气轻以散热；附子别煮浓汁，取其味重以复阳。尤在泾云："寒热异其气，生熟异其性，药虽同行，而功则各奏。"（《伤寒贯珠集》）后条之寒疝，以腹痛、大便不通为主症，脉弦紧，为寒实之要眼，此寒实积滞之候。仲景取附子温经祛寒，大黄泻下通便，并佐以细辛散寒止痛。既属寒证，取附子温散寒邪，当属自然；但内有积滞，何药下之？就药物泻下性能而言，温药不如寒药，故仲景取大黄苦寒泻下。如此寒实证，非温不能散其寒，非下不能去其积，是故变寒下为温下一法。

仲景配伍之法，或相辅相成，如麻黄配桂枝，大黄配芒硝；或相反相成，如麻黄配石膏，半夏配黄芩。而相反相成中，最难驾驭的莫如大黄配附子。张景岳说："附子大黄者，乱世之良将也。"（《景岳全书》）足见附子与大黄同施，更难以操作。"观其脉证，知犯何逆，随证治之。"（《伤寒论》）若有寒证，当用热药；若有热证，当用寒药；而寒热并存者，当如何治之？清代邹澍在论述大黄附子汤方义时说："可知寒热对待之证，遂施以寒热对待之治。"（《本经疏证》）这种取药性寒热对立统一的配伍方法，正是经方奥义之所在。

二、后世发挥

后世医家对附子与大黄配伍的发挥，建树不多。其中承上启下，影响较广的是唐代孙思邈所创拟的温脾汤。孙氏温脾汤共有5方。其中《备急千金要方》3方，《千金翼方》2方。5方中有4方含附子、大黄与人参、干姜，其中又有3方还有甘草等。如此配伍，寒热并用，攻补兼施，温阳之中寓有导滞之功。而被后世医家采用较多的则是《备急千金要方·卷十五脾脏方》中所载的温脾汤，原方"大黄四两，人参、甘草、干姜各二两，附子一枚大者"，主治"下久赤白，连年不止，及霍乱，脾胃冷实不消"（此方后还记载一温脾汤，多桂心一味，主治相同）。孙氏在附子、大黄配伍中，增入人参、干姜、甘草，意在补益脾阳，温下冷积。与仲景大黄附子汤均寓下法于温药之中，唯本方偏于温阳补虚，以治阳虚冷积为宜。

至宋代许叔微著《普济本事方》，书中所载温脾汤为附子、大黄、厚朴、干姜、甘草、桂心。主治"痼冷在肠胃间，连年腹痛泄泻"。后世评述，认为许氏此方深合仲景“以温药下之”之法。

清代医家徐灵胎则将附子泻心汤删为附子、大黄两味，指出“附子补火以温积寒，大黄通闭以除结热。寒热各制而合服之，是偶方中反佐之奇法也”。并明确指出是方治“阳虚热结，心烦，恶寒汗出，便闭，脉沉者”（《伤寒约编》），使得应用该方指征更明确。温病学家吴鞠通则将附子、大黄用于寒疝之痛，称其配伍为“苦辛温下法”（《温病条辨》）。清末四川著名伤寒学家郑钦安，善用附子泻心汤加肉桂治疗淋证，他说：“方书多用利水清热之品，是治热结一法，而遗化精一法。余意方中再加安桂二三钱，以助附子之力，而又能化气，气化精通，热解邪出，何病淋之患哉？”（《医理真传》）

民国时期名医张锡纯对附子泻心汤的应用别有新意。他认为该方大寒大热并用，医者恒不敢轻试。故改附子以黄芪代之。他说：“太阳之府原有二，一在膀胱，一在胸中……盖用附子者，所以补助太阳下焦之府；用黄芪者，所以补助太阳上焦之府。二府之气化原互相流通也。”（《医学衷中参西录》）遂拟变通方为大黄三钱、黄连二钱、生黄芪三钱，以代附子泻心汤之用。

三、今贤经验

时任云南中医学院（现云南中医药大学）院长的著名中医学家吴佩衡，善用附子救大症，对于气虚便秘，久用苦寒通下之品难以奏效时，依然选用温下之法，以温脾汤加厚朴、杏仁治愈。（见《吴佩衡医案》）

湖南著名经方派赵守真在其所著《治验回忆录》中，记载一例用大黄附子汤治疗寒积腹痛者，该案用理中四逆辈间或可止，但痛发不常，每痛多为饮食、寒冷所致。脉沉而弦紧，舌白润无苔，按其腹有微痛，痛时牵及腰胁，大便间日一次，少而不畅。赵氏诊为：“属阴寒积聚，非温不能已其寒，非下不能荡其积，是宜温下并行。”即书大黄附子汤（大黄四钱、乌附三钱、细辛一钱半），果二剂而愈。

福建中医药大学俞长荣教授曾用附子泻心汤治疗上热下寒吐血案。其案郑某36岁，忽然口吐鲜血，面赤，脉浮，足厥肢冷，脉浮芤。血色鲜红，知非宿瘀。系热炽于上，寒自居下。拟釜底抽薪法，使心火下降，但又虑其阳虚，遂决定予附子泻心汤。原方水煎冷服，一剂血止，二剂病愈。（《伤寒论汇要分析》）

原卫生部中医顾问章次公先生善用大黄、附子治疗痢疾，认为附子可温经镇痛，大黄可去其肠积，并不拘泥于“寒热”二字。且章氏还取《镜花缘》九公治痢散（制川乌、生熟大黄、苍术、羌活、杏仁、甘草），以附子易川乌，并加槟榔，治疗赤白痢疾和腹泻，疗效如期。足见药物佐使配合，蕴有无穷之理，值得深入研究。

著名中医学家岳美中先生对附子与大黄的配伍体验尤深。他对《止园医话》中治疗“外疝”方进行了研究修订，方药为：木香6g，延胡索9g，乌药9g，荔枝核12g，橘核仁9g，小茴香9g，桂枝9g，川楝子12g，附子6g，生大黄6g，水煎服。指出本方主药为附子、生大黄，“大寒药与大热药相配伍，可起激化作用，攻邪之力雄猛，舍此，止痛效力当即逊色”（《岳美中医话集》）。其“激化”二字，正是附子与大黄配伍后的特殊作用。

现代医家对附子与大黄的配伍应用，以结肠灌注治疗慢性肾功能衰竭为多。如张福乐用大黄18g，附子15g，牡蛎36g，水煎至150mL，保留灌肠50分钟，每日1次，7日为一疗程。治疗34例，凡坚持7日以上者，症状和生化指标都有不同程度改善。除4例死亡外，均缓解出院，平均治疗27个疗程。刘慰祖观察到，单味大黄治疗本病，虽可降低尿素氮、肌苷及甲基胍等，但使用30天后，畏寒明显，改用温脾汤后，则作用持久而无畏寒等副作用。（见崔应麟《中医灌肠疗法》，河南科学技术出版社，1993）

四、临证心得

我在学习经方基础上，反复研读先辈们的经验，将附子与大黄配伍应用于疑难病，疗效确实满意。

1. 慢性结肠炎

案例：张某，男，34岁。患大便不调2年，或泄泻一日数次，或便秘二三日一次，伴下腹隐隐作痛，下坠，脉弦缓而沉，舌苔黄白滑腻。做钡剂灌肠、乙状结肠镜检查，提示：慢性结肠炎。脉症合参，系肠间湿阻气滞，内结作热所致。拟附子泻心汤加减治疗。予大黄、炮附子、木香、黄连、生白术、炒白术、生甘草。方中大黄、附子用量依大便状况而定。便秘难下，大黄、附子用量为2∶1；便泻，则改为1∶2。另，便秘重用生白术，腹泻重用炒白术。依此服用12剂，症状消失。后用香砂六君子丸善后而愈。我还用附子、大黄治疗急性肠炎，加马齿苋、生山楂、扁豆花，救治多人，投之即效。

2. 前列腺增生

案例：魏某，男，63岁。患小便频数，点滴不通3个月。伴见小腹胀满，口黏苦，舌质暗，苔白腻，脉弦紧。经我院男科检查为前列腺增生。辨为湿热蕴结下焦，瘀阻尿路而致。取大黄附子汤加味治疗。予大黄、炮附子、细辛、桂枝、赤芍、怀牛膝、牡丹皮、茯苓、炒桃仁、甘草，水煎服。服用15剂，小便点滴不通明显改善，且小腹胀满亦有减轻。后随证加入益智仁、桑螵蛸、金樱子、肉桂等。小便频数亦恢复正常。患者感到排尿时“顺利得多了”。此方所加为《金匮要略》桂枝茯苓丸，意在加强活血化瘀的作用。我用此方治疗前列腺增生8例，结果6例显效，2例好转。

附子与大黄的配伍应用，应注意两味药的炮制得法。凡大便稀薄者，用制大黄；而大便秘结者，用生大黄。凡用附子，均用炮制过的，不得用生附子。用10g以上者，必须先用水煎0.5~2小时。根据附子与大黄配伍的作用，近年来用于治疗慢性结肠炎、慢性细菌性痢疾、复发性口腔溃疡、慢性盆腔炎、慢性胆囊炎、尿毒症、慢性阑尾炎、肾功能衰竭，凡见阳虚寒积、瘀滞不解者，均可使用。初试者，可从小剂量开始（例如各3g），随其症情逐渐加量，常可收到预期疗效。

谈芳香类药物治疗冠心病

※

冠心病的常用治法为益气养阴、活血化瘀及宽胸理气等，这在临床上已是不争的事实。但近年来我用芳香类药物治疗亦取得良好效果。现将应用芳香类药物治疗冠心病的体会叙述如下。

一、芳香化浊法

芳香化浊法，又称芳香醒脾和胃法，清代雷丰（少逸）在《时病论》中专列“芳香化浊法”，以治“五月梅湿，并治秽浊之气”。所云“秽浊之气”四时皆有，除气候因素外，其他如醇酒、饮食、果肉等，均可诱发秽浊之气。秽浊之气发于脾胃，但可上蒸心肺，下及肝肾。伤及心脉，即可引起心绞痛发作。《素问·平人气象论》曰："胃之大络，名曰虚里，贯膈络肺，出于左乳下，其动应衣，脉宗气也。"又曰："乳之下，其动应衣，宗气泄也。"可见胃气与心息息相关。脾胃为脏腑经脉之宗，亦为心脉之宗。今胃中水谷之气不以宗气"贯心脉、行呼吸"，而以秽浊之气上熏于心，使心脉痹阻而发生心绞痛。拟用药物为藿香叶、佩兰叶、鲜荷叶、砂仁皮、苏叶等。其中藿香叶、佩兰叶芳香化浊除湿的作用显著；苏叶有"活血定痛，和中开胃"（王孟英）的功效；而鲜荷叶以清香之气升举清气，清升则浊自降。本方主要用于脾胃不和，浊气弥散，诱发心绞痛者，如见心前区闷痛，胃中痞满，纳谷不馨，时有泛吐，舌苔浊腻等。或可选用苍术、白蔻仁、草豆蔻等；还可加入具有芳香之气的川芎、当归等行气和血之品，以助秽浊之气加快化解。需要指出的是，湿浊不化者舌苔必浊腻，而浊腻之苔非一日可化，如"抽丝剥茧"，病家与医家都需要耐心。我对此有颇多教训，也吸取名家经验，或加薏苡仁、赤小豆、白扁豆，或加莱菔子、冬瓜皮，或加猪苓、泽泻等，但都不可能一蹴而就。若非浊腻苔，芳香化浊就不是对应之法了。

二、芳香理气法

芳香理气法是应用芳草类药物的疏散作用以达到通络止痛的效果，这种治法见于王旭高"治肝三十法"中的疏肝理气法和薛雪《湿热病篇》的有关条文。王氏的疏肝理气法用药有香附、橘叶、郁金、苏梗、青皮等；薛氏在"湿热阻闭中上二焦"时选用药物有草果、鲜菖蒲、芫荽等。而我喜用花类药物，如代代花（理气宽胸，开胃止呕）、厚朴花（化湿开郁，宽中理气）、佛手花（理气和中，醒脾开胃）、玫瑰花（调中和血，舒郁结）、茉莉花（和中下气，辟秽浊）、三七花等，更喜用麦芽、稻芽、谷芽。芳香理气法是针对肝气郁而心气闭所设，肝气怫郁可致"胸闷"，这在《灵枢·经脉》中已有论述。凡因恚怒郁气所引起的心绞痛，可考虑芳香理气法治疗。在这里重点谈谈麦芽的理气作用。

每提起麦芽疏肝，我就想起张文甫老师。一次一位年轻医生给患者开了一张回乳的处方，是一味生麦芽二两，水煎服。张老师马上纠正说：应当是炒麦芽，不应当是生麦芽。问其原因，他说：生麦芽疏肝通乳，炒麦芽健脾回乳。还引证《医宗金鉴·妇科心法要诀》："无儿食乳乳欲断，炒麦芽汤频服宜。"张老师对生、炒麦芽功效的甄别，我至今记忆犹新。《素问·金匮真言论》云："东方青色，入通于肝……其味酸，其类草木，其畜鸡，其谷麦。"可见麦是入于肝经的。肝为乙木，胆为甲木，木喜调达，麦芽入于肝（胆）经，其生发之气自可舒解肝郁，调达肝气。张锡纯在《医学衷中参西录》中说："大麦芽，性平，味微酸……虽为脾胃之药，而实善舒肝气（舒肝宜生用，炒用之则无效）。"张氏认为，盖肝于时为春，于五行为木，原为人身气化之萌芽（气化之本在肾，气化之上达由肝，故肝为气化之萌芽），麦芽与肝为同气相求，故善舒之。由此，使我对生麦芽疏肝有了更为明确的认识，凡由肝郁引起的各种病症，均可用生麦芽舒解之。而炒麦芽为健脾消食药物，不具备疏肝作用。心绞痛、肝区痛、胃脘痛、痛经、疝气痛等，以及痞、满、闷、胀、下坠等症，舌苔白而不缺津者，均是生麦芽的适应证，用时不必犹豫。一般用量为10~30g，甚至可用60~100g。

三、芳香温通法

芳香温通法早在西汉时期已被广泛应用，20世纪70年代长沙马王堆出土的西汉女尸，已证实是因急性心肌梗死而死。在她尸体旁边就放有芳香温通药物，如荜茇、高良姜、檀香等。宋代《太平惠民和剂局方》中的苏合香丸，乃是治疗中风及心绞痛等急症的最早代表药物（中成药），方中有苏合香、安息香、麝香、檀香、沉香、丁香、香附、木香、乳香、荜茇等。现在临床上常用的芳香温通药物有麝香保心丸、速效救心丸、苏冰滴丸、冠心苏合香丸、宽胸丸等，这些中成药多数是芳香类温性药物，芳香可以开窍，温性可以散寒，其药效是一般活血化瘀药所不能比拟的。在这里我重点谈一谈宽胸丸。

20世纪70年代，中国中医研究院郭士魁教授潜心研究治疗冠心病的中药，首先研究出以活血化瘀为主的冠心2号方，治疗30多例冠心病，经与西医治疗比较，获得满意的效果。但有人却说："你用中药治疗冠心病虽然有一定效果，但药效慢，用法繁，价钱贵，既无法治疗急性心绞痛，又无法推广使用。"乍一听，郭老有点受不住，这不是故意挑毛病吗？后来仔细一想，人家说得也对，"慢、繁、贵"确是客观存在的。那个时代，一剂汤药少则几角钱，多则一元多，算是比较贵的，从处方、抓药、煎药、服药到发生作用，最快也得一两个小时，怎能与价值几分钱、放在嘴里一会儿就会生效的硝酸甘油类相比呢！客观事实不容视而不见，不改变"慢、繁、贵"，中医就不能在防治冠心病领域扎下根。"慢、繁、贵"，关键问题是"慢"。心绞痛、心肌梗死这类急性病，"慢"了就失去了治疗意义。郭老带着这个问题翻阅大量古今文献，详细分析了

《金匮要略》里的九痛丸与乌头赤石脂丸，以及《备急千金要方》中的细辛汤、五辛汤，还阅读了唐以后的大量医学著作。他发现这些方药共同的止痛原理是芳香温通。于是，他首选《太平惠民和剂局方》中的苏合香丸用于临床，发现该药对心绞痛能在3~5分钟内发生止痛作用，而且稳定、持久、副作用少。但与硝酸甘油相比，起效仍慢，且价贵。郭老并不灰心，继续查找资料，一个偶然的机会，郭老从一本书上看到一个治疗牙痛的方子，叫哭来笑去散（细辛、高良姜、荜茇、地骨皮、花椒、防风、生石膏、老醋，煎汤漱口方），意思是牙痛难忍，哭着进来，服了哭来笑去散，牙不痛了，笑着走了出去。这个方子药味简单，而且是些常用药，价格低廉。郭老如获至宝，就在这个方子的基础上稍加化裁，制成了芳香温通的中成药——宽胸丸（细辛、高良姜、荜茇、檀香、冰片、延胡索）。当时研制的药丸每丸0.3g（当时价格不到一分钱），一般服药3~5分钟就能止痛。至此，初步解决了中医治疗冠心病“慢、繁、贵”的问题，也得到了同道与患者的认可。

宽胸丸是一张芳香温通的良方。方中细辛味辛性温，祛风散寒，通络止痛，为君药。高良姜、荜茇为芳香辛温药，温阳散寒，共为臣药。檀香芳香性温，行气活血；冰片辛苦性寒，但芳香气窜，为开窍通络之要品；延胡索辛苦温，具有活血行气止痛的作用。此三味为佐使药。全方共奏芳香温通、散寒行气、活血开窍、通络止痛的功效。凡寒凝络脉所引起的心绞痛，如见心痛彻背，背痛彻心，手足青至节，四肢发凉，口唇青紫，遇寒加重的人，服用此药（包括气雾剂）尤为适宜。

实验研究表明，本药对急性心肌缺血具有一定的改善作用，其作用原理可能是缓解血管痉挛，扩张血管，增加冠脉血流量，改善心肌缺血缺氧；本药对脑血流量也具有轻度调整和改善作用。

我喜用宽胸丸治疗寒凝气滞的心痛。这里所说的“寒凝”，并非单纯指寒冷天气而言，凡阴雨天、凉水淋身、气温下降、偶食寒凉食物等，均应考虑为“寒凝”因素。曾治患者张某，男，56岁，患冠心病心绞痛3年余，开始给予益气养阴、活血化瘀方药，有效果，但月余后夜间发作频繁，有时一夜发作四五次，每次发作需用硝酸甘油方能缓解。考虑为寒凝证，改用芳香温通法，方为：荜茇12g，高良姜6g，细辛6g，檀香10g，延胡索10g，赤芍15g，石菖蒲12g，服3剂后，夜间未再发作。个别患者在煎药时闻到芳香气味就感到心胸舒畅，疼痛缓解。后来我将此类方药推广使用，凡服用活血化瘀药物效果不明显时，改服或加服芳香温通药物，多能收到较快止痛效果。说明芳香温通药物不单纯用于寒凝证，凡血脉瘀阻、心胸闷痛不解者，亦可以考虑使用此类药物。这可能就是古代医家所说“寒则凝，温则通”的道理，但其中奥义还有待于进一步研究与探索。

四、芳香开窍法

《中药学》教材内容专列“芳香开窍药”项，药物有麝香、冰片、苏合香、安息香、石菖蒲等，主要用于神昏、癫痫、中风、晕厥等。冠心病的心绞痛，以及心力衰竭时的闭证，也是芳香开窍法的治疗指征。除石菖蒲外，其他药物多在丸散膏丹中应用。下面主要介绍石菖蒲的应用。

石菖蒲为多年生草本植物，取其根茎入药，以生于石上者为佳，故名石菖蒲。石菖蒲的生长，“不假日色，不资寸土，不计春秋”，就是说生长条件顺其自然，不太讲究，受到历代文人的喜爱，苏东坡、朱熹、陆游等都写有诗篇为其称颂。据说，在书斋中养一盆石菖蒲，其馨香清冽之气，入鼻透脑，若拂其叶，其气愈加浓郁，令人神清气爽，心旷神怡。道家称它为“神仙之灵药”。其药用方面，《神农本草经》中将其列为“上品”，说它能“开心孔，补五脏，通九窍，明耳目”。清代缪希雍在《本草经疏》中云：石菖蒲“阳气开发，芬芳轻扬，气重于味，辛兼横走，故能下气开心”。陈士铎在《本草新编》中谈到石菖蒲的作用时说：“凡心窍之闭，非石菖蒲不能开，徒用人参，竟不能取效。是人参必得菖蒲以成功，非菖蒲必得人参而奏效，盖两相须而两相成，实为药中不可无之物也。”

现代中药学将石菖蒲的功效归纳为两个方面，一是豁痰开窍，二是化湿和中。这两项功效对于心脏病都是非常适宜的。蒲辅周先生治疗冠心病的经验方双和散中就有石菖蒲，看他的医案，治疗冠心病的方药多数都用石菖蒲，他指出温阳开闭通心气是其主要功效；他建议，用柏子养心丸时加用石菖蒲为好。焦树德教授对于心绞痛偏于气闭不通者，常在方药中加入石菖蒲6~10g，有除闷止痛的功效。有的专家认为，石菖蒲有纠正心力衰竭的作用；还有的专家将其用于妇科疾病，如不孕症、卵巢囊肿、月经闭止等。我对于痰湿阻中、心气闭塞的冠心病，喜用十味温胆汤去熟地黄加石菖蒲治疗。

五、小结

芳香类药物有以下特点：

（1）芳香类药物多为草本植物，叶、花、茎、枝为多，但亦有少量根茎和动物类药物，如麝香等，毒副作用较小。

（2）芳香类药物味薄气厚，从性质而言，多为柔性药物。柔性药物性纯而缓，作用周全而持久。

（3）由于此类药物多具辛温、芳香、气厚之性，所以通经活络功效突出，药效发挥较快。

（4）芳香类药物多为温性药物，因此它除有化浊、理气、开窍作用外，还有温经散寒、化瘀通络的功效。

（5）据现代药理研究，植物类芳香药物多含有挥发油，具有促进胃液分泌、帮助消化、解痉止痛的作用；而动物类芳香药物可使心脏收缩力加强，心输出量增加，但对心率无影响。

由上可知，芳香类药物在治疗冠心病方面具有独特的作用，非一般活血化瘀药物所能比，具有很好的研究前景。

正确使用板蓝根

※

早春时节，乍暖还寒。余友张先生出差回来，不慎全身困乏，打喷嚏，流清涕，喝了几包板蓝根冲剂也不见效，反而拉起肚子。就诊时，他还不停地诉说着自己的苦楚。我察色按脉，给他解释说："板蓝根是苦寒药，对于风热感冒效果好，你是肺脾气虚型感冒，服板蓝根冲剂是雪上加霜，自然无效。"随即给他开了两剂加味玉屏风汤剂。服完汤药，张先生身困顿失，高高兴兴地上班了。

板蓝根虽然对病毒具有抑制作用，但不要忘记它是一味苦寒药物。所以，对于感染性疾病，只有出现温热（或湿热）证候时，才能使用。我根据文献记载结合临床实践，归纳出板蓝根应用指征为：①时行热病、高热神昏；②痰热郁肺，咯痰黄稠；③肝胆湿热，二便不利；④疮疖痈毒，红肿热痛；⑤舌苔厚腻，脉数有力。凡出现上述前4项中任何一项，兼见第5项者，均可选用板蓝根治疗。若体质素虚，经常感冒，切不可动辄服用板蓝根。如患有胃下垂、慢性肠炎、消化性溃疡、低血压、甲状腺功能减退、心律失常、贫血等疾病，也要慎用。近年来，有关板蓝根所致的不良反应，如消化系统、造血系统不良反应已有不少报道。不良反应主要表现为头昏、眼花、胸闷、气短、呕吐、腹泻、腹痛、面色青紫、四肢麻木、皮疹等，严重者还可以引起过敏性休克，甚至危及生命。

我曾见到，有的幼儿园为了预防感冒，让所有儿童服用板蓝根冲剂。有的家长把板蓝根作为治疗感冒的万能药，小儿偶患感冒，就让其服用板蓝根冲剂。这些都是不正确的。板蓝根（包括其制剂，如注射液、冲剂、片剂等）要在医生指导下使用。

下面介绍几款板蓝根治疗常见病的用法，供大家参考。

（1）防治流行性乙型脑炎：若要预防，用板蓝根30g，水煎，每日1剂，连服5日。若要治疗，用板蓝根注射液2mL，肌内注射，每日2~3次，或煎服板蓝根200g（成人量），连服2~3日，配合其他对症治疗。

（2）治疗腮腺炎：板蓝根10~20g，每日1剂，水煎服，并配合30%板蓝根溶液外搽患处。

（3）单纯性疱疹性口炎：用板蓝根50g，水煎为60mL溶液，1~3岁患儿每次10~20mL，日服3次。

另外，板蓝根还可用于治疗慢性咽炎、带状疱疹等。

切记，板蓝根是苦寒良药，体虚无实火热毒者慎用。

却瘀导滞茺蔚子

※

我在年轻时，曾随登封中岳名医耿彝斋先生（时年74岁）学习数月，他善治杂病，常用茺蔚子治疗高血压病，问其作用，他仅言四字：却瘀导滞。后在临床实践中，我逐渐体会到此言凿凿。却瘀者，退瘀也；导滞者，使“滞”有疏通之机。换言之，即可使上部瘀滞下行消散。后又读朱师墨先生所编著的《施今墨医案验方合编注笺》一书，更使我深信茺蔚子的却瘀导滞之功，具体到临床功效，以活血降压尤为突出。

茺蔚子，即益母草之子。味辛甘，性凉，无毒，入心、肝二经。明代李时珍《本草纲目》说此物“顺气活血，养肝益心，安魂定魄”，“行血甚捷”。清代何本立《务中药性》明确指出，本品“去瘀生新”。施今墨先生善用茺蔚子治疗高血压病，他所拟制的“高血压速效丸”，主药就是茺蔚子。施氏治疗高血压病主一“通”字，认为茺蔚子、牛膝之类药物，“顺而导之，使血液不致上窜，则脉络贯通，上下之血液均衡，血压自然恢复正常”。我受前辈经验启发，也常用茺蔚子治疗高血压病。凡高血压病出现心肝火旺、脑络不和之证，见头痛、目涨、视物昏花、心烦、失眠者，可采用之。头痛者配夏枯草、川芎；目涨者配野菊花、昆布；眼生翳膜者配青葙子、石决明；心烦失眠者配栀子、酸枣仁。并拟茺蔚子汤（茺蔚子15~30g，夏枯草15~30g，怀牛膝10g，赤芍15g，炒川芎5g）用于高血压病，每获良效。

案例：谢某，女性，44岁，于1996年7月就诊。有高血压病史8年。经常出现头痛、目涨、面部烘热、失眠，舌质暗红，舌苔薄白偏干，脉弦细紧。血压148/98mmHg。属心肝血热、脉络瘀阻证。治宜清心凉肝，通络降压。处方：茺蔚子25g，夏枯草25g，怀牛膝10g，赤芍15g，炒川芎5g，女贞子30g，旱莲草30g，丝瓜络30g。服3剂，头痛、目涨明显减轻，血压130/90mmHg。于上方加野菊花30g、麦冬30g。又服8剂，症状基本消失，血压125/83mmHg。

需要注意的是，前人认为茺蔚子于瞳孔散大者不宜服用，妊娠期亦应慎用。

罗止园的两帖方药

※

罗止园这个名字，许多年轻人可能没有听说过，我是在《岳美中医话集》上看到的。使我记忆尤为深刻的，是两帖方药，一帖是治疗头痛的方，一帖是治疗疝气的方。20世纪80年代初，我到北京西苑医院进修，曾得到岳老的指导，当问及《止园医话》时，岳老因卧床养病，只是简单地给我讲述了这两帖方子的应用指征，真正见到《止园医话》这本书，还是90年代以后的事。

罗止园，名文杰，山东德州人，生于1879年，卒于1953年。1938年曾任华北国医学院教授，中华人民共和国成立后曾参与组织北京市中医学会。著有《止园医话》《止园医话续集》《新伤寒证治庸言》《肺痨病自疗法》等。其中《止园医话》既是对中医学理论的发挥，又是对其临床经验的总结，受到后人青睐。

岳美中先生指出：医案、医话也应当有所泛览，汲取别人经验，才能丰富自己的学识。医案以《王孟英医案》《全国名医验案类编》为好，医话以《冷庐医话》《止园医话》为佳。

经岳美中前辈的指点，我先前是从网上下载了《止园医话》，后于1998年购买了一套《历代名医医话大观》（上下册），才真正看到《止园医话》的原文；再后于2013年才购买到《止园医话》新书。对其中岳老提到的两帖方药尤多关注。下面进行简要论述。

1. 治偏头痛验方

原文："此指日久头痛或眩晕，或偏头痛而言，若初得之实证，不在此例。"

原处方：连翘、菊花、桑叶、黄芩、薄荷、苦丁茶、夏枯草、藁本、白芷、荷叶边、鲜茅根。

此方功效为疏风散热，搜络止痛。

书中还举例以佐证。罗氏少年时，患偏头痛数年，每至午后，不但体温升高，而且偏头痛更甚。急以此方治之。"一剂奇效，病减大半，三剂大效，六剂痊愈。此方治偏头痛极灵，屡试屡验也。"

另一例，张夫人，年50岁。患习惯性头痛，甚而呕吐，遇劳即发，或忿怒即发，左脉弦紧，右小而弱。此为内风上逆，肝肾失其条达滋润，因而上逆也。宜疏肝、滋肾，久服可得平稳。原方：霜桑叶二钱，黄菊花四钱，刺蒺藜三钱，鲜生地黄二钱，生白芍三钱，淡竹叶三钱，嫩钩藤一钱，生牡蛎二钱，穞豆皮三钱，黑芝麻三钱。每隔三五日，不论头晕与否，必连服二三剂，并需注意摄生。

这帖方药岳老名为"治偏头痛验方"，并谓："主治急性偏头痛和三叉神经痛，发作时一侧头痛剧烈……或午后体温升高，舌质红，脉浮数。证属肝经风火上攻诸阳之会，用之可获平肝火、散风热之效。头痛严重者，于方中加防风6g、银花15g以治之。"

此方对风热上攻之偏头痛，或肝经风热上犯之头痛，均具有较快止痛之效。我用此方的临床指征为：以偏头痛为主症，但必须兼有脉象弦细而数，舌质红赤，苔少偏干。我还用于治疗酒后头痛者，加入葛根、玉米须、车前子，以疏通经络、利尿清热。只是此方中有苦丁茶一味，极苦，清热解毒、消炎通便、清解头风的作用非常明显，但不宜于风寒型感冒和虚寒性胃炎。患有慢性肠炎及胃下垂者，亦不适宜用本方治疗。

2. 治外疝病方

原文："四十年中，凡遇他人不能治之睾丸肿痛，或缩入少腹，不论如何危笃，一用此方，无不立效，从无一例失败者，故特定为治此证之标准也。"

原处方：附子、大黄、川楝子、小茴香、橘核、荔枝核、木香、青皮。

书中特举例以佐证。薛某，年20余岁。患疝气，右侧睾丸肿痛特甚。诊为外疝。予此方，一剂见效，五剂肿痛全消。方药为：熟附子二钱，川楝子四钱，荔枝核二钱，山楂核一钱，小青皮二钱，熟大黄二钱，小茴香二钱，橘核一钱，炒玄胡一钱，姜引煎服。

罗止园云："此余经验多年之特效方也。凡痛引少腹，睾丸缩入腹内，痛不欲生，或睾丸肿大，痛不可忍等极剧烈之疝气，无不立奏奇效。"

这帖方药岳老名为"治外疝病方"，并修订药物与剂量为：木香6g，延胡索9g，乌药9g，荔枝核（炒，捣碎）12g，橘核（炒）9g，小茴香（炒）9g，桂枝9g，川楝子12g，附子6g，生大黄6g，水煎服。主治睾丸受寒，气滞作痛，局部肿硬发冷，舌苔白腻，脉弦紧者。

我自20世纪80年代学得此方后，用之于临床，每获良效。最初得益于此方的是我院一位退休炊事员左师傅，当年62岁。他患疝气3年，因拒绝手术而求治于中医。我按照岳老修订的处方，并加以对症加味，方药为：大黄5g，炮附子5g，炒山楂15g，川楝子10g，干姜10g，木香10g，延胡索10g，青皮10g，橘核仁15g，炒乌药10g，小茴香5g，甘草10g。服用6剂后，未闻其果。半年后来诊，言服用6剂药后，疝气从未发作。近又感睾丸坠痛，嘱照上方继服6剂，又半年未发作。可叹该方功效之奇，后每遇睾丸疼痛之"疝气"，用此方治之，无不获效。

《止园医话》云："以附子、大黄，加入普通治疝气之药（指上文'治外疝病方'）中，速收特效，不可思议，此治外疝之经验谈也。"岳老在其书中也谈道："本方主药为附子、大黄，大寒药与大热药相配伍，可起激化作用，攻邪之力雄猛，舍此，止痛效力当即逊色。"

考大黄与附子配伍，乃《金匮要略》大黄附子汤是也。原方有细辛一味，主治“腹满宿食”。这是大寒药与大热药配伍之滥觞，也是张仲景相反相成配伍之典范。我在临床上使用时，常视证候之寒热而调整分量。若热结凸显者，大黄量大于附子量；若寒结凸显者，则附子量大于大黄量。另外，此方用于子宫肌瘤及月经不调所引起的少腹胀痛，久久不能缓解者，亦有很好的效果。

脾胃良药资生丸

※

资生丸出自明代缪仲淳《先醒斋医学广笔记》，原为妊娠安胎而设。清代中叶顾松园将其收录于《顾氏医镜》中，后王子接在《绛雪园古方选注》中予以转载。乾隆年间，《医宗金鉴》将其收于《删补名医方论》篇中。由于该书收录方药完备，理论精当，公允平正，因此所收方药很快传布于医学界。其后，叶天士、徐灵胎、张秉成等在其著作中均有转录。由此说明，清代中叶以后，资生丸已被医家广泛使用。

资生丸药物组成：人参、白术、茯苓、陈皮、山楂、山药、黄连、薏苡仁、白扁豆、白蔻仁、藿香、莲子肉、泽泻、桔梗、芡实、神曲、麦芽、甘草。本方是在《太平惠民和剂局方》参苓白术散基础上加味而成。方以人参、白术、甘草、白扁豆甘温健脾阳，以芡实、莲子肉、山药甘平滋脾阴，扶阳多于护阴。兼用陈皮、白蔻仁香燥以舒之，茯苓、泽泻、薏苡仁淡渗以利之，山楂、神曲、麦芽助其消导，藿香开胃气，桔梗升清气，黄连清理脾胃之湿热。其功效诚如顾松园所言，“健脾开胃，消食止泻，调和脏腑，滋养营卫”。

“资生”二字，出自《周易》：“坤……至哉坤元，万物资生，乃顺承天。”是说万物的生命是由于顺从大地“坤元”之气而资生的。而人之脾胃属土，为一身之“坤元”，欲资生后天气血，必助脾胃元气方有所得。妊娠三月，胎气资生于足阳明，故资生阳明亦为养胎之本。至于本方不同于参苓白术散类方的特点，《医宗金鉴》的分析被人称道：“是方……既无参苓白术散之补滞，又无香砂枳术丸之燥消，能补能运，臻于至和。予以固胎，永无滑堕；丈夫服之，调中养胃，名之资生，信不虚矣。”叶天士虽为温病大家，但在《临证指南医案》中多次用资生丸资助脾胃，对资生丸的功效用语非常精辟，如在《虚劳》篇说：“宜丸剂疏补，资生丸食后服。”何为“疏补”？《泄泻》篇云：“脾脏宜补则健，胃腑宜疏自清，扶正气，驱湿热，乃消补兼施治法。晚服资生丸，炒米汤送下。”这是对资生丸“疏补”功效的最好注解。

当代医家对资生丸的应用也多有发挥。蒲辅周先生善用资生丸治疗脾胃病，指征为“食欲不振，消瘦，大便溏”。岳美中先生特撰《资生丸治疗脾虚证》一文（见《岳美中医案集》），并有治验二则附以佐证。一例12岁女童，自幼发育不良，读书片刻即感目抽而痛，因此休学。岳老辨为脾胃不足证，以资生丸培养后天之本，治疗月余，食量大增，视力亦见增强。另一例古稀老人，患肝炎脾虚证，见腹胀、纳呆、便溏。岳老用资生丸补气健脾，治疗月余，肝功能改善，脾虚证告愈。岳老云：“本方用治纳食少而不馨之脾虚证，效果良好。尤宜于老年人。”他还将此方改为粗末，小量缓投，每天9g，水煎2次，混合一处，分温服之，认为“唯虑现在脾胃无力，进少量饮食，尚不能消化吸收，若投大量药剂，反给脾胃增加负担，欲扶之适以倾之”。

我认为，资生丸应为半消半补药。受前辈经验启发，数十年来，我常用该方治疗慢性脾虚证或兼有湿热证者。诸如慢性胃肠炎、消化性溃疡、消化不良、慢性肝炎等，以面色无华、食欲不振、消瘦、腹胀、大便稀薄为主要见症，多见于老年人与儿童。凡小儿缺钙、发育不良者，可加入鸡内金、贝母、牡蛎；兼有咳嗽者，可加入百部、黄芩；遇寒（包括生冷食物）腹泻者，可加入干姜、肉豆蔻；易感冒者，可加入黄芪、防风、桂枝；内脏下垂者，可加入枳壳、柴胡、诃子；慢性肝炎，可加入黑米、大枣、赤小豆；溃疡病，可加入乌贝散或瓦楞子等。服用剂量，依年龄与病情而定。偶遇不宜服用水丸者，改用研粉冲服，效果亦佳。“王道无近功，多用自有益”（叶天士语），日日服之，必有效果，未见有毒副作用者。

咳喘用药杂谈

※

提起咳嗽（包括哮喘），虽是小恙，但治疗起来并不容易。俗话说：“进门闻咳嗽，医生皱眉头。”前人说咳嗽有“十八般”，还有的说咳嗽有“七十二种”，有的书还把咳嗽作为“虚劳”病的一种，可见前人对咳嗽之重视。

虽然我们掌握了一些治疗咳喘的方法，但在临床上还会遇到许多非常棘手的咳嗽与哮喘，按照辨证论治的思路去治疗，还往往达不到如期效果。为此，我查阅了许多经验方书，特别是名医的治疗医案，正是这些历经临床实践的方药，使我摆脱了治疗上的困境，收到了事半功倍的疗效。

一、麻黄

对于咳喘，麻黄是必用之品。麻黄作用有四：一是发汗解表，二是止咳平喘，三是利尿消肿，四是开窍通络。其止咳平喘作用不容置疑，但开窍通络的作用常常被人忽视。麻黄开窍通络之功，古代医籍上多有记载，如清代汪昂《本草备要》说麻黄可以“调血脉，通九窍，开毛孔”。这“通、调、开”三个字很恰当地说明了麻黄的作用机制。它不但可以使气道通，还可以使血脉通，这样的理解，就会使视野展开，深入地认知麻黄的功效。

20世纪五六十年代，农民患慢性支气管炎的非常多，那时农村哪有那么多药，但赤脚医生的卫生室都有麻黄素，患咳喘的人人离不了，到处都可以买到。到了七八十年代，农村治疗咳嗽、哮喘仍然离不开麻黄素。说明这类药物止咳平喘的作用快，至于它有什么副作用和毒性反应，没有人去注意，也无人去讲解。以上说明麻黄的止咳平喘作用早已被人们所认知。所以无论是咳嗽或哮喘，也不论是什么证候，麻黄作为急救性起效快的药，是当之无愧的。但它毕竟是辛温药，辛温会动血伤阴，所以用量不宜太大，老人与小儿从3g开始，成人从5g开始，多则10g或15g，只要用了，就会有效，用与不用，是两种效果。我的老师张文甫先生曾用麻黄四两治疗支气管哮喘急性发作，据说开封名医连介一先生也曾用过二两，我在登封卢店卫生院跟随耿彝斋先生学习时，曾用一两治疗哮喘。大剂量的麻黄对于急性发作的哮喘是非常有效的。但麻黄用量大了，会引起心率加快，血压升高，那怎么办？那个时候西医也没有什么抢救措施，中医、西医都束手无策。张文甫先生是加用酸枣仁一两，连介一老师用的可能是小麦。哮喘发作时，用上几剂就可以了，绝不可以连续服用，以免大汗不止，引起休克或心力衰竭。上海名医陈苏生创立了一个方，即二麻四仁汤，用相反作用的麻黄与麻黄根，一开一合，宣畅肺气，又有桃仁、杏仁，一气一血，润肺镇咳，这样就安全多了。

麻黄是辛苦温药，辛温的作用就是发汗解表，苦温的作用就是燥湿化痰，或者可以说，辛温的作用是“宣肺”，而苦温的作用是“肃肺”，宣发与肃降并行，但它宣肺的力量大于肃降的力量。肺气宣发了，肺气才能肃降，宣肺为主，肃降为次。只有肺气宣发了，肃降了，才能与天地之气相接。不然，肺气郁闭，外不能宣发，内不能肃降，肺的开阖功能自然丧失，咳嗽哮喘当然会发生。但由于麻黄是辛温药，所以对于风热咳嗽或痰热咳嗽，就要配石膏或芦根、黄芩等药物，如著名经方麻杏石甘汤等。据统计，在古代治疗哮喘方中，麻黄的使用频率约占58.6%。关于麻黄的配伍，张仲景最为娴熟，在《伤寒论》与《金匮要略》两书中，用麻黄的方剂有32首，而有关治疗咳喘的方剂有麻杏石甘汤、厚朴麻黄汤、小青龙汤、射干麻黄汤等，其主要配伍为麻黄配石膏（麻杏石甘汤），麻黄开泄肺气，得石膏则清热而不伤阴；石膏清解肺热，得麻黄则肃肺而无郁闭，是治疗热性咳喘的最佳配伍。还有麻黄配杏仁，二者均为辛温走肺经之药，麻黄之宣发与杏仁之肃降，相行而不悖，是治疗寒湿性咳喘的首选药对。其他如麻黄与生姜、细辛、五味子三药的配伍，有利于肺气之开泄与肃降，是治疗寒湿性咳喘的有力组合。

著名中医学家李培生教授通晓温热论之说，有“咳喘之疾，首选麻黄剂”的经验，他所拟定的经验方：麻黄连翘清肺剂（热壅喘咳）、麻黄葶苈泽仁剂（痰瘀喘肿）、麻黄术附泽豆剂（阳虚水肿），均以麻黄为主药，取其宣肺气、开腠理之功能，配伍有关药物，治疗顽固性咳喘病。这也可以说明麻黄的止咳平喘作用主要是取其辛散、辛开之功，不可以太顾及温热之性，只要配伍得当，就会有效。

钟南山院士在《中国中医药报》（2014年2月26日）上发表文章，题目为《我有个小组专门研究中医药》。文章说：“对慢性气道堵塞，有不少传统的很好的中药，即使到现在，许多西药提取基本上来自两个中药。”他介绍，其中一个是麻黄，另外一个是曼陀罗，也叫洋金花，目前已发展出很多化合药物。由此可见，麻黄在治疗慢性咳嗽方面，是必不可少的有效药物。现代药理研究认为，麻黄的挥发油有发汗、解热作用，而麻黄碱和伪麻黄碱有缓解支气管痉挛的作用，伪麻黄碱有明显的利水作用。

二、百部

百部出于《本草经集注》，别名为“嗽药”“药虱药”等，说明它既能止咳化痰，又可以杀灭头虱。有一种中成药，名字叫百芩片，是上海中药厂生产的，在20世纪七八十年代非常畅销，专为慢性支气管炎而设。方由百部、黄芩二味组成，为有效的止咳药，不论外感、内伤，寒热虚实证都可以用。《医学心悟》的止嗽散用百部治疗各种咳嗽。《备急千金要方》记载百部一味能治三十年久咳，且能杀虫。百部可用于新久咳嗽，是治疗百日咳的专用药物。百部还是抗痨药，对结核性咳嗽尤效，对结核杆菌有抑制作用，或者说与阴虚咳嗽对证。旧时书上说百部是润肺药，实际上百部没有润肺作用，只是因为它的质地柔软，用蜂蜜炮制以后，蜂蜜本身是润肺的，所以说它是润肺药。我用百部，少则10g，多则30g，未见有不良反应。

三、桔梗

桔梗的性质偏于寒性，但寒性不强，祛痰作用比较明显，咳嗽痰多者，不论寒热虚实，也不论外感内伤，都可以配伍使用，由于它的宣肺之力比较突出，所以用于外感咳嗽比较多，但它不适宜于干咳者。《金匮要略》有一个方子，叫桔梗汤，治疗肺痈，即肺脓肿，有排脓作用。由此可知，桔梗是祛痰剂，可用于痰多壅塞者。

近代著名中医大家陆渊雷在谈到桔梗时说：张仲景用桔梗的方子，桔梗白散与桔梗汤，皆主“浊唾腥臭，久久吐脓”。《金匮要略》中有排脓汤与排脓散，皆有桔梗，皆列入疮痈篇，方名又叫“排脓”，自然是专用排脓了。方中的甘草、生姜、大枣没有排脓作用，这是公认的。由此可知，排脓也是桔梗的主要功效。因此桔梗可用于慢性气管炎痰液黏稠者。

桔梗开肺利气的作用不容忽视，根据这个特点，中医用它来治疗痢疾与癃闭。治疗痢疾配伍桔梗，是基于肺与大肠相表里，散肺气之郁而通大肠之气，以缓解腹痛与里急后重之苦；而治疗癃闭配桔梗，是利肺气通小便，这是中医“提壶揭盖”之例证。

在张仲景方剂中，用桔梗者有七方九处，以开提肺气、止咳排脓、清利咽喉、导邪外出为其主功。有关止咳、开提肺气、清利咽喉的配伍有桔梗配甘草（桔梗汤），桔梗不独宣开肺气，且有排脓除痰作用，而甘草之甘，可使正气无伤。还有桔梗配贝母（三物白散），桔梗开提肺气为君，贝母清化痰结为臣，加之巴豆峻泻沉寒之结，是治疗寒痰内结之良方。

桔梗夙有“载药上浮”之说，如船上之舟楫，可作为导引者，使其药力直达上焦。但如上所述，桔梗又可下行于腹部，使其化脓的产物排出体外。桔梗有如此多功效，不可仅用“止咳平喘”来概括。

四、贝母

贝母有川贝母、浙贝母之分，古代均称贝母，到了明代才有区分。川贝母的一般个头在1cm左右，尖尖的，所以叫尖贝；而浙贝母的个头比川贝母要大，一般在1cm以上，大的在2cm以上，所以叫大贝，因浙江象山地区比较多，所以又叫象贝母，象贝母是“浙八味”之一。两种贝母的共同作用是清化热痰，止咳散结。但其不同点是：川贝母药性偏于甘润，所以适宜于阴虚肺燥性咳嗽，痰液比较稠，或者说适宜于内伤咳嗽。蒲辅周先生认为：川贝母偏于补，虚咳为宜；浙贝母药性偏于苦寒，长于清泻，所以适宜于痰热郁肺，或者说适宜于外感咳嗽。

贝母在张仲景方剂中有两方，即当归贝母苦参丸与桔梗白散。当归贝母苦参丸出自《金匮要略·妇人妊娠病脉证并治》：“妊娠小便难，饮食如故，当归贝母苦参丸主之。”这里贝母与当归、苦参配伍，当归温润，苦参清利，贝母开结，三物协力，共奏养血、清热、开肺、利尿之功。当今当归贝母苦参丸还用于慢性肾盂肾炎、前列腺肥大、泌尿系感染，以及慢性支气管炎、慢性胃炎等。

明代龚廷贤的《寿世保元》记载用二母丸治疗哮喘，二母就是川贝母与知母。知母苦寒，有清泻肺火、滋阴润燥之效；贝母苦寒，能清肺化痰而止咳。二药同用，既清火润肺，又化痰止咳，适宜于肺热咳嗽或阴虚燥咳者。需要注意的是，贝母还有一个作用，那就是散结消肿，如治疗乳痈、疮痈、瘰疬、肺痈。不论是内痈、外痈，贝母都可以使其消散。这一功效浙贝母优于川贝母，这可能与浙贝母的药性比较寒，使痰热内结的疮痈容易消散有关。

五、黄芩

黄芩是清心、肺、肝、大肠经热毒的药，尤以清肺热见长。中医将“三黄”的作用部位是这样分配的：上焦用黄芩，中焦用黄连，下焦用黄柏。但从脏腑归经角度看，则是黄芩清肺火，黄连清心火，黄柏清肾火（虚火）。它们都有清热燥湿的特点，是治疗湿温病的主要药物。在张仲景的方剂中，用黄芩的方以小柴胡汤及其类方最多，其他还有黄芩汤、干姜黄芩黄连人参汤、麻黄升麻汤、泽漆汤等。仲景用黄芩，以清泻肺经之热为目的。肺热如火燎，气阴伤最重，所以对于肺热证，黄芩是第一良药。后世医家在仲景经验上组合了许多方剂，如清金散，组成药物就是一味黄芩。

《本草纲目》记载了李时珍患病的一则治验，言李二十岁患病，其症状比较复杂，咳嗽发热，骨蒸如火燎，每日吐痰碗许，暑月烦渴，寝食几废，六脉浮洪，遍服柴胡、麦冬、荆沥诸药，月余反剧，家人及众邻都以为其必死无疑。后来他父亲李言闻遍查医书，偶然看到金元时期名医李东垣治疗咳嗽的经验，恍然大悟，原来此类咳嗽属气分之热，用一味黄芩汤以泻肺经之火，即可治愈。遂取黄芩一两，煎取顿服，次日身热尽退，咳嗽皆愈。李时珍因此感叹："药中肯綮，如鼓应桴，医中之妙，有如此哉！"由此可知，黄芩清肺经之热，为独具之良能。《笔花医镜》中将它列为"凉肺猛将"之第二名，第一名是石膏。现代药理研究表明，黄芩具有广谱抗菌作用，对肺炎双球菌、溶血性链球菌、葡萄球菌、痢疾杆菌、百日咳杆菌、大肠埃希菌等均有较强的抑制作用，对甲型流感病毒也有杀灭效果。

六、橘红

说到橘红，就要说一说陈皮。陈皮就是橘子皮，那为什么不叫橘子皮，而叫陈皮呢？大约在唐代以前，就有人认为新鲜的橘子皮燥性比较明显，不如放一放，让它性能缓和一点再用，"陈久者良"，故叫陈皮。但是放多久算"陈"，没有人说得清楚，实际就是放干后再用。陈皮的功效就是八个字：行气调中、燥湿化痰。行气调中，就是降胃气，健脾气；而燥湿化痰，是针对湿阻中焦而言。"脾为生痰之源""湿为生痰之本"，只有通过健脾燥湿，使湿邪不能停滞于中焦，不去阻碍脾胃的升清降浊功能，痰才能消散。所以对于湿痰，陈皮是必需之品。最好的陈皮是广东新会出的"新会皮"。新会皮有放置十年、二十年、三十年之分，价格也不一样，十年的新会皮与西洋参同价，其性味比较浓烈，健脾化痰的作用也比较突出。

橘红则是把陈皮里面白的部分用刀刮掉，只用外边红的一层，它的功效类似于陈皮，就是稍温燥一点，现在很少去加工这种药材了，而是用化州柚子皮代替古代的橘红，但功效是一致的。橘红对过敏性疾病比较有效，例如对过敏性鼻炎、过敏性咽炎、过敏性气管炎等有抗过敏的作用。临床常见的咽部瘙痒、咳嗽，用橘红配蝉蜕，有祛痰、止咳、止痒的特殊功效。《岳美中医疗经验集》中有两个方子，一个是“锄云止咳汤”，一个是“锄云利肺汤”，方中都有橘红，文中还说“橘红咳而喉痒者必用”，“咽痒者有风，宜加橘红”等。后来我在治疗咳嗽咽痒时加入了蝉蜕，效果更好，这是因为蝉蜕有祛风、抗过敏的作用。

最好的橘红是广东化州橘红，俗称“化橘红”。早在明清时期化州橘红就很有名气，曾作为宫廷贡品上进。现在我们用的橘红颗粒、橘红咳煎膏、橘红痰咳液、橘红冲剂等，均为化州橘红之制品。橘红适用于急慢性支气管炎、感冒、咽喉炎等引起的咳嗽痰多。

七、葶苈子

葶苈子是一种泻肺药，它在咳喘病中起到什么样的作用呢？谈起“泻肺”，有的人会说，肺为五脏之一，为什么会用泻法呢？“五脏者，藏精气而不泻”，“六腑者，传化物而不藏”。五脏无泻法，六腑无补法，这好像是天经地义的。其实“六腑无补法”，所补者，补其相表里之脏也；“五脏无泻法”，所泻者，泻其相表里之腑也。这里所说的泻肺，就是使肺气下降，通过大肠排出痰浊。葶苈子所泻，主要是泻痰水，当然也包括泻肺热。

葶苈子是苦寒药，且是大寒药，泻肺热作用比较强，痰热壅盛证候为其应用指征。对水湿内停所引起的面目浮肿，效果也比较明显。研究发现，葶苈子含有强心苷，作用类似西药的强心剂，具有强心、利尿、抗感染的综合功效，以治疗肺心病为其特长。肺心病按中医辨证而言，属于虚证，以阳虚为主，而葶苈子是苦寒药，药性与病情不符合，那怎么办？这就要加上甘温补气温阳药，如黄芪、党参、附子、干姜、桂枝等，例如近年来创新之药芪苈强心胶囊，就含有黄芪、红参、葶苈子等，适用于肺气肿、肺心病、老年慢性支气管炎等。葶苈子比较小，有苦味，在煎煮的时候，容易飘起来，也使患者口苦明显，所以在煎煮的时候，用布包煎为好。我治疗呼吸道疾病出现咳喘日久不愈者，葶苈子是必选的药物，其证候特点是：痰浊壅盛，胸闷不透，好像有什么东西塞着似的，听诊肺部有明显的干、湿啰音，不容易消退。这正是应用葶苈大枣泻肺汤的指征。

八、鱼腥草

鱼腥草因其叶腥气，故名鱼腥草，又称“蕺菜”。鱼腥草是清热解毒药，颜色较白，看起来很像白茅根，吃到嘴里，有一点涩涩的、苦苦的味道，新鲜的可以当下酒菜吃。用开水漂后，可去腥味，可菜、可汤、可腌。早在元代，张元素曾用鱼腥草治愈了当时名医刘完素的伤寒病，医名大振。历代医家用它治疗肺痈（肺脓肿）、肺炎、痢疾、水肿、脱肛、痈肿等，但主要是肺痈。如用千金苇茎汤治疗肺痈，加上鱼腥草效果更好。日本有人认为它有十种药之功效，故取名为“十药”。

鱼腥草除了清热解毒外，还可清泻肺火，并有很好的祛痰作用，所以对于肺热咳嗽，它是必不可少的药物。《中华内科杂志》在1963年曾报道：取鱼腥草30g，桔梗15g，煎至200mL，每次30mL，日服3~4次，经治肺炎28例，结果26例痊愈，阴影平均9天吸收。如果加上鱼腥草煎剂喷雾吸入，效果更好。20世纪90年代，市场上有鱼腥草注射液，静脉注射用，但由于化学基础研究不够，杂质多，副作用大，很快就停止使用了。鱼腥草含挥发性成分多，不宜久煎，如果用新鲜的更好。鱼腥草既是药物，又是食物，口服较安全，可用至五六十克。鱼腥草还可以用于治疗阴囊湿疹、鼻窦炎、尿路感染、胃炎、口臭等。

九、杏仁

杏仁始载于《神农本草经》，味苦，性温，有小毒，归肺、大肠两经。古人称杏仁为“杏金丹”“草金丹”，说明古人把它看得比较贵重。杏仁是中医最常用的止咳化痰药，两千多年来历用不衰，似有“止咳必用”之势。杏仁既有宣肺止咳的功能，又有肃降化痰的功效，但其肃降之力甚于宣肺之能。又肺与大肠相表里，因肺气郁闭而导致的大肠燥结，杏仁既可开合肺气，又可润肠通便。治疗胸痹，有茯苓杏仁甘草汤。我认为，杏仁以肃肺降气为主要功效。

黄元御《四圣心源》中有一张方子，名叫“下气汤”，其君药就是半夏与杏仁二味。这个方子在书中占有非常重要的位置。黄元御是从祛邪、降气的角度去治疗慢性脾胃病的。脾胃病主要是升降失序，虚中夹实，但黄元御不从“补虚泻实”入手，不像李东垣那样，从补中益气着眼，也不像叶天士那样，从益胃阴立方，而是从降气，即下气着手。浊气降了，正气自然归位，清气自然上升。不像半夏泻心汤那样，还要放一味人参，以防邪气的传入。我的老师张文甫先生说过，小人离位，君子才能复位。“不破不立”，这是治疗学的辩证法。黄元御的用药经验说明，杏仁在治疗咳喘病中的作用，主要是降气肃肺，所以它的适应证应当是有痰的咳喘，痰比较多，而不是无痰或少痰不易咳出者。

杏仁又是一味养生保肺药，《杨氏家藏方》里有一张名方，即杏仁煎，或叫蜜饯杏仁，制法是：取炒甜杏仁与核桃仁各250g，蜂蜜500g，将二仁研细放一锅中，加入蜂蜜，进行加热，搅拌至沸即可，有补肾益肺、止咳平喘的作用，经常食用，可以缓解肺肾两虚之久咳气喘症。

十、白芥子

提起白芥子，大家都会想起吃海鲜时蘸用的芥末汁，吃到口里，鼻子里边痒痒的、酸酸的、辣辣的，非常通气，可能会打喷嚏，这就是白芥子的效应。白芥子是辛温药，可祛痰、通窍、散结。由于它是辛温的，所以它对寒痰有效。寒痰在肺，可能比热痰还要顽固，寒性收敛，容易凝结，容易阻肺，引起胸闷胸痛，一般抗生素难以奏效。这个时候，就是白芥子大显身手的时候了。最具代表性的就是三子养亲汤，方中含白芥子、紫苏子、莱菔子三子，其中白芥子除痰，紫苏子降气，莱菔子消食，把痰除了，把气降了，食积消了，如子之尽孝，故云“三子养亲”，说明它适合老年咳喘病。凡老年咳喘，痰液壅盛，食积不消，胸闷脘痞，就可选用三子养亲汤。

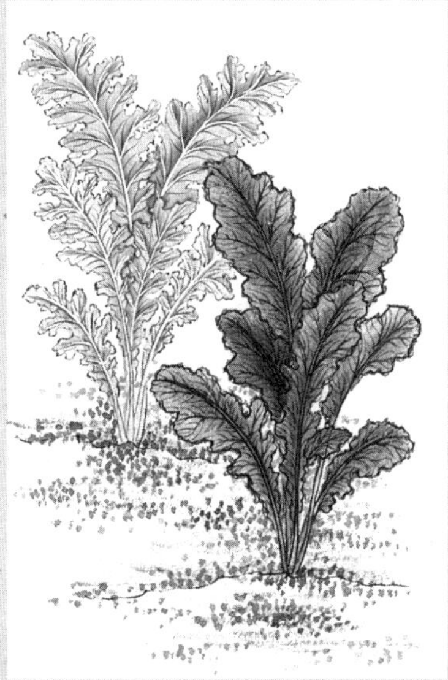

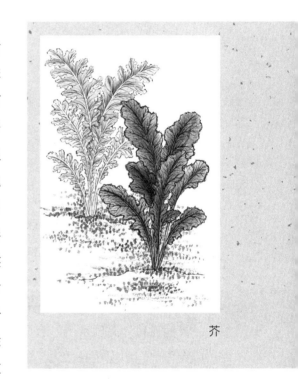

芥

另外，许多患慢性咳喘的人，都有过敏情况，对冷空气、粉尘、海鲜等过敏。而祛风化湿的中药多具有抗过敏作用，如防风、防己、穿山龙、徐长卿、蝉蜕、玉蝴蝶、苍耳子、藿香、地肤子、白鲜皮、苦参、木瓜等。治疗时可随证选用。

第七章 读书感悟

读书与临证

※

清代有一位四川学者，名叫彭端淑（1699—1779），雍正年间进士。自其祖辈以下69人，无一举人，他心急如焚，于是写了一篇散文《为学一首示子侄》，云："天下事有难易乎？为之，则难者亦易矣；不为，则易者亦难矣。人之为学有难易乎？学之，则难者亦易矣；不学，则易者亦难矣。"这段文字曾被用作大医董建华先生的启蒙教育，他的老师问：学医难不难？董说：难。老师说：学医虽难亦容易。勤学、勤问、勤读、勤记、勤用，虽难亦能容易；不学、不问、不读、不记、不用，虽易亦是难事。

吴鞠通在《温病条辨》自序中说道："瑭进与病谋，退与心谋，十阅春秋，然后有得。"用现在的话说，就是理论与实践相结合，在临床上为患者谋良方，在家里为自己添新知。只"病谋"而无"心谋"，则是单纯的治病工匠；只"心谋"而无"病谋"，则成为空头理论家。

一、关于读书

首先要有锲而不舍的精神，当我们翻开经典或名师著作时，如同向长者请教，虽不必正襟危坐，但必须有虔诚的心态，要有学生拜见老师的那种恭敬姿态，敬畏知识，敬畏书籍，如同《经方实验录》上卷所言："明窗净几，焚香盥手，恭展《伤寒论》，凝神细读。"要有恒心，天天读，月月读，年年读，活到老，读到老，这样才能一步一个脚印地积累知识，最终或能登堂入室。

（一）读哪些书

详见“总论——岐黄路上六十年”中“读书”相关内容。

（二）怎样读书

1. 专业基础书　详见“总论——岐黄路上六十年”中“读书”相关内容。

2. 各家学说类书　主要是金元四大家的著作。刘河间的“六淫皆从火化”，张子和的“治虚不治实，非其治也”，李东垣的“火与元气不两立”，朱丹溪的“阴常不足，阳常有余”及杂病四字诀等，都要一一搞明白。以六味地黄丸为例，光绪年间有一位河南太康的医学家，名龙之章，他写了一本书《蠢子医》，书中有一篇文章题目为“学生病以六味地黄汤为主药”，篇中写道：“六味地黄最好汤，一切阴虚它为王。年幼学生多犯此，舍了此药总诪张，我尝治些阴虚症，多从喉咙知端详，不是肿来便是咄，不是疼来便是强……”我把这一段文字念给全国儿童多动症会议上的专家听，大家很感兴趣，竞相传抄。

3. 读书与背诵　任应秋先生曾说过，学习中医学要读书、背书、临证。例如叶天士的《温热论》，核心是“温邪上受，首先犯肺，逆传心包。肺主气属卫，心主血属营。辨营卫气血，虽与伤寒同，若论治法，则与伤寒大异也。”最好能背诵《伤寒论》全文，以及《医宗金鉴》杂病心法歌诀、妇科心法歌诀。起码要记住500首方子，这还不包括那些单验方。背会就是“金饭碗”。陈修园所编的《金匮方歌括》，把原方的分量、病机也编进了歌诀，如瓜蒌薤白白酒汤，歌为：“胸为阳位似天空，阴气弥沦痹不通。薤白半升蒌一个，七升白酒奏奇功。”若是自己编写的也很好。如一首桂枝麻黄各半汤歌诀：“八九天来脸发红，病邪仍在你身中；桂枝一半麻黄半，两样平分即见功。”

二、关于临证

国学大师季羡林说：“东方的思维模式是综合的，西方的思维模式是分析的。勉强打一个比方，我们可以说：西方是‘一分为二’，而东方则是‘合二而一’。再用一个更为通俗的说法来表达一下：西方是‘头痛医头，脚痛医脚’‘只见树木，不见森林’，而东方则是‘头痛医脚，脚痛医头’‘既见树木，又见森林’。说得再抽象一点：东方综合思维模式的特点是，整体概念，普

遍联系；而西方分析思维模式正相反。”（摘自季羡林《谈国学》）

中医学的理论特点是什么？就是整体观念，辨证论治。这些特点的基础是什么？是中国文化，包括中国文学、哲学、地理学、历史学等。有句话云：“文是基础医是楼。”中国文化是大文化，医学是小文化，大文化管小文化。所以读一些文化作品，对理解中医理论是大有好处的。

孙思邈说：“读方三年，便谓天下无病可治；及治病三年，乃知天下无方可用。”这话很有哲理，学习三年，好像什么都懂了，甚至认为天下无不治之病；待到治病几年，你会发现自己掌握的方子太少了。中国传统工艺行里有一句话：“初学三年，走遍天下；再学三年，寸步难行。”民间郎中有一句口头禅：“三年学个大名医，十年学个糊涂虫。”这些话都是教人多临证，多把脉看病。“熟读王叔和，还要临证多。”

怎样才能看好病，提高疗效呢？

1. *必须用中医基本理论指导临床*　扁鹊说：“医之所病，病道少。”这里所说的“道”，包括医理之道和文化之道。我们必须扎扎实实地用中医理论指导临床，用阴阳五行、辨证论治、天人合一、脏腑经络、四气五味、五志七情、标本独并、治未病等思维方法来指导临床，这种思维模式是整体观，是科学的。北京大学哲学教授楼宇烈说：“要坚持中医文化主体，不要去附会西方话语，要用我们自己的话语，不要怕别人听不懂。”

2. *必须坚持辨证论治这个法宝*　关于中医理论的指导思想，过去有过争论，但现在有了一个共同的认知，那就是辨证论治。

中医辨证的方法有10种，即八纲辨证、脏腑辨证、经络辨证、六经辨证、营卫气血辨证、三焦辨证、气血津液辨证、病因辨证、方证学辨证、时间辨证。

辨证论治的核心是“辨证”。证候，是疾病本质的反映，每一个证候都有不同的表现形式和一定的层次结构，它的外延应包括病因、病位、病性、病势等内容；在疾病的进退过程中，证候是动态变化的，证候变化首先是主症变化，辨证必须从主证入手。

3. *必须抓主证、选主方、遣主药*　这就是“经方头，时方随，验方跟”。例如治疗胸痹心痛病，首先选用《金匮要略》瓜蒌薤白剂，然后考虑用王清任血府逐瘀汤，再之用五参顺脉方等；又如月经不调，首先考虑的是经方温经汤、当归芍药散、桂枝茯苓丸、胶艾汤、小柴胡汤等，然后考虑逍遥散、柴胡疏肝散等，最后再加入自己的经验用药；又如慢性胃炎或消化性溃疡，在选方用药上，首先考虑半夏泻心汤、黄连汤、小柴胡汤，再考虑用资生丸、下气汤、藿香正气散、香砂六君子汤等，最后是个人的经验方，如藿香三味饮、三花汤、安胃清幽方等；再如风热感冒，首先考虑的是辛凉三方，即桑菊饮、银翘散、白虎汤，然后加入自己的经验方。这样考虑遣方用药，思路明确，选方有据，用药合拍，疗效应期。这方面的经验可以看一看《印会河抓主症经验方解读》这本书。

4. 着眼于体质，并分层次地去治疗 中医学的优势是什么？是“同病异治，异病同治”，所以要“同治”还是“异治”，是由体质因素所决定的。

对于慢性病，我主张轻灵取胜，一般不主张大补大攻、大辛大温、大寒大凉。这不但表现在遣药用方，还表现在用量上。对于疑难病，我主张分层次治疗，或者抽丝剥茧，一个一个问题去解决。

这个过程必须用《内经》的理论去指导，《内经》里有两篇文章可以看一看，一篇是《至真要大论》，一篇是《标本病传论》。如“谨守病机，各司其属，有者求之，无者求之，盛者责之，虚者责之，必先五胜，疏其血气，令其调达，而致和平，此之谓也”。又如“谨察阴阳所在而调之，以平为期，正者正治，反者反治”，“间者并行，甚者独行”，以及“先小大不利而后生病者，治其本”等。

5. 要记录大量不分流派的经验方，而不要做“跟风派” 有人认为，能背诵500首方子就可以应对复杂疾病，这种说法不现实。疾病变化太快、太多样，使人捉摸不定。我们必须尽量多地学习他人经验，以备不时之需。

我专门用小本来记录单验方，仅仅一个咳嗽，我就记录了几个经验方。先是陈修园的止咳如神汤，其次是裘沛然老师所提示的金水六君煎，后来是麻杏二三汤，再后来是旋覆甘芍汤，还有流传于民间几十年的宣肺止咳汤等。其他如用鸡矢藤健脾消食，用青皮粉治疗乳腺炎，用桉树叶治疗泌尿系感染等。有一本书还写道“手拿三把伞（散），一天走到晚”“有人识得逍遥草，世世代代不痛腰”“小儿高热莫心焦，快快去找恽铁樵……”等。

6.“拜名师”，读其著作 我们要学习叶天士的求学精神，“闻人善治某证，即往师之。凡更十七师，天资颖悟，故能淹有众长”。“拜名师”有多种形式，最好是经过一定程序跟随名师侍诊抄方。可以请进来，也可以走出去。

前人说，“读万卷书，走万里路”，这是求知的必由之路。但对中医，还要加上一句话，即要有高人指点。“与君一席话，胜读十年书”，这是捷径。拜名师的学习方式最好是侍诊抄方，不能有长时间，短时间也好。若能在工作几年或十几年后，再去跟师抄方，其收获更大、更深刻。

国医大师邓铁涛说：“中医药犹如和氏璧，它的璀璨，需要和氏精神。”我们手中揣着宝，如果不重视她，甚至贬低她、厌恶她，就有悖于前人的寄托与国人的期望。我们必须坚持边读书、边临证，学用结合，抓住要害，凸显特色，持之以恒，锲而不舍，共同促进中医药的继承、发展、创新、提高。

关于如何读书与临证，我总结为几句话：

基本理论读内经，辨证论治学仲景；
研治杂病学金元，灵活多变读叶孟；
哲理应对学二张，当代大家最实用；
岳蒲董赵施今墨，南北各派不跟风；
杂家经验要多看，兼收并蓄自见功。

近代名医论温病

※

近代名医治疗温病集有丰富的临床经验。他们思路清晰，方药精练，用于临证，每起沉疴。今采撷数位不同地域、不同特点的医家经验，阐述于后，供同道参考。

一、张锡纯

张锡纯（1860—1933），河北盐山人，是一位杰出的理论与实践相结合的医学家。治疗温病，方药清凉寒解，无不精细，灵活创新，贴近病证。

1. 清凉寒解治温病　张氏将温病分为风温、春温、湿温、温疫等。治疗上重在清解、凉解、寒解和宣解。所用方剂共7首，其中用蝉蜕者7首，生石膏者6首，连翘者4首，薄荷者4首。这4味药总以辛散、寒解、透肌见长。对于湿温，张氏不取石膏之凉解，而采滑石通利三焦。对于温疫，则增入僵蚕（仿升降散义）、羚羊角、重楼等，重在凉血解毒。对伏气温病，他认为伏气之热藏于三焦脂膜之中，迨至翌年春阳萌动而触发，又称“少阴温病”，可见昏昏欲睡、喜偃卧、舌皮干、小便短赤，自觉热郁于中而扪之肌肤不甚热，张氏恒用白虎加人参汤变通治之，以山药代粳米，增入玄参，用鲜茅根煎汤代水，煎成后冲入生鸡子黄一枚，取名为坎离互根汤，清中寓滋，虚实兼顾，可免病势去而余热不清之虞。温疫之患，世习多用李东垣普济消毒饮，张氏依据“生平所治发斑皆系阳斑”的实践，特立青盂汤（荷叶、生石膏、羚羊角、知母、蝉蜕、僵蚕、重楼、甘草）、清疹汤（青盂汤去甘草、荷叶加连翘、薄荷叶），以清温解毒凉血为法。他认为，寒凉清解透表之品，能净化血中之毒，治愈后无有遗患。若温疫自肺入心，其人无故发笑，精神恍惚，语言错乱，拟护心至宝丹（生石膏、人参、犀角、羚羊角、朱砂、牛黄）解入心之热毒。

2. 遣药精细组方巧　张氏治疗温病发热的药物仅有20余味，最常用的不及10味。他精选药味，巧妙组合，沿用至今，颇多效验。

（1）石膏：张氏认为，石膏兼有性寒清热与辛散解肌的两种作用，其清热之力胜于冰，而能施用于多种热病。不论是瘟疹之热、头面之热、咽喉之热、痢疾之热、疟疾之热，或是风湿化热、产后大热，以及疮疡热毒，均可放胆用之。张氏用石膏，与其配伍的首推人参，此两味“能于邪热炽盛之时立复真阴”。还有玄参，与之配伍，有清热滋阴之功，是治疗产后外感发热之佳品。其他如与知母、连翘、薄荷、蝉蜕的配伍，屡见不鲜。

（2）薄荷：“温病发汗用薄荷，犹伤寒发汗用麻黄也。”“薄荷服后出凉汗，凉汗能清温，是以宜于温病。”且薄荷能抑肺气之盛，又善搜肺风。若肺热炎症之咳喘，用麻黄是以热治热，不如用薄荷以凉治热，可见他用薄荷关键在于“凉透”。

（3）连翘：张氏用连翘治风温，常用至一两，“能于十二小时中使周身不断微汗”，“其发汗之力甚柔和，又甚绵长”，其透表解肌、清热逐风之力，堪称首选之药。

（4）滑石：本品与石膏性近，能清胃腑、膀胱之热，亦能清阴虚之热，“一药而三善备”。但滑石长于利湿，短于辛散。于上焦燥热、下焦滑泻无度之险候，清热有碍于止泻，固泻有碍于清热，张氏取滑石清热利湿、山药滋阴固肠，如此既清且固，互不掣肘。

（5）羚羊角：张氏用羚羊角，取其“性善退热却不甚凉，虽过用之不致令人寒胃作泄泻”的特点，特别是用于小儿温毒与炎症，疗效最著。可贵的是他考虑到羚羊角价贵难及，经细心品验，选三味低廉药味代用之，即鲜茅根、生石膏、阿司匹林，并立名“甘露消毒饮”。服用时，将前两味煎汤，送服阿司匹林，其清热之力不亚于羚羊角。

（6）蝉蜕：善解外感风热，为温病初起之要药。尤善托疹外出，为小儿温毒发疹必用之品。

二、金子久

金子久（1870—1921），浙江桐乡人。世代业医，名震大江南北。治疗温病，得力于叶天士《临证指南医案》与喻嘉言《寓意草》尤多，师其法而异其方，切合实用，疗效卓著。金氏治疗温病，分为四个阶段。

1. 第一阶段（相当于病在卫分） 病在卫分，系风热客表，上扰清窍，卫气开合失司所致。金氏认为“表中之邪，非辛凉不解”，一般选用银翘散加减。如见风热犯肺，咳嗽鼻塞，参以桑菊饮，每加前胡、浙贝母；头痛较剧，或孩童患者，每加钩藤等药。对于温燥犯肺而见干咳而喘、咽燥喉痛、心烦口渴等症，常采用喻氏清燥救肺汤泻其邪而护其阴。

2. 第二阶段（相当于病在气分） 病在气分，用白虎汤以清阳明之热。而对于兼有表证未解或阳不足的，则加桂枝而成桂枝白虎汤以清热解表；如兼有津液耗伤者，则加西洋参而成人参白虎汤以清热益气；如兼湿热症状的，则加苍术而成苍术白虎汤以清热除湿。若出现中焦燥实，当攻里达下，金氏对凉膈散推崇备至。而对燥实已见津液耗劫者，则常用增液承气汤以增水行舟。

3. 第三阶段（相当于病在营、血分） 邪入营血，标志着病入极期，临床上有邪陷心包、热盛动血、热极生风和虚风内动之危候出现。温邪直迫心包，所谓“逆传”之变，神志扰乱，同时常兼见痉厥动风之象，金氏多采用清营汤、清宫汤化裁，配合紫雪丹、安宫牛黄丸、牛黄至宝丹等清心开窍，熄风镇痉；至于血热妄行，出现发斑、鼻衄、便血等动血征象，则用犀角地黄汤化裁；若热极生风，以清热熄风、开窍宣闭法，方用羚羊钩藤汤加入人中黄等；若肝肾阴枯，虚风内动，则用滋阴养血、柔肝熄风法，方以三甲复脉汤为主。

4. 第四阶段（相当于恢复期） 金氏十分重视温病恢复期的养阴扶正，特别强调胃阴的重要性。常用甘柔润补之品，如石斛、西洋参、沙参、麦冬、玄参等味，并加糯稻根须、鲜苏叶，以五谷生生之义。若身无所苦，唯不思饮食者，每嘱患者用火腿粥或红枣粥，以养胃气。

三、丁甘仁

丁甘仁（1865—1926），江苏武进孟河人，江南名医，学验极丰。治疗温病，精于辨证，善于抓住各阶段病机特点。而遣方用药，将伤寒方与温病方并用，不以经方与时方划界。

1. 治风温，以卫气营血为纲，在用药方面有独到经验

（1）辛凉清透，借辛温开达：病在卫分，应选辛凉轻清发散之品，主方以银翘散加减。然辛凉之品，轻清有余，而发散不足，对于风温郁表无汗之证，每难奏效。丁氏常于辛凉清透中加入辛香微温开达之品，如荆芥、淡豆豉，可收开闭透邪之功。

（2）“肺炎叶枯”，当滋源救肺：风温外袭，内有痰热，可见肺胃交阻重症，见发热咳嗽、气急、喉有痰声、苔黄、脉滑数，甚至抽搐咬牙，急用麻杏石甘汤加竹沥、芦根。若舌光干涸，痰热内陷心包，此为“肺炎叶枯”危症，用黄连阿胶汤合清燥救肺汤以滋源救肺。若舌绛苔黄，阳明腑垢不下者，则宜存阴通腑，以调胃承气汤加天花粉、芦根为主方治之。

（3）温邪伏营，宜凉营透热：若温邪伏营，逆传心包，症见神昏谵语，甚则角弓反张，当按叶氏凉营透热转气法。除用羚羊角、牡丹皮、紫雪丹等外，每选金银花、连翘、薄荷之属辛凉疏透以解营热。

（4）痰热内闭，拟涤痰利窍：邪入营分，除热伤营阴外，还有痰热内闭而致者。丁氏每于凉营透热药中，加入涤痰利窍之品，如石菖蒲、天竺黄、竹沥、川贝母等味，这些药物具清热化痰、利窍醒神之效，对于痰热内闭而见神志模糊、灵窍昏闭之证，不可不用。

2. 治湿温，采用伤寒六经与温病卫气营血综合辨证法

（1）邪在卫分、气分，按三阳经治法：湿温初起，表未解而见胸闷泛恶、苔白、脉濡者，用桂枝汤和解表里，三仁汤渗利三焦。若邪伏膜原，见寒热往来、苔腻、脉濡者，用柴葛解肌汤解肌清热，或甘露消毒丹利湿化浊，清热解毒。

（2）邪在气分，湿热内蕴，或从热化，或从湿化。若热重于湿者，用苍术

白虎汤加金银花、连翘之属。若热入于营，由经入腑，见宿垢不下、舌红绛、中后腻黄者，用调胃承气汤导滞通腑，并可加入青蒿、白薇、牡丹皮、赤芍之属，使有形之滞导下，无形之热自解。若湿重于热，则按三阳经治法。例如，身热、泄泻、渴喜热饮等，可用附子理中汤合小柴胡汤等方；若湿困太阴，水湿泛滥，见浮肿、腹满者，用五苓散、真武汤等方温化水气；若湿温月余不解，见身热汗出、神志昏迷、舌苔干腻、脉象沉细者，要急用参附回阳、龙牡潜阳之法，以冀转危为安。

（3）湿温从热化入阴，按温病热传营血治法：例如，灼热有汗不解、烦躁少寐、舌红糙无津、脉象弦数，有风动痉厥之变者，为伤阴劫津，化源告竭，用大剂生津凉营熄风之剂；甚则神昏谵语、唇焦齿干，当急用犀角地黄汤及牛黄清心丸类方。

（4）湿温病如见谵语、便溏，此为湿在太阴，热在阳明，可用葛根芩连汤加味，使邪从表里分解；若进而溏泻更甚，耗伤脾阳，邪陷太阴，亟宜扶正达邪，方用理中汤法。

（5）习惯在处方中配用中成药。如遇有湿温兼痢，则用枳实导滞丸包煎，以通因通用；身热不解，疫毒内伏者，则用甘露消毒丹清疫解毒；三焦决渎无权，小溲短赤者，取滋肾通关丸包煎，使邪有出路；邪犯心包，谵语、妄言者，用牛黄清心丸研服，以清火开窍。

四、孔伯华

孔伯华（1884—1955），原籍山东曲阜。而立之年已名扬京城，被誉为“四大名医”之一，由此名闻全国。治疗温病，重视内因；善用石膏，并有新意；于温疫力主清热解毒。

1. *郁热伏气是感受温热病的先决条件*　孔氏说：“夫外感温热病者，必先赖于体内之郁热伏气而后感之于天地疠气淫邪而成。”若郁热伏气轻者，则温邪上受，首先犯肺，此时病邪在表，投以辛凉轻剂即可迎刃而解；若郁热伏气盛者，或初感治疗不当，致邪陷心包者，当投辛凉之重剂即可获效；若邪为湿困，热深厥深者，临证反见阴象，此热极似寒之假寒证，治疗最为棘手，此时必施以辛凉清热、渗化湿邪之法，佐芳香辛散之味，以攘开其湿邪外围，不使湿热相搏，则邪可解也。

2. *治疗温病，善用石膏*　孔氏从临证中体验到，石膏绝非大寒之品，其性凉而微寒，凡内伤外感，病确属热，投无不宜。张仲景之用石膏，是从烦躁、渴、喘、呕吐四处着眼以为法。孔氏宗医圣大法，参后贤之精议，临证又有所验。盖石膏质重能泻胃火，气轻能解肌表，生津液，除烦渴，退热疗狂，宣散外感温邪之实热，使从毛孔透出。其性凉而不寒，但其解热之效，远较其他凉药过之。不但治伤寒温病壮热如火、头痛如裂，尤为特效，且用于外科疮疡之溃烂、口腔之溃疡、热病斑疹，亦为要药。

3. *对温疫之治疗主张逐秽为首务，宗喻嘉言三焦疏利解毒法*　孔氏将辛凉、辛寒、苦寒、咸寒药集于一方，既清且透，既散且利，重在清热解毒。热清毒解则阴津自存。其经验方及加味运用之法如下：

温疫经验方：生石膏15g（重者可加至90~120g），连翘9~15g，金银花9~15g，菊花9g，知母9~15g，炒栀子9~18g，黄芩9~15g，黄连6g，薄荷3~6g，大青叶9~18g，牡丹皮9~12g，川贝母9~15g，玄参12g（重者可加至90~120g），竹叶12g，霜桑叶9g，生大黄6g（可加至9~12g）。

加味法：胸痞者，加瓜蒌15~30g，必要时拌玄明粉；口渴者，石膏、玄参可加至30~90g；目赤者，加龙胆草、青黛各9~15g；舌苔黄白或腻黄白、大便秘结者，加大黄至12g；大便不通或夹热下利，或大便脓血，或热结旁流者，加玄明粉6~12g；小便短赤者，加车前子9~15g；小便不通者，加滑石9~15g；身有疙瘩、腮肿者为发颐，头面肿者为大头瘟，加青黛9~15g，蒲公英15~20g；谵语者，加羚羊角3~6g，或紫雪丹2~6g；神呆昏迷者，为热入心包，加安宫牛黄丸1~2粒；若舌卷囊缩，手足瘛疭，病已危笃，必用大剂，一日连进3剂，或可回生。

叶天士医话赏析

※

叶天士为清代医学家，一生忙于诊务，著作不多。所著《温热论》为温病学建立了辨证论治体系。而由门人整理的《临证指南医案》，集中反映了叶氏的学术思想与临床经验。我自弱冠读至古稀，其至醇至精，回味无穷。今就《临证指南医案》医话数则，析义如下，以冀与同道共飨。

1. 伤寒必究六经，伏气须明三焦　见于《痞》病篇。叶氏云：“温邪上受，首先犯肺，逆传心包。肺主气属卫，心主血属营。辨营卫气血，虽与伤寒同，若论治法，则与伤寒大异也。”伤寒当以六经辨证，而伏气为温病范畴，不可用六经辨证。该篇有几例伏暑医案，为暑湿内伏，夹食发病，故用三焦辨证，叶氏拟黄芩滑石汤类方施治。

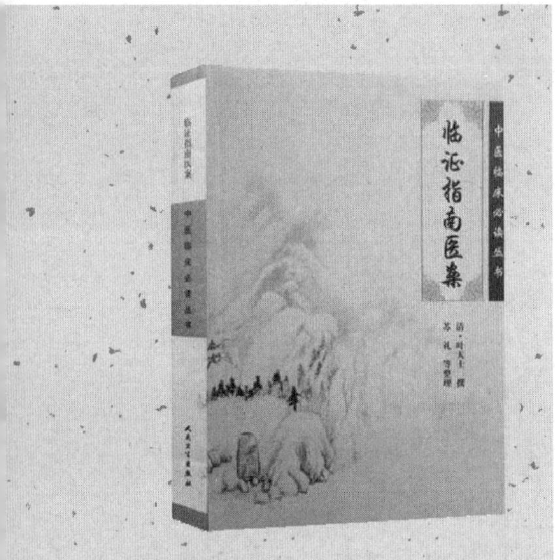

《临证指南医案》书影

2. 上焦宜降宜通，下焦宜封宜固　见于《吐血》篇。失血属于危症，多由浮阳或痰火盘踞于上，络脉受损所致。亦有少年阴火直上直降者，上为咯血，下为肛瘘。案中对失血治法论述颇详，大旨为上焦以降浮火为主，下焦以固封阴精为要。通降之药如黑栀子、牛膝、苏子、郁金、连翘、牡丹皮、降香等；固封之品如山药、地黄、鳖甲、白芍、黄精、玄参、麦冬等。

3. 治痰须健中，熄风可缓晕　见于《眩晕》篇。眩晕由痰而致者，并不少见。案中多处提到“内风夹痰”“痰晕”“痰多作眩”等。治疗当以健脾化痰为主，佐以平肝熄风。健脾取白术、半夏、橘红、茯苓、陈皮等，熄风取天麻、菊花、钩藤、刺蒺藜等。但叶氏又常佐以滋阴药，如何首乌、枸杞子、桑葚、黑芝麻、柏子仁等，以冀滋水涵木，木平土安。

4. 肝为起病之源，胃为传病之所　见于《木乘土》篇。肝为风木之脏，性急而动，所生之病，多风多火，或乘脾胃，或上吸肾水，或木火刑金，或木复生火，故其生病，较他脏为多。但肝病首犯中焦者多，中焦者，枢纽也，病犯于此，脾胃失和，营卫不生，必旁及他脏，故曰“胃为传病之所”。医圣有言：“见肝之病，知肝传脾，当先实脾。”实其脾胃，乃防变之上策。叶氏所言，与医圣之旨相同。

5. 膏粱无厌发痈疽，淡泊不堪生肿胀　见于《肿胀》篇。饮食不节，致病颇多。若膏粱肥厚，贪得无厌，久而营卫失和，经脉不通，在外发为痈疽，在内发为癥瘕。但若一味地清淡饮食，“不食人间烟火”，会使气血不足，营卫失养，清气不升，浊气不降，清浊不分，遂生肿胀，这在营养匮乏时期并不少见。有的人为了瘦身美容，节食过度，引起营养不良性浮肿，当今亦有所闻。

6. 保和化食，白金祛痰，附姜暖中，参苓养胃，生脉敛液　见于《痞》病篇。痞病有虚证，有实证，不可一方通治之。食积者，用保和丸消食化积；痰积者，用白金丸（白矾、郁金）消痰散积；寒凝者，用干姜、附子类温热药温阳祛寒；气虚者，用人参、茯苓类药益气健脾；还有因心劳过度而致者，当益气养阴，用生脉散治之。

7. 脾宜升则健，胃宜降则和；太阴湿土，得阳始运，阳明燥土，得阴自安；脾喜刚燥，胃喜柔润　见于《脾胃》《便闭》《泄泻》等篇。脾胃之论，详于东垣，所立补中益气、调中益气、升阳益胃等汤，诚补前人之未备。但东垣详治于脾，而略治于胃，叶氏补之，拟定益胃汤（沙参、麦冬、生地黄、玉竹等）滋阴养胃。且叶氏又将脾胃功能分而述之。此段医话，最为中肯、完备，被医家称为“名言至论，深得《内经》之旨”（见《脾胃》篇眉批）。

8. 升之不熄为风阳，抑而不透为郁气　见于《肝火》篇。肝为刚脏，内寄相火，五志过激，阳冒无制，必上扰清窍，出现头晕、耳鸣、呕涎等，此即“升之不熄为风阳”，治以潜降法，药如焦栀子、羚羊角、菊叶、芦荟、黄连、龙荟丸等。若气机当升不升，当降不降，抑制不舒，此即“抑而不透为郁气”，治以疏肝理气法，药如郁金、瓜蒌、荷叶、薄荷、石菖蒲等。

9. 开上郁，佐中运，利肠间　见于《湿》病篇。此乃叶氏治疗湿病之三法，又称“三消走泄法”。湿郁上焦，当开肺气，药如杏仁、竹叶、瓜蒌皮、桔梗、鲜芦根、通草等；湿郁中焦，当健脾运化，药如白蔻仁、半夏、苍术、白术、藿香、谷芽、陈皮等；湿郁下焦，当宽肠渗利，药如厚朴、大腹皮、枳实、茯苓、猪苓、滑石等。

10. 龙相宁则水源生　见于《肝风》篇。“龙相宁”指龙雷之火安宁，“水源生”指肾水不断滋生，唯此才能保持水火交济，阴阳平衡。而临床上常常见到水亏火旺证，即肾水不足、肝火旺盛。治疗上可以采取“急则治其标”，予平熄肝火法；也可采取“缓则治其本”，予滋水涵木法。前者用药如天麻、甘菊、桑叶、刺蒺藜、钩藤、茺蔚子等；后者用药如何首乌、地黄、山茱萸、白芍、女贞子、麦冬、玄参、龟板、鳖甲等。

11. 外饮以治脾，内饮以治肾　见于《痰饮》病篇。叶氏治疗痰饮，遵《金匮要略》痰饮篇治法："病痰饮者，当以温药和之。"由外界风寒所致之痰饮，以肃肺健脾为法，方如茯苓饮、苓桂术甘汤、小青龙汤等；内饮者，由脾肾气虚所致，以健脾温肾为法，方如真武汤、金匮肾气丸等。

12. 欲求阳和，须介属之咸　见于《不寐》篇。叶氏治疗不寐，有对肝阳不降，阴亏阳浮证之酸枣仁汤；有对阳跷空虚，阳不入阴证之半夏秫米汤；有对胆火不宁，痰液扰心证之温胆汤；还有对肝肾阴损，浮阳上扰之介类酸咸收敛法，药如龟板、鳖甲、淡菜等，加入养阴之熟地黄、五味子、山茱萸、天冬等，以使阴阳和谐，夜眠自安。

13. 久病宜通任督　见于《痿》病篇。痿病多责于阳明脉空虚，或肺热叶焦，或湿热下注等。叶氏医案中有任督失养而致者，下肢痿躄，病多久羁，随用参芪，亦未能救下。叶氏用温补任督法，药如鹿茸、肉苁蓉、当归、补骨脂、巴戟天、枸杞子等。方如四斤丸（组成为木瓜、天麻、肉苁蓉、牛膝、附子，或加乳香、没药等）、金刚丸（组成为萆薢、杜仲、肉苁蓉、菟丝子）等。

14. 谷食养生，可御一生；药饵偏盛，岂可久服　见于《痹》病篇。痹病治疗比较棘手，即使以毒药攻邪，亦只能祛其大半，叶氏云："爱护身体，勿劳情志，便是全功道理。"药物是用来纠偏的，祛其所胜，使其平衡，尤其祛风寒、疗痛痹的川乌、草乌、附子、马钱子等，中病即止，不可久服。而谷食颐养气血，充实脏腑，补精御神，乃可享用一生。

15. 清络热必兼芳香，开里窍以清神识　见于《痉厥》篇。痉厥由暑热而致者，是热邪入营，遂逼心包，神昏欲躁，内闭外脱，当取寒凉以清热，芳香以透窍。单清里热则神识不醒，单用开窍则营热不解。故清热与芳香开窍并施。药如羚羊角、玄参、连翘、金银花与石菖蒲、川贝母、炙远志等；其成药如至宝丹、紫雪丹、安宫牛黄丸及苏合香丸等。

16. 体虚失聪，治在心肾；邪干窍闭，治在胆经　见于《耳》病篇。"肾开窍于耳"，"心寄窍于耳"。这里所说"体虚失聪"，是指肾阴亏虚，心火独旺，上扰于耳，形成耳鸣、耳聋，为虚证，治以滋肾阴而降心火，如熟地黄、生地黄、麦冬、天冬、白芍、山茱萸、鳖甲等，加磁石、炒栀子、羚羊角等。胆络附于耳，若胆火侵耳，出现耳聋、聤胀，为实证，当用清泻胆火药，如鲜荷叶、苦丁茶、青橘叶、夏枯草、牡丹皮、薄荷叶等。

17. 久痛在络，辛润通络　见于《癥瘕》篇。叶氏认为，"初病在气，久必入血”，“初病在经，久病在络”。并提出了络病的治法，对中医络病学的完善与发展贡献极大。案中所谓“辛润通络”及“辛香通络”，是指病入于络脉，结聚成瘕，昼夜俱痛，当用辛润之品，或辛香之品，前者如当归须、青葱管、桃仁、新绛、生鹿角、地龙等，后者如香附、小茴香、桂枝、肉桂、吴茱萸等。这些药物多为温性，叶氏称为“温通营络”“苦温通降”。

18. 王道无近功，多用自有益　见于《虚劳》篇。虚劳病多损之于肺、肝、脾、肾，案中治验，有填补精血法，有甘温建中法，有扶阳温肾法，有滋阴养肝法，有通阳守阴法。所用方药以汤剂为主，兼用六味地黄丸、八味丸、归脾丸、虎潜丸、斑龙丸、资生丸、河车丸等丸剂。叶氏认为，滋补类方药犹如“王道”，缓缓投之，日久建功，不可急于求成；与此相对的“霸道”方药，如大黄、芒硝、附子、黄连、黄柏以及承气类方等，以祛邪为上，久服则损正。这是治疗虚劳病应当遵循的准则。

分消走泄法刍议

※

分消走泄法出自叶天士，后经薛雪、吴鞠通、王孟英的发挥，形成温病一大治法。所谓分消，“明明谓分解之义”；所谓走泄，“开沟渠以泄之耳”（《临证指南医案》）。合而言之，即将湿热之邪分解消散，使湿去热孤，病自趋愈。凡由湿热引发的病证，如感冒、湿温、暑温、冬温、咳嗽、痰饮、呕吐、眩晕、黄疸、肿胀、淋证、泄泻、痢疾等，均可考虑用此法治之。

一、湿热弥漫，气机失和

湿热之邪，或由非时之气所诱发，或由饮食不节而内生。非时之气（如雾露雨气、潮湿地气）若着于皮肤、肌肉，则发为寒热、身痛等；从内而生者，如嗜食甘肥油腻、生冷瓜果，伤及胃肠，则发为痞满、呕吐、泻痢等。湿乃重浊之邪，热乃熏蒸之气，一经感受，“漫无出路，充斥三焦，气机为其阻塞而不流行”（《王氏医案绎注》）。上焦之气，肺主之，湿热上犯，肺失清肃，则发为咳嗽、寒热、痰饮、噫气等；横逆心包，则为神昏；上扰清阳，则发眩晕、耳聋等。中焦之气，脾胃主之，湿热困脾（胃），则会出现不饥不食、痞满、肿胀；若熏蒸肝胆，则发为黄疸、结石等。下焦之气，肾主之，湿热下注，肾失气化，则乱二便，出现淋证、癃闭、泄泻、痢疾；气机不利，大肠失于传导，还会出现便秘等。

湿热久羁，津液为之凝滞，还会结为痰饮。由此可派生出许多疑难怪病，如麻木、震颤、谵妄、癫痫、积聚等。清代林珮琴在《类证治裁》中论及痰饮时说："随气升降，遍身皆到……变幻百端，昔人所谓怪症多属痰。"所以在治疗这些病证时，还应考虑分消走泄法，使痰消饮散，则怪病自除。

二、轻可去实，上下分消

湿热为病，非一朝一夕而成，犹如清代戴麟郊所云："譬之为势如抽蕉剥茧，层出不穷。"治之不可汗、不可下、不可润。"邪留三焦，犹之伤寒中少阳病也，彼则和解表里之半，此则分消上下之势，随症变法。"（《温热论》）分消走泄法来自"轻可去实"法。"轻可去实"法是用轻清疏解的药物以治疗风温初起表实证的一种治法。但到了温病学家手里，却扩大了应用范围。凡湿浊及湿热为病，均可选用之，如辛凉清上、辛开苦降、苦辛通络、辛淡肃降、芳香化浊、淡渗清利、辛寒通利及辛温通阳等法，非轻清疏解一法也。依据温病学家的经验，其用药规律如下。

（1）上焦湿热，重在开肺气。可选轻清辛味之品，如杏仁、枇杷叶、瓜蒌皮、桔梗、桑叶、旋覆花、苇茎、紫菀、薄荷、苏叶、竹叶等。方如杏苏饮、桑杏汤、小陷胸汤、三仁汤等。

（2）中焦湿热，重在运脾气。可选辛苦或芳香之品，如半夏、厚朴花、代代花、佛手、藿香、佩兰、稻谷芽、砂仁、石菖蒲、大麦芽。方如藿朴夏苓汤、藿香正气散、温胆汤、半夏泻心汤等。

（3）下焦湿热，重在通利膀胱。可选淡渗通络之品，如茯苓、猪苓、泽泻、滑石、瞿麦、寒水石、蚕沙、白茅根、冬瓜皮、通草、萆薢等。或可加入温化肾气之味，如肉桂、附子。方如五苓散、宣通导浊汤等。

（4）若湿热阻遏膜原，寒热如疟，当和解膜原。可选柴胡、厚朴、槟榔、草果、藿香、六一散、苍术、石菖蒲等。方如达原饮等。

（5）若湿热初犯阳明肌肉，见恶寒发热、身重、关节疼痛，宜宣阳明气分。可选滑石、大豆黄卷、茯苓、苍术、藿香、鲜荷叶、通草等。方如五加减正气散（《温病条辨》）等。

（6）若湿热侵入经络脉隧中，见口噤、四肢拘急，甚则角弓反张，此乃湿热生风所致，宜用风药宣通经络。可选鲜地龙、秦艽、威灵仙、滑石、苍耳子、丝瓜络、海风藤、络石藤等。方如宣痹汤等。

（7）若湿热久羁，弥漫三焦，还会出现神昏谵语、二便不通、胁下结块、久热不退等，薛雪《湿热病篇》与吴鞠通的《温病条辨》等均有专篇论述，可参。

三、医案存真，辨证为先

分消走泄法多取轻清灵巧之品，如植物之叶、花、皮、果、茎、芽等，看似平淡，却系流动之品，极易展布气分，通利三焦。今举二例，以资说明。

1. 湿病　某，吸受秽邪，膜原先病，呕逆。邪气分布，营卫皆受，遂热蒸头涨，身痛经旬，神识昏迷，小水不通，上、中、下三焦交病。舌白，渴不多饮。是气分窒塞。当以芳香通神，淡渗宣窍，俾秽湿浊气，由此可以分消。苡仁、茯苓皮、猪苓、大腹皮、通草、淡竹叶、牛黄丸二丸。（选自叶天士《临证指南医案·湿》）

注：此湿邪犯及上、中、下三焦之病。湿犯上焦，病见“热蒸头涨”；湿犯中焦，见“呕逆”“渴不多饮”；湿犯下焦，见“小水不通”。但湿浊秽气又可蒙蔽心包，而见“神识昏迷”。叶氏选竹叶宣通上焦，薏苡仁、大腹皮运化中焦，茯苓皮、猪苓、通草渗利下焦。药仅数味，但轻清宣散，着力点在分消三焦湿浊。病入心包，故用牛黄丸清心醒神。由此说明，湿浊虽在气分，但一经入心入营，亦可佐以苦辛寒之品以清心凉营。

2. 伏暑　许芷卿之太夫人，秋间患感，连服温散，转为肢厥便秘，面赤冷汗，脉来一息一歇。举家惶惶，虑即脱变。孟英视其舌苔黄腻，不渴；按其胸，闷而不舒；且闻其嗅诸食物，无不极臭。断为暑湿内伏，挟痰阻肺。肺主一身之气，气壅不行，法宜开降。是虚脱之反面也。设投补药，则内闭而外脱。昧者犹以为投补迟疑而不及救，孰知“真实类虚”，不必以老年怀成见，总须以对证为良药。果一剂而脉至不歇，转为弦滑。再服汗止肢和，便行进粥。数帖而痊。方用：紫菀、白前、竹茹、枳实、旋覆、贝母、杏仁、瓜蒌、（马）兜铃、枇杷叶

也。（选自王孟英《回春录·伏暑》）

注：秋间患感，前医不明其因，连予温散，使患者肢厥便秘，面赤冷汗，脉息歇止，类似戴阳，致内实而逼阳于外，呈现“内闭而外脱”之状。王孟英从舌苔黄腻而不滑、胸闷不舒、闻食极臭等入手，诊为“暑湿内伏，挟痰阻肺”证。投以宣肺通络之品，肺气清肃，则暑湿与痰气自遁。此案特别提到“不必以老年怀成见”，而“总须以对证为良药”。并审定此案为“真实类虚”，是“虚脱之反面”。前医可能仅从恶寒、汗出之表证着眼，忽视了舌苔黄腻这一重要指征，妄投温补，故险象立生。由此可见，辨证失准，即使人参、黄芪亦会偾事；而有的施药，即使竹茹、枇杷亦可回生。

“龙相宁则水源生”析义

※

我读《临证指南医案》中《中风》《肝风》等篇，受益良多。其中《肝风》篇胡案有“龙相宁则水源生”句，可谓经典之语。

在《临证指南医案》中，“肝风”亦属“中风”病门，正如华岫云在《眩晕》篇后说：“此证之原，本之肝风，当与肝风、中风、头风门，合而参之。”书中仅中风、肝风病案就有近40例，综合分析这些病例，对理解“龙相宁则水源生”并用之于临床，具有开拓思路之用。

一、“龙相宁”析

依天人合一观点，东方为青龙之位，内与肝胆两脏“相”应。“龙相宁”之“相”字，为“相火”之相。相火与君火对应，君火乃指心火，除此以外，均为相火。《素问·天元纪大论》云：“君火以明，相火以位。”含义是说：心之君火，如中天之日，明照万物，故主明则五脏安和，而主不明则十二官危。相火者，火之用也，但须在其位，火方能用，若火离其位，则失其用也，离位之火就是致病之火，百病皆从火生，即是此义。相火离位，最易发越于上，影响上部清灵之窍。“龙相不宁”，就是指肝胆（包括肾）之相火离了原位，上袭清窍，形成中风、肝风、眩晕、头风诸病证。治疗上必须使相火内归其位，与该脏的阴津互相资生，保持阴阳平衡状态，唯此才可除清窍失灵之灾。

二、“水源生”析

这里的“水”是指肾水，是维持机体阴阳平衡的重要因素。水与火有着相反相成的有机联系，正常情况下，水火相济，保持“阴平阳秘”的状态。在致病因素干扰下，若火偏盛，其水自然亏耗，此为实火；若水不足，其火必然偏盛，此为虚火。水与火失却平衡，就会出现许多病患。以五行相生关系而言，肾水不足不能涵养肝木，则会出现肝阳、肝火、肝风等诸多病变；而肝火过旺或肝阳暴张、肝风内动，反会上吸肾水，子盗母气，耗散元阴，打破“水源生”的正常生理状态，而由此引起的头部及所属灵窍疾患最为多见，特别是那些突发性脑部疾患，与“龙相”之火不宁有着密切关系。因此要保持“水源生”的平衡状态，就必须使“龙相宁”，即保持阴阳互相制约的平衡状态。

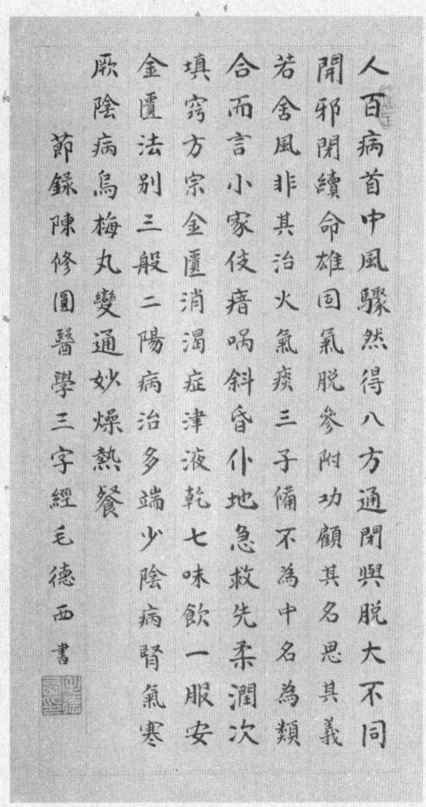

“人百病，首中风”书法

三、“龙相”火之病证

叶氏所说的“龙相”之火主要是指肝胆之火。它所呈现出的病症主要表现在头部及所属之灵窍，如头痛、眩晕、头风、耳鸣、目昏、牙痛、咽痛、口眼歪斜、健忘、狂躁、舌强、失眠等，其他如肢体麻木、遗精、震颤、抽搐等，脉象弦细者多，舌质暗红、舌苔干腻占其大半。前文所述之胡案，即“阴不上承，阳夹内风，得以上侮清空诸窍” 。在医案中多处提及其病机为“内风袭络”“肝木风动”“虚风动络”“厥阴风动”“风中廉泉”“水涸液亏”“肝阳无制”“阴虚阳亢”“阴不上朝，内风动跃”等，比较详尽地说明中风是阴虚阳亢、肾亏肝旺（下虚上实）之病证。《中风》篇第二案例有一句话，概括了中风的病机，即“肝血肾液内枯，阳扰风旋乘窍”。这里所说的“阳扰风旋”，即“龙相”之火妄动。

四、熄风泻火，填补肾水，为其治法大要

如果将“龙相宁则水源生”结合起来分析，应当辩证地理解为：只有“龙相”之火宁谧，肾水才能正常滋润五脏；而肾水充盈是“龙相宁”的基础。从病机学上讲，肾水不足是本，“龙相”火旺是标，所以说滋养肾水为治之本，熄风泻火是治之标。但有时还要“急则治其标”，也就是说“龙相宁则水源生”。这里说的“熄风泻火、填补肾水”，并无先后之序。哪个先，哪个后，这要看病机的转归和趋势。《临证指南医案》对中风的治疗，提出许多对应之举，如“滋液熄风”“育阴熄风”“通补下焦，复以清上”“清上实下”等。我统计该书中近40个病例，所用方药大致有五类。

1. 滋水涵木类　如复脉汤、地黄饮子、滋肾丸，药用何首乌、枸杞子、生地黄、熟地黄、山茱萸、五味子、当归、阿胶、白芍、肉苁蓉、黑芝麻、女贞子、天冬、麦冬、玄参、沙苑子、龟板、鳖甲、石斛、肉苁蓉等。这是治本之举，非滋水不能涵木，水足木涵则“龙相”火才能归位。

2. 熄风泻火类　如犀角地黄汤、羚羊钩藤汤，药用羚羊角、犀角、连翘、牡丹皮、炒栀子、猪胆汁、决明子、地骨皮等。为使“龙相宁”，必须用苦寒、甘寒之品，可以快速地使“龙相”之火归原。但在具体应用时，多与滋水涵木方药配合而治。

3. 平肝熄风类　如天麻、甘菊、桑叶、刺蒺藜、钩藤、茺蔚子等。“气有余便是火”，肝气有余可生肝风，也可形成肝火，所以只有平肝气，肝风、肝火才能平熄。

4. 化痰熄风类　如星附六君子汤、茯苓饮，药用胆南星、橘红、石菖蒲、炙远志、白附子、半夏、浙贝母、郁金、茯苓、竹沥等。“内风夹痰”是中风的常见病机，所以化痰熄风也是治疗中风的法则之一。正如书中《眩晕》篇吴案下云：“治痰须健中，熄风可缓晕。”

5. 镇肝熄风类　如牡蛎、龙骨、石决明、磁石、紫石英、朱砂等。肝气鸱张则内风暴动，金石与介类药物具有重镇潜降的作用。

从上可知，对于中风病叶氏非常重视应用滋水涵木、平肝熄风类方药。如开篇第一个病例钱氏，患偏枯，诊为“肝肾虚，内风动”。给予何首乌、枸杞子、当归身、怀牛膝、天麻、三角胡麻、甘菊、石斛、黑豆皮。这张方子显为滋养肝肾、平肝熄风法。在叶氏治验中，滋水法是使“龙相宁”的第一要法，但平肝熄风、清热熄风、化痰熄风，亦是不可或缺的治法。华氏在综述中说：“肝为风木之脏，因有相火内寄，体阴用阳，其性刚，主动主升。全赖肾水以涵之，血液以濡之，肺金清肃下降之令以平之，中宫敦阜之土气以培之，则刚劲之质，得为柔和之体，遂其条达畅茂之性，何病之有？”

综观叶氏对中风的治疗，还用一些中成药，如龙荟丸清泻肝火，枕中丹熄风安神，滋肾丸滋水养肝，虎潜丸填下潜阳，至宝丹清热熄风，等等。另外，叶氏还提出“节劳、戒饮、戒怒，可免仆中”的预防措施，贴近临床，至今仍有实用价值。

“中土宁，金受益”析义

※

《临证指南医案》中《咳嗽》篇有一医案，曰：“徐，劳损咳嗽，用建中法得效。乃无形之气受伤，故益气之药，气醇味甘，中土宁，金受益。”

众所周知，咳嗽有内伤与外感之分，治疗方法有清金法，如泻白散；祛痰法，如二陈汤；化湿法，如苓桂术甘汤；润肺法，如养阴清肺汤等。但很少人注意到健脾养胃法。殊不知健脾养胃法，乃是治疗咳嗽之大法，是治本之法。

考《临证指南医案》中《咳嗽》篇，记载治验计100余例。其中由于中气不足，脾胃虚弱，导致肺气失肃，引起虚劳咳嗽者21例，约占1/5。这些病例的病机特点是体质虚弱、劳力过度，证候特点为纳差便溏、畏风怯冷、咳嗽日久，其形成因素或是误用寒凉之药，伤其脾阳；或是发散太过，药过病所等。脉象常表现为虚弱或大而无根，舌象几乎未谈及，依我所见，舌苔多为薄白而润，也有苔白而干者，提示渐有热化之势。

对于这类咳嗽，案中提到“中土宁，金受益”，直白地说，就是“培土生金”法。文中吴案云：“治脾胃者，土旺以生金，不必穷究其嗽。”

如何使“中土宁”呢？案中用建中汤者为多。常用的是黄芪建中汤，如陈案、李案、许案、张案、吕案、郑案、朱案，还有2例无姓氏案；其他如马姓与两例无姓氏的小建中汤案、任姓的归芪建中汤案；另外还有异功散加减案5例、当归桂枝汤合玉屏风散1例等。凡用黄芪建中汤者，多有恶风怯冷、形体消瘦、短气乏力、大便不实、每遇寒冷之气咳嗽加重等症；而用小建中汤者，多有饮食减少、脉象弦细；而用异功散者，多是有脾胃先伤，后患咳嗽疾患者；而用当归桂枝汤合玉屏风散者，为劳力过度，伤其脾肺之气。

若土虚不能生金，真气无所禀受，肺就难以行“养收之道”，逆之则伤，而生咳喘。有了黄芪建中汤等诸方，受伤的脾胃之气就有望恢复。依五行而论，土旺生金，脾胃之气康复，则母旺生子，肺之清肃之气自然徐徐而生，何有咳喘之虞?

但案中亦有甘寒益胃、土旺生金法。如某患风温咳嗽，客邪化热，劫烁胃津，喉间燥痒，呛咳。用清养胃阴法，以冀土旺生金，取《金匮要略》麦门冬汤（麦门冬、半夏、人参、甘草、粳米、大枣）治之。又如某患晨咳，得食则缓，是阴损及阳，当养胃阴之法，方用生白扁豆、北沙参、麦冬、石斛、茯神、大枣、糯稻根须等，以冀胃阴足则肺受益，这应当是叶氏“益胃饮”方剂之雏形，填补了自李东垣后详于温脾阳、略于养胃阴之空白。

“通阳不在温，而在利小便”析义

※

“通阳不在温，而在利小便”，出自叶天士《温热论》，原文云：“热病救阴犹易，通阳最难……通阳不在温，而在利小便。然较之杂证，则有不同也。”

这一段话是说，热病、湿病及杂病三者，对于发热的治法是不同的。单纯热病，救其阴津比较容易，诸如用沙参、麦冬、石斛、芦根等类药滋阴退热，有一分津液，便可清除一分热邪。而湿病发热有一种证候是阳为湿遏所致，它既不能用滋阴法治疗，又不能用治疗杂病之温阳法清除，那用什么方法呢？叶天士从临床实践中体验到，用通阳法为宜。这里所说的通阳法，并不直接用温阳药，而是用利小便之法。

“通阳”二字，最早见于《中藏经·论诸病治疗交错致于死候》，原文云：“灸则起阴通阳，针则行荣引卫，导引则可以逐客邪于关节，按摩则可以驱浮淫于肌肉……”可见此段文字是阐述治法作用的。其中灸法的作用是“起阴通阳”。通俗地讲，就是祛除寒湿之邪，从而使阳气通畅。这种“起阴通阳”之法，早在《伤寒论》中就有使用，如《伤寒论》中的白通汤类方，方中所用的葱白，就有通阳的作用。

从广义上讲，通阳法不可能离开辛温类药物，如寒气郁于脏腑，必须用辛温之附子、干姜、吴茱萸；寒气郁于经络，必须用辛温之细辛、薤白、葱白等；湿邪郁于脾胃，要用芳香化湿醒脾之品，如藿香、佩兰、砂仁等。而叶氏所用“利小便”以通阳，目的是为了祛湿，阳气一通，则湿去热孤，热不与湿合，热势自然减弱。而欲小便通利，必然用茯苓、猪苓、通草、滑石、薏苡仁等淡渗之味。“较之杂证，则有不同也”，说明湿病用“利小便”以通阳，与杂证用辛温之药以通阳是不同的。

用“利小便”的方法以通阳，为什么说“最难”呢？这句话是针对湿病而言。在确定湿病以后，遣方用药是不大容易的。过用附子、干姜以温阳，会伤其阴精；过用细辛、白芥子以通络，会耗散其经气；而过用茯苓、猪苓以利湿，会败走真阴。叶氏所说的“最难”，是在强调要认准证，选好药，用好量。

叶氏的门人在《临证指南医案》的《湿》病篇中记录了叶氏应用“通阳法”的实例，如宣通肺气的杏仁、白蔻仁、竹叶、桔梗、瓜蒌皮等；淡渗宣窍的薏苡仁、茯苓皮、猪苓、通草等；宣通中焦的苓桂术甘汤等；“苦味辛通”经络的防己、连翘、薏苡仁、赤小豆等；对暑湿混杂的“通阳祛邪”法，用杏仁、薏苡仁、桂枝、生姜、厚朴、刺蒺藜等；亦用“温蒸阳气”法，用鹿茸、淡附子、草果、菟丝子等。

王孟英是应用“通阳法”治疗湿病的高手，他曾治疗一例暑月湿伏的患者，他医认为是“阳虚阴暑”，欲投大剂姜、附、丁、桂以回阳，族人请孟英决之，孟英视后，曰“既受暑热，复为冷饮冰伏胸中，大气不能转旋，是以肢冷脉伏，二便不行”，速投六一散一两，以淡盐汤搅之，湿去热显，后投白虎汤而愈。六一散为辛凉淡渗之剂，以利尿通阳而清暑。此例若投姜附之品，必致热炽而昏瞀。

湿浊郁遏，阳气不通，通阳之品，除用“利小便”淡渗药外，辛润通络之品也是不可忽视的，如生姜皮、葱白、橘络、白芥子、瓜蒌皮等。

“炉烟虽熄，灰中有火”析义

※

“炉烟虽熄，灰中有火”，这句话出自清代叶天士《温热论》。原文是在谈到湿热病时，说：“面色苍者，须要顾其津液，清凉到十分之六七，往往热减身寒者，不可就云虚寒而投补剂，恐炉烟虽熄，灰中有火也。”这句话是说，面色苍者（指素体阴虚火旺），患了湿热病，必须注意维护津液，用清凉剂到十分之六七即可，这个时候会出现“热减身寒”，不可认为是虚寒证而用温补剂，湿热之势虽有减弱，但并没有完全消退，犹如炉中之烟虽熄，但其灰中仍有星星之火，用了温补剂，热势是会复燃的。

上述治疗注意事项，不但用于湿热病，亦可用于其他温热类疾病，如风温、暑温、秋燥等。这些病证在治疗过程中，也会遇到“热退身寒”的状况，如果认为“热退身寒”就是病好了，可补一补了，病家用鸡鸭鱼肉滋补之，医家用参芪附桂温补之，结果会使患者又见发热烦躁之苦，形成药复或食复之虞。清代名医魏之琇医案中有一病案很能说明这个问题：“表侄凌二官，年二十余。丙子患热症，初愈，医即与四君、干姜、巴戟诸气分温补药，久之益觉憔瘦，状若癫狂，当食而怒，则啮盏折箸，不可遏抑。所服丸药，则人参养荣也。沉绵年许，其母问予，予曰：此余症未清，遽投温补所致。与甘露饮方，令服十余剂遂痊。”（见魏之琇《续名医类案》）又如清代名医许珊林曾治一湿温患者，经用大承气汤、增液汤、益胃汤等，热退、纳复。患者欲食羊肉以补之，当地医生云：“病后胃气当复，羊肉最能补胃。”由是患者恣意饱食羊肉，次日身又发热，舌苔厚浊。许氏云：“湿热症初愈，以慎口味为第一要务。”（见《清代名医医话精华》之许珊林医话）

那么温病治疗到“热减身寒”时，应当怎样处置呢？喻嘉言在《寓意草·辨王玉原伤寒后余热并永定善后要法》中说：“人身天真之气，全在胃口，津液不足即是虚，生津液即是补虚。故以生津之药，合甘寒泻热之药，而治感后之虚热，如麦门冬、生地黄、牡丹皮、人参、梨汁、竹沥之属，皆为治法。仲景每用天水散以清虚热，正取滑石、甘草，一甘一寒之义也。设误投参、芪、苓、术补脾之药为补，宁不并邪热而补之乎？”喻氏所言，颇与温热病后补益吻合。温病后，只宜清补，切忌温补，清补即是养阴，而温补则是助气，“气有余便是火”，火更伤阴。故温热病“热减身寒”后，只宜清补，切忌用参、术、芪、附等温热类药物补益。

清代温病学家王孟英对温病后之补体验颇多。他遵《内经》“谷肉果菜，食养尽之”之论，重视食物之补益。王氏认为，以食代药，“处处皆有，人人可服，物异功优，久任无弊”。他常以梨、蔗等汁甘凉充液，养脏腑之阴，称梨汁为天生甘露饮，称蔗汁为天生复脉汤，称西瓜为天生白虎汤，这些果汁在温病中应用尤多。又如以橄榄、生莱菔组成青龙白虎汤，治疗温病发热之咽痛等。其他如冬瓜煮汤、陈米煮汤、莱菔煮汤、雪羹汤，以及生冬瓜子、芦根、西瓜翠衣、鲜竹叶、鲜荷叶、丝瓜络、海蜇、柿蒂等多种果菜煮水，可起到健脾利水、和胃纳食、生津养肺、健脾消胀等作用。

但对于气虚（甚则阳虚）感寒而发热的患者，在“热退身寒”之后，适当用一些温补剂或温热食物，也是必需的。正如张仲景在桂枝汤后所说，“服已须臾，啜热稀粥一升余，以助药力”。

持脉有道，虚静为保——读《素问·脉要精微论》有感

※

《难经》云：“切而知之谓之巧。”巧者，技能也。凡按寸口之脉，辨别虚实，以知病变在何脏何腑，这种技能称之为“巧”。如何掌握这种技能呢？《素问·脉要精微论》云：“持脉有道，虚静为保。”这里的“虚静”二字，乃指切脉时的环境与医者的心态。

怎样保持环境的“虚静”？“诊法常以平旦，阴气未动，阳气未散，饮食未进，经脉未盛，络脉调匀，气血未乱，故乃可诊有过之脉。”这是《素问·脉要精微论》的开篇之言。指出诊脉时以“平旦”为宜，并用五个“未”字来形容这个时候正处于“络脉调匀”的状态。这种状态有助于医生了解患者胃气的多寡、脏腑气血的盛衰及邪气的进退。但“平旦”诊脉对于多数患者是难以实施的，后

人引申以“安静”应之。“安静”首先是指诊脉时的环境。设想，在一个空气秽浊、喧闹嘈杂的场合是难以切脉诊病的。

我认为，“虚静”更多的是指医者的心态。“虚静”，在老子《道德经》中多处提及，著名的语句如：“致虚极，守静笃。”意为尽量使心灵虚极，坚守清静如一。具体到医者切脉，唐代孙思邈在《备急千金要方》中指出，应当是“安神定志，无欲无求，先发大慈恻隐之心，誓愿普救含灵之苦”。这种纯洁的心灵，高度的无欲，则是“虚静”的最好诠释。

清代费伯雄在《医醇賸义》中说：“切脉之道，全贵心灵手敏，活泼泼地一片化机，方能因应。”这种“心灵”与“手敏”，不是一朝一夕可以获得的，而是要靠平时临证多、阅历广，日积月累才能达到。王燕昌说得更为具体，不但说到“虚静”的正确状态，而且还说到非虚静的种种表现，言：“切脉须临证既多且久，胸有成竹，机圆法活，诊时自有把握……务须安身静坐，闭目折肱，使眼、耳、心、手齐入寸关尺内，每部候十余呼吸，乃能觉得浮、沉、迟、数有准。若值一切劳力、动心、搔神、扰气之顷，而乃顿使诊脉，岂可得哉？况复多言乱语，器物丁东，使三指虽在病腕，而眼、耳、鼻、口俱随心游于别所矣，乌能知脉？”（《王氏医存》）这里所言斥的切脉姿态，至今并不罕见。如切脉时频打电话，轻言谈笑；或信手一按，随口而言；或左右瞻望，举止轻浮等。这样切脉，仅仅是做样子而已，不仅获得不了脉理真象，而且会给患者一种恶感。张景岳在论释“虚静”时说：“一念精诚，最嫌扰乱，故必虚其心，静其志，纤微无间，而诊道斯为全矣。”（《类经・脉色类》）讲的是分毫之间也不能有视觉、听觉及触觉的干扰。吴谦《医宗金鉴・四诊心法》中更为明确地指出：“虚静为宝（保），言无思无虑，以虚静其心，唯神凝于指下也。”

“虚静”不仅是指切脉时的心态，而应视为医者诊断时的全部精神状态。切脉时要有高度的悟性，切脉是诊断的重要凭据，稍有不慎，就会失真，所以《素问》特别在诊脉时强调“虚静”二字。切脉时，要有对患者高度的责任心。《医师宣言》中说：“将患者利益放在首位……这一原则是建立在为患者利益服务的基础上。信任是医患关系的核心，而利他主义是这种信任的基础。”有如此心态，切脉时“其体难辨，指下难明”的状态就会少见了。

劝君举笔须留意

※

每当翻阅《医学心悟》时，我都会被其开篇“医中百误歌”所触动，特别是文中对医家用药之误，所言极是：“医家误，药不中，攻补寒温不对证，实实虚虚误非轻，举手须知严且慎……”而观当今之医林，犹如张仲景所云：“曾不留神医药，精究方术……孜孜汲汲，唯名利是务。”近几年，临床上大方多了，贵重方多了，不伦不类方多了；而经方少了，实用方少了，惠民亲民的方少了。今举数例，以佐证之。

1. 大方　很多处方都在20味药以上，甚至30味、50味，还有百十味的；一张处方内，有补虚的、疏肝的、活血的、清热的、滋阴的、健胃的等，美其名曰“药味多，把得宽，治的病就多”。这类方君臣佐使不明，寒热温凉堆砌，方药效果当然是与原意相悖的。

2. 贵重方　有的医生每张处方都要开一些贵重药，如红参、西洋参、穿山甲、阿胶、藏红花、金石斛、三七等，甚至还要加一点冬虫夏草，不管病症是否需要，必有贵重药掺杂其中，问其何意？曰“补益元气，增强抵抗力”。这类方少则百十元一剂，多则上千元一剂。

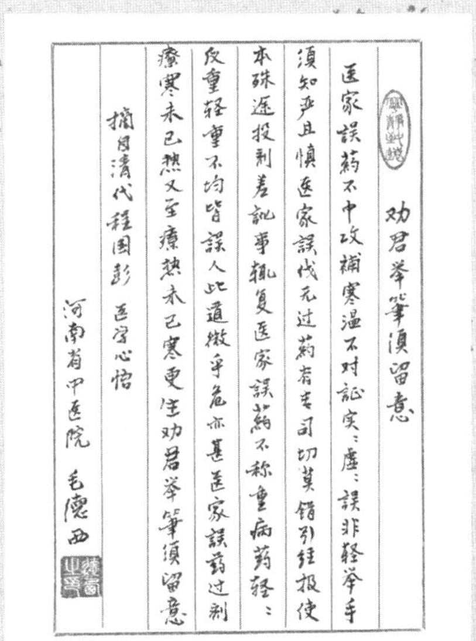

“劝君举笔须留意”书法

3. 跟风方　不论疾病的证候是寒是热，是虚是实，也不论何时、何地、患者何种体质，有的医生几乎每张方都会有炮附子、淡干姜、肉桂、吴茱萸等辛温扶阳药，少则10g、20g，多则60g、100g，甚至更多。问其何意？曰“现在人都是阳虚肾亏”。这类方貌似“时尚”，不时入目，最为误人，而服后出现毒副作用的，也常有耳闻。

4. 西医思维中药方　开这类方的人，不是用中医理论思维去辨证论治，而是用西医诊断的结果，去寻方、开方。如CT提示为脑梗死，就开活血化瘀药；检查为炎症，就开苦寒清热药；若是小便不利，就开利尿通淋药；如果是肿瘤，就开破血攻毒药；如果是抑郁症，就开逍遥散。如此遣方用药，偶然有效，也不知其所以然，所以其效果也是不会持久的。

以上四类方，近年来有增多之趋势，不但见于那些坐堂医，在大医院也常常见到。这类方药，与中医辨证论治原则是违背的，更谈不上有经方的味道。这类方的出现，与“以药养医”的大背景有一定关系。但主要原因还是医者功底不厚，缺乏自信，特别是对经方不熟，因此就谈不上对证用药，辨证施治。

以经方为例，按照现在行价，常用的半夏泻心汤一剂药在10元左右，小柴胡汤一剂在13元左右，桂枝汤一剂仅三四元。而这些方药，不但是治疗常见病的良方，也是治疗疑难病的法宝。无数次的临证经历证实，经方（包括常用时方）其疗效是肯定的，又是廉价的，可以说是惠民亲民方。而要掌握运用这些法宝，就必须如孙思邈所说，“先发大慈恻隐之心，誓愿普救含灵之苦”，有了这份仁心，就有了学习经方的动力，就会摒弃遣方用药的陋习。对此，我们应当大力提倡学习经方，运用经方，对于那些惠民亲民的经验方，也应当采取多种办法学习、推广、应用，使中医药更好地发挥救人、保健养生的作用。

“医中百误歌”中有一句话是需要注意的，那就是“劝君举笔须留意”。我们应当把这句话作为警示语，永远挂在心头，避免开那些大方、贵重方、跟风方及不伦不类之方。

第八章 养生随笔

中医预防学的体系与特色

※

预防医学是研究预防疾病、促进健康的学科。在中医学中，预防学的内容非常丰富，是一个重要的分支学科。它不仅注重未病先防，而且强调对已病的及时处理，防微杜渐，以及疾病愈后的将息调养，防其复发。

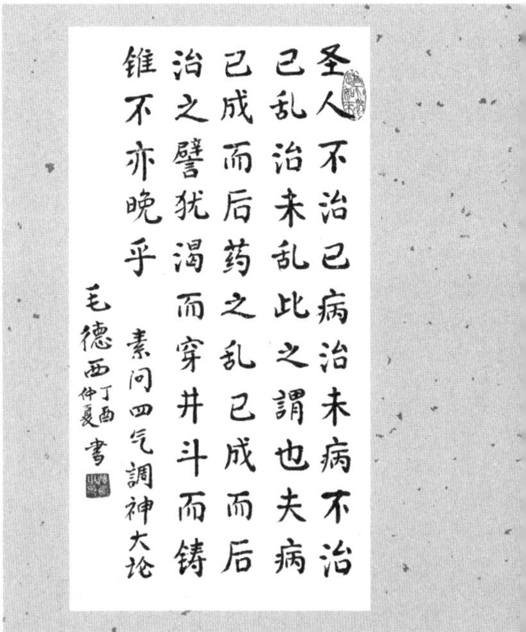
圣人不治已病治未病不治
已乱治未乱此之謂也夫病
已成而后药之乱已成而后
治之譬犹渴而穿井斗而铸
锥不亦晚乎
素问四气調神大论
毛德西丁酉仲夏书

“治未病”书法

一、中医预防学的体系

中医预防学确立了“三级分层预防法”的学术体系，在未病、既病、病后三个阶段均强调预防的重要性。

1. 未病先防　是指人体在没有发生疾病的健康状态下，预先采取的养生保健措施。其目的在于固护正气，增强体质，避开各种病邪的侵害。它是中医预防学的基本思想，强调“预防第一”的观点，具体措施如清心养性、节欲保精、顺应四时、饮食有节、安定居处、导引吐纳、婚育优生等。

2. 既病防变　是指疾病发生后，通过采取措施以防变促愈的方法。它可以从三个方面着手。

一要有病早治。即疾病发生后，要及早诊治，防止表病传里、轻病转重。此正所谓“上工救其萌芽”（《素问·八正神明论》）。这是因为病邪初犯，机体正气尚盛，此时着手治疗，不仅易于祛除病邪，而且也有利于增强机体的抗病能力。

二要阻止传变。疾病的发生，大抵初病在皮毛，渐次入肌肉、筋脉、骨髓。疾病在进程中，每至一个阶段，就会出现相应的临床症状和体征。《素问·阴阳应象大论》曰：“邪风之至，疾如风雨，故善治者治皮毛，其次治肌肤，其次治筋脉，其次治六腑，其次治五脏。治五脏者，半死半生也。”这种使邪由里出表、阻止传变的方法即谓之“截断法”，在预防学上具有重要意义。

三要预防伤残。有些疾病，由于其邪势鸱张，内犯脏腑或经络，或骤遇创伤，均可致机体伤残，如中风后的瘫痪、骨折后的功能障碍等。医者应早诊断，早治疗，尽量减少或预防这些疾病所可能导致的伤残。

3. *病后防复*　是指疾病经治疗后，病邪基本消除、正气尚未复原，此时不可掉以轻心，应谨防疾病反复。对此，中医预防学提出了祛邪务尽、防劳复、防食复、防房复等具体措施。

（1）祛邪务尽：是指疾病初愈，正气渐复，残留的邪气易稽而不去，呈正虚邪恋的状态，应在积极扶持正气的同时，继续清除余邪，使邪尽正复，防止“死灰复燃”。

（2）防劳复：是指大病初愈之际，不应过于劳累或过于安逸，以免影响康复。病后初愈者应视病情适度劳作，保持精神恬愉。

（3）防食复：是指疾病初愈，食欲乍复，但胃气尚薄，纳化能力还处在恢复之中，因而饮食当有节度，逐渐加量，宜进食一些易消化的精软食物，多吃水果、蔬菜等。若病后无所顾忌，急于进食辛辣厚味，极易造成脾胃呆滞，既影响元气恢复，又易致疾病反复。

（4）防房复：是指大病之后，元气未复，若房室不节，肾精走失易致精血亏损，进而引发病复，成为沉疴痼疾，甚则危及生命。因而，病后暂禁房欲是非常必要的。

二、中医预防学的特色

1. 天人相应预防观　中医学认为“天人相应”“天人合一”，所以人们一方面要在生产、生活中处处适应和顺从自然界的变化；另一方面，还要主动运用智慧和实践去改造自然，使其为我所用，如此才能预防疾病，安然生息。正如《吕氏春秋》所言：“四时之化，万物之变，莫不为利，莫不为害。圣人察阴阳之宜，辨万物之利以便生，故精神安乎形，而年寿得长焉。”

（1）日月变化：古人早就发现，自然界太阳的升落，月亮的圆缺，会对人体产生相应的影响。日升而作，日落而息；月圆时，人的气血流畅，肌肤致密，外邪不易侵入；月缺时体内气血流行较慢，肌肤疏松，外邪易乘虚而入。若月缺时遇到贼风暴雨，则人较易生病。

（2）四季更替：一年四时气候的更迭、阴阳寒热的变化，都会直接影响人的生命活动。欲得安康，必须根据自然界周期性的四季变化做出相应的调节。正如《素问·四气调神大论》所言：“逆之则灾害生，从之则苛疾不起。”根据四时气候的特点，人们总结出春养肝、夏养心、长夏养脾、秋养肺、冬养肾的五脏调养法，以及“春夏养阳，秋冬养阴”的经验，对于四季养生都有着重要意义。

（3）晨暮昼夜：这对人体气血阴阳的运行也有影响。一般而言，早晨阳气初生，日中阳气至盛，日西阳气渐衰，夜半阳尽阴生。人们应该据此调整作息时间。医家还发现了疾病的昼夜变化规律，即“旦慧、昼安、夕加、夜甚”。此外，养生学家对饮食的要求是早晨宜饱，夜暮宜少。

2. 形神合一预防观　形与神的统一，是尽享天年的关键。故一要调养心神，二要调摄精、气、神。神寓于形，形统于神。神伤则形伤，神亡则形亡，此所谓“失神者死，得神者生”。精神衰败，必显于形，如两目无神、面色无华、四肢乏力、纳食欠佳、形体瘦削等。由于人体精神是由心神来主宰的，志、意、魂、魄皆归心神统辖，故有“心神乃形之大主”之说。因此，调养心神也就成为调摄形体的关键。所以，中医预防学强调清静养神，因为“心静可以固元气，万病不生，百岁可活”（《遵生八笺》）。

精、气、神为人体三宝。精是构成形体的物质基础，人体脏腑气血的生理功能，均赖精所化生的气而发挥能动作用，故常精气并称。精气充足则能生神，而神又可反过来统帅精气，以维系人体生理活动与精神心理的统一。鉴于此，善养生者，多节欲保精，填精补气，以达到精、气、神的协调统一。

3. 动态平衡预防观　人体的各种生理活动在动态中进行，并通过调节达到“以平为期”。中医预防学非常重视阴阳、气血、脏腑的动态平衡。

（1）阴阳平衡：人体阴阳平衡是健康长寿、预防疾病的前提。例如，夏季阳盛气炎，易出现热迫汗出，耗伤气阴，此时可服用养阴清凉药膳，如绿豆汤、荷叶粥、西瓜羹等，以保持体内的阴阳平衡。

（2）气血平衡：气血是人体生命活动的物质基础，气可生血、行血，血可化气、裹气，二者如影随形，同行同止。若气血平衡失调，则会出现气血不生、不行等病理变化，从而引起脏腑、经络功能失调而发病。

（3）脏腑平衡：人是一个以五脏为中心的有机整体。脏腑之间相互协调、相互依存、相互影响。当某一脏腑发生病变时，即会影响其他脏腑及相关联的体、窍。因此，保持脏腑间的平衡状态，不仅是保健养生的需要，而且也是治病防变的基本思路。

三、结语

中医预防学是数千年来历代医家经验的结晶。从其所涉及的内容和方法来看，可谓资料丰富、记载翔实、效用确切、简便易行。未病先防、既病防变、病后防复是这一学术体系中的精华，即“三级分层预防法”。它将预防思想贯穿于疾病的前、中、后三个阶段，使之在整个医疗过程中都得以充分体现。就现实情况而言，对于健康人群，未病先防的“预防第一”思想较易接受；而对于病态人群，预防观念还显得比较薄弱。中医预防学恰在既病防变、病后防复方面积累有丰富的经验，且大都经过实践的检验。因此，加强中医预防学知识的宣传与普及很有必要。同时应该看到，中医预防学的许多宝贵经验还缺乏系统的总结与提高，民间流传的许多保健方法还有待挖掘、整理。当前，随着“回归自然”的热潮，中医预防学方法的“整体、自然”特性将显示出强大的生命力。我们应对中医预防学进行规范化、系统化、科学化研究，使之简明可行、系统完善，使其在预防保健、养生康复中发挥更大作用。

《伤寒论 · 序》的治未病观

※

《伤寒论·序》（以下简称《序》）是一篇医学伦理价值很高的经典文献，其文字平易通达，言简意赅，文章中所彰显出的治未病观，至今读起来仍颇受启迪。

《序》文开篇，就讲述了两则扁鹊（秦越人）“治未病”的事例，一则是救治虢太子尸厥案，一则是望齐桓公之色告知病危案。这两则出自《史记·扁鹊仓公列传》的事例，使仲景对扁鹊肃然起敬，“未尝不慨然叹其才秀也” 。其实，仲景的医术并不比扁鹊逊色。晋代皇甫谧在《针灸甲乙经》序中讲述了一段仲景的医事。有一天，仲景见到文学家、“建安七子”之一的王仲宣，说道：“君有病，四十当眉落，眉落半年而死。”并嘱咐用五石汤可免此疾。时年王仲宣二十有余，听了仲景的劝告，嫌其逆耳，未从其言。数日后，仲景又见到王仲宣，问：“服汤否？”王说：“已服。”仲景说：“色候固非服汤之诊。君何轻命也！”王仍不信仲景之言，二十年后，果然眉落，后一百八十七日而死。皇甫谧感叹道，此事“虽扁鹊、仓公无以加也” 。可见，仲景的“才秀”并不亚于扁鹊。

扁鹊和仲景何以能有如此神功？这需要有高尚的医德和见微知著的本领。仲景在《序》中云，医生的职责应当是“疗疾”“救厄”，教人“养生”。而要做到这些，就必须有“感往昔之沦丧，伤横夭之莫救”的怜悯之心；有“勤求古训，博采众方”的治学态度；并能坚持不懈地“平（凭）脉辨证”，不失临床。即使如此勤奋，辨别死生也还是一件不容易的事。

怎样才能掌握见微知著的本领？古代医家非常重视观色与脉诊，《素问·阴阳应象大论》云：“善诊者，察色按脉，先别阴阳。”《素问·移精变气论》云：“帝曰……余欲临病人，观死生，决嫌疑，欲知其要，如日月光，可得闻乎？岐伯曰：色脉者，上帝之所贵也，先师之所传也。”仲景循《内经》之旨，在诊治疾病中，详察气色与脉象。他在《伤寒论》中专列“辨脉法”和“平脉法”，从阴阳五行角度，阐述脉象的动态及其所主疾病的性质与预后。在《金匮要略》第一篇还提出了望诊的要领，书云：“鼻头色青，腹中痛，苦冷者死；鼻头色微黑者，有水气；色黄者，胸上有寒；色白者，亡血也。设微赤非时者死。其目正圆者，痉，不治。又色青为痛，色黑为劳，色赤为风，色黄者便难，色鲜明者有留饮。”若推而广之，则由五音之宫、商、角、徵、羽，五声之呼、笑、歌、哭、呻之变，皆可辨别五脏六腑之虚实。仲景批评那些不重视色脉的医生：“省疾问病，务在口给；相对斯须，便处汤药。按寸不及尺，握手不及足，人迎趺阳，三部不参；动数发息，不满五十。”还指出，有些医生不曾研究典籍，思想主观，诊断疾病仅凭患者的主诉，便马马虎虎地下药，连鼻准（明堂）、眉间（阙）、颜部（庭）都不观察，知识如此浅陋，诊断如此了了，哪里会有起死回生的本领呢？更谈不上有救治虢太子和望齐桓侯之色的医术！

观当今中医诊断，依赖现代仪器检查越来越多。当然，适当的检查也是需要的，但要为中医所用。若全靠问诊，连舌象也不再望及，诊脉如蜻蜓点水，如此下去，像扁鹊、仲景那样的“上工”是不可能再现的，这种现象正是当今许多中医同道所担心的。

《序》文应当作为中医的必读文献，特别是年轻人，要熟读于口，铭记于心。清代柯韵伯说：“仲景之道，至平至易；仲景之门，人人可入。”如果胸中有一部《伤寒论》，“虽未能尽愈诸病，庶可以见病知源”。对健康人可以进行“未病先防”；遇到疑难疾病，也会有一大半的把握了。

神医扁鹊的故事

※

扁鹊，姓秦，名越人，渤海郡鄚（今河北任丘一带）人，大约生活在公元前407年到公元前310年。扁鹊是中医理论的奠基者，他以自己的实践首创了中医的“四诊法”，也就是我们常说的“望、闻、问、切”诊病法，并在此基础上建立了一套比较完整的科学诊断体系。

扁鹊是一位医术高明的医生，他游走四方，治病救人，到赵国邯郸，那里妇女病多，于是就当“带下医”，即妇科医生；到了洛阳，那里老年人患眼病、耳病的人多，他就当“耳目痹医”，即五官科医生；到了秦国首都咸阳，那里儿童发病率高，他就当了小儿医。他医德高尚，医术精湛，人们都非常尊敬他，把他比拟成会给人们带来喜讯的喜鹊，所以有许多有关扁鹊治病救人的故事在民间流传至今。

扁鹊的医术高明到何种程度？

其一：据《史记》记载，有一次扁鹊带着几个学生路过西周分封的一个诸侯国虢国（今河南三门峡一带），在那里，他们听到大街小巷的人们都在议论着："太子死了！"扁鹊听说后，很想知道其中的原委，当他走到宫廷门前，遇到中庶子（中庶子是王宫的侍卫大臣），扁鹊问："虢国太子是怎么死的？"中庶子说："太子的病是血气运行错乱，疾病突然猛烈地暴发在体表，使内脏受到了伤害。人体的正气不能战胜邪气，邪气蓄积而不能疏泄，导致阳脉缓慢，阴脉急促，所以突然昏倒而死。"扁鹊根据自己的经验，觉得太子不是真死。他问："他死了多久了？"中庶子说："从鸡鸣到现在。"扁鹊又问："收殓了吗？"中庶子回答说："还没有，他死去还不到半天呢。"

扁鹊觉得很有希望，便郑重地对中庶子说："请禀告你们的国君，我是齐国渤海的秦越人，以行医为业，未曾拜见过贵国大王，请你立即禀告大王，就说我能使太子复活！"中庶子知道秦越人很有名望，但不相信他能把死去的人救活，以为他说大话，于是很不以为然地说："先生该不是胡说吧？太子已死，怎么可能复活呢！"接着中庶子谈起上古名医俞跗，说他的医术如何高超。他可以顺着五脏的腧穴，然后割开皮肤，剖开肌肉，疏通经脉，结扎筋腱，按治脑髓，触动膏肓，梳理横膈膜，清洗肠胃，洗涤五脏，修炼精气，改变神情气色。"先生的医术如能像俞跗那样高明，那么太子就能再生了；不能如此，就别用这样的话去欺骗刚会笑的孩子。"

扁鹊尽管对中庶子的话很反感，但并没有着急，只是感慨地说："您说的那些治疗方法，就像从竹管中看天，从缝隙里看花纹一样小而不全。我行医多年，像太子这样的患者见过很多。只要知道体表的病，就能推断内脏的病；只要知道疾病内在的原因，就能推知外在的表现。我决断的方法很多，不会只停留在一个角度看问题。你如果认为我说的不真实，你现在就进宫去试诊太子，你会发现他的耳朵还有听觉，鼻翼还在微微张动，顺着他的两条腿往上摸，一直摸到阴部，应当还是温暖的。"中庶子听了扁鹊的这番话，十分惊奇，目瞪口呆，他赶紧进宫，把扁鹊的话禀告国君。国君又惊又喜，立即传令请扁鹊进宫。

扁鹊根据大家谈论的病情，断定太子并没有死，他说："我认为太子的病是

‘尸厥’（假死，类似昏厥），此刻他正处于昏迷状态，手脚冰凉，脉搏微弱，乍一看就像死了一样，其实并没有死。懂得五脏六腑道理的人就可以治好这个病。”国君听了扁鹊的分析，大为折服，马上请扁鹊进太子的房间治病。扁鹊来到太子面前，仔细观察太子的气色，给他切了脉，又解开了太子的衣带，摸了摸太子的胸口。然后，叫弟子子阳磨好针具，在太子头顶中央凹陷处的百会穴上扎了针。过了一会儿，太子果然苏醒了。扁鹊又赶快调和了两种药，让弟子子豹用它热敷太子的腋下。经过这样的治疗，太子终于完全清醒了，不久居然能坐起来了。扁鹊又留下药，要太子按时服用，二十多天以后，太子的身体完全恢复了健康。

扁鹊使太子起死回生的消息迅速传开，人们奔走相告，见到扁鹊的人都对他赞不绝口，扁鹊只是笑笑，说：“我秦越人并没有起死回生的本领，太子本来得的就不是死症，他是可以活下去的，我只不过帮助他重新坐起来而已。”

其二：有一次扁鹊拜见蔡桓公，他站在那里，观察蔡桓公的脸色，看了一会儿，说道：“君有疾在腠理，不治将恐深!”腠理是指皮肤肌肉的纹理。意思是，您的皮肤肌肉的纹理间有点小病，不医治恐怕要加重。桓公说：“寡人无疾。”扁鹊离开后，桓公对左右的人说，医生总喜欢给没病的人治病，以此炫耀自己的功劳。

过了十天，扁鹊又进见，他再次观察桓公的气色，对桓公说：“您的病已到了血脉里，再不医治，会更加严重的。”桓公还是不理睬，扁鹊只好走了。

又过了十天，扁鹊再次进见，他看到桓公的情况越发严重了，对桓公说：“您的病已到了肠胃，再不医治，会更加严重的。”桓公还是不理睬。扁鹊只好离开。

又过了十天，扁鹊再入宫，一见到桓公，转身就跑。桓公赶忙派人去追，问扁鹊为什么跑。扁鹊说：“皮肤肌肉纹理间的病，用热水焐、用药热敷，可以治好；血脉里的病，可以用针灸治好；肠胃的病，可以用酒剂治好；骨髓里的病，即使是司命神（管人寿命的神），也束手无策。桓公的病现在已到了骨髓，所以我不再过问了。”过了五天，桓公浑身剧痛，派人去寻找扁鹊，扁鹊已逃到秦国去了。不久之后，桓公就死去了。

从以上两则故事可知，早在两千多年前，扁鹊就具有“望而知之谓之神”和“切而知之为之巧”的高超技艺，所以他能见微知著，防患于未然，被后世称为

“神医”，是当之无愧的。就连被称为“医圣”的张仲景也赞道：“余每览越人入虢之诊，望齐侯之色，未尝不慨然叹其才秀也。”（《伤寒论·序》）

其三：魏文侯曾问扁鹊：“你们家兄弟三人，都精于医术，谁的医术最好呢？”扁鹊说：“大哥的医术最好，二哥的差一点，我的医术是三个人中最差的。”

魏王不解地问，请你介绍得详细些。扁鹊介绍说：“大哥治病，是在疾病发作之前，那时候患者自己还不觉得身体有恙，大哥就开出药方，铲除了病根，这使得他的医术难以被人认可，所以没有名气，只是在我们家被推崇备至。我的二哥治病，是在病初起之时，症状尚不十分明显，患者也没有觉得痛苦，二哥就能药到病除，这使乡里人都觉得二哥只是治小病很灵。我治病，是在病情十分严重之时，患者痛苦万分，患者家属心急如焚。此时，他们看到我在经脉上穿刺，用针放血，或在患处敷以毒药以毒攻毒，或动大手术直指病灶，使重病患者的病情得到缓解或很快治愈，所以我名闻天下。”

左归丸与右归丸

※

一、肾有阴阳分左右

肾是位于腰部的泌尿器官，形似蚕豆，右肾较左肾低，成年男性的肾重120~200g，女性较轻。现代医学认为，肾的主要作用是清除体内毒素、废物及过多的水分；此外，它还协助机体控制血压、调节电解质浓度、调节酸碱平衡、产生红细胞和保持骨骼健康。

中医学认为，肾主水液代谢，藏精，主骨生髓。就是说人的骨头、骨头里的骨髓，甚至大脑，都与肾密切相关。肾又主耳，开窍于二阴，人的“伎巧”（技能、才能）又出自肾，特别是人的生殖、发育功能皆出于肾，所以医学家称肾为“先天之本”。左肾为阴，右肾为阳。左肾为人体元阴之府，藏有水、阴精等；右肾为人体元阳之府，藏有火、阳气等。所以左肾、右肾又分别称为“元阴之府”和“元阳之府”。左肾和右肾，一阴一阳，水火既济，分担着人体阴精和阳气的储藏、供应和气化作用。左肾虚损，会出现阴精不足或阴虚火旺状态，如见头昏少眠，健忘耳鸣，腰脊酸痛，或虚烦不寐，潮热盗汗，咽干呛咳，舌红苔少，脉象细数等；右肾虚损，则会出现肾阳不振或肾不纳气状态，如见形寒肢冷，腰腿酸软，听力下降，或短气喘促，咳而遗尿，精神萎弱，阳痿，舌苔淡白，脉象沉弱等。如果左、右肾俱虚损，那么，上述症状就会同时出现，表现得更加虚弱，冬、夏季节都非常难受。

明代赵献可、张景岳对肾的研究比较深入。赵氏认为肾是人身命门之主宰，他直称肾为“命门”。张氏秉承赵氏的学说，认为人的元气、元精居宅于肾，他在《类经附翼》中说：命门中含有水火阴阳，其中的火，谓之元气；而其中的水，谓之元精，这是十二脏元气的源泉。自明至清，一般均以肾阴、肾阳为真水、真火，即真阴、真阳，亦即元阴、元阳；而人体之阴虚、阳虚其根源即肾中阴阳之虚。由此可知，左肾虚损偏于阴虚、水亏、精少，右肾虚损偏于阳虚、火衰、气耗。

综上所述，中医有关肾的概念与西医解剖刀下的肾不是一个内容。中医所说的肾，既包含有泌尿系统的功能，又有生殖、神经、免疫、循环等系统的功能。上海姜春华、沈自尹教授对肾研究数十年，用补肾的药物治疗许多疑难杂病，如功能性子宫出血、支气管哮喘、妊娠中毒症、冠心病、红斑狼疮、神经衰弱等，取得了较常法为好的治疗效果。现代的年轻人，由于生活压力大，工作节奏加快，以及饮食结构改变，许多人出现了“亚健康”状态，如头晕、脑涨、失眠、健忘、耳鸣、精神不振、疲乏无力、思维迟钝、性功能低下，甚至于目不欲睁、口不欲言、心慌胸闷等，到医院检查，没有什么器质性疾病。这其中，大多数是肾虚的表现。补充维生素、钙、锌等大都不会有理想的效果，而用中医补肾药物很可能会取得意想不到的疗效。因此，明白中医“肾”的概念，对于自身保健是十分重要的。

这正是：

肾有阴阳分左右，先天之本归肾脏。

二、补肾当分左右归

谈到补肾，人们自然会想到金匮肾气丸和六味地黄丸。前者温阳补肾，后者滋阴补肾。但是，到了明代，张景岳对于补肾有了更富于哲理的思考。他认为，两肾之间为命门，命门主宰着两肾的水火阴阳。张景岳在《景岳全书》中说：阴阳原来是一种元气，火（阳）为水（阴）之主，水即火之源，水与火是不能相离的。因此，对于补肾，他倡导阴阳配补，即补阳配以滋阴，不使补阳过于温燥；补阴配以扶阳，不使阴液过于寒凉。他说："善补阳者，必于阴中求阳，则阳得阴助而生化无穷；善补阴者，必于阳中求阴，则阴得阳升而泉源不竭。"（《景岳全书·新方八略引》）这段话被后世中医学家奉为补益阴阳的大纲。

张景岳依据《内经》中的阴阳互根学说，提出了补阳、补阴之法，并以左归丸、右归丸为其代表方剂。左归丸补阴配阳，右归丸补阳配阴。为什么取名为左、右归丸呢？这是根据脉象的左右配备而定的。左尺脉候肾中之元阴，右尺脉候肾中之元阳。故将补肾阴之药名曰左归，补肾阳之药名曰右归。但阴阳是互根的，所以在补肾阳时，要配以滋阴，补肾阴时，要配以扶阳，以使阴阳互生，连绵不断，生生不已。

左归丸系从《小儿药证直诀》地黄丸化裁而来，右归丸乃从《金匮要略》肾气丸化裁而来。两药的组成均有熟地黄、山药、山茱萸、枸杞子、菟丝子、鹿角胶。这六味药以甘温为主，且多汁味厚，是填精补肾之佳品。

上六味加入龟板胶、川牛膝，为左归丸，全方滋阴补肾、填精益髓，但也含有益肾温阳的作用，即"善补阴者，必于阳中求阴"之意。古人云，六味地黄丸是壮水以制火，左归丸以育阴而涵阳。方中不用牡丹皮清肝火，泽泻清肾火，茯苓渗脾湿，而加入补肝肾、益精血之品，为纯壮水之剂，有补无泻，适用于纯肾虚证。正如清代医学家王旭高所云："左归是育阴以涵阳，不是壮水以制火。"传统用于肾阴（包括精和水等）不足引起的头晕目眩、耳鸣盗汗、腰膝酸软、遗精尿浊、神疲乏力、口干舌燥、舌红、脉细等。多见于贫血、高血压、耳源性眩晕、佝偻病、性功能减退、腰肌劳损、神经症等。

上六味加入肉桂、附子、当归、杜仲，为右归丸。全方系温肾壮阳、填精止遗之剂，与肾气丸相比，二者均有温补肾阳的作用。但肾气丸兼能行气利水，补中有泻；右归丸兼养精血，纯补无泻，且温补肾阳之中兼有滋补肾精的作用，即"善补阳者，必于阴中求阳"之意。传统用于肾阳不振，阴寒内盛所致的怯寒畏冷、阳痿无子、肢节冷痛、短气无力、小便自遗，或由火不暖土引起的食少便溏、呕吐腹痛等。还可用于内分泌功能减退、再生障碍性贫血及肾病综合征等。

中医大家秦伯未先生在《命门的初步探讨》一文中说："张景岳的左归、右归四个方剂（包括左归饮、右归饮），是在六味八味的基础上，适当地加入了养阴扶阳的龟胶、鹿胶、枸杞、菟丝、当归、杜仲、牛膝等而制成的。我们应当承认，左归、右归治疗命门真阴或真阳衰微是比较恰当的方剂，在药力上比六味八味推进了一步，用药法则也更周密地提高了一步。特别是在扶阳中不离滋阴，相对地滋阴中也处处照顾扶阳，对于偏用辛热补火或苦寒泻火者，有很大启发。”这是对左归与右归方剂的公允而科学的评价。

近年来，有关左归、右归丸的报道日渐增多。例如，左归丸在治疗多发性神经炎、腰肌劳损、再生障碍性贫血、萎缩性外阴炎、脑萎缩、骨质疏松症、腰背痛等方面，都有很好的效果。右归丸治疗坐骨神经痛、人工流产后月经过多、乳腺增生、慢性胃炎、白细胞减少症等，亦取得良好效果。

这正是：

补肾当分左右归，阴阳互补最守真。

三、左归滋阴补肾精

在张景岳的《类经图翼》一书中，有左归丸和左归饮，下面重点介绍左归丸的功效和治疗范围。

左归丸由熟地黄、山药、山茱萸、枸杞子、菟丝子、鹿角胶、龟板胶、川牛膝八味药组成。方中熟地黄甘温补肾以填真阴；山茱萸、枸杞子滋养肝肾，与熟地黄相伍，滋阴补肾的力量更强；山药健脾养胃，开拓肾精之源，使肾精不断得到补充；菟丝子补肾填精，且性味平和，阴阳皆宜；鹿角胶峻补肾阳，龟板胶滋肾养阴，两胶同用，阴阳并补；川牛膝善于下行，能补肝肾，强健筋骨。全方补肾滋阴，填精益髓，且在大队滋阴药中加一味助阳药鹿角胶，体现出“善补阴者，必于阳中求阴，则阴得阳升而泉源不竭”的阴阳互根理念。

张景岳在《类经附翼》中说：左归丸主治肾水不足，不能滋溉营卫，渐至衰羸，或虚热往来，自汗盗汗，或神不守舍，血不归原，或劳损伤阴，或遗淋不禁，或气虚眩晕，或口燥舌干，或腰酸腿软。凡精髓内竭，津液枯涸等症，速宜壮水之药，以培育肾中之元阴。由此可见，张景岳制左归丸的目的是为了填肾精，补肾水，使肾脏的阴精、水分得到应有的补充，使之与右肾的“火”达到相对的平衡，上述的虚损症状就会得到改善。

左归丸是临床上常用的中成药。近年来左归丸广泛应用于更年期综合征、脑神经衰弱、性功能减退、骨质疏松症、腰椎间盘突出症、糖尿病、老年性痴呆、功能性子宫出血、白细胞减少症、再生障碍性贫血、席汉综合征、肝硬化腹水、阴茎短小症、足跟痛、乳糜尿，以及亚健康状态等。

在服用左归丸时，还可以根据病症情况加用不同的煎剂，以提高药物的效果。如肺经有火，干咳多嗽者，可用生百合煎汤送服；盗汗不止者，可用浮小麦煎汤送服；夜热骨蒸者，可用地骨皮煎汤送服；小便不利者，可用茯苓煎汤送服；气虚者，可用人参煎汤送服；血虚者，可用当归煎汤送服；腰膝酸软者，可用杜仲煎汤送服；梦中遗精者，可用金樱子煎汤送服。

医学家们还对左、右归丸进行了动物实验。实验表明，左归丸对去卵巢所致大鼠骨质疏松症具有一定的治疗作用。并证实，左、右归丸可以延缓机体衰老。且左归丸水提液对低钾所致的大鼠小脑颗粒神经元凋亡有保护作用；左归丸能使肾阴虚模型雄性大鼠缩小的胸腺体积和减轻的胸腺重量呈现不同程度的增加。

这正是：

左归滋阴补肾精，科学配方抗衰老。

四、右归温阳补肾气

右归丸同左归丸一样，均见于张景岳《类经附翼》，它的药物组成为：熟地黄、山药、山茱萸、枸杞子、鹿角胶、菟丝子、杜仲、当归、附子、肉桂。方中前六味药与左归丸相同，而后四味药杜仲、当归、附子、肉桂，其用义与左归丸明显不同。它是在大队滋阴填精药物的基础上，加入附子、肉桂温肾壮阳，当归、杜仲补肾祛寒，变滋阴补肾为温阳补肾，而成为温阳补肾、益火之源的代表性方药。体现出“善补阳者，必于阴中求阳，则阳得阴助而生化无穷”的阴阳互根理念。

张景岳在《类经附翼》中说：右归丸主治肾中元阳不足，或先天禀衰，或劳伤过度，以致命门火衰，不能生土，以致脾胃虚寒，饮食少进，或呕恶膨胀，或反胃膈塞，或怯寒畏冷，或大便不实，泻利频作，或小便自遗，虚淋寒疝，或以寒侵溪谷，而为肢节痹痛，或以寒在下焦，而为水邪浮肿。总之肾阳不足，必神疲气怯，或心跳不宁，或四肢不收，或眼见异物，或阳衰无子等，速宜益火之源，以培右肾之元阳。由此可见，张景岳制右归丸的目的是扶助人体的阳气，阳气振奋了，体内所蕴结的寒气、湿气就会消退，肠胃中的寒湿之气也会随之消散。

现在生产的浓缩右归丸药效突出，服用方便，其临床应用逐渐扩大，其适用病症如：阳痿、遗精、骨质疏松症、髌骨软化症、激素依赖型哮喘、慢性结肠炎、腹泻、子宫内膜异位症、经行泄泻、经前期紧张综合征、幼稚子宫、原发性视网膜色素变性、男性乳房（乳房发育异常）、无精子不育症、小儿脑功能障碍、重症肌无力、艾迪生病、坐骨神经痛等。

在服用右归丸时，还可以依据病情选用不同的药物煎剂，以提高右归丸的药效。如阳衰气虚，可用人参煎汤送服；阳虚滑精，或带浊便溏，可用补骨脂煎汤送服；呕恶吞酸，可用干姜煎汤送服；腹痛不止，可用吴茱萸煎汤送服。

医学家们还对右归丸进行了动物实验，结果表明，右归丸对肾阳虚模型大鼠脑内儿茶酚胺性激素和促性腺激素释放激素及内源性阿片肽类的含量和活性具有特异性调节作用。实验还表明，模型动物灌服右归丸煎剂后，微量元素可以恢复正常。右归丸在肾阳虚时，有促使初期卵泡向生长卵泡发育的作用。左、右归丸均有抗衰老作用。

这正是：

右归扶火助肾阳，年老久病此方良。

五、左、右归丸与地黄丸

左、右归丸与六味地黄丸、桂附地黄丸（金匮肾气丸）均为著名的补肾中成药，它们在功效上有什么异同呢？回答这个问题，还要请教张景岳先生。

张景岳在《类经附翼》中有一篇《真阴论》，是论述肾中阴阳关系的著名文章。他在文章中说：阴阳的关系是互根的，阴不可以无阳，阳也不可以无阴。人的热性病，实热者十中不过三四，而虚火者十中可见六七。虚火为病，多是阴亏所致。人们常用仲景肾气丸益火助阳，用钱乙六味地黄丸壮水滋阴，这好像是天经地义的。但是，到了中年，我逐渐悟到了补阴之理，我用六味地黄丸之意，而不用其方，六味地黄丸有六味药，三种是补药，三种是泻药。人的真阴大亏，精气大损，即使用纯补药，犹嫌不足，若加上渗利性的泻药，如同有漏洞的酒杯，是不可能达到补益作用的。张氏用左归丸治愈了不少难治之病。中风为病，身多偏枯，筋脉之废，由于阴亏；虚劳咳嗽，乃阴虚生火。这些病，不用滋阴壮水的药，何以救其燎原？还有泄泻伤阴，不补肾怎能固其二便？关格（吞咽不下）是由于阴虚，舍去滋阴别无他法。但张氏在大队滋阴药中掺入一味助阳药鹿角胶，使滋阴药在动态中发挥作用。不然的话，纯阴药就会成一潭死水。而右归丸在用附子、肉桂、鹿角胶助肾阳的同时，不舍滋阴填精之品，这样助阳药就不会成为烈火而伤阴。这就是张氏“善补阳者，必于阴中求阳，则阳得阴助而生化无穷；善补阴者，必于阳中求阴，则阴得阳升而泉源不竭”的真实含义。

后人对于左归丸与六味地黄丸、右归丸与桂附地黄丸的异同，有着明确的阐述。左归丸与六味地黄丸均为滋阴补肾药，均可应用于肝肾阴虚病证，如头晕、目眩、耳鸣、腰膝酸软、健忘、男子不育等。但兼有虚火证候（如骨蒸劳热、夜间盗汗、梦中遗精、脉象细数等）者，当选六味地黄丸；若无虚火证候，则选用左归丸。这是因为六味地黄丸中有茯苓、泽泻、牡丹皮，这三味药具有渗湿泻火作用。而右归丸与桂附地黄丸同为补肾助阳药，均可应用于肾阳（包括肾气）不足证候，如形寒肢冷、腰膝酸软、男子阴冷不育、女子宫冷不孕等。但兼有寒湿证候者（如腰寒腿冷、四肢不温、形怯神疲、舌苔白滑、脉象迟缓等），当选桂附地黄丸；若无寒湿证，则选用右归丸。

这正是：

左右归丸补肾经，水火之证区分明。

名医长寿有七因

※

据《中国医学人名志》（陈邦贤、严菱舟编著）记载，记有实际年龄的总149人，80~89岁者70人，90~99岁者27人，100岁以上者10人，平均年龄80岁。如唐代孙思邈102岁、王冰94岁，宋代钱乙80岁，金代成无已93岁、刘河间80岁、李东垣71岁，元代朱丹溪77岁，明代冷谦150岁，清代薛雪89岁、赵学敏86岁、吴鞠通84岁。又如李俊德主编的《名老中医谈养生之道》（华夏出版社，1996），记载有171位老中医的养生经验，其中100岁以上2人，90岁以上8人，80岁以上52人，70岁以上97人。可见“名医多长寿”洵非虚言。分析古今名医的长寿因素，约有七个方面，今叙述于后，供大家参考。

1. *饮食有节，以素为主*　老中医认为，调节饮食以养脾胃，这是老年人健康的主要因素。他们喜爱吃当地生产的五谷杂粮，更爱吃蔬菜、豆类、水果，而鱼与肉吃得较少。虽有个别偏食鱼肉的，也是荤素搭配，从不过嗜。他们的食养经验是：一不过饱、二不过咸、三不过甘、四不过肥、五不偏食。还有早餐好、中餐饱、晚餐少；宁吃得欠，不吃得厌等。有些老中医把清代袁枚的诗作为食养之鉴，即“多寿只缘餐食少，不饱真是却病方”。

2. 起居有序，顺其自然　老中医多随四时而起卧，春夏晚卧早起，以应阳气之生长；秋季早卧早起，免受肃杀之气的戕伐；冬季早卧晚起，不使身体的阳气受寒气干扰。他们的睡眠是“先睡心，后睡眼”，“睡前除杂念，调息入梦多”。其他如睡前洗脚、睡前不语、睡前勿食等，都是有益的安眠之法。在衣着方面，宽舒合体勿紧束，以利于血液循环。“春衣慢慢脱，秋衣迟迟冻”（俗言“春捂秋冻”）。他们喜欢“安步当车”，多数老中医古稀之年仍坚持徒步上班，既散步，又散心。

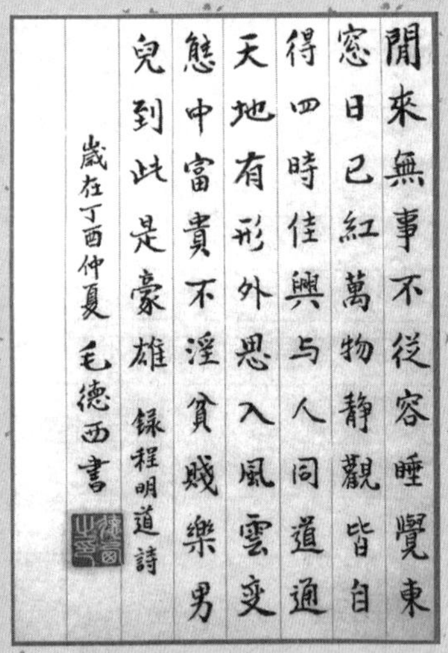

“闲来无事不从容”书法

3. 锻炼身体，持之以恒　名老中医多数在青年时期就重视体育锻炼，如习练太极拳、八段锦、五禽戏、易筋经，或自编的健身操等。简便易行的还有叩齿、咽津、摩足、揉腹、拢耳、甩手以及按压保健穴等。有些老中医喜静不喜“动”，但这种“静”并非绝对不活动，而是以自我调息代替肢体运动，即注重内功。“若要健，天天练”，不管哪种锻炼方法，持之以恒是保持身体有效代谢的关键。

4. 神志淡泊，以忍为尚　老中医吸取古代心理养生之精华，常能自我解忧除烦，排除不利因素对健康的干扰。有了不顺心的事，多能泰然处之，不急不躁，或取回避环境、转移思路的方法；或向人倾诉，聊以自慰；或冷化处理，不走极端。凡遇到个人福利的事，从不与人纷争，而是以让为先，以忍为福。

5. 乐于奉献，不慕名利　老中医把为患者解除痛苦视为人生最大乐事，“平生最乐乐为医”。他们不愿意过那种饱食终日、无所事事的日子。认为那样生活最易催人衰老。老中医常说，一看到患者就会把烦恼忘得一干二净，真是“乐以忘忧，不知老之将至”。他们把金钱看得很轻。认为把物质利益看得过重，汲汲追求，就会耗心气、损肝血，如此怎能谈上长寿。

6. 房事节制，勿禁勿纵　房事养生自古受到人们关注。老中医认为青年时不可纵，老年时亦不可禁。具体房事节律有“春三、夏六、秋一、冬无”之说。具体到老年人难以有一定数。有位老中医提“九九数调节法”，即25岁以后，依30岁计算，取头位数相乘，即3×3=9，9天一次。以此计算，45岁以后，按50岁计算，5×5=25，即25天一次；55岁以后，按60岁计算，6×6=36，即36天一次；65岁以后，按70岁计算，7×7=49，即49天一次……此法易记易行，基本符合老年房事节制的原则。

7. 防患未然，摄养为生　老中医谙熟经典，尊崇《内经》“治未病”的思想，提倡未病先防、既病防变、病后防复三原则。“殷忧启圣，多难兴邦”，有了忧患意识，才能树立起防患于未然的根本法则。许多老中医年事已高，患有高血压、脑血管疾病、慢性胃炎、肺气肿等，但他们坚信“养生之道在人不在天”，能创造多种条件排除疾病的困苦。或习练书画，以养心增气；或意守丹田，以涵元阳；或活动肢体，以运血脉；或与晚辈谈天说地，常使暮年留住童心；或食用天然保健品，如核桃仁、松子仁、黑芝麻、板栗、铁棍山药、蜂蜜、百合等以补益精气。

不可否认，遗传基因对长寿有密切关系。但健康长寿更多的是依后天因素而获得的，正如曹操《龟虽寿》所说：“盈缩之期，不但在天，养怡之福，可得永年。”生活中注意养生，方能得长寿之道，年登高寿。

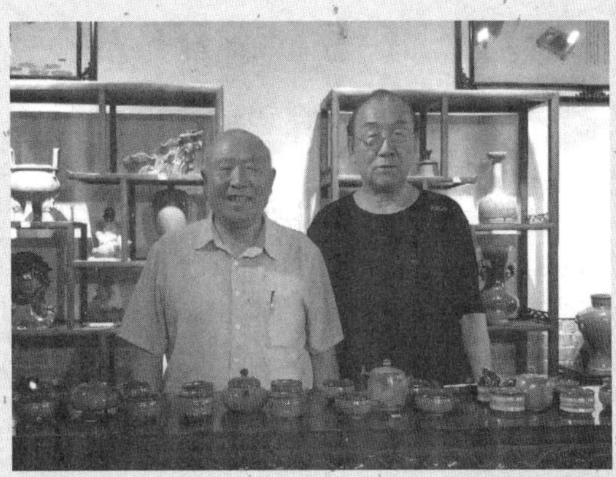

与许敬生教授合影

潘楫“尊生十二鉴”析义

※

诊病之余，翻阅清代潘楫的《医灯续焰》，其书末列有“尊生十二鉴”，细细读来，颇有参考价值。特析义如下。

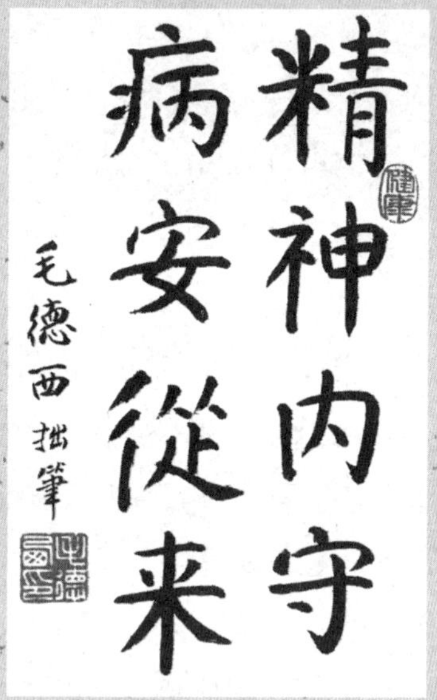

“精神内守”书法

1. 远房事　“欲修长年，必先远色，矧（音shěn，况且）病者乎？”《素问·上古天真论》强调养生重在一个“精”字。精者，人身之根基也。精足则寿，精亏则夭。

2. 寡嗜欲　“嗜欲不满，心无宁时。”“人非木石，安能绝无。”吃饭穿衣，取暖纳凉，为生活必需，但不可贪得无厌。如果每天膏粱肥厚，饮酒作乐，必然“损耗精神，莫此为甚”。

3. 断思想　“思想无穷，神结于内，展转勿置，烦由以生。”这里所说的“思想”，乃指妄念，不切实际，想入非非，如此则耗散心阴，阴虚则热，内热则烦。所以说“心理平衡”乃是养生第一要务。

4. 消暴怒　《内经》云：“怒则气上。”气上于脑，可发为头晕、头痛、呕血、厥逆、脑卒中等。如能“临事顾身，怒将潜灭”。所谓“顾身”，就是在怒发之前，要考虑到怒会伤及心身，如虑及此，怒气自然消退。

5. 戒劳动　这里所说的“劳动”，乃指过度劳力。过度劳力，“则气火烦沸，诸火上腾”。如夙有痰火，更不宜劳力过度。适度劳力，适度静逸，方为对应之策。

6. 省言语　“言由心发。”既发于心，亦必劳于心。若话语过多且烦乱，必然耗伤心气。又一言一语，必由呼吸而出，“费心损神，呼吸损气。神气两亏，于人何益？”若言语有序，声音和中，不发狂言乱语，则心安神静，何患之有！

7. 慎起居　“起居者何？一切行住坐卧，早起晚息也。慎起居者何？言一切行住坐卧，早起晚息间，谨而慎之。”无受风寒暑湿燥火之扰，取暖不过燥，纳凉不过寒。病中之人尤当谨慎，“正气存内，邪不可干”。

8. *勿迎送* 所谓“迎送”，即应酬亲朋好友。如经常应酬，不免要费心劳形。这种现象当今并不少见，造成自己身心之累。“谅我病夫，虽礼可废。”病痛在身，更不可因“迎送”而劳心耗神。

9. *节饮食* 《内经》云“食饮有节”，今日讲“合理饮食”，其义相同。饮食所伤，多在偏嗜，“有偏于凉冷，偏于炙煿，偏于膏粱，偏于曲蘖者”，如此，“渐令湿热垢腻，久积肠胃”，发为疮疡者有之，发为痈疽者有之，发为种种恶疾者有之。“人又何苦取一时之乐，而博他日之大不快也。”

10. *检药石* “药石听医，吾何以检之哉？”有的人不听医嘱，妄自听信庸医治之。有的则按照书上的方药自试之，君臣药不分，致令病轻者加重，重者致危。

11. *修德行* 古语云：“人有善念，天必从之。”何谓修德？即忏悔改过也。要扫除陋习，顿悟昨非。兢兢业业，不遗时日，约束自己的欲望，如此修身，“天意自然向往，凶眚自然潜消”。

12. *明用度* 用度者，费用、开支也。黄金白银自然是世间宝贝，但不可视金如命，唯利是图。唯劳动所获，心安理得。人生的光景有限，若每日花天酒地，浑浑噩噩，那么他的生命价值还不如安贫乐道者。

东坡养生话“和”“安”

※

在《东坡养生集》（北宋苏轼撰，明代王如锡编）里，有一篇短文《问养生》。文章借其友吴远游之口，对养生内涵做了扼要的诠释：“余问养生于吴子，得二言焉：曰和，曰安。”何谓“和”？何谓“安”？文章说，顺应四时的气候变化，就是“和”；内心不受外界所干扰，就是“安”。“安则物之感我者轻，和则我之应物者顺。外轻内顺，而生理备矣。”心安则外界事物对我的影响就轻微，和谐则可以顺应外界的变化。内心与外界和谐统一，就可以达到健康长寿的境地。

“和”与“安”这两个字，在汉语字典里含义多是正面的。在《说文解字》中：“和，相应也。从口，禾声。”其含义是和声，和睦。苏轼《前赤壁赋》云：“客有吹洞箫者，倚歌而和之。”“安”字是会意字，甲骨文从女，从宀，指女子坐在房中，有安适、平安之意。《论语·学而》：“君子食无求饱，居无求安，敏于事而慎于言。”引申为安定、坦然。

在《内经》里，用到“和”字约160次，其含义有温和、和缓、和睦、平和、调和、和适、和同、柔和、应和等。“安”字用了约80次，其含义有平静、安适、安定、安宁、安静、平安等。在汉语词典里，含有“和”字的词有和蔼、和畅、和风、和好、和解、和乐、和美、和洽、和亲、和谐等；而含有“安”字的词有安度、安居、安康、安乐、安生、安泰、安慰、安详、安心、安逸等。

如果把“和”与“安”两个字放在一起解释，那就是内心安定，顺应自然，如此则内外环境统一，生理、心理与自然、社会和谐，也就是中国人的养生要旨“天人合一”。而对此诠释最恰当的是《素问·上古天真论》的一段文字：“上古之人，其知道者，法于阴阳，和于术数，食饮有节，起居有常，不妄作劳。故能形与神俱，而尽终其天年，度百岁乃去。”又说：“虚邪贼风，避之有时，恬淡虚无，真气从之，精神内守，病安从来。是以志闲而少欲，心安而不惧，形劳而不倦，气从以顺，各从其欲，皆得所愿。”

春夏养阳、秋冬养阴

※

诊病之余，不时有患者问我：何谓春夏养阳、秋冬养阴？如何来养？对此，我根据《内经》治未病理论，结合临证及生活体会，给患者讲解了其中的原委和方法。

一、什么叫春夏养阳，秋冬养阴

曰：根据自然界阴阳交替的规律，《素问·四气调神大论》提出了“春夏养阳、秋冬养阴”的养生方法，这一提法是把人放在自然界中去考虑的。四季的交替，为春生、夏长、秋收、冬藏，人们也要随着四季的变化，调整养生方法。

春夏养阳，以助生长之气；秋冬养阴，以助收藏之气。这种养生理念是“天人合一”思想的体现，是养生之本。养，供养也，只有依此季节的变化，供养人体所需要的阴精或阳气，人的生命过程才能与自然界生物一样，顺应着生长化收藏的规律而得享天年。

二、春夏气温升高，阳气偏盛，为什么要养阳

曰：春夏阳光直射地面，气温升高，天地之间阳气偏盛，自然界的生物呈现蓬勃生长的局面，人体的阳气也会随着气温升高而旺盛。白天长，夜间短，人的活动量增加，消耗的阳气也会增多。加之人们贪饮纳凉，避热就寒，也会消耗一部分阳气。所以，就阴阳的平衡而言，阳气消耗得多，阴气消耗得少；而人们对于天气的炎热，只知补充水分（包括饮料、水果等），而不知守护阳气，夏季的寒性腹泻就是这样产生的。这个道理看似简单，但却被常人忽略。所以先哲们提醒后人，春夏季节要注意涵养阳气。阳气不但可以增加人的动力，还可以温化体内的阴分，从而使阴阳保持平衡，不至于产生“阴寒独盛于内”的疾病。

三、秋冬气温下降，寒气偏盛，为什么要养阴

曰：进入秋冬季节，由于太阳位置的偏移，气温逐渐下降，天地间阴气偏盛，自然界的生物也进入了减少活动甚至冬眠的状态，人体的阳气也收敛在内，不做过多的消耗，以便保持脏腑的正常生理功能。而阳气要收敛在内，需要阴气的包涵。秋冬季节人们为了去寒就温，会过食辛辣食物（包括抽烟、饮酒），居处近火避寒，衣着也裘衣裹身，这样就会消耗过多的阴气，阴气消耗得多了，就不能包涵阳气，阳气自然会耗散在外。阴阳的不平衡，就会产生“阴虚生内热”的疾病，冬季的热感冒或“上火”就是这样产生的。所以先哲告诫后人，秋冬季节不要单纯地食辛就温，而要补充一定的阴分，阴分充足了，不但可以包涵阳气，还可以不断地为阳气补充营养，人体的生理功能就可以保持平衡了。

四、春夏怎样养阳

曰：春夏是阳气长养的季节，人们要顺应阳气的生长，而不要随意去消耗它。依照《素问・四气调神大论》的讲述，春夏季节，晚睡早起，披发宽衣，到庭院里缓缓散步，尽量接受阳光的沐浴；神志愉悦，充满活力，切忌恚怒和郁

闷，使自己的心情顺应万物的生长。不要滥用苦寒清热（尤其是抗生素）药物，也不可常在空调房间久坐，应少食或不食冰镇食品。适量吃一些生姜或辣椒，以发散体表和胃肠内的湿寒之气。个别阳虚体质的人，还可以食用一些温性食物，如大枣、桂圆、葡萄，以及肉桂、干姜（煲汤用），或生姜羊肉汤等，以助阳气的恢复和振奋。患气管炎、肺气肿及哮喘的人，夏至后贴敷膏药，就是春夏养阳（冬病夏治）的外治疗法。阳虚甚者，还可在医生的指导下服用金匮肾气丸或右归丸等，以此补充体内所需要的阳气。

五、秋冬怎样养阴

曰：秋冬养阴的方法主要是饮食避害和形体锻炼。饮食避害即不要过食辛辣、刺激性食物，如辛辣的火锅、白酒，以及温热性的补益类煲汤；而要多喝一些白开水，吃一些水果、青菜，如苹果、白梨、香蕉、柚子、萝卜，或猪肉、鸭肉、绿豆等，以此补充体内的阴津。形体锻炼也不要过度，以微微汗出为宜，心率不要超过110次/分，以免汗出过多，耗散阳气，出现阳气外脱的危象。患有颈肩腰腿痛的患者，冬季避寒就温是重要的，但过食辛温性的药物、食物，经络虽然温通，而阳气也会随之有所耗散，所以疾病容易复发。如果加用一些养阴之品，如白芍、当归、熟地黄、天冬、枸杞子，或黑豆、黑芝麻、芡实、山药等，阳气温通而不耗散，病痛就会得到稳定的缓解。

预防感冒勿忘玉屏风

※

“非典”（SARS）肆虐以后，人们对疾病的预防意识明显增强。但如何选用预防药物，仍有不少盲目性。例如，提到预防感冒，人们会不自主地去选用清热解毒的板蓝根、柴胡等制剂，而忽略扶正祛邪药物。《内经》云：“正气存内，邪不可干。”“盖无虚，故邪不能独伤人。”只有提高机体的自身抗病能力，才能有效地抵御外邪侵袭。而玉屏风散，正是医家推崇的扶正祛邪预防感冒的首选方剂。

玉屏风散出自元代危亦林《世医得效方》，由黄芪、白术、防风三味药物组成。原为自汗不止，气虚表弱，易感风寒而设。方中黄芪益气固表为君，白术补气健脾为臣，佐以防风走表而散风。且黄芪得防风，固表而不致留邪；防风得黄芪，祛邪而不伤正气。三味合用，能使卫气振奋，腠理固密，如得屏风之护围，故以“玉屏风”名之。现代药理研究表明，黄芪防治感冒与其促进病毒诱生干扰素的作用密切相关，因为干扰素有抑制病毒繁殖的作用；白术有增强网状内皮系统的吞噬功能，可升高白细胞，促进细胞免疫，并且明显提高血清IgG（免疫球蛋白G）；防风有明显的解热、镇痛、抗菌作用。研究还表明，玉屏风散能明显降低感冒、流行性感冒发病率，防止慢性支气管炎发作，促进体内IgA（免疫球蛋白A）、IgG升高，提高机体免疫力。有人用本方与人体丙种球蛋白预防感冒各20例对比，玉屏风散取生黄芪50g、白术各15g、防风15g，体弱气虚者加桂枝、白芍15g，共研细末，每日2次，每次10g；小儿用量酌减，1个月服3~4日。对照组肌内注射丙种球蛋白1支/日。结果两组效果基本相同。还有人用玉屏风散于经前感冒者，服药前测量脾虚、肺虚组患者的IgA、IgG值，均见降低，而治疗后不仅症状改善，且IgA、IgG值上升。反复感冒，亦是风湿性心脏病、心力衰竭、肺结核、气管炎、慢性肾病等疾病的发作诱因之一。应用玉屏风散扶正祛邪，可以有效地防止上述疾病的发作，控制病情，提高机体的抗病能力。

当代名医蒲辅周善于用玉屏风散治疗表虚自汗，经常感冒者。方取生黄芪120g、白术180g、防风60g。三味共为粗末，每服9g，早晚各煎服1次。坚持服用，反复感冒者可愈，表虚自汗者可止。岳美中先生叮咛后学，此方不要研细，细则不宜煎服，以粗末为宜。并对蒲老用白术量超过黄芪量颇为推崇，认为白术是脾胃药而资其健运之品，脾健则运化有权，慢性病注重培本，是关键问题。如此，中气旺则四脏之气皆得受荫，自无虚而招邪之虞。我受前辈经验启发，常用玉屏风散防治感冒等上呼吸道感染疾患。每遇脾肺气虚，卫阳不固，因外感而发病者，不拘其主症如何，以此方加味，屡获显效。若作治疗用药，汗出畏风者，加桂枝、炒白芍；自汗不止者，加地骨皮、桑叶；咽痒者，加橘红、蝉蜕；音哑者，加射干、凤凰衣；咽痛者，加北豆根、牛蒡子；排痰不利者，加桔梗、前胡；热痰者，加天竺黄、竹沥；痰稀者，加半夏、干姜；顽痰者，加海浮石、贝母；燥痰者，加沙参、山药；过敏性鼻炎发作者，加乌梅、五味子、柴胡；小儿汗证，加酸枣仁、煅牡蛎。本方性味甘温，作用缓和，用于扶正祛邪，需少量久服，方能收到预期效果，即所谓“补药无近功，久服自有益”。

漫谈体质养生

什么叫体质？体，就是形体、个体；质，就是身体的素质、质量、性质。体质是指人体生命过程中，在先天禀赋和后天获得的基础上所形成的形态结构、生理功能和心理状态方面综合的、相对稳定的固有特质。体质的形成既有遗传因素，又有社会因素，以及后天多种因素（包括饮食、性格、职业等）。每一个人的体质都有个体特点，可以说体质就像树叶一样，没有完全相同的两片树叶。但归纳起来，大体有九种体质。

一、平和体质健而康，不偏不倚抗病强

什么叫平和体质？就是健康体质。什么叫健康？有人说没病没灾就是健康，这种说法有点偏颇。古人说：体壮曰健，心悦曰康。世界卫生组织给健康下的定义是：健康不仅为疾病或羸弱之消除，而系体格、精神与社会之完全健康状态。你看，健康包括身体好，精神好，感到生活很幸福，社会很安定等。如果一个人身体好，但天天生气，天天提心吊胆，那就不是健康，至少是“亚健康”。

健康的人，也会遇到烦心的事，苦恼的事，但他能承担起来，能平静地应对，能把问题解决好，或者说拿得起，放得下，不会因为苦恼而引起身心疾病。

健康的人也会得病，得了病，好得快，一般不会恶化。像感冒、急性肠炎等，用饮食疗法就会痊愈，甚至于休息一下，喝点白开水，病就好了。

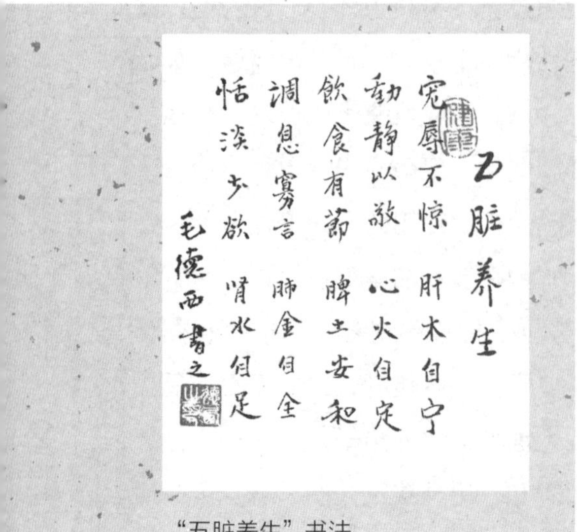

“五脏养生”书法

一个人的体质由三种因素形成，一是遗传因素，二是后天因素，三是社会因素（包括医疗条件）。遗传因素是不可更改的，但后天因素是自己可以决定的，例如饮食、起居、休息、心理、运动，以及对疾病的态度等。后天因素对遗传因素也是有影响的，所以不要用遗传因素的“借口”而自暴自弃。

健康有四个要求：心理平衡，有氧运动，合理饮食，戒烟限酒。如果我们每一个人都能

照此去做，疾病发病率就会大大降低。

二、气虚体质功能差，参芪药膳是良方

汪先生刚刚40岁出头，平素常感到疲乏无力，爬楼梯上到三层楼就感到气喘吁吁，额头出汗，休息十几分钟才能缓过神来。体检并没有发现什么毛病，但为什么会出现这些不适症状呢？这是气虚的缘故。

气虚，即元气衰少。元气根于肾，养于脾，贮于肺，行于心，所以气虚泛指心、肺、脾、肾功能的不足。气虚体质的人有胖的，也有瘦的。一般表现为：精神不振，体倦乏力，面色㿠白，语声低怯，动则气短，容易出汗，不耐作劳，恶风怕冷，舌质淡红，舌苔薄白。心气虚的伴有心悸懒言，少气无力；脾气虚的伴有食后腹胀，大便溏泻；肺气虚的伴有咳喘气短，时时自汗；肾气虚的伴有腰膝酸软，排尿无力，女子有白带，男子有早泄。不同人的气虚偏重点是不一样的，有的人偏于心气虚，有的人偏于脾气虚，等等。

气虚的人可以在医生的指导下服用一些补气的药物，如生晒参、黄芪、白术、山药、白扁豆、灵芝、桂圆肉、鱼类等。有的人喜欢将整根人参泡在酒里饮用，或炖鸡、炖鸭，这种方法并不科学。服用人参最好的方法是切片煎汤饮用，并将煮过的参片嚼服其汁。常用的补气中成药有四君子丸、补中益气丸、归脾丸、生脉饮、西洋参含片、刺五加片等。服用补气药要配一点补血药，“气为血之帅，血为气之母”，血分充足了，可以转化为元气；有了充足的血分，元气有所依附，就不容易耗散。

气虚的人也可以选用一些饮食疗法，补气的食物如糯米、小米、莜麦、大枣、胡萝卜、香菇、豆腐、鹌鹑、莲子、鸡肉、鹅肉、兔肉、牛肉、鲢鱼等。药膳如人参莲子汤、灵芝香菇炖鸡汤、黄芪陈皮粥、人参桂圆蜂蜜膏等。

气虚的人也要参加一些体育锻炼，适合的项目如散步、慢跑，以及练习八段锦、五禽戏、太极拳、健美操等。但在锻炼的时候不宜出太多的汗，以免耗气受风。

三、阳虚体质畏风寒，温肾扶阳多锻炼

过了立夏，大家都已脱下冬衣，来诊的单先生还穿着鸭绒衣，嘴里还不停地说：“天气怎么还这样冷啊？”问及年龄，他说36岁。他的体形倒也不消瘦，但

是他自我感觉背部发冷，下肢发凉，晚上还要盖上厚被才能入睡。

单先生正是属于阳虚体质的特点。形成阳虚的原因，有先天禀赋不足的，也有后天调摄不当引起的，还有的是劳力过度，耗散元气而致的。这种体质的人，还会出现大便稀薄，小便清长，腰背寒凉而隐痛，手足不温，喜欢吃热的食物，舌苔白滑，脉象细，没有鼓指之力。这种阳虚体质不是单纯用药物可以治好的，还要从精神调养、体育锻炼、饮食调节、接触大自然等诸方面做起，这样才能逐渐改变“啬啬恶寒”的窘迫状。

阳虚体质的人要养成日光浴（晒太阳）的习惯，每天能让背部晒一晒太阳，每次十几分钟到半小时，以补充阳气，特别是在夏季进行日光浴，每次20~30分钟，两三天一次。“动则生阳，静则生阴”，要使阳气充足，就要活动，手足要动，腰腿要动，最好是在阳光充足的环境下，打球、跑步、做操。尤其是在冬季，不要闭门不开，而应早睡晚起，迎着太阳走出门外，借助大自然的“阳气”来补充自身的阳气。

阳虚体质的饮食养生也非常重要，扶助阳气的食物有羊肉、鸡肉、狗肉、鹿肉、桂圆肉、韭菜、生姜、辣椒、板栗、胡桃仁等。温补脾肾之阳的药物有长白参、黄芪、附子、肉桂、巴戟天、肉苁蓉、淫羊藿、仙茅等。关于药膳，明代《奇效良方》一书中有一张温阳祛寒、养颜延年的方，名为“容颜不老方”，方歌云：“一斤生姜半斤枣，二两白盐三两草，丁香沉香各半两，四两茴香一处捣，煎也好，煮也好，修合此药胜如宝，每日清晨饮一杯，一世容颜长不老。”阳虚体质者可以照歌诀的药物与分量配伍，并捣成碎末。每日清晨取10~15g，用水煎煮饮用。此方在民间流传很广，具有温阳散寒、行气活血、美容护肤、抗衰防老的功效。其他温阳的药膳有生姜红糖茶、当归生姜羊肉汤、人参桂圆膏等。每到夏季三伏天，可用羊肉250g，炮附子5g，炖熟，饮汤吃肉，可以预防冬季恶寒与手足冻伤，也是“冬病夏治”的一种方法。

四、阴虚体质虚火旺，滋阴降火细端详

阴虚体质颇为常见，尤其是青少年，这不但与他们的年龄有关，还与他们在发育过程中的心理因素有关。

阴虚体质是指体内的水分、津液、精血等阴分不足而言。由于阴分不足，相应的阳分就会亢盛起来，而这种亢盛的阳分就会产生“火”。“火性炎上”，这种“火”以干扰脏腑的灵窍为主，如口腔溃疡、鼻腔干燥、头晕头痛、耳鸣如蝉、眼屎增多，或者五心烦热、潮热盗汗、遗精早泄、失眠多梦，多见舌质红赤、脉象细数等。

阴虚体质所出现的“火”症，不同于外感高热所出现的实火，不可以随意用清热解毒的药物，如黄连、黄芩、黄柏、大黄等苦寒性药物。因为它是由阴虚所引起的，“火”只是标证，阴虚才是它的本质，滋阴降火才是正确的养生与治疗方法。

阴虚体质的人，在饮食上原则是滋阴潜阳，就是把“阴分”补起来，使亢盛的“阳分”降下来。滋阴食物有绿豆、甘蔗、银耳、豆腐、海参、团鱼、鸭肉、黑芝麻、牡蛎、牛奶等。

滋阴的药物有麦冬、天冬、沙参、生地黄、玉竹、黄精、枸杞子、女贞子、旱莲草、石斛、玄参、决明子、何首乌、山茱萸、桑葚、知母、龟板、鳖甲、百合等，这些药物应根据临床表现而选用。其中龟板、鳖甲为动物药，其滋阴清热作用较强。

滋阴降火的中成药，有六味地黄丸、七味都气丸、知柏地黄丸、麦味地黄丸、石斛夜光丸、首乌延寿丹、二至丸、二冬膏、大补阴丸、养阴清肺膏、琼玉膏、天王补心丹等。

阴虚火旺的人，应注意心理调节，遇事不急躁、少动怒，一般事情应“慢处理”；起居要有规律，要有“子午觉”；饮食上避免辛辣与过于温热的食品，戒烟限酒；做一些有氧运动，如打太极拳、练八段锦、慢跑、骑自行车、做广播操等。

五、痰湿体质形体胖，健脾肃肺益肾脏

在一次养生讲座的空隙时间里，一位胖乎乎的小伙子走上台，问道：“你看我是什么体质？”他身高一米七左右，体重却有95公斤，走起路来气不接续，我一看舌苔是白色厚腻苔，告诉他他是痰湿体质，看起来胖乎乎的，实际上身体不健康。

痰湿体质，多见于体型肥胖者，这些人有一种嗜好，就是好吃甘肥食品，不大活动，不大控制饮食量，体重常常超过标准体重的20%［标准体重（kg）为身高（cm）减去105的值］，出现的症状有胸闷气短，常太息，身倦无力，气喘，

痰多，面部与下肢有明显的郁胀，有的小腿按之凹陷，头晕目眩，四肢沉重无力，男子可见白浊尿，女子会有白带增多，舌苔必是腻苔，脉象一般沉细。检查会发现，痰湿体质的人，胆固醇、甘油三酯、低密度脂蛋白都显著高于非痰湿体质者，如果不加注意，久而久之可能会发展为冠心病、脑中风、肺气肿等。

痰湿体质，首先是要加强体育锻炼，改变久坐不动的习惯，要动起来，要走出家门，散步、跑步、打球、打太极拳、游泳。总之，参加运动，坚持锻炼，持之以恒，减轻体重，这样才能换来健康的体魄。

中医对痰湿体质有比较好的改善办法，中药中的茯苓、薏苡仁、赤小豆、白扁豆、猪苓、泽泻、冬瓜皮、玉米须、白茅根、车前子、荷叶等，都有很好的利湿减肥作用。中医认为：痰湿之源在于脾，贮痰之器在于肺，化痰之气在于肾，因此健脾、肃肺、益肾三法，就是解除痰湿之体的大法。中成药如人参健脾丸可以健脾祛痰，金匮肾气丸可以温肾化痰饮，橘红丸可以清热化痰，清气化痰丸可以清肺化痰，防风通圣丸可以祛湿解毒减肥，山楂降脂片可以降脂祛湿浊。

在饮食方面，痰湿体质者必须适当控制饮食量，少食膏粱肥厚之品，多吃一些蔬菜、水果，特别是健脾利湿的食物，如白萝卜、扁豆、赤小豆、薏苡仁、紫菜、洋葱、包菜、蚕豆、莲藕、冬瓜、竹笋、西瓜等。药膳有山药粥、薏米粥、赤小豆粥、西瓜皮拌洋葱、白萝卜木耳豆腐汤、海蜇炒豆芽。痰热者可以喝毛尖茶、龙井茶，痰湿者可以喝普洱茶，其他如枇杷叶茶、绞股蓝茶、橘红茶等均有清解痰湿的作用。

六、湿热体质怎养生，健脾和胃是本宗

湿热体质的特点是：形体偏胖，面部油光或有垢腻，容易口苦口黏，口中气味秽浊，汗黏有味，经常胸闷腹胀，尿黄，大便不爽、臭秽；男子容易阴囊潮湿，女子白带多或有黄带、有异味；头发油脂多，易脱发，皮肤易生痤疮、湿疹、脚气等，舌苔偏腻，脉象滑数。

湿热体质养生原则是清热利湿，即清胃肠之热，化脾经之湿。

湿热体质者，宜选择向阳而避阴、通风良好、干燥凉爽的居住环境。衣着宜宽松大方，不宜穿紧身束口样衣服。应养成良好作息习惯，保持头部、颜面、身体等的肌肤清洁干燥。

饮食以清淡为上，不宜进食膏粱肥厚之品。清热利湿的食物有薏苡仁、赤

小豆、冬瓜、丝瓜、苦瓜、黄瓜、南瓜、西瓜、莜麦、玉米、莲子、芹菜、空心菜、金针菜、鲫鱼等。尽量少吃辣椒、生姜、大蒜、大葱、狗肉、羊肉、鸡肉等，减少甜食、咸食、酒、碳酸类饮料等的摄入，以免助湿生热。

清热利湿的药物有薏苡仁、茯苓、砂仁、白蔻仁、白茅根、萹蓄、瞿麦、通草、玉米须、藿香、佩兰、猪苓、木瓜、车前子、白术等，以上药物健脾利湿作用比较明显。而清热药物可选金银花、蒲公英、白菊花、芦根、石斛、黄芩、黄连等。

湿热体质者，性情容易急躁，常常心烦易怒，发脾气。应保持平衡的心态，遇事不急不躁，冷静处理棘手的事。凡事多为他人着想，学会克制感情上的冲动。

湿热体质的人，可以做大运动量的锻炼，如中长跑、游泳、爬山、各种球类活动、武术等，这样可以通过排汗达到清热利湿的目的。但在夏季，不宜在猛烈阳光下锻炼，应以凉爽的清晨为宜。

七、血瘀体质面灰暗，活血化瘀是关键

血瘀体质的人，面部气色表现得比较突出，有的是眼睛周围呈暗褐色，有的是两颧黄褐斑较多，有的是额部灰暗，更严重者是唇舌均呈紫暗色。而确诊血瘀证的关键体征是舌质紫暗，舌下静脉迂曲，脉象涩滞不利。其他症状如腹内有包块，心胸闷憋样疼痛，半身不遂，语言障碍，局部针刺样疼痛，吐血、便血，皮下有紫癜，皮肤粗糙，下肢静脉曲张，患处麻木郁胀，女性经闭，月经见许多血块等。这些症状可以单独出现，也可以以一组症候群出现。

一个正常的人，怎么会出现血瘀指征呢？这与他的饮食、情绪、居住环境、生活习性有关。比如情绪因素。经常生气或发怒，会引起气滞，如肝气郁滞、肺气郁滞、心气郁滞、胃气郁滞等，特别是心、肝二经的郁滞。由于心主血脉，主管血脉的运行；肝藏血，为人体的血库，所以心肝之郁滞最易导致阴血的瘀阻，出现冠心病、慢性肝炎、肝硬化等疾患。因此，心情舒畅，保持乐观心态，是预防气滞血瘀的主要措施。

中医药对血瘀证候有独特的治疗方法，常用的中药有丹参、当归、赤芍、川芎、鸡血藤、益母草、苏木、茜草、桃仁、红花、三七、全蝎、蜈蚣、水蛭、僵蚕、月季花等。大家常用的速效救心丸、复方丹参滴丸、麝香保心丸、苏合香

丸、苏冰滴丸、苏合丸、丹红注射液等，都具有活血化瘀作用，是治疗血瘀证的良药。

对血瘀证的饮食调理，首先是少食油腻、烧烤食物，食盐要控制在每日6g以内。食物中可活血化瘀的不是太多，桃仁、油菜、黑豆、香菇等有一定的活血作用，红葡萄酒、黄酒有活血化瘀的功效，适量饮用是有益的。

血瘀体质者，不要忘记体育锻炼，肢体活动可以加快血液循环，改善血流状态。运动可以促进新陈代谢，使处于静止状态下的“瘀血”活跃起来。但锻炼的前提是主动参与，而不是被动地、勉强地活动。只有在心情愉快的前提下，锻炼才能起到预期的效果。这就是中医学所说的“气行则血行，气滞则血瘀”。

八、气郁体质形消瘦，理气解郁莫放松

李女士40岁出头，体形消瘦，每次来看病都是愁眉苦脸的，好像心里有什么解不开的疙瘩。问其原因，李女士半言半语的，经过几次慰藉劝解，方才知道是因与丈夫生气而闷闷不乐，同时茶饭不思，胸胁苦闷，月经也不正常。这是气郁体质常见的疾患。

气郁体质多呈消瘦型，但也有少数是肥胖的。平时情绪忧郁寡欢，有点想不开的事常常闷在心里，一旦发病则胸胁苦闷，神不清爽，不思饮食，咽喉中如有物作梗，有时头昏脑涨，夜眠难安，女性则有乳房、小腹胀痛，月经不调，舌苔薄白，脉象弦或紧。这种体质在女性中比较多见。

对于气郁体质的人，首先是调摄情志，而调摄情志的要点是多与大自然接触，多与他人接触。走出家门，走进社会，积极主动地去寻找快乐，听听音乐、小品、相声，看看戏剧（少看悲剧）；多参加集体活动，如外出旅游、观看体育比赛、做健身操；欣赏自然美景，呼吸新鲜空气，增强身体抗病能力，这种解郁的方法有时比吃药还要有效。而闷在家里思前想后，良药也难以解开心里的“结”。

气郁体质的人常患的病多为慢性疾患，如慢性胃炎、慢性肝炎、慢性胆囊炎、慢性肠炎、慢性咽炎，以及神经衰弱、月经不调、更年期综合征等，有些长年气郁不解的人还会患上恶性疾病。对于这些慢性疾患，医生除做心理开导外，还会让患者练气功、练八段锦、打太极拳等，这类功法是有氧运动，有利于脏腑功能的恢复。

中医学认为，气郁病在肝胆者为多，疏肝解郁是主要治疗方法。常用的中成药有逍遥丸、加味逍遥丸（丹栀逍遥丸）、舒肝丸、疏肝健胃丸、柴胡疏肝丸等。涉及脾胃，消化功能不好的，可用六合定中丸、藿香正气丸、香砂六君子丸；月经不调的可用七制香附丸、定坤丹、益母草膏等。疏肝解郁的药物有柴胡、香附、陈皮、香橼、薄荷、百合、生麦芽、橘络、乌药、苏叶、郁金、川楝子等。中医在用疏肝药物的时候，常常配一些活血药，因为气郁的患者，会引起血分的瘀结，行气药与活血药配伍，更有利于舒达肝气，解郁健脾。

气郁患者还可以采用饮食疗法，以促进气血的流通。行气解郁的食物有橙子、佛手、荞麦、橘子、茴香菜、香菜、石香菜、金橘饼等。常用的药膳有佛手玫瑰茶、薄荷佛手粥、陈皮麦芽饮、百合粥、冬瓜柴胡汤、青鱼生姜炖汤等。

九、血虚之体面色黄，补血常用四物汤

血虚之体，其面色不是《内经》所说的如“罗裹雄黄”，黄中透红，温润有神，而是色如“黄土”，无润红之色气，两眼也无神气。这种气色的患者现在虽然不多，但在部分儿童或生育后的女性人群中还是可以看到的。这与他们挑食、偏食，以及生育后调养不当，体质难以恢复有关。

血虚体质的特征是：面色萎黄，唇舌淡红，精神萎靡不振，头晕眼花，心悸失眠，手足麻木，脉象沉细；还会有神经衰弱，思维不集中，视力疲劳，好忘事，不能进行耐力劳动，常常感到体力不支。到医院检查血常规，会发现红细胞、血红蛋白值都比正常值低。

中医学对血虚体质的患者有丰富的治疗经验。早在宋代国家药典《太平惠民和剂局方》中就载有一张治疗血虚的良方，那就是著名的四物汤（现在有中成药四物丸），它由熟地黄、当归、白芍、川芎四味药物组成，后世称“一切血病此为宗”。其实它是由张仲景《金匮要略》中的胶艾四物汤简化而来（原方去掉阿胶、艾叶、甘草）。流传至今，它仍然是治疗血病的主方。

还有一味补血药是大家所熟悉的，就是阿胶。阿胶与人参、鹿茸并称为补益“三宝”。《本草纲目》称阿胶为“圣药”。在清代后期，太医用阿胶治好了懿贵妃的贫血病，懿贵妃保住了胎元，足月生下一男子，即后来的同治皇帝。自此阿胶声名大噪，成了向皇室进贡的专用品。

补益阴血的药物比较多，除上面所说的外，还有何首乌、枸杞子、鸡血藤、

柏子仁、紫河车、党参、丹参、五味子、黄精等。常用的中成药有阿胶补血膏、归脾丸、鸡血藤膏、八珍丸、古汉养生精、复方胎盘片、益血生、养血当归精等。

食物中也有不少补血之品，如桑葚、荔枝、黑木耳、黑芝麻、菠菜、胡萝卜、牛肝、猪肝、羊肝、海参、甲鱼、大枣等。常用的药膳有阿胶炖鸡肉、阿胶鲤鱼粥、当归生姜羊肉汤、黄芪当归糯米粥等。

十、过敏体质易生病，平时预防是关键

提起过敏体质，大家都不陌生。什么过敏性鼻炎、过敏性哮喘、皮肤瘙痒症等，很容易见到。

过敏性体质表现多种多样。有的表现为呼吸道症状，如鼻塞、打喷嚏、流鼻涕、哮喘等；有的表现为皮肤症状，如皮肤容易起荨麻疹，有的一抓就出现红疹、瘢痕；有的对某些药物过敏，发生药物性皮疹等。此类体质往往与父母体质有关，也与饮食习惯、居住与工作环境、自身承受能力等有关。

过敏性体质与肺、脾、肾三脏功能有关。因此养生措施亦应以调补肺脾肾为主。通过补益肺气，可以起到益气固表、预防外邪侵袭的作用；而健脾益气，可以增强胃肠功能，防止痰浊生祟；补肾益气，可以固本扶正，起到提高免疫力的作用。

过敏体质的人应当主动参加体育锻炼，以增强机体的抵抗力。对冷空气过敏的人，可以进行冷水浴等耐寒锻炼，以使自己适应气候的变化。其他如跑步、打太极拳、练八段锦、跳舞、游泳等，以有氧运动为主。

过敏体质的人居处环境应当保持清洁、卫生，被褥与床单应经常洗晒，防止衣被蕴藏潮湿之气。春季应尽量减少户外活动，以避免花粉过敏。过敏体质的人不宜饲养和接触动物，避免螨虫等引起过敏。

药物养生要注重调补肺、脾、肾三脏的功能。如补益肺气的有黄芪、山药、党参、大枣等；健脾化湿的有藿香、佩兰、白术、白扁豆等；补肾导湿的有茯苓、赤小豆、牡丹皮、薏苡仁等。中成药有防风通圣丸、玉屏风散、参苓白术散、知柏地黄丸等。

过敏体质的人容易急躁，而急躁也是诱发疾病的原因之一。因此，培养乐观、豁达、宽容的心理状态也是非常重要的。精神愉快，其外营卫流通，其内气血畅和，内外环境稳定，也可以减少过敏性疾病的发生。

下篇

医案篇

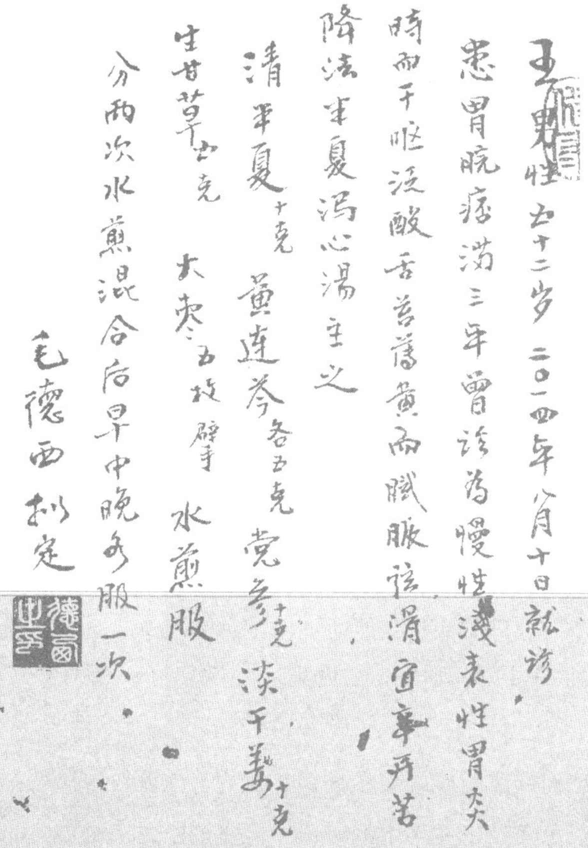
王男性 五十二岁 二〇一四年八月十日就诊
患胃脘痞满三年曾诊为慢性浅表性胃炎
時而干呕泛酸舌苔薄黄而腻脉弦滑宜辛开苦
降法半夏泻心湯主之
清半夏十克 黄连芩各五克 党参十克 淡干姜十克
生甘草六克 大枣五枚擘 水煎服
分两次水煎混合后早中晚分服一次
毛德西拟定

医案，即临床治验之记实。

中医医案起源很早，其萌芽可以追溯到周朝。据《周礼》记载，当时医生已有关于病名及治疗效果的记录，其主要作用是用于医生疗效水平之评定。此外，《左传》及先秦诸子著作中，也有散在的关于医生诊治疾病的记录。最为突出的是《史记·扁鹊仓公列传》中记载扁鹊治疗赵简子、虢太子、齐桓侯的经过，以及淳于意的诊籍，尤其后者，被视为后世医家诊籍之滥觞。

明清以后的医案著作多了起来，这些医案比较完善、清晰，如江瓘的《名医类案》、魏之琇的《续名医类案》、俞震的《古今医案按》、叶天士的《临证指南医案》、王孟英的《回春录》等；而当今医案有张锡纯的《医学衷中参西录》、曹颖甫的《经方实验录》、秦伯未的《清代名医医案精华》，中国中医研究院编的《岳美中医案集》《蒲辅周医案》《赵锡武医疗经验》，以及赵守真的《治验回忆录》等，都是中医医案中的“精品”。它们的特点是叙述清晰、病证突出、立法明确、方药精练、可信可用。国学大师章太炎说：“中医之成绩，医案最著。欲求前人之经验心得，医案最有线索可寻。循此专研，事半功倍。”

我在临床工作中，十分重视医案之撰写与积累。这份工作是靠点滴功夫来的，这种功夫的前提是灵感。如果没有灵感，只是忙于把脉看病，是很难将治疗验例留下来的。我的医案就是靠一天一天积累的，初看比较烦琐，积累多了，就是一份十分宝贵的资料。医案的价值在于保持原貌、贴近实际、夹叙夹议、易于理解、便于提高。

本书所记载的医案，均是临床实践之记实。多数病例在我的其他著作中出现过，此书又增加了几十例，个别医案做了文字上的修饰，但其治疗方药未有更动。

第九章 内科病

第一节 心系病

1. 桂枝甘草龙骨牡蛎汤治疗心阳虚馁型心悸

安某，女，32岁，职员，于1981年10月就诊。

患者半月前下班较晚，待骑车行至城郊时，突然被人从后摔倒，欲行不轨，后被他人救下，送回家中。自此心悸、怔忡，睡眠不安，夜梦不断，总有恐惧之感。休息1周后症状如故，后到医院诊治，心电图检查：心率87次/分，窦性心律不齐。心肺听诊无异常。给予心得安（盐酸普萘洛尔）、谷维素及天王补心丹等治疗，效果不显，遂到我院就诊。刻诊：慢性病容，精神不振，叙述病情不连贯，语音低微，时手汗出，舌质淡暗，薄白苔，脉弦细。从病因和症状分析，辨证为心阳虚馁，神不守舍。治以温阳宁心，收敛神气。方选桂枝甘草龙骨牡蛎汤加味。

处方：桂枝10g，生龙骨20g，生牡蛎20g，炙甘草20g，麦冬15g，五味子6g。水煎服。

二诊：服药3剂，夜眠渐安，恐惧感明显减退，表情有所振作。上方加酸枣仁30g。

三诊：继服5剂，心悸、怔忡近无，心电图检查：心率76次/分，窦性心律。继服5剂，巩固疗效。

按语：《伤寒论》第116条："脉浮，宜以汗解，用火灸之，邪无从出，因火而盛，病从腰以下，必重而痹，名火逆也。"第118条："火逆，下之，因烧针烦躁者，桂枝甘草龙骨牡蛎汤主之。"

后世医家认为，此汤证应以神志症状为主，这种神志异常包括神志痴呆、表情淡漠、哭笑无常、不知人事，甚则发狂等。其形成病机是由于误治，而致心阴、心阳受损，热邪内迫，形成阳浮于上，阴陷于下之烦躁症。它不是单纯的阳亢证，也不是单一的阴盛证。方取桂枝、甘草以复心阳之气，生龙骨、生牡蛎以安烦乱之神。根据"异病同治"的原则，凡心阳不振，心气不敛，心神不守的病证，如心悸、怔忡、自汗、夜眠不安、健忘、梦多，以及眼肌痉挛等，均可以本方为主要方剂加减治之。

本例因惊恐而心阳涣散，神不守舍，故取桂枝、炙甘草扶心阳，生龙骨、生牡蛎敛心神；因手心汗出，故加麦冬、五味子滋养心阴，以补充失散之阴津，亦有利于收敛心神。依据原方用量，桂枝量应小于其他三味，这是因为桂枝辛温，为动性药，以鼓舞心阳为务；而其他三味为静性药，以镇静心神为主。若桂枝量大，必然使心神外越，更不利于发挥其他三味药的安神作用，导致心悸、怔忡加剧，这是经方在用量方面的真谛，切不可忽视之。

2. 麻黄细辛附子汤治疗迟脉症

刘某，男，58岁，工人，于2008年6月就诊。

原患冠心病8年，经常胸闷、心悸，时有心率缓慢，且眩晕欲仆。此次入院检查心电图为：病态窦房结综合征，心室率40次/分。刻诊：胸憋闷时痛，气短，头晕时作，面色苍白，精神倦怠，畏寒，舌质淡而胖，苔薄白，脉沉迟。辨证为心阳不足，血脉瘀滞。治以温通心阳，活血化瘀。拟用麻黄细辛附子汤加味。

处方：炙麻黄6g，炮附子5g，细辛5g，当归10g，炒川芎6g，降香10g，石菖蒲10g，炙甘草10g。水煎服。

在治疗过程中，细辛用量渐加至10g。治疗1个月后，平均心率为60次/分，心电图示：窦性心动过缓，心率58次/分，自觉无明显不适。后嘱服生脉饮口服液，半年后随访，病未发作。

按语：麻黄细辛附子汤出自《伤寒论》第301条："少阴病，始得之，反发热，脉沉者，麻黄细辛附子汤主之。”

由于本方三味药均为辛温之品，具有温经散寒、扶阳化瘀之力，故近代医家借以治疗“脉结代”症，有很好的纠正心律效果。研究表明，本方具有扩张血管、增加冠状动脉血流量、兴奋心肌的作用，并有缓和而持久的升压功效。只是在应用炮附子时，要从小剂量开始，逐渐加量。不能盲从地认为，只有大剂量炮附子才能治病。此例所加用的当归、炒川芎、降香、石菖蒲等，目的在于养血活血，宽胸理气。对于此类病症，尽量少用苦寒性药物，以免遏制正气，加重病情。

3. 小陷胸汤治疗痰热互结型胸痛

徐某，男，59岁，于2013年11月就诊。

患者间断发作胸痛、胸闷3年余，并伴有乏力、气短，自觉疼痛在剑突下，活动后尤甚，休息后缓解。1个月前行冠状动脉造影术，示多支病变，医生建议做搭桥手术，患者拒绝。近7天自觉胸痛、胸闷加重，且口干、口苦明显，为寻求中医治疗来诊。患者平素纳、眠可，二便正常，有烟酒嗜好。舌质红，苔黄厚腻，脉弦滑。诊为胸痹心痛，辨证为痰热互结于胸。予小陷胸汤加减。

处方：黄连8g，清半夏10g，全瓜蒌15g，陈皮10g，炒枳壳10g，竹茹15g，茯神15g，石菖蒲10g，炙远志10g，草果8g，砂仁8g，藿香10g，生甘草6g。15剂，水煎服。

二诊：胸痛、胸闷发作次数减少，口干、口苦减轻，纳、眠可，二便正常，舌质红，舌苔黄腻，但较前减轻，脉弦滑。上方加炒苍术10g，蚕沙10g（包煎），生薏苡仁30g，15剂。

三诊：1个月后来诊，询问其病情，述守上方又服15剂，胸痛、胸闷明显减轻，口干、口苦亦无，基本告愈。

按语：《伤寒论》第138条云：“小结胸病，正在心下，按之则痛，脉浮滑者，小陷胸汤主之。”

小陷胸汤正是对小结胸证而设。方以黄连苦寒除心下实痞，半夏辛温消心下痰结，瓜蒌苦寒下气宽中润燥，三味协力，可使结于心下之痰浊化之、散之、排之。药味虽少，但各司其职，功专力宏，用于临床，每取良效。

患者平素饮食失摄，恣嗜烟酒，而使痰热内生，壅滞于中上两焦，致使胸阳不展，心脉瘀滞，而发为胸痹心痛。治疗当以清化湿热为主，方选小陷胸汤加味。方中加入陈皮、炒枳壳、竹茹、茯神等药物，又取黄连温胆汤之意，功能清热燥湿，理气化痰；增入石菖蒲、炙远志化痰开窍；另入草果、砂仁、藿香等芳香化湿药，冀在醒脾化湿；二诊时又加入苍术燥湿健脾，蚕沙燥湿化浊，薏苡仁利湿走泄，以使湿浊从小便排出。

4. 苓桂术甘汤治疗痰饮内伏型冠心病

柴某，女，46岁，于2002年4月就诊。

患者罹患冠心病3年余，曾住院2次。近1个月来胸闷痛，气短，纳差，时干呕，唇舌暗红，苔白腻。治以化痰活瘀，健脾和胃。选苓桂术甘汤加味。

处方：茯苓12g，桂枝6g，炒白术10g，赤芍15g，降香15g，法半夏10g，炙甘草10g，苏梗6g。水煎服。

在服药过程中，因胸闷痛时轻时重，加用三七粉3g，沉香粉3g，冰片1g，研末，分3次冲服。因血脂高，加服山楂丸，每日3次，每次1丸。因心情不舒加石菖蒲10g，项强不舒加葛根15g，右手指麻木加豨莶草15g。服药30剂，症状减轻大半，自述患病以来，唯服此药效果明显，后因汤剂不便，改用丸药治疗，至今病情稳定，坚持工作。

按语：苓桂术甘汤为张仲景治疗痰饮病之名方。方中桂枝一味用得好，它既可以鼓舞脾阳化湿，又可以鼓舞心阳运血，故兼备化痰、活血两种功效。加法半夏意在和胃降逆化痰；苏梗理气宽胸；赤芍、降香活血理气止痛作用较强，且起效较快。临证选方，需对证立法，依法遣药。不论经方、时方、验方，只要符合治则，都可选用。

苓桂术甘汤是治疗痰饮的主方，对于因痰饮留滞而致的其他疾患，亦可使用。本案患者有纳差、苔腻之兼症，故考虑有痰饮内伏，取苓桂术甘汤加味，治之有效。

5. 厚朴麻黄汤治疗肺心病

王某，男，53岁，于1997年冬季就诊。

患者患慢性支气管炎、肺气肿10余年，患肺心病2年。曾因咳喘住院3次。刻诊：频频咳嗽，痰多而稠，张口抬肩，闷喘不能平卧，烦躁气促，舌质暗，苔白滑润，脉浮大，重按无力。听诊：心音弱，两肺可闻干、湿啰音。脉症辨析，属饮邪夹热上迫于肺所致。治以蠲饮清热，止咳平喘。方取厚朴麻黄汤加味。

处方：炙麻黄10g，厚朴10g，生石膏30g，炒杏仁10g，姜半夏10g，淡干姜6g，五味子6g，细辛5g，小麦30g（先下），百部10g，全瓜蒌15g。水煎服。

二诊：服用3剂，咳喘略平稳，咯痰利，烦躁气促减轻。加葶苈子12g，继服3剂，已能平卧，脉略有根，两肺啰音明显减少。后以上方量加倍，配制成蜜丸，每丸9g，每日3次，温开水送服，回乡调理。

按语：《金匮要略·肺痿肺痈咳嗽上气病脉证治》云："咳而脉浮者，厚朴麻黄汤主之。"后人以此测证，将本方证扩充为喘逆倚息不得平卧，胸满气急，痰多而稠等。赵锡武先生指出："稀稠混合痰而听诊为混合啰音者，厚朴麻黄汤主之。"我在治疗慢性支气管炎、肺气肿时，常配合听诊而选用之。此方证应概括为：①咳喘不得卧；②痰多黏稠；③两肺有干、湿啰音；④脉浮而苔滑。方中小麦为扶正药，有促健运升降作用，不可随意去之。

厚朴麻黄汤证的形成，乃是内有水饮，外有表邪，表邪激动内饮，饮气上凌，则心肺之阳为之蒙蔽，故而咳喘不止。因有表邪，故用炙麻黄、炒杏仁辛温解表以散邪，炒杏仁还可通泄肺气；内有水饮，故用姜半夏、淡干姜、细辛、五味子化痰涤饮；厚朴宽胸开痹；更借生石膏质重之力，引饮下行，以利肺气之治节；尤妙在先煮小麦，补心养液，固其正气。全方有开有合，如肺之呼吸，学者当细心体会，方得其旨矣。

6. 酸枣仁汤治疗血虚燥热型失眠

石某，女，32岁，于1984年10月就诊。

患者患病毒性心肌炎愈后失眠1年余，每至入睡必服舒乐安定（艾司唑仑）方有睡意，昼则精神疲惫，难以工作，甚至说话亦感费力，如此数月，痛苦异常，曾服多种镇静安神药物，效果不显，在家人的劝说下前来求治。望其舌质嫩暗，苔薄润，脉弦而细。脉症合参，显系心阴虚损，内热未除所致。治以滋阴养血，润燥清热。方用酸枣仁汤。

处方：酸枣仁20g，茯神15g，炒川芎6g，知母10g，炙甘草10g。水煎服。

二诊：服用10剂，疗效不尽如人意。将酸枣仁改为60g，当夜入眠4小时，甚为惬意。

三诊：继服10剂，睡眠可达6小时之多，精神也转而开朗，病痛基本消失。

按语：《金匮要略·血痹虚劳病脉证并治》云："虚劳虚烦，不得眠，酸枣仁汤主之。"前提是虚劳，由心肝阴虚血燥所引起，表现为"虚烦不得眠"。仲景用酸枣仁养血补心肝之体，炒川芎调畅气血而顺心肝之用，一散一收，阴阳合一。他药养阴清热，宁心安神，使水足而神自宁，火清而神自安。我初用此方，往往效不如期，后读《名老中医医话》，当看到刘惠民先生的经验时，颇受启发。刘惠民先生认为，酸枣仁不仅是治疗失眠不寐之要药，且具有滋补强壮作用，久服能养心健脑，安五脏，强精神。并一再强调用药之巧在于量，一般成人一次可用30g以上，甚至可达75~90g。由于刘氏善用酸枣仁，其友人将其与善用生石膏的张锡纯相提并论。从此，我每用酸枣仁非常注意用量，量不同，效果必然不同。上述石女士就是实例，虽然是30多年前的治验，但至今记忆犹新，特书之供同道参考。

7. 黄连阿胶汤治疗阴虚火旺型失眠

蔡某，男，38岁，银行职员，于1998年夏季就诊。

患者因业务繁忙而致失眠3个月余。每至夜晚，心烦不宁，难以入眠，甚至彻夜不寐，并见口干少津，手心出汗，舌红少苔，脉细数。辨证为阴虚火旺证。拟黄连阿胶汤滋阴降火，清心安神。

处方：黄连6g，黄芩6g，生白芍12g，阿胶12g（另炖冲服），鸡子黄2枚（后入药汁兑服）。水煎服。

二诊：服药3剂，即可入睡5小时，但时有尿热感。加入知母10g，黄柏5g。

三诊：继服10剂，每晚可睡6小时。效不更方，继服12剂，睡眠可达7小时，兼症亦有减轻。

按语：《伤寒论》第303条："少阴病，得之二三日以上，心中烦，不得眠，黄连阿胶汤主之。"少阴病，得之二三日以上，本应"但欲寐"，反见心中烦，不得眠，这与少阴病多从阳虚寒化的本质不符。其实，少阴经内涵水火，阳虚者多从寒化，阴虚者多从热化。本条即是从热化的范例，其典型症状为：心中烦，不得眠。由于邪入少阴，从阳化热，热灼真阴，肾水亏于下，心火亢于上，故出现心烦不眠之症。但它的必备症状还表现在舌脉上，即脉必细数，舌必红赤，如果脉不细数，舌质不红赤，那就另当别论了。方取黄连、黄芩直折心火，阿胶滋补肾阴，生白芍佐阿胶滋阴并敛阴气，使心肾交合，水升火降，阴平阳秘，自然无心烦不眠之虞。

刘渡舟先生指出，此证每晚当阳入于阴时，则烦甚而不能卧寐。心烦与失眠形成恶性循环，这是阴虚火旺的典型症状。本例由于劳心伤阴，阴不济阳，形成阴虚火旺证，故以黄连阿胶汤而取效。

8. 柴芍龙牡汤治疗阴虚肝郁失眠

隋某，女，46岁，于2019年8月就诊。

该女罹患失眠3年余，经影像检查，头颅无异常，有轻度颈椎增生，血压、血糖、血脂无异常。失眠呈阶段性发作，常于月经期或发脾气时明显。就诊时以两手抱头，诉说“睡不好觉就头蒙”。饮食可，大便偏干，小便略赤，舌质淡暗，苔薄白略干，脉细弦略紧。诊为阴虚肝郁性失眠。治以养阴、疏肝、宁心法。取柴芍龙牡汤加味治之。

处方：柴胡9g，生白芍9g，玉竹10g，生龙骨12g，生牡蛎12g，茯神10g，柏子仁10g，炒酸枣仁10g，女贞子10g，旱莲草10g，生甘草6g。水煎服，14剂。

二诊：失眠缓解，又按前方自购14剂，近半月睡眠好转。大便仍有干结，舌苔偏干。上方加用麦冬15g，炒苏子15g。14剂。

后未再诊，3个月后随访，睡眠安好。

按语：柴芍龙牡汤是重庆名中医陈源生的经验方，其方来源于柴胡加龙骨牡蛎汤。陈氏将其简化为柴胡、白芍、玉竹、茯苓、龙骨、牡蛎、甘草七味，取名为柴芍龙牡汤。陈氏三代业医，创制柴芍龙牡汤，用于治疗神经系统、循环系统及内分泌疾病。方取柴胡疏散气滞，调达肝气；白芍养血柔肝恢复肝体；龙骨、牡蛎镇肝之惊，敛肝之阴，且能敛相火以安神；更兼茯苓祛湿宁心；玉竹多汁，以养阴柔肝；而甘草与白芍甘苦化阴，缓解烦急。药仅七味，各司其职，是治疗阴虚、肝郁、肝气之良方。此例患者正值更年期，且失眠有阶段性发作特点，显系肝郁日久所致。故取柴芍龙牡汤对肝经之郁热疏散之，心肝经之阴血滋养之。所加柏子仁、酸枣仁、女贞子、旱莲草，是我临床喜用对药。柏子仁与酸枣仁养心阴、安心神，女贞子与旱莲草（二至丸）养肝阴、散肝火。后加麦冬乃为填补心阴所用，而炒苏子有引火下行的功效。此例特录于此，不仅是举例而已，更重要的是向读者推荐陈氏柴芍龙牡汤，使其宝贵的经验方（也是经方的创新与演化）更多地造福于百姓。

9. 青蒿鳖甲汤合交泰丸治疗神经衰弱失眠

蔡某，男，23岁，于1997年4月就诊。

患者因考研而夜以继日地奔波、学习，考研后失眠、健忘，曾用镇静安神药，睡眠好转，但因担心副作用而停用，致使失眠更严重，每夜仅能入睡2~3小时，并时有五心烦热，汗出。刻诊：精神憔悴，欲语又止，舌质红紫，舌面无苔，少津，脉沉细带数。脉症合参，显系肾阴不足，虚火上越。治以滋阴补肾，潜阳安神。方取青蒿鳖甲汤合交泰丸加味。

处方：青蒿15g，鳖甲30g（先煎30分钟），生地黄10g，知母10g，牡丹皮10g，黄连8g，肉桂4g，川牛膝10g，生龙骨15g，生牡蛎15g，生甘草10g。水煎服。

二诊：上方服用5剂，可入睡5~6小时，精神略有好转，舌面似有津液。加酸枣仁30g。

三诊：继服7剂，睡眠可保持在6小时左右，心情亦较稳定，表情有乐意。上方继服。

四诊：继服7剂，睡眠可达7小时左右，但仍有夜汗出。上方加霜桑叶30g。

五诊：汗止病愈。为巩固疗效，予天王补心丹服之。

按语：此例神经衰弱乃系劳心过度，耗伤肾阴所致。故取青蒿鳖甲汤滋肾养阴，清解内热，阴液足则热可伏；加用交泰丸，可使心火下降，肾水上腾，水火交济，神魂自宁；川牛膝与生龙骨、生牡蛎配伍，可使上浮之阳下潜于肾，后加酸枣仁以养心安神。全方以青蒿鳖甲汤滋阴清热为本，交泰丸等镇静安神为佐，阴液足则虚火可潜，水火济则神魂不浮。在应用交泰丸时，黄连与肉桂的用量一般是2：1，苦寒大于辛温；反之，会使火旺而神浮。

10. 一贯煎治疗肝肾阴虚型失眠

齐某，女，38岁，于2009年3月8日就诊。

患者于1个月前出现失眠，入夜难以入睡。白天感到困倦，两眼干涩，视力疲劳，并时时流泪，舌质红赤，苔少，脉弦细。就诊时，有心烦急躁状态。证属肝肾阴虚，虚火扰心。治以滋补肝肾，清心安神。方用一贯煎加味。

处方：生地黄15g，北沙参15g，麦冬15g，枸杞子10g，川楝子10g，莲子心5g，生栀子5g，炒酸枣仁15g，生甘草10g。10剂，水煎服。

二诊：诉服药5剂后，睡眠即有好转，可以安睡5个小时。仍有噩梦，白天仍感困倦，舌脉同上。上方去生栀子，加入竹叶10g，乌梅10g。

三诊：上方服用10剂，睡眠基本恢复正常。继服7剂以善后。

按语：一贯煎方出自《续名医类案》，是方以治阴虚肝郁证为佳。原方以生地黄为君药，滋养肝肾之阴；臣以当归、枸杞子补益肝肾之血；佐以麦冬、北沙参滋肺胃之阴，以充水上之源；川楝子为使药，疏泄肝热，并使热邪从下而泄。主要用于肝肾之阴不足、虚火上炎所引起的头痛、失眠、胁痛、耳鸣、结膜炎等。本例失眠乃由肝肾阴虚所引起，为一贯煎证治范围。但虚火上炎明显，故加少量莲子心、生栀子及竹叶等，以清心肝之火；另加炒酸枣仁安神宁心。本例的证候特点是舌质红赤，脉象弦细。如果没有这些脉舌之象，那就脱离了一贯煎治疗的范围。

11. 参附汤合冠心2号方治疗哮喘合并冠心病

封某，女，71岁，于2009年11月30日就诊。

患者常年生活在东北，来郑州定居3年余。患有慢性支气管炎、哮喘、冠心病。近2年每至冬季即住院治疗月余。上个月住院治疗28天，好转出院。近1周咳喘加重，心慌气急，恶寒肢冷，手足寒凉，不愿活动，说话无力，面色淡白无华，眼睑苍白而虚浮，夜尿多，舌质淡暗，舌苔薄白，脉沉细。脉症合参，显系心肾阳气虚弱，血脉不和所致。治以温阳益气，活血化瘀。方拟参附汤合冠心2号方加味。

处方：太子参15g，生晒参10g，炮附子10g（先煎30分钟），淡干姜10g，丹参15g，赤芍15g，川芎10g，降香15g，红花10g，葶苈子15g，茶树根15g，红景天10g，炙甘草15g。7剂，水煎服。

二诊：服药后，咳喘平稳，气色转红润，说话比以前有力。但食欲差，胃脘痞满，大便干结，睡眠少，舌苔白腻。改为健胃消痞安神法，用藿香三味饮（藿香、佩兰、砂仁）加味。

处方：藿香10g，佩兰10g，砂仁8g，生白术15g，鸡内金15g，清半夏10g，炒枣仁20g，黄芩8g，炙甘草10g。7剂，水煎服。

三诊：服药后，饮食增进，胃痞消失。仍以初诊时处方为主，加入藿香三味饮，15剂。

四诊：症状明显改善，要求服用中成药以巩固之。拟五参顺脉胶囊、生脉饮口服液益气养阴、活血化瘀；间断服用藿香正气口服液，以促进药物的吸收。

按语：此例为阳虚血瘀之候，应当是心脏病的重症。因此，取参附汤温心肾之阳，“阳生阴长”，阳气旺了，阴血才能流动。活血化瘀法取用冠心2号方，该方由丹参、赤芍、川芎、红花、降香5味药组成，特点是“活血而不伤新血，养血而不留瘀血”，但以活血化瘀为主。温阳化瘀法，早在清代王清任的《医林改错》中就有明论，该书有一方名为“急救回阳汤”，是由人参、附子、干姜、桃仁、红花、白术、甘草组成，其中人参、附子、干姜、白术四味温阳药与两味活血化瘀药桃仁、红花的配伍，可以说是这类配伍的最佳方案。从阴阳学说上讲，温阳药振奋了阳气，活血药畅通了血脉，阳气充足了，血脉活跃了，生生之气自然就有了。

12.升陷汤合二陈汤治疗肺心病心衰

裘某，男，67岁，于1998年12月10日会诊。

患者有慢性支气管炎、肺气肿、肺心病史。于半月前因肺心病心衰入院。会诊时症状：心慌，胸闷，咳喘频频，语音低怯，气不接续，咳出白色泡沫样痰，口黏纳差，下肢浮肿，按之没指，舌质淡暗，舌下静脉迂曲，舌苔白腻而润，脉细滑无力。血压124/75mmHg。心电图示：窦性心律不齐、完全性右束支传导阻滞。彩超提示：右心室肥厚。脉症合参，显系心肺气衰，大气不行，痰湿阻肺，心脉不和。治以大补元气，宽胸化痰，活血通脉。方取升陷汤合二陈汤加味。

处方：西洋参30g，黄芪30g，山茱萸30g，柴胡6g，升麻6g，薤白15g，瓜蒌皮10g，橘红10g，姜半夏10g，茯苓10g，葶苈子10g，丹参30g，赤芍15g，炙甘草10g。5剂，水煎服。

二诊：复查病情，咳喘明显减轻，下肢浮肿消退，食欲差，仍感气短胸闷。上方去柴胡、升麻，加藿香10g，佩兰10g，生麦芽15g，7剂。

三诊：饮食有所增加，胸闷改善，语音较前有力，舌下静脉迂曲减轻。守上方服用，加用三七粉，每次3g，每日3次。继治半月明显好转出院。

按语：我对肺心病心衰，常用张锡纯的升陷汤与二陈汤加味治疗。升陷汤由黄芪、知母、柴胡、升麻、桔梗组成。但张氏在方后说："气分虚极下陷者，酌加人参数钱，或再加山萸肉（去净核）数钱，以收敛气分之耗散。"且张氏对大气下陷之危症，力推山茱萸补气敛肝之效。其他如二陈汤健脾化痰，葶苈子肃肺降浊、化解肺中之痰浊，最为有效。余如丹参、赤芍、薤白，对心脉之瘀阻有开通脉闭之效。余喜用三七粉，取其补气、养血、化瘀、通脉之力，特别是对络脉的瘀阻，长期服用，渐收佳效。

13. 十味温胆汤治疗室性早搏

范某，女，70岁，于2003年12月就诊。

患者罹患心悸、胸闷6年余，加重1个月余。否认高血压、糖尿病，多次到医院检查。心电图提示：心率82次/分，频发性室性早搏。心脏彩超提示：心脏结构无异常，左心室舒张功能减退。曾住院3次，均用西药治疗。近月来，心悸、胸闷逐日加重，背沉如有物所压，重复用西药已无往日效果，食欲减退，大便呈黏腻状，舌苔白腻，舌质暗红，脉弦细，夹有结脉（早搏12次/分）。综合分析，证属痰瘀互结，心气失序，心脉不通。宜标本并治，法取化痰活瘀，补益心气，通络开结。方予十味温胆汤加减。

处方：清半夏10g，茯苓15g，橘红10g，炒枳实10g，姜竹茹10g，石菖蒲10g，炙远志10g，炒酸枣仁15g，赤芍30g，砂仁皮6g，太子参30g，炒白芥子10g，生甘草10g。水煎服。

二诊：服药7剂，心悸、胸闷大减，食欲增加，但背沉未见减轻，心率76次/分，早搏8次/分左右。上方加全瓜蒌15g，生山楂15g。

三诊：服用12剂后，心悸、胸闷消失，背沉亦感明显轻松，大便成形。又予上方12剂巩固疗效。后做心电图检查提示：心率72次/分，窦性心律，未出现室性早搏。

按语：室性早搏的病因比较复杂，但归纳起来不外乎瘀阻与虚损，而更多的是虚损中夹有瘀阻，或瘀阻中兼有虚损。本例为痰瘀互结而兼气虚证，故选十味温胆汤作为主方，随证治之。原方本为"梦遗惊惕"而设，乃因痰热扰心，胆虚不宁，精室失守而致，故取温胆汤清热涤痰，加人参、酸枣仁宁心安神，远志豁痰开窍，熟地黄补肾填精。本例选用此方，是取其化痰开窍、宁心安神的作用，但略显不足的是原方缺少活瘀通络之品，故加赤芍活血化瘀；炒白芥子辛温通络；石菖蒲乃化痰开窍之品，而醒神作用尤为突出；另加砂仁皮以理气醒脾，全瓜蒌宽胸散结，生山楂活瘀整肠；不用熟地黄，嫌其腻胃生湿。后世医家用此方治疗许多疑难杂症，邓铁涛老师曾用温胆汤加味治疗精神分裂症、冠心病以及抽搐等，这是“异病同治”之范例，也是中医辨证论治的特长。

十味温胆汤出自《世医得效方》，《证治准绳·类方》将其收录，后者原文为：“治证见前温胆汤下。兼治四肢浮肿，饮食无味，心虚烦闷，坐卧不安。”方中用二陈汤以温胆涤痰，加枳实以和胃化热，人参扶胃，熟地黄、酸枣仁、远志、五味子以养血安神，是方兼有六君、归脾之功用。后人用此方治疗神经衰弱症、冠心病之心律失常、精神分裂症等，随证加减，均能取得如期效果。

14. 春泽汤治疗心脏病水肿

闫某，男，58岁，于2013年6月就诊。

患者常年生活在青海玉树地区，行二尖瓣换瓣术5年。刻诊：双下肢水肿，胸痛，胸闷，心悸，气短，肢冷乏力，面色苍白无华，唇淡，脉沉细。证属阳气虚衰，水气凌心。治以扶阳、化瘀、利水。方选春泽汤加味。

处方：泽泻10g，猪苓15g，茯苓皮30g，炒白术10g，桂枝10g，生晒参10g，川牛膝30g，益母草15g。水煎服。

二诊：服药14剂后，双下肢水肿减轻，余症无明显变化。

三诊：再服14剂，双下肢水肿明显减轻，仍有心悸、乏力。上方加黄芪30g，泽兰30g。

四诊：继服14剂后，双下肢无水肿，心悸、气短消失，肢体较前有力。

按语：患者为心脏瓣膜病，中药对心脏瓣膜虽然不能修复，但可以抑制病变的发展，减轻其痛苦，提高其生命质量。该患者气虚、寒凝、血瘀证候比较明显，所以在第一次治疗时，就加用了活血化瘀的药物，如川牛膝、益母草，后来又用了泽兰，还有补气行水的黄芪。方药看起来很平常，没有大温大辛大热之品，但也就没有大辛大热伤阴之弊。服用后患者感到药性平和，无不适之虞，继续服用，其效果自然显现。

春泽汤源于《医方集解》，为清代医家汪昂所著，为五苓散（泽泻、猪苓、茯苓、白术、桂心）加人参而成。本例方药中茯苓甘淡性平，直达膀胱，利水渗湿，为君药；取猪苓之淡渗，增强利水蠲饮之功，为臣药；白术健脾运化水湿；佐以桂枝内助膀胱气化，加人参补气，增加气化利水之功。近代临床根据“血行水亦行”之义，取益母草、泽兰、牛膝活血化瘀，以达行水利水之功；黄芪助人参补气升阳，利水退肿。

15. 冠心 2 号方治疗瘀血型心痛

张某，男，52岁，公司职员，于1996年11月就诊。

患者自感胸痛半年余，以活动后明显，痛处以剑突下为甚，固定不移，休息后缓解。心电图提示：心肌呈缺血型改变。舌苔薄白，舌下静脉迂曲，脉弦涩。诊为胸痹心痛，证属心脉瘀阻。治以活血行气，少佐芳香醒脾之品。方选冠心2号方加味。

处方：丹参30g，炒川芎10g，赤芍15g，降香15g，红花10g，藿香10g，佩兰10g，砂仁8g（后下），茯苓10g，甘松10g，炙甘草10g。15剂，水煎服。

二诊：服药后，症状明显减轻，舌下静脉迂曲稍减退。于上方加茜草10g，莪术10g，薏苡仁30g，去茯苓。15剂，水煎服。

三诊：心痛减轻，但活动后胸闷气喘不减，特别是上下楼气喘吁吁。遂予冠心2号方加生脉散治之。

处方：太子参15g，麦冬15g，五味子10g，丹参30g，赤芍15g，川芎10g，降香10g，红花10g，莲子10g，莲子心5g，红景天15g，炙甘草10g。15剂，水煎服。

四诊：心胸闷痛基本消失，心电图亦有改善。后改用五参顺脉胶囊巩固疗效。

按语：对于冠心病血瘀证的诊断，不必以“刺痛”“闷痛”为依据，而要以脉象与舌质为主要指征。本例有弦涩脉象，有舌下静脉迂曲的表象，即可以气滞血瘀证立方。如果有舌唇紫暗，或舌体暗红，亦可定为气滞血瘀证。但在应用冠心2号方时，不要忘记冠心病是一种本虚标实的疾病，所以在应用活血化瘀方药时，应当加用生脉散方药，以防标去而本伤。也可以与生脉注射液配合使用。

冠心2号方乃20世纪70年代初，由中国中医研究院名老中医所研制的经验用方。原方药组成为：丹参30g，川芎15g，赤芍15g，红花15g，降香15g。心脉痹阻，气血郁滞是本证的病机核心。治宜活血化瘀，行气止痛。方中重用丹参，《本草纲目》谓其能“活血，通心包络”。古云：“一味丹参，功同四物。”活血并能养血，有祛瘀而不伤新血之妙。川芎为血中气药，活血而兼行气，《名医别录》谓其能治“心腹坚痛”；红花为常用的活血化瘀药物；赤芍长于祛瘀止痛；降香为气中之血药，对气滞血瘀之疼痛甚为适宜。综观全方，前4味药以活血化瘀为重，而降香则与前4味药相辅相成，使瘀去气畅而心痛渐止。现代药理研究表明，本方具有抑制血小板聚积作用，有利于防止（减弱）动脉血栓或动脉粥样硬化的形成，提示本方可能有预防冠心病心肌梗死发生的作用。

有学者认为，瘀血证虽然不是冠心病唯一证候，但在冠心病病程进展过程中，自始至终都会用到活血化瘀药物，这是因为每一味中药都不是单纯的一种效应，而是多种作用之组合。例如最常用的丹参，它既有化瘀血作用，又有生新血的效应，实际上具有化瘀、生新的双向作用。更何况冠心病的瘀血证候常常夹杂在其他证候之中。有许多老专家已经认识到这一点，在他们运用的方药中可以看到这些奥秘，如蒲辅周先生的双和散、岳美中先生的加味冠通汤等，其中人参与当归、黄芪与红花等配伍，就是“攻补兼施”的范例。

16.宽胸丸加味治疗心胸痛如缩窄

刘某，男，41岁，于2013年3月就诊。

主诉：胸闷胸痛2年。刻诊：心胸痛如缩窄，胸闷，心悸，遇寒发作或加重，形寒肢冷，舌质淡，苔白滑，脉沉紧。心电图提示：心肌缺血。证属阴寒凝滞。治以芳香温通，开窍止痛。方选宽胸丸（改为汤剂）。

处方：荜茇6g，高良姜10g，延胡索10g，檀香10g，细辛3g，通血香10g，九香虫10g，冰片3g（兑入药液中）。水煎服。

二诊：服药7剂后，患者胸痛缩窄感明显减轻，胸闷心悸好转，形寒肢冷消失。上方去九香虫、通血香，加薤白15g，炒白芥子10g。服用14剂后，患者症状消失。

按语：本例心痛，有寒凝症状，如心胸痛如缩窄，遇寒加重，四末寒凉，舌苔白滑等，按之寸口脉，其皮肤寒凉入骨。有了寒凝的指征，就可以大胆选用宽胸丸方。这个方服用后的反应是起效快，心胸舒畅，压抑的心胸好像被打开一样，患者二诊时，常常表现出高兴的样子。所加通血香又名地血香，性味辛温，具有祛风除湿、行气活血、舒经活络的功用。《本草纲目拾遗》云，主治“血症及肝血气”诸疾。现在用于治疗风湿痹痛、胃及十二指肠溃疡、急性胃肠炎、产后腹痛、慢性腰腿痛、跌打损伤等。由于它具有行气活血作用，用来治疗胸痹心痛，亦有很好效果。一般用量为10~15g。

宽胸丸出自古方“哭来笑去散”（细辛、高良姜、荜茇、地骨皮、花椒、防风、生石膏、老醋，煎汤漱口），意思是牙痛难忍，哭着进来，服了“哭来笑去散”，牙不痛了，笑着走了出去。这个方子药味简单，而且是常用药，价格低廉。经过中医老前辈郭士魁等先生的临床研究，对原方稍加化裁，制成了芳香温通的中成药宽胸丸（细辛、高良姜、荜茇、檀香、冰片、延胡索）。郭士魁先生研制的药丸每丸0.3g，一般服药3~5分钟就能止痛。至此，初步解决了中医治疗冠心病“慢、繁、贵”的问题，也得到了中医同道与患者的认可。

实验研究表明，本药对急性心肌缺血具有一定的保护作用，其作用原理可能是缓解血管痉挛，扩张血管，增加冠脉血流量，改善心肌缺血缺氧；另外，本药对脑血流量具有轻度调整和改善作用。

17. 保元生脉汤治疗虚证心悸

常某，男，60岁，河南新郑人，于2012年10月30日就诊。

主诉：心悸、怕冷、手足凉3个月，血压135/80mmHg。当地医院做心电图提示：心肌缺血。六脉弦细，舌苔薄白而润。诊为心肾阳虚证。以保元生脉汤加味治之。

处方：生黄芪15g，太子参15g，麦冬15g，五味子8g，炒酸枣仁15g，桂枝10g，赤芍15g，炙甘草10g。7剂，水煎服。

二诊：心悸、怕冷好转，睡眠可，六脉弦细无力，舌苔薄白。上方加入炮附子5g，炮干姜5g，红景天10g。14剂，水煎服。

三诊：心悸明显好转，六脉弦细无力，舌苔薄白润。

处方：炙黄芪15g，太子参15g，麦冬15g，五味子5g，炒酸枣仁15g，柏子仁15g，茺蔚子15g，赤芍15g，郁金10g，生甘草10g，贡菊花15g，炮附子8g，桂枝10g。14剂，水煎服。

2013年1月12日二诊：心悸、恶寒、四肢不温基本消失，六脉弦细无力，舌苔薄白润。心电图提示心肌缺血有明显改善。继续治疗。

处方：太子参15g，麦冬15g，五味子8g，赤芍15g，降香10g，薤白15g，桂枝

10g，全瓜蒌10g，炙甘草10g，砂仁8g（后下），炒酸枣仁15g。14剂，水煎服。

按语：此例为心肾阳气虚弱案。对于阳虚证候，不是一味地用附子温阳，即使用也是从小剂量开始，逐渐递增。此例先以益气温阳为主，然后加用炮附子，一般从3g、5g、8g，逐渐增量。对于大辛大热之品，特别是有毒副作用的药物，要谨慎使用，一旦出现毒副作用，就会给患者带来极大痛苦。

保元生脉汤，是由生脉散与保元汤加味而成。保元汤方由黄芪、人参、甘草、肉桂4味组成，具有补气温阳作用，为补益常用方之一。与生脉散合用，增加滋阴功效。岳美中先生常用本方来补益心肺之气阴，为治疗心脏病扶正固本的名方。

18. 生脉散合黄连温胆汤治疗病毒性心肌炎

蔡某，女，16岁，于2001年3月10日就诊。

患者发病前有反复感冒病史，服用抗生素、抗感灵片、板蓝根冲剂等效果不佳。1个月前出现胸闷、心悸，15天前突然发生休克，遂住院治疗，诊为“病毒性心肌炎”。经静脉滴注辅酶A、三磷酸腺苷，口服肌苷片等，治疗月余，效不明显。特来中医院就诊。心率70次/分。心脏听诊：无病理性杂音。心电图：窦性心律不齐，偶见室性早搏。扁桃体肿大。症状为心慌、胸闷、汗出、乏力，舌质暗红，苔薄白略黄腻，脉沉细。证属心肺气阴两虚，兼有痰热郁结。法当滋养心肺气阴，佐以清热化痰散结。方选生脉散合黄连温胆汤加减。

处方：太子参15g，麦冬15g，五味子5g，黄连5g，橘红6g，炒枳实6g，清半夏6g，金银花10g，苦参6g，浙贝母6g，炙甘草10g。水煎服。

二诊：服药1周，心悸、胸闷减轻，但汗出如故。上方增入蜜炙黄芪15g，地骨皮15g，霜桑叶15g。

三诊：用药1周，心悸、胸闷大减，汗出减少，脉偶有结。上方加入甘松6g，炒酸枣仁10g。

四诊：上药服用14剂，诸症均明显好转。但精神不振，略显怯气，脉弦细，已无结象。家长考虑女儿正值学习期间，不便继续服用汤剂，要求开一张膏滋剂，既有治疗作用，又有预防效果。遂拟膏方如下。

处方：太子参30g，麦冬60g，五味子20g，玉竹30g，金银花30g，蒲公英

30g，柏子仁30g，酸枣仁30g，石菖蒲30g，射干20g，山豆根15g，北沙参30g，生黄芪60g，金莲花30g，茯苓30g，银柴胡30g，防风30g，蝉蜕15g，郁金30g，橘红30g，生甘草20g。3剂。水煎3次，药液混合，用枣花蜜、槐花蜜、五味子蜜各1/3量，煎取收膏约1 000mL，每次10mL，每日3次。开水冲服。

追访3个月，病情未发作，亦未感冒。

按语：病毒性心肌炎多发于青少年，按照《素问·上古天真论》所述，该年龄是肾气未充（包括肾阴、肾阳），或是肾气平和，未至充满。加之现代生活节奏加快，食物辛辣厚味多，致肾阴不足者比例增高，形成阴虚内热，易招外邪的体质，为病毒性心肌炎的发病埋下了隐患。

清代叶天士的“温邪上受，首先犯肺，逆传心包”，可谓病毒性心肌炎发病及演化过程的标准模式。气阴两虚是本病的基本病机，而兼热毒与血瘀两证是本病常见的衍化证候。因此益气养阴、清热解毒、活血化瘀则为治疗本病的三大法则。

对于上焦温病，要抓好“三防”，即防止邪气缠绵，防止伤阴耗津，防止邪陷营血。其中护阴、护胃尤为重要。为此，在诊治时，要处处护阴养胃，嘱患者食粥以养胃，饮茶（包括白开水）以护阴，并嘱起居有序以防外邪内陷。

19. 青蒿鳖甲汤合黄连温胆汤治疗病毒性心肌炎

王某，女，17岁，于2002年5月就诊。

患者于半年前患病毒性心肌炎，经住院治疗月余临床控制而出院。出院后1个月，恢复上学，由于学习紧张，不能得到很好的休息，自感心悸、胸闷，伴有食欲差、失眠、疲倦感。心电图提示：窦性心动过速，心率104次/分。心脏彩超：无异常发现。心肌酶谱测定：在正常范围内。舌质嫩红，苔薄黄，脉细数。脉症合参，系阴虚热伏，痰热内扰。治以滋阴清热，化痰和胃。方用青蒿鳖甲汤合黄连温胆汤加味。

处方：青蒿15g，鳖甲30g（先煎30分钟），生地黄10g，知母10g，牡丹皮15g，黄连6g，橘红6g，茯神10g，炒枳实6g，竹茹10g，炒酸枣仁30g，生甘草10g，生姜5g。水煎服。

二诊：上方服用7剂，心悸、失眠好转，但他症如故，舌脉同前。上方去竹茹，加鸡内金20g，仙鹤草30g。

三诊：继服7剂，饮食增加，精神振作，睡眠安然，舌苔转为薄白，脉细，心率92次/分。加生麦芽30g。

四诊：服10剂，心悸、胸闷已失，身感有力。改为生脉饮口服液（含西洋参）以善后。2个月后随访，生活、学习正常，无不适之感。

按语：病毒性心肌炎初期属温病范畴，病情好转后，若羁留脉数、舌红、失眠，说明热毒未尽，正如前人所说，“炉烟虽熄，灰中有火”。本例在余热未尽情况下，又劳心学业，耗伤心阴，使灰中之火复燃，故出现阴虚内热之象。

青蒿鳖甲汤出自《温病条辨·下焦篇》，原为治疗温病夜热早凉而设。方取鳖甲、生地黄直入阴分滋阴凉血；青蒿善入阴分清热透邪；知母滋阴，可清浮越之热；牡丹皮善清血分伏热。总之，滋阴清热透邪是其主要功效。加用黄连温胆汤，有清热和胃化痰之功，可增加食欲，安神宁心。二方相比，青蒿鳖甲汤为主，故用量要大；黄连温胆汤为佐，故用量要小。后用生脉饮，目的仍在养阴，切不可早用或过用补气药，以免温燥伤阴。

20. 桃红四物汤加白术治疗冠心病兼腑气不通

高某，女，48岁，河南许昌人，于2013年1月30日就诊。

主诉：心悸动2个月，入睡困难，便秘，三五日甚至六七日排便1次。月经已终止。现服用参松养心胶囊、麻仁胶囊。自觉全身上下均不舒服，胸闷，心慌，数日不排大便而憋闷难受。舌苔白腻，脉弦细而结代。诊为心脉瘀阻，腑气不通。治以活血化瘀，润肠通腑。方以桃红四物汤加白术等。

处方：当归10g，赤芍10g，炒桃仁10g，红花10g，熟地黄10g，炒川芎10g，生白术30g，甘松10g，炒酸枣仁30g，炙甘草10g，茯苓30g。15剂，水煎服。

二诊：心悸动减少，便秘亦有好转，3天可以排便1次。六脉结代（细数），舌苔白腻，舌质暗红。

处方：当归10g，赤芍10g，降香10g，太子参20g，麦冬15g，五味子10g，炒酸枣仁15g，炙甘草15g，生白术30g。14剂，水煎服。

并加服五参顺脉胶囊，每次5粒（每粒0.5g），每日3次。

三诊：心悸胸闷，频发室性早搏，六脉弦细涩，舌质暗，舌苔少津。

处方：茯苓15g，桂枝10g，炒桃仁10g，牡丹皮15g，赤芍10g，炒酸枣仁

15g，甘松10g，炙甘草10g，生白术30g，麦冬15g。10剂，水煎服。

四诊：家属代诉，服药后明显好转，心悸发作减少，大便1~2天1次，排便顺利。守上方服用15剂。

按语：此例为心脉瘀阻兼腑气不通案。心脉不通取桃红四物汤活血化瘀，疏通血管；后改用桂枝茯苓丸（汤剂）等，仍以活血化瘀为主；加生白术健脾气、通腑气，其白术用量一直在30g。我有时用到60g至90g不等。用与不用，其疗效大相径庭。我很少用大黄、芒硝、番泻叶类药物。此类药可取效于一时，但不能持久。生白术为治本之药，它可以使大肠的传导功能恢复正常，有助于脾的运化布津。

21. 五参顺脉方治疗气阴两虚夹瘀型胸痹心痛

王某，女，52岁，农民，于2009年7月就诊。

自述患心悸、胸闷痛2年余，常感气短、胸闷兼痛，且痛甚彻背。伴见汗出，恶风，食谷不香，大便略溏。曾在本县某医院诊为“冠心病”“心律失常”。服用西药疗效不明显；服用地奥心血康胶囊、速效救心丸等中成药，疗效也仅显现于一时。刻诊时症状表现同上，并见神疲，语音低怯，唇舌淡暗，舌苔薄黄而腻，舌下静脉迂曲、粗张，脉弦细、时有结象。听诊：心率94次/分，心律不齐，无病理性杂音。心电图示：广泛性心肌缺血样改变、室性早搏。中医辨证属心之气阴两虚，脾湿不运，致心脉瘀滞，胸阳不宣。证属本虚标实，补虚不宜壅，攻实不宜破。治以补气养阴，健脾燥湿，活瘀通络。方以自拟五参顺脉方加减治之。

处方：西洋参10g（另煎兑服），北沙参15g，三七6g（分冲服），丹参30g，苦参10g，赤芍15g，秦艽10g，麦冬15g，五味子5g，炒苍白术各5g，陈皮6g，薤白10g，炙甘草10g。水煎服。

二诊：服药3剂后，心悸、胸闷减轻，便溏好转，胸痛彻背仍时有发作，舌脉同前。继用上方，薤白加至20g，另加降香15g、白檀香10g。

三诊：服用5剂后，胸痛彻背明显减轻，每日偶发1~2次，且痛势已减，汗出减轻。因服用汤剂不便，改用五参顺脉胶囊治疗，每次5粒（每粒0.5g），每日3次。经2个多月治疗，诸症基本消失，心电图复查正常。但每至冬季气温突降时仍有胸痛阵作，服用五参顺脉胶囊即可缓解。至今已4年余，病情未复发，并能坚持一般家务劳动。

按语：此案胸痛及背，恶风汗出，脉弦细有结象，舌下静脉迂曲，符合气阴两虚夹瘀血证，故选五参顺脉方治疗。所加薤白、降香、檀香、陈皮等，为芳香开窍之品，有通络止痛之效，且很少伤及气阴。五参顺脉方（胶囊）作为河南省中医院传统保留药品，具有益气养阴、活血化瘀、通络止痛的作用。其具体功效及方药分析详见第三章中《一位远来的患者谈“神方”》。

22. 化解痰瘀方治疗冠心病心绞痛

孙某，男，58岁，于2018年夏季就诊。

患高血压、冠心病8年。在当地医院诊断为“冠心病心绞痛”，按照常规用西药治疗。刻诊时以胸痛、胸闷为主诉，说话无力，发作严重时须住院治疗，如此数次。据同村人推荐，前来我院求中药治疗。查：舌质暗红，舌下静脉迂曲明显，苔白黏腻，脉细弦紧。证属痰浊壅堵，胸阳痹阻，血脉不和。治以宽胸化痰，通阳散结，活血化瘀。方用自拟化解痰瘀方治之。

处方：瓜蒌15g，薤白15g，姜半夏10g，枳实10g，桂枝10g，厚朴10g，丹参30g，赤芍15g，川芎10g，降香15g，红花10g。水煎服。

二诊：服用14剂，其子前来代诉，云病情明显减轻，请调方续服。用电话联系后，从手机上看到患者舌质、舌苔，有好转，但变化不大。于上方加用红景天10g，茶树根15g，续服。

三诊：续服21剂，胸闷、胸痛几无发作。再给予上方15剂，2天1剂，每天分2次服用。并加用麝香保心丸，每次2粒，每日3次。随访半年，病情稳定，胸闷痛小有发作，别无他苦。

按语：化解痰瘀方是《金匮要略》的瓜蒌薤白剂与冠心2号方的合方。瓜蒌薤白剂是瓜蒌薤白白酒汤、瓜蒌薤白半夏汤与枳实薤白桂枝汤三方的合方。它的综合功效是：宽胸理气、通阳散结、化痰降逆。冠心2号方是在20世纪80年代初研制成功的，参与研制的专家有岳美中、郭士魁、陈可冀、李连达等，曾有“国医圣药”之称。它的作用为：活血而不破血，行气而不破气，重在活血化瘀，通达心脉。

据临床观察，冠心病多是痰瘀互结证候，既有痰浊，又有血瘀，这两种致病因素结合在一起，难以分解。故取瓜蒌薤白剂与冠心2号方结合，加强瓜蒌薤白剂的活血化瘀作用。但在具体应用时，不要忘记益气养阴法，如运用保元生脉汤。这是因为冠心病的发生，还有一个气阴两虚之本，不可忘记这个“本”。切莫活血化瘀一直走到“黑”。这就是中医辨证法，攻补兼施，补而不腻，攻而不破，勿太过勿不及，求和求中。

第二节　肺系病

1. 桂枝汤合葶苈大枣泻肺汤治疗风痰型咳嗽

王某，男，8岁，于2009年9月16日就诊。

宿患支气管哮喘5年，尤以冬季较重，夏季处于缓解期。现已进入秋季，喘息发作。刻诊：喘息，喉间有痰鸣音，每天早上起床时阵阵作咳。舌淡白，苔白滑，脉稍弦有力。乃因患者素有喘疾，复感风寒，营卫不和，痰浊内伏所致。治以外散风寒，内肃肺气，化痰降浊，下气平喘。以桂枝汤合葶苈大枣泻肺汤加味治疗。

处方：桂枝10g，炒白芍10g，厚朴8g，炒杏仁8g，炒葶苈子5g，穿山龙30g，炙麻黄6g，地龙3g，炙甘草6g，生姜3片，大枣3枚。水煎服。

二诊：服用7剂，喘息已消，喉间仍有痰鸣，夜间鼻塞，舌淡白，苔白腻，脉稍弦有力。守上方，加辛夷10g（包煎），炒白芥子6g，银杏叶5片。

三诊：续服10剂，诸症悉除。上方略作加减，以护卫健脾为法，制成膏滋剂，服用3个月，病情稳定，未见复发。

按语：治疗小儿咳喘，不能以成人的观点和方法去考虑。小儿哮喘多与体质和护卫不当有关。《伤寒论》第18条云：“喘家作，桂枝汤加厚朴、杏子佳。”“喘家作”中的“家”就是体质问题，说明是宿疾，是旧病复发，是卫外功能失调。所以用桂枝汤调和营卫，增强抗病能力。但桂枝汤肃肺降气的力度不够，故加葶苈大枣泻肺汤肃降肺气，又加入治标之炙麻黄、地龙、穿山龙三味，可使喘息很快得到平息。但此类药物用量宜小，否则会伤及肺之气阴，导致出汗、心跳加快等。

2. 桂枝加厚朴杏子汤治疗夙有咳喘而感冒

黄某，女，51岁，于1987年7月就诊。

患咳嗽、咯痰、喘促1个月余，曾服麻杏石甘汤数剂，咳嗽稍减，但汗出绵绵，恶风，且咯痰、喘促不减，舌体大，质暗，苔白薄润，脉浮而细。追问病史，言每次感冒多有上述症状。从脉症分析，诊为肺脾气虚，湿痰不运，营卫失和证。方取桂枝加厚朴杏子汤加味，以外调营卫，内益肺脾。

处方：桂枝10g，炒白芍10g，厚朴6g，炒杏仁10g，生姜6g，大枣3枚（剖开），炙甘草6g，炒白术10g，百部10g，炒葶苈子6g。水煎服。

二诊：服药3剂，咳嗽、咯痰、喘促均明显减轻，出汗减少。继服5剂而愈。

按语：《伤寒论》第18条："喘家作，桂枝汤加厚朴、杏子佳。"第43条："太阳病，下之微喘者，表未解故也，桂枝加厚朴杏子汤主之。"第18条为素有气喘发作而患桂枝汤证；第43条是本为太阳病，误用下法而引起微喘。两条有发病新久之别。其病机总以表邪不解，肺气不降为主线，故均以调和营卫，肃降肺气为治法。本方以桂枝汤调和营卫，厚朴、杏子降肺气以平喘。方中炒杏仁降肺气，厚朴降胃气，胃气降则肺气降，脾胃为枢纽，脾气升清，胃气降浊。在这里，只有胃气降，肺气方可肃降，这是气机升降的必然路径。

本例咳喘兼有恶风、自汗，恰为桂枝加厚朴杏子汤之适应证。加炒白术以健脾，百部润肺止咳，炒葶苈子肃肺降逆，脾肺和则咳喘自安。原方证并非感冒重症，乃卫气虚弱体质者感受风寒；或夙有咳喘之疾，今轻度感受风寒，只宜调和营卫，略肃肺气即可。

3. 桂枝麻黄各半汤治疗"如疟状"感冒

林某，男，32岁，于1997年8月就诊。

患者恶寒发热已5日，每至下午3~4时许，始恶寒而后发热，体温多在37.5℃左右，入夜可至38.5℃。伴见头痛、身困、腰痛，食欲尚可，偶有咳嗽。曾服用抗生素和抗感冒药物，汗出后有所好转，但下午的寒热症状并未减轻。刻诊：精神疲惫，面有赤色，症状如前所述。体温36.8℃（上午），舌苔白滑，脉浮细。分析脉症，为风寒郁表，不得宣泄所致。治以辛温解表轻剂。方用桂枝麻黄各半汤。

处方：桂枝10g，炒白芍10g，麻黄5g，炒杏仁5g，炙甘草5g，生姜5g，大枣3

枚。嘱上午煎服1次，下午煎服1次。

二诊：服药次日下午寒热与咳嗽已消失，但头痛、腰痛、身困仍无缓解。于上方加羌活、独活各6g。

三诊：服用1剂，已有效果。继服1剂，病愈。

按语：寒热“如疟状”，即寒热发作有一定时间性，但并非疟疾，似乎也可以用小柴胡汤治之。但彼方证为半表半里证，多伴有口苦、咽干、目眩，或胸胁苦满，或呕而发热。而此例无此兼症，说明风寒袭表较轻，未及少阳。仲景对此种“如疟状”寒热，不取小柴胡汤，而取桂枝麻黄各半汤，桂枝汤与麻黄汤合而为一，其用量较原方（桂枝汤、麻黄汤）减少，如桂枝由三两减为一两十六铢，麻黄由三两减为一两，且桂枝量重于麻黄，意在以调和为主，佐以开泄腠理。本例寒热5日，但热度不高，每于下午发热，有如发疟之状，正与桂枝麻黄各半汤证相吻合，故服之自然取效。后加小量羌独二活，以助搜风通络之力，其头痛、腰痛随之消除。

《伤寒论》第23条：“太阳病，得之八九日，如疟状，发热恶寒，热多寒少，其人不呕，清便欲自可，一日二三度发。脉微缓者，为欲愈也；脉微而恶寒者，此阴阳俱虚，不可更发汗、更下、更吐也；面色反有热色者，未欲解也，以其不能得小汗出，身必痒，宜桂枝麻黄各半汤。”

此条经文叙述得比较复杂，其实就是讲，太阳表证多日不解，如果不见少阳证（如往来寒热），也不见阳明证（如大便燥结），脉象微缓的，有向愈之势；若脉象微弱而恶寒明显，这是阴阳俱虚，就要用桂枝麻黄各半汤治疗了。由于无汗就不得专用桂枝汤，因为寒少又不得专用麻黄汤，所以张仲景就取其中和力量，既是桂枝汤又不是桂枝汤，既是麻黄汤又不是麻黄汤，那就是桂枝麻黄各半汤了。其用量各取两方的三分之一，旨在以桂枝汤调和营卫，麻黄汤开泄解寒，具有双解表里之义。一位中医专家将桂枝麻黄各半汤的临床指征总结为：“八九天来脸发红，病邪仍在你身中；桂枝一半麻黄半，两样平分即见功。”可谓要言不烦。

4. 小青龙汤治疗感冒夹水饮证

李某，男，65岁，于1995年11月7日就诊。

因恶寒发热、咳嗽、咯痰3天就诊。有慢性咳嗽病史6年余，每至冬季发作。3天前，因起居不慎而发寒热，咳嗽，咯清稀痰，伴有干呕、纳呆。体温37.6℃，舌质淡红，苔薄润，脉浮小滑。脉症合参，辨为风寒外袭，引动内饮，致肺气失肃，发为咳嗽。治以散寒温肺，化饮止咳。方选小青龙汤加味。

处方：炙麻黄6g，桂枝10g，炒白芍10g，细辛5g，姜半夏10g，淡干姜6g，五味子6g，炙甘草6g，芦根15g。水煎服。

二诊：服药3剂，汗出热退，咳嗽减轻，痰转为白黏。守上方，加砂仁6g，服3剂后，饮食增加，咳嗽、咯痰已失。

按语：小青龙汤为治疗“心下有水气”，水饮上迫于肺的主方。辨证要点在于咳嗽伴痰涎稀薄，温肺化饮的主药为干姜、细辛、五味子。清代陈修园说：“姜细味，一齐烹，长沙法，细而精。”可谓真谛之言。我喜加芦根于方中，芦根甘寒，有清肺降逆的作用，但不助湿，又能避麻桂姜辛之燥性；若伴喘促，可加葶苈子肃肺平喘。

《伤寒论》第40条：“伤寒表不解，心下有水气，干呕，发热而咳，或渴，或利，或噎，或小便不利、少腹满，或喘者，小青龙汤主之。”第41条：“伤寒，心下有水气，咳而微喘，发热不渴。服汤已渴者，此寒去欲解也。小青龙汤主之。”

第40条是主证条，第41条是副证条。“伤寒表不解，心下有水气”，是形成本病的主要机制。伤寒表不解，意味着发热、恶寒、无汗、头痛等表证依然存在；心下有水气，乃指患者素有水饮痼疾，外寒引动内饮，表里同病，故应表里同解。是方炙麻黄、桂枝发汗解表，宣肺平喘；炒白芍配桂枝以调和营卫；淡干姜、细辛温肺散饮；五味子敛肺止咳，并防肺气之耗散；姜半夏燥湿化痰，降浊蠲饮；炙甘草调和诸药，与白芍相配，可缓解麻桂辛温之弊。此方有发汗之势，如青龙兴雨，但不若大青龙汤发汗力大，故名小青龙汤。

5. 大青龙汤治疗重症感冒

张某，男，26岁，农民，于1976年夏季就诊。

患者收麦后，用凉水洗身，当风纳凉，至夜半身寒肢冷，随之发热，并有寒战，急邀医疗队诊治。余至其家中，只见患者覆被而卧，面赤身热，心不宁，唇舌干燥，口渴而饮，脉浮数有力。测体温39.6℃，扪之通身干热无汗。综合脉症，此系外寒郁闭，暑热内蕴，为表寒里热实证。急以大青龙汤解表清里，少加生津清肺之品治之。

处方：生麻黄10g，桂枝10g，炒杏仁10g，生石膏30g，生甘草10g，生姜10g，大枣5枚，芦根30g。

当时到乡卫生院急取1剂，水煎2次，每次约500mL，4小时内将2次药汁服完。

服后汗续出，渐之大汗，翌日晨，体温降至38.2℃，精神稍安，但时时索饮。于上方减生麻黄为5g，桂枝为5g，加麦冬30g。服用1剂，体温已降至36.8℃，诸症若失。

按语：大青龙汤证多见于形体壮实之人，病在太阳经，所以寒热明显，但由于表寒郁闭较重，使里热难以外透，故呈现“体若燔炭”、无汗烦渴之症。此乃表寒里热证，但也反映正邪交争之势正炽。若是体虚之躯，寒邪可能直入三阴，而出现急性呕吐、泄泻之患。仲景为使后人明确此方奥义，特指出：“不汗出而烦躁者”，其中“不汗出”尤为重要，故治疗当以汗法为宜。《素问·生气通天论》云：“体若燔炭，汗出而散。”大青龙汤乃为对证之举。由于汗多伤阳，故仲景于方后告诫：“一服汗者，停后服。若复服，汗多亡阳，遂虚，恶风，烦躁，不得眠也。”本例有暑热伤阴之症，故先后加入芦根、麦冬，以滋填肺胃之阴，不致汗出而致气阴两伤之虞。

《伤寒论》第38条：“太阳中风，脉浮紧，发热恶寒，身疼痛，不汗出而烦躁者，大青龙汤主之。”第39条：“伤寒，脉浮缓，身不疼但重，乍有轻时，无少阴证者，大青龙汤发之。”

第38条为大青龙汤主证条，第39条为副证条。形成大青龙汤证的原因是表寒不解，里热郁结，表寒里热，不得外解，故形成外寒内热证候，即“脉浮缓”“身不疼”“乍有轻时”，只要见到“发热、恶寒、无汗、烦躁”，就可用大青龙汤解之。是方为麻黄汤加石膏、姜、枣，为发汗之峻剂。方中生麻黄、桂枝、生姜辛温发汗，以散在表之风寒；生石膏辛寒以清里热；且麻黄配石膏，可使在里之郁热向外透发；生甘草、大枣和中，以资汗源。外散里清，达到表里双解之功。

6. 麻杏石甘汤治疗肺部感染

汪某，女，48岁，于1996年10月就诊。

4天前因感冒发热自服复方阿司匹林（APC）及羚羊感冒片，服后汗出热退，遗患轻咳，自不在意。昨日突发闷喘，咳嗽不爽，咯黄黏痰，又服紫花杜鹃片未瘥，求中医诊治。刻诊：急性病容，面红气促，体温37.9℃，呼吸26次/分，右下肺可闻及细小湿啰音，舌质赤，苔薄白而干，脉浮数。诊为痰热迫肺，肺气郁闭证。治以清泻肺热，化痰平喘。方取麻杏石甘汤加味。

处方：炙麻黄10g，生石膏30g，炒杏仁10g，炙甘草10g，百部10g，北沙参30g。水煎服。

服3剂，热退，咳喘减轻。后加芦根30g，服5剂症状消失，右下肺啰音未闻及。

按语：《伤寒论》第63条："发汗后，不可更行桂枝汤，汗出而喘，无大热者，可与麻黄杏仁甘草石膏汤。"第162条："下后，不可更行桂枝汤，若汗出而喘，无大热者，可与麻黄杏子甘草石膏汤。"

这两条含义是一致的，一是汗后，一是下后，所出现的症状均为"汗出而喘，无大热"。对于"汗出而喘"，医家均无异议。而对"无大热"，意见不一。柯韵伯认为，"无大热"应是有大热，许多医家对此不认同。验之临床，这里的"无大热"，应是表无大热，即体温无发热了，但内里的肺热还是存在的，不然何来"汗出而喘"，又何言"无大热"呢？所以这里的"无大热"，应理解为表无大热。医家公认，由于热郁肺经，肺失清肃，所以会出现"热、渴、喘、咳"四大症，这四大症被认为是麻杏石甘汤的特有性指征，不用质疑。所以，遣方用药也应以清肺热、降肺气为主线。

是方以麻黄宣发肺气，杏仁肃降肺气，石膏清泻肺热，甘草调和诸药，既各司其能，又相得益彰。从配伍学角度讲，此方的主要配伍是麻黄与石膏。麻黄辛温，石膏辛寒，味虽相同，而性相反。同是辛味，具有透表发散的作用，对于里热的透发极为有利。麻黄得石膏，宣发肺气而不助热；石膏得麻黄，透发肺热而不遏肺气。岳美中先生说："在麻、石配伍里面，似乎还含有另一意义。石膏因为监制辛温发散性之麻黄而设，从作用上来说，是相反的。但石膏性辛寒，寒与温虽相敌对，而辛与辛却又一致，则是石膏对麻黄一面起到制约作用，一面又起到协同作用，所以才能止表汗而兼通肺中壅滞。"凡经方中相反相成的配伍，都是经方中的精华，只有掌握住这种配伍学，才能真正理解经方的奥秘。

本例为外感余热未尽，内闭于肺所致。麻杏石甘汤为寒热相济之剂，炙麻黄辛温开泄肺气，生石膏辛寒直清里热，炙麻黄得生石膏则宣达肺气而不助热，生石膏得炙麻黄则清泻里热而不遏肺气。两药相伍，对肺热郁闭之咳喘颇有卓效。在用量上，多数医家认为，若热重咳轻，石膏与麻黄用量比例为10：1；热轻咳重，则为5：1，此经验可资参考。

7. 苓桂术甘汤治疗慢性咳喘

陈某，男，63岁，于1980年10月就诊。

患慢性支气管炎10余年，每至冬季咳嗽、咯痰、气喘，闭门不出，曾用多种中西药治疗，效果不显。1980年秋季我从固本入手，予苓桂术甘汤合玉屏风散配成水丸剂，连服两个秋冬季，共服4料。1983年随访，述服药后身体温和而有力，咳喘、咯痰较前明显减轻，后又服2料，咳喘基本消失。

处方：茯苓100g，炒白术120g，桂枝60g，炙甘草100g，生黄芪160g，防风60g。共研细末，水泛为丸，如绿豆大，每服30丸，日服3次。

按语：《伤寒论》第67条："伤寒，若吐，若下后，心下逆满，气上冲胸，起则头眩，脉沉紧，发汗则动经，身为振振摇者，茯苓桂枝白术甘草汤主之。"

此条脉证由误吐、误下而致。由于吐、下，伤及脾阳，脾阳失运，饮停中焦。饮为阴邪，但可以随处流动，可犯其胸胁，可上冲头目，若发汗伤其阳气，动其经脉，则会出现身体振振，摇而不安。有人总结了痰饮会出现的八大症状，即呕、咳、满、痛、肿、喘、眩、悸。治疗此证，《金匮要略》云："病痰饮者，当以温药和之。"而这个"温药和之"的代表方剂，就是苓桂术甘汤。方以茯苓健脾渗湿，桂枝温阳化饮，白术健脾祛湿，甘草和中助脾，四味温阳、健脾、化饮、祛湿，凡脾阳失运，水饮停聚之证，皆可选用。

久患咳、痰、喘的人，肺脾肾俱虚。从标治者治肺，从本治者治脾或脾肾同治。若使湿化有路，不聚生痰，必须健脾温化，甚则温肾化饮。苓桂术甘汤独具健脾温化之力，清代王旭高称该方有"崇脾以利膀胱气"之功，所谓"利膀胱气"，就是可使湿邪从小便排出。本例所加玉屏风散，具有健脾益肺、御寒扶正功效，乃预防外邪侵袭之良药，故选用之。

8. 苓桂术甘汤合葶苈大枣泻肺汤治疗肺气肿

赵某，女，70岁，于2009年7月16日就诊。

自诉干咳少痰、咽痒2个月余，且常有气怯之状。既往有老年性肺气肿、心脏轻度增大、主动脉硬化、糜烂性胃炎等病史。舌苔白腐而腻，脉弦缓滑。中医辨证为痰湿阻肺，肺失宣肃，伤及气阴。拟健脾化痰、宣肺降逆之法。以苓桂术甘汤合葶苈大枣泻肺汤加味治之。

处方：炒葶苈子10g，炒杏仁10g，清半夏10g，橘红10g，百部10g，茯苓10g，炒白术10g，桂枝10g，炙麻黄6g，炙黄芪15g，山茱萸15g，生甘草10g。水煎服。

二诊：服药7剂，诸症有所减轻，苔薄白润，脉沉细。

处方：射干10g，蝉蜕10g，怀牛膝10g，橘红10g，炙麻黄8g，生甘草10g，炒葶苈子15g，百部10g，黄芩10g，五味子5g，茶树根15g，生百合10g。7剂。

三诊：患者诉服上药后无效。详问其症状，非实喘也，乃为气短。析上方平喘药过多，而扶正药少，改为以扶正为主，取张锡纯纳气平喘之法。

处方：太子参30g，麦冬20g，五味子10g，山茱萸15g，生山药30g，茶树根15g，桔梗10g，炙甘草10g，柴胡5g，升麻5g。7剂。

四诊：服药后，气短好转，唯下肢乏力，舌苔薄白，脉沉细。上方加鸡内金10g，代代花10g。再服7剂，以巩固之。

按语：气短与喘证有明显不同。喘证以呼吸困难，张口抬肩，甚至不能平卧为特征；气短则以呼吸微弱而喘促，或短气不足以息为特点。如李用粹《证治汇补·喘病》云："若夫少气不足以息，呼吸不相接续，出多入少，名曰气短。气短者，气微力弱，非若喘症之气粗奔迫也。"此例初诊时，依据脉症辨为痰湿阻肺之喘证，而投以化痰宣肺、止咳平喘剂为主，效果不佳。后经详细诊察，方识其非喘也，实乃气短。林珮琴《类证治裁》云："肺为气之主，肾为气之根，肺主出气，肾主纳气，阴阳相交，呼吸乃和。"故取张锡纯纳气平喘之法，予生脉散加味而取效。

9. 苓桂术甘汤合葶苈大枣泻肺汤治疗支气管哮喘

徐某，女，48岁，于2001年2月就诊。

患支气管哮喘8年，近年反复发作。症见喘促咳嗽，自汗，心悸，吐大量白色黏液痰，难咯出，大便秘结，舌苔薄白腻，脉弦细。呼吸25次/分，心率112次/分，胸部对称呈桶状。听诊：两肺可闻及干、湿啰音。心电图示：右心肥大（肺型P波）。西医诊为支气管哮喘、肺气肿。中医辨证：痰湿阻肺，肺气失肃，伤及气阴。治以健脾肃肺，化痰降逆，兼护气阴。拟苓桂术甘汤合葶苈大枣泻肺汤加味治之。

处方：茯苓10g，生白术20g，桂枝5g，炒葶苈子10g，炙甘草10g，大枣5枚（剖开），太子参15g，炙麻黄5g，炙桑白皮10g，薤白10g。水煎服。

二诊：服用5剂后，喘咳减轻，黏痰易吐，大便通顺。后随证加入瓜蒌仁、白果、鱼腥草等，病情得到明显缓解。后予经验方"益肾平喘方"（紫河车、沉香、地龙、侧柏叶各等份，研末，装胶囊），早、中、晚各服5粒，温开水送服，10日为一疗程。服药期间忌食猪肉、烟、酒，慎房事。服用5个疗程，至今历10年未再发作。

按语：喘证，其本在肾，其标在肺，故有"发时治上（肺），未发时治下（肾）"之说。徐某患喘证8年，此次发作，取健脾肃肺，化痰降逆，使病情得到控制。后以益肾平喘方善其后，方中紫河车补肾，沉香纳气，地龙平喘，侧柏叶清肺。本方是在20世纪70年代拟定的，当时我参加治疗"呼吸四病"（感冒、气管炎、肺气肿、肺心病）医疗队，在农村见到大量患慢性支气管炎的患者，他们既有肾虚证的气喘、怕冷，又有痰涎壅塞的实证，治疗颇为棘手。经与当地老年医生商议，本着补肾纳气为主，兼以平喘消炎，拟定了这张方子。方中的地龙与侧柏叶是参考四川等地的经验加入的。我用这张方子治疗18例哮喘（包括慢性支气管炎、肺气肿、支气管哮喘等），有10例病情得到明显控制，5例显效，3例改善。此方不含抗生素与激素，服用方便，疗效较稳定，供同道参考使用。

10. 柴胡桂枝汤治疗表里不和之感冒

病案1：谢某，女，17岁，学生，于1995年6月就诊。

患者于3天前不慎着雨，出现恶寒发热，腰背困痛，鼻塞声重，自服复方阿司匹林（APC）与感冒通片，略有好转，但寒热仍未去。刻诊：痛苦病容，身困肢痛，时值夏月，却着夹层衣服，口苦不欲咽，咽干不欲饮，体温37.8℃，舌苔薄白而润，脉浮弦。此系太阳少阳合并症。治以疏解太少两经之邪。方取柴胡桂枝汤加味。

处方：柴胡15g，桂枝6g，炒白芍6g，黄芩6g，太子参6g，清半夏6g，生姜6g，大枣10枚，炙甘草5g，藿香10g（后下），香薷10g（后下）。

二诊：上方服用1剂，似有汗出。3剂后，徐徐汗出，顿感身体轻快，食欲略增，鼻塞已通，欲饮水润咽，唯体温仍在37.3℃左右，身困肢痛未去。上方加入羌活、独活各5g。服用3剂，体温36.8℃，余症悉除。

病案2：张某，男，36岁，工人，于2006年10月就诊。

患者于1周前患感冒，恶寒发热，鼻塞流涕，经治疗好转，但痼疾慢性胃炎复发。刻诊：寒热已去，鼻塞已通，胃脘痞满，隐隐作痛，不思饮食，上肢酸困，按之心下有欲呕状，舌苔薄白滑润，脉弦细。脉症分析，系外邪虽去，但原发病受到影响，使胃中湿浊内结，升降失序。法当升清降浊，和胃散结。方用柴胡桂枝汤加味。

处方：柴胡10g，桂枝6g，炒白芍6g，黄芩6g，清半夏10g，党参10g，生姜5g，大枣8枚，炙甘草10g，砂仁皮6g（后下），代代花6g（后下），厚朴花6g（后下）。

二诊：上方服用3剂，胃脘部舒畅，上肢酸困已解，但仍不思饮食。于上方加入生麦芽15g，生山楂片6g。

三诊：已思饮食，但时有呃逆。嘱服藿香正气口服液以善其后。

按语：《伤寒论》第146条："伤寒六七日，发热，微恶寒，肢节烦疼，微呕，心下支结，外证未去者，柴胡桂枝汤主之。"

柴胡桂枝汤，是由桂枝汤与小柴胡汤两方各半合剂而成。桂枝汤在表调和营卫，小柴胡汤和解少阳，除半表半里之郁邪。其症状既似桂枝汤证，又似小柴胡汤证，故各取其半，最为贴切。

柴胡桂枝汤还可以治疗癫痫、胆囊炎、肝炎、抑郁症等，其机制就在于此方能疏解表里、上下、内外等邪气，正如明代卢之颐所说："小柴胡复桂枝汤各半，凭枢叶开，并力回旋，外入者内出，上下者下上矣。"

太阳少阳两经合并症在临床上并不少见，其机制为"表证虽不去而已轻，里证虽已见而不甚"（柯琴语），故仲景取桂枝之半，以解太阳未尽之邪；取柴胡之半，以解少阳之微结。但病邪已有趋里之势，故以柴胡冠桂枝之前，以作提示，含有"既病防变"之义。论中所说的"发热，微恶寒"，不若太阳经的"发热恶寒"，亦不若少阳经之"寒热往来"，以示太阳证已轻，少阳证未甚。肢节（即四肢百节）之所以"烦疼"，与少阳经气不利有关。太阳者，三阳之屏障；少阳者，三阳之枢纽。但此证以少阳枢纽不利为主，由于枢纽不利，亦使外围之屏障失却护卫之功，犹如窗棂之合页失灵，其窗叶自然不能开阖。故仲景用小柴胡汤转动枢纽，并用桂枝汤调和营卫，犹如旋转合页，使窗棂转动有序。这样可使外入之邪由内而外散出，上下之郁邪也可通过疏解而得到消除。病案1患者外邪郁而不解，已入少阳，故用桂枝汤外调营卫，小柴胡汤内和少阳；病在夏月，故加藿香、香薷以利祛除暑热；后加入少量辛温利窍的羌、独活，有利于内入之邪从表而散。病案2患者病邪由上焦达于中焦，柴胡桂枝汤有和解中焦，升清降浊，由内达外之功，故取之。所加之药多为芳香化浊之品，亦有利于营卫的流通。

11. 竹叶石膏汤治疗小儿夏季热

王某，男，6岁，于2011年7月就诊。

家长代诉：入夏以来，发热月余，下午尤甚，口渴而饮，食欲不振，口吐唾液，大便时有稀薄，脉细数，舌苔薄白而干，诊为夏季热。体温：37.7℃。辨证为肺胃阴虚，热袭卫气。治以清热养阴，和胃健脾。取竹叶石膏汤治之。

处方：竹叶10g，生石膏15g，麦冬10g，姜半夏6g，太子参10g，生甘草6g，北沙参10g，生山楂10g，粳米15g（包煎）。3剂。

二诊：体温37.3℃，口渴减轻，口吐唾液已无，但食欲未复。上方加鸡矢藤10g，鸡内金10g，生麦芽10g，去姜半夏，3剂。

三诊：体温37.1℃，食欲恢复，大便成形，唯仍口渴，余无明显痛苦。以芦根10g，北沙参10g，麦冬10g，生山楂10g，煮水去渣，加入粳米与铁棍山药适量，煮稀粥，当餐食之，以复其气阴。

按语：《伤寒论》第397条："伤寒解后，虚羸少气，气逆欲吐，竹叶石膏汤主之。"徐大椿《伤寒论类方》："此仲景先生治伤寒愈后调养之方也。其法专于滋养肺胃之阴，以复津液。盖伤寒虽六经传遍，而汗、吐、下三者，皆肺胃当之。又《内经》云：人之伤于寒也，则为病热。故滋养肺胃，岐黄以至仲景不易之法也。后之庸医，则用温热之药峻补脾肾，而千圣相传之精义，消亡尽矣。"

竹叶石膏汤为气阴两虚有虚热者而设，为白虎加人参汤之变方。方中竹叶甘寒，清热除烦，生津止渴；石膏清热泻火，生津除烦；人参、麦冬益气生津而养阴；半夏辛温，降逆和胃；粳米补益中气，调和脾胃；甘草益气和中，调和诸药，并能制约寒凉伤胃。

本方多用于体质素虚、气阴不足，感受外邪，热邪稽留之人，尤以老人、小儿、产后、温热病后者多见。本例小儿所患为夏季热，脾胃亦不康健，故加生山楂、鸡矢藤、鸡内金等，后以铁棍山药等以恢复肺胃之气阴。本方以清淡、甘寒之药启功，不用苦寒或咸寒之品，以防伤胃伤气。

12. 麦门冬汤治疗肺部感染

陈某，女，38岁，于2000年7月就诊。

半月前出现低热、咳嗽，X线透视为：右下肺炎性感染。遂用抗生素治疗，热退而咳嗽不止，呈痉挛性咳嗽，每至下午加重，咳嗽时屈背抱胸，痰黏不易咯出，语声略哑，并有心下急迫感。舌质红赤，苔少缺津，脉细数。听诊：右下肺有少量湿啰音。诊为肺胃阴虚，火逆上气，肺气失肃。治以清养肺胃，止逆下气。方取麦门冬汤加味。

处方：麦门冬30g，太子参15g，姜半夏6g，粳米30g（包煎），生甘草6g，芦根30g，北沙参15g，桑白皮10g。水煎服。

二诊：服用3剂，咳嗽、气急减轻，但声哑、脉数依然。上方加玄参15g，射干10g。继服5剂，症状消失。后用麦味地黄丸滋阴保肺，调治半月而愈。

按语：《金匮要略·肺痿肺痈咳嗽上气病脉证治》：“火逆上气，咽喉不利，止逆下气者，麦门冬汤主之。”本病见症于肺，而实源于胃，胃阴不足，虚火上炎，而致咳嗽气喘。清代喻嘉言《医门法律》云：“胃中津液干枯，虚火上炎之证，治本之良法也。”仲景在补益中焦气阴的基础上，增入一味辛苦温之半夏，利咽下气，且用量很轻，可免温燥伤阴之弊。如此胃津复生，肺气肃降，虚火自敛，自无咳逆气喘之虞。

此例出现于肺部感染以后，伤及肺胃之阴，加之又用抗生素，使其抗病能力低下，肺之开合更为不利。特别是痉挛性咳嗽，多为阴虚内燥使然。故取麦门冬汤以滋肺胃之阴，降其上炎之火，方能平息其患。所加玄参滋补肾水以上潮；射干直接作用于咽部，起到清咽止咳的作用。

13. 千金苇茎汤治疗肺气肿合并支气管扩张

隋某，男，51岁，于1991年5月24日就诊。

患支气管炎20余年，肺气肿8年，支气管扩张3年。半月来因外感而发热、恶寒、咳嗽、咯痰，且痰中带血丝。自服复方甘草合剂、气管炎咳嗽痰喘丸、咳必清（喷托维林）等，症状无明显改善。刻诊：咳嗽不止，气喘吁吁，大口咯痰，痰呈白色泡沫黏腻状，且夹带血丝，舌苔白腻，脉弦滑而数。脉症互参，其痼疾为肺气虚弱，痰湿内蕴，久而化热，外受风寒，腠理郁闭，肺络受损，如此内外困顿，肺失清肃，痰阻气道，故现咳、痰、喘等症。治以清热化痰，肃降肺气，佐以滋阴凉血。用千金苇茎汤加味治之。

处方：苇茎30g，薏苡仁30g，冬瓜仁30g，桃仁10g，炒杏仁10g，黄芩炭10g，藕节30g，金银花15g，葶苈子15g，生甘草10g。水煎服。

二诊：服药3剂，咳喘明显减轻，痰中仍有很少血丝。于上方加仙鹤草15g，白及5g，以加强止血作用。

三诊：服药5剂，痰中血丝基本消失，体力增强。继用养阴清肺汤加味，扶助正气，滋润肺阴。调整月余，症状得到控制。观察3个月，病情未复发，很少咳喘。

按语：千金苇茎汤为《金匮要略·肺痿肺痈咳嗽上气病脉证治》之附方，书云："治咳有微热，烦满，胸中甲错，是为肺痈。"方中瓜瓣，现代多用冬瓜仁代之。本方苇茎清肺生津，泻热除痰；薏苡仁甘淡微寒，上清肺热而排脓，下利肠胃而渗湿；桃仁活血化瘀，泻血分之热毒；冬瓜仁消痈祛脓，且有醒脾涤痰之功。四味相伍，共奏清热化痰、化瘀排脓之效。

千金苇茎汤是一首清热肃肺的良方，对于急性肺痈，或慢性呼吸道疾病急性发作，有咳、喘、痰症状者，具有起效快的特点。本例患有慢性肺气肿与支气管扩张，都是比较难以治疗的疾病。我在应用千金苇茎汤时，喜用金银花清热，葶苈子肃肺，使得外热易清，内浊易降。且葶苈子的作用不可忽视，具有"抗菌、利尿、强心"的综合效应。凡痰中有血丝者，加入仙鹤草与白及，血丝消失得快，对于恢复体力亦有裨益。

14. 半夏厚朴汤治疗咽中如有炙脔

裴某，女，55岁，于2014年4月就诊。

患者半年前与他人生气，致咽部有异物感，且异物黏腻，贴于咽部，吐之不出，咽之不下，每遇情志波动症状加重。曾用咽部雾化及药物治疗，效不佳。刻诊：咽部似有异物阻塞，时时清嗓，嗳气，胸脘胀满，舌苔白腻，脉弦滑。体查：咽腔无红肿，扁桃体无肿大。属痰气互结证。法当行气散结，降逆化痰。方取半夏厚朴汤治之。

处方：清半夏12g，厚朴花10g，茯苓15g，生姜10g，苏叶10g，苏梗10g，甘草10g，橘红10g，浙贝母8g，生麦芽15g。水煎服。

二诊：服药7剂后，咽部即有轻快之感。上方去生麦芽、浙贝母。加桔梗10g，炒白术10g，北沙参15g。

三诊：服药10剂后，咽部症状基本消失，嗳气、胸胁胀满消失。

处方：清半夏10g，厚朴花10g，茯苓12g，生姜10g，苏叶10g。

继用10剂，以巩固疗效。3个月后随访无复发。

按语：半夏厚朴汤源自《金匮要略·妇人杂病脉证并治》："妇人咽中如有炙脔，半夏厚朴汤主之。"方中清半夏、厚朴花、生姜辛以散结，苦以降逆，佐以茯苓利饮化痰，苏叶芳香宣气，合而用之，使气顺痰消，咽中炙脔之感可除。首诊时考虑患者情志不舒，加生麦芽以疏肝理气和胃；苏梗较苏叶还可入胃经，宽胸利膈之效强，用之可消胸脘胀满；橘红、甘草、浙贝母以祛除黏痰。二诊时患者症状减轻，情绪稳定，去生麦芽、浙贝母。加桔梗以载药上浮，使药到病位，炒白术健脾燥湿，与行气药共用，增加行气作用；沙参可防半夏厚朴汤辛温苦燥而伤阴津。三诊时用半夏厚朴汤原方较小剂量，以巩固疗效。

15. 半夏厚朴汤合甘桔汤治疗慢性咳嗽

胡某，女，41岁，于2014年3月就诊。

患者1个月前感冒，其间曾大量服用寒凉药，如清热解毒口服液等，感冒减轻后，出现咳嗽。刻诊：咳嗽喘急，吐白黏痰液，胸闷胁胀，口干不欲饮，舌苔白厚腻，脉滑细。属水饮上逆证。法应化饮降逆。方取半夏厚朴汤合甘桔汤治之。

处方：法半夏12g，厚朴10g，茯苓12g，生姜10g，炒苏子10g，桔梗10g，甘草10g。水煎服。

二诊：患者服药7剂后，黏痰减少，胸闷胁胀。去桔梗、甘草，加北沙参10g，玄参10g。服药7剂后愈。

按语：外感用药过凉，容易伤及脾阳，阳气不振，不能化湿，饮停于胃，胃失和降，反而上逆。水饮上逆于咽喉，阻碍气机畅通，肺气宣肃失常，出现咳嗽喘急。此类咳嗽一般迁延难愈，多伴有咽痒、咽部异物感、吐白痰或黏痰，治疗应降逆化痰。若痰饮不排，气机不畅，则咳嗽难愈。半夏厚朴汤加甘桔汤，实际仅加两味药，即甘草与桔梗。甘草与桔梗为经方中之对药，利咽止痛作用突出。

16. 苓甘五味姜辛夏仁汤治疗慢性咳嗽

刘某，男，51岁，于1998年10月就诊。

患气管炎3年余，最近咳嗽加剧，时吐唾涎，间或咯白黏痰，眼睑浮肿，头晕不爽，口干不欲饮。舌质淡红，苔黄白润，脉弦滑。查尿常规：无异常发现。诊为水饮上泛，清阳被蒙。治以消饮健脾止咳法。方取苓甘五味姜辛夏仁汤加味。

处方：茯苓10g，炙甘草10g，五味子6g，淡干姜6g，细辛5g，姜半夏10g，炒杏仁10g，桂枝5g，车前子10g（包煎）。水煎服。

服6剂，咳止，痰涎减少，眼睑浮肿消失；继服3剂，头晕除。应患者要求，改服橘红化痰丸缓缓收功。

按语：苓甘五味姜辛夏仁汤出自《金匮要略·痰饮咳嗽病脉证并治》，乃服小青龙汤后的变证之治。从原文的前后关系及方药性质分析，本方所治当以咳唾与形肿为主症，具有消饮止咳、肃肺消肿的功效。本案恰合方证，增桂枝在于加强气化之力，增车前子以期止咳利尿消肿。仲景的方药常常不局限于原文的字句，只要病机吻合，便可化裁选用，此乃仲景方剂屡用不衰的奥秘。

17. 麻黄细辛附子汤治疗过敏性鼻炎

张某，男，32岁，于2012年3月就诊。

自幼患气管炎，近年患鼻炎，尤以阴雨天为甚。鼻流清涕，鼻塞，鼻腔有酸楚感，由此引起嗅觉亦不敏感，耳鼻喉科诊为“过敏性鼻炎”，曾用抗菌消炎及抗过敏药物治疗，初期有效，渐至无效。舌苔薄白而滑，脉弦细，带有紧象。病为中医“鼻鼽”，谓鼻塞不通之义。患者因自幼体质虚弱，肺肾气虚，卫外失护，风寒反复外袭，故卫外之门户——鼻腔通气功能失常。法当扶阳护卫，驱散表寒。方用麻黄细辛附子汤加味。

处方：生麻黄5g，细辛5g，炮附子6g（先煎40分钟），蜜炙黄芪15g，防风10g，炒白术10g，炙甘草10g。水煎服。

二诊：上方服药7剂，鼻腔通气改善，仍流清涕，恶风畏寒，脉舌同上。炮附子加至15g，加炮干姜10g。

三诊：继服7剂，鼻流清涕明显减少，肌肤和鼻腔有温热感，炮附子减为10g（先煎）。

四诊：上方服10剂，症状基本消失。嘱用金匮肾气丸，小剂量服之，以扶肾气。是年春节得知，一冬未发“鼻鼽”。

按语：鼻鼽之名，最早见于《素问·脉解》，但无症状记载。至金代刘完素《素问玄机原病式》则云：“鼽者，鼻出清涕也。”明代戴思恭《证治要诀》云：“清涕者，脑冷肺寒所致。”可见，肺肾虚寒乃是鼻鼽的主要因素。因此，扶肾阳而护肺卫为当务之急。炮附子是扶阳之要药，肾阳充足，卫气有源，则卫外功能自然增强。另取玉屏风散健脾益肺，以激发中焦生发卫气的作用。这样脾肾之气充沛，肺系的生理功能就会得到明显改善。而属于肺系的鼻腔也会恢复正常的生理功能。所以，对于鼻鼽这个病，麻黄细辛附子汤乃治本之法，非一般祛风药可比。

18. 小柴胡汤治疗甲型H1N1流感

杨某，男，23岁，于2010年3月患甲型H1N1流感。

初起咳嗽，少痰，憋气，五心烦热。体温37~38℃。在当地就诊，未见好转。3天后转入许昌市某医院治疗。检查：淋巴细胞增高，支原体阴性，两肺纹理增粗。诊断为甲型H1N1流感。予口服左氧氟沙星，静脉滴注头孢噻肟钠。治疗5天，症状好转，但仍低热，转至河南省中医院治疗。就诊时体温37.5℃，低热，乏力，咳嗽，咽干，脉浮细，舌苔薄黄而润。给予清解少阳、芳香化浊剂。小柴胡汤加味治之。

处方：柴胡10g，黄芩15g，青蒿15g，薄荷10g（后下），连翘30g，芦根30g，鱼腥草15g，藿香10g，白蔻仁6g，苏叶6g（后下），生甘草10g。水煎服。

嘱其服药期间，多饮温开水以热邪外透。一日1剂，服用5剂，汗出热退，身体康复。

按语：杨某患病时，正值甲型H1N1流感流行季节，时届初春，为春温、风温易感时期。该病经西医治疗，有所好转，但有热势稽留趋势。此属热在少阳气分，并有湿邪夹杂，故当清解少阳，兼以芳香化湿。方取小柴胡汤义，减去半夏、人参、生姜、大枣之温，加入清解气分热邪的青蒿、连翘、薄荷，以及芳香化湿的藿香、苏叶、白蔻仁。此方有两味药要注意，一是苏叶，一是薄荷，一是辛温解表药，一是辛凉解表药，两药相配，取其辛味微微汗出，不使大汗出，邪气外透而不伤阴分。

19. 升降散治疗咽腔疱疹

王某，男，7岁，于2010年1月27日就诊。

发热，体温39.5℃，咳嗽，咽腔疱疹。口腔科以抗生素治疗3天罔效。舌苔薄黄腻，脉浮细。诊为热毒犯咽。用升降散加减解毒利咽。

处方：僵蚕10g，蝉蜕10g，生大黄3g，姜黄6g，牛蒡子5g，射干5g，大青叶6g，连翘30g，薄荷10g（后下），苏叶10g（后下），鱼腥草15g，甘草5g。3剂，水煎服。

二诊：上方服1剂热退，3剂症状消失。

按语：升降散为治温之总方，轻重皆可酌用。是方以僵蚕为君，蝉蜕为臣，姜黄为佐，大黄为使（原方以米酒为引，蜂蜜为导），六法俱备。古来用治温病，其效如桴鼓。方中僵蚕、蝉蜕升阳中之清阳；姜黄、大黄降阴中之浊阴，一升一降，内外通和，而杂气之流毒顿消，故其名曰升降散，并寓双解之义。本案之方取升降散之意，加牛蒡子、射干利咽，大青叶、连翘、鱼腥草、甘草清热解毒，薄荷、苏叶发散风邪。全方共奏发散风热、清热解毒之效，故效如期。

20. 玉屏风散合桂枝汤治疗风寒感冒

秦某，女，60岁，于2004年8月18日就诊。

患者形体肥胖，患有颈椎病、膝关节增生，自行刮痧治疗，刻诊可见背部与两下肢多处有瘀斑。时值高温天气，刮痧后又打开空调，风从外入，致使恶风、怕冷、口干，全身酸楚不舒，尤以头颈部与背部为甚。刻诊时，舌苔薄黄腻，脉左大右小。血压124/80mmHg。辨证为风中太阳经脉。治当护卫祛风，缓解筋脉。方用玉屏风散合桂枝汤加味。

处方：黄芪30g，防风10g，炒白术15g，桂枝10g，炒白芍30g，羌活5g，独活5g，当归10g，生甘草10g。6剂，水煎服。

二诊：病痛已解除，予黄芪颗粒冲服，以护卫巩固疗效。

按语：本例风寒感冒也可以称为“空调病”。高温天气，汗出较多，腠理开泄，此时如护理不当，很容易使空调吹出来的“风”乘虚而入，出现类似风寒感冒的症状。其治疗可按《伤寒论》风寒表虚证考虑。本例即选用玉屏风散与桂枝汤投之。既有护卫固表的玉屏风散，又有驱散风寒的桂枝汤，两方相合，相得益彰，可以提高肌表的护卫能力。

21. 瓜蒌杏仁汤治疗肺癌术后咳嗽

黄某，男，61岁，于2012年7月9日就诊。

主诉：咳嗽，白痰量多。消瘦，精神欠佳，食欲差，饮食量少，每日只食半块方便面。查双肺通气功能欠佳。2006年因肺癌行左肺切除。有烟酒史。舌苔白腻，脉弦细。选用瓜蒌杏仁汤加味。

处方：瓜蒌皮10g，知母10g，浙贝母6g，当归10g，炒白术10g，炒苏子10g，炒杏仁10g，红花10g，橘红10g，生山药30g，党参10g，百部10g，桔梗10g，生甘草10g，鸡矢藤10g。7剂，水煎服。

二诊：服药后，咳嗽大减，唯食欲欠佳。上方继服。加用生山楂10g，生麦芽10g，鸡内金10g，石斛10g，麦冬10g，乌梅10g。颗粒冲剂，每日1剂，分2次冲服。汤剂与颗粒冲剂，均服7剂（天）。

三诊：偶有咳嗽，食欲有增，要求继服颗粒冲剂。

按语：此例中所用瓜蒌杏仁汤，为清代医家田净意《瘟疫安怀集》中所载，主治疫毒病后的肺热脾湿性咳嗽，方药组成比较复杂，既有清肺之贝母瓜蒌散，又有活血化瘀之当归、川芎、红花，还有清解疫毒之调胃承气汤等。原文歌为：

大病之后咳嗽多，日轻夜重睡不着，

急服瓜蒌杏仁汤，一付即愈何必多。

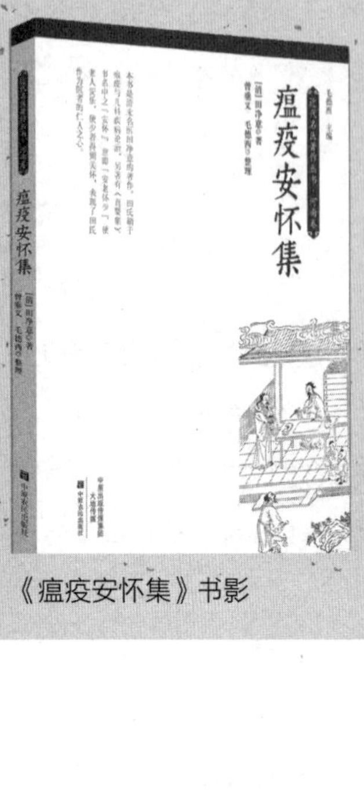

《瘟疫安怀集》书影

瓜蒌杏仁瓜蒌先，知母贝母花粉添，
当归白芍并苏子，橘红杏仁青皮兼。
大黄芒硝合甘草，姜作引子一同煎。

22. 会厌逐瘀汤治疗慢性咽炎

姬某，男，41岁，教师，于2014年11月就诊。

患慢性咽炎4年余，时轻时重。对于治疗多不在意，每次发作都是匆忙地吃几片西药了事。此次发作已有月余，症状为：咽部不适，如物在喉，并有干痒，口干苦，大便干结。舌苔薄白，但缺津，舌质暗红，脉弦细。检查为：舌根滤泡增生，咽喉黏膜充血，其他部位无疾。脉症合参，为病久入络，络脉不和，阴津失润。治以活血通络，润燥清肺。方选会厌逐瘀汤加味。

处方：炒桃仁10g，红花10g，生地黄10g，当归10g，玄参10g，柴胡6g，炒枳壳6g，赤芍10g，桔梗10g，生甘草10g，射干10g，牛蒡子10g，决明子30g，木蝴蝶10g，生白术30g。水煎服。

二诊：服15剂后，病情明显好转，咽部干痒、不适基本消失，大便通畅。后又随证加入北沙参30g，麦冬30g，继服15剂，病告痊愈。

另开小方，以润肺经：石斛6g，北沙参10g，麦冬10g，桔梗6g，生甘草5g。用沸水浸泡数分钟，作茶剂饮之。

按语：此例患者几乎没有用过中药，这类患者用中药效果最好。凡用过抗生素、激素的患者，疗程就长一些，疗效会慢一些。慢性咽炎，不必具备明显的瘀血指征，只要是慢性期，就可以考虑为瘀血证。中医有句名言，“初病在经，久病在络”，或说“初病在气，久必入血”。但这类患者，又多夹有痰郁湿阻，所以在诊治过程中，又要考虑痰湿阻络证，其指征主要是舌苔白黏腻，见到这个舌苔象，就要加一些祛湿化痰药，如茯苓、薏苡仁、橘红、浙贝母、瓜蒌皮等。此类指征应当是“痰瘀互结证”。

会厌逐瘀汤出自王清任《医林改错》卷下。原方“治瘟五六天后，饮水即呛”，其原因是“气虚不能使会厌盖严气管”，方歌为“会厌逐瘀是病源，桃红甘桔地归元，柴胡枳壳赤芍药，水呛血凝立可痊”。这里需要说明的是，方歌中“水呛血凝”乃是真正的病机，只有水不呛，血不凝，此病方能痊愈。而方中所用药物就是祛水邪、化瘀血的。如桔梗、枳壳开肺气以通水道；桃仁、红花、赤芍化瘀血以通血道；柴胡疏肝气以通气道；当归、生地黄、玄参滋阴养血以润血脉；更有甘草和中，以解其毒。

治疗慢性咽炎应当从“水呛血凝”去考虑，特别是要用活血化瘀药，其疗效常常是出其所料。几十年来，我用此方治疗慢性咽炎数百例，几乎都有效。所以，每遇到此类患者，即使是自我感到没有希望的患者，我也会对他说：一定会好！服用几剂药后，其疗效常如所言，我与患者皆大欢喜。

23. 会厌逐瘀汤合温胆汤治疗慢性咽炎

赵某，女，42岁，公务员，于2006年12月就诊。

患者于1年前患急性咽炎，经抗生素治疗有明显好转，中断治疗后未再注意。每遇急躁或天气突变，咽部即感不舒，或瘙痒，或疼痛，或有物所堵，继续用抗生素治疗未见效果。曾在个体诊所做局部割治放血治疗，当时立感轻松，但过几日症状如故。经朋友介绍，以“试一试”的态度前来就诊。刻诊：咽部如物所堵，有隐痛感，时时咽津，舌质略暗，苔薄白而腻，咽部黏膜暗红。诊为慢性咽炎，属瘀血痰浊互结证。法当活血化瘀，理气化痰。方取会厌逐瘀汤合温胆汤治之。

处方：炒桃仁10g，红花10g，桔梗10g，当归6g，赤芍15g，玄参10g，柴胡6g，代代花10g，化橘红10g，茯苓10g，清半夏6g，淡竹茹10g，生甘草10g。水煎服。

二诊：服用5剂，咽部即有轻快之感。于上方加入射干10g，木蝴蝶10g。

三诊：继服10剂，咽部不适症状基本消失，嘱用金石斛10g，沸水冲泡，当茶饮之。1个月后随访，未见复发。继饮金石斛茶，以巩固疗效。

按语：慢性咽炎属中医“慢喉痹”范畴，不可单纯用清热解毒药治之。我根据“久病多瘀”的理念，每用会厌逐瘀汤取效。原方以活血化瘀的桃仁、红花、当归、赤芍为主药，以调理气机的桔梗、柴胡、枳壳为辅药，佐以玄参、生地黄养阴，甘草和中解毒。全方重在活血化瘀，由于桔梗可载药上浮，所以该方对于上焦瘀血证候有非常“到位”的治疗效果。本例方中加入温胆汤，目的在于化痰开结。血瘀可使局部的津液难以布化，易形成痰饮，而痰饮最容易堵塞气道，使咽部的瘀血进一步加重，所以治疗慢性咽部疾患，活血、化痰应当同时并举，只是有所偏重而已。所加射干、木蝴蝶为治疗咽部疾患常用之品，木蝴蝶善于清肺开音；而射干解毒利咽的作用较强，古人将它列为“喉痹咽痛之要药”。余喜用代代花代替枳壳，代代花为芸香科代代花的花蕾，理气宽胸的作用比较明显，有健胃止呕的功效。凡花类药轻清上浮，有利于解郁化痰，其他如玫瑰花、百合花、佛手花等，均可选用。

24. 椒目瓜蒌汤治疗渗出性胸膜炎

周某，女，35岁，于1989年10月就诊。

10天前因患咳嗽、胸痛到某医院检查，诊为“渗出性胸膜炎”，经用抗生素、抗结核药物治疗，症状有所减轻；后到医院抽胸腔积液一次，症状未进一步好转。仍感胸痛，胸闷，气短，背困沉，不断咳嗽，咳而右胁疼痛，咯有清稀白痰，口干腻，不思饮食。舌苔白腻，上有微薄黄苔，脉细滑数。体温37.8℃。胸片检查：右肋膈角变钝，有少量积液。综观脉症，病属悬饮。法当泻肺利水逐饮，佐以清热。方选椒目瓜蒌汤加味治之。

处方：花椒10g（捣之裂开），全瓜蒌30g，桑白皮15g，炒葶苈子15g，橘红10g，姜半夏10g，茯苓15g，炒苏子10g，刺蒺藜10g，生姜10g，车前子30g（包煎），炙麻黄6g，炒杏仁10g，黄芩10g，生甘草10g。水煎服。

二诊：服用7剂，上述症状均有减轻。加冬瓜皮30g，冬瓜子10g。

三诊：又服7剂，精神好转，食量增加，胸痛、胸闷明显减轻，虽有咳嗽，但无胁痛之苦。上方继服。

四诊：再服7剂，症状近于消失，轻微劳动已不感到气短、胸闷，经X线片检查，胸腔积液已消失。另加用生脉散以助肺气之恢复：西洋参6g，麦冬15g，五味子5g，水煎2次，药液混合，当茶饮之。

五诊：症状基本消失，可做家务常事。

处方：西洋参6g，麦冬15g，五味子5g，橘红6g，瓜蒌皮10，炒杏仁6g，桔梗6g，生甘草6g。水煎服。

服用15剂，病告痊愈。X线胸部透视：右侧胸膜增厚，已无积液。

按语：悬饮，以《金匮要略·痰饮咳嗽病脉证并治》叙述得较为具体，云：“饮后水流在胁下，咳唾引痛，谓之悬饮。”悬者，悬于一处，难以搜涤。虽然张仲景列十枣汤治疗，但因方中芫花、甘遂、大戟均为剧毒之药，故用之甚少。

而椒目瓜蒌汤确有良好效果。本例所加三拗汤（炙麻黄、炒杏仁、生甘草）是为了通肺气，加快痰饮的消散；黄芩清热燥湿，专解肺经之毒；车前子通利小便，可使水饮从下消散，前人认为本品还有祛痰止咳之功，其作用非一般利尿药物可比。但该方几乎无扶正作用，故在取得疗效之后，用生脉散益气养阴，后又加入化痰肃肺之品，以促余邪化解。临床上我还用本方治疗痰湿型和寒痰型慢性支气管炎，随证加减，均取良效。

椒目瓜蒌汤出自清代费伯雄《医醇賸义》。费氏认为："胁乃肝胆之位，水气在胁，则肝气拂逆，而肺金清肃之令不能下行，故咳而引痛也。"由此可知，该方是为舒达肝气，清肃肺气，化痰行饮而设。方中寓有二陈汤义，为健脾化痰而设；全瓜蒌、桑白皮祛痰宽胸；葶苈子、苏子、半夏为肃肺降逆之品；刺蒺藜，显系疏肝理气、达肺通络之物。尤要提出的是花椒，此物为纯阳之品，味辛而麻，气温而热，入胃散寒，温中止痛；入脾则燥湿止泻，逐水消肿；入肾则补火壮阳。花椒用于此方，则是专利肠间水气，故可以治疗痰饮诸疾。古代医家认为花椒是一种劫药，"劫"者，强夺之义，可见它是一味速效药、治标药，可以很快解除患者痛苦。据我的临床观察，多数患者服用该方5分钟后症状开始缓解，10分钟后肺部哮鸣音显著减少或消失。

25. 人参败毒散治疗虚人感冒

郑某，男，19岁，学生，于1996年10月就诊。

该患者为内蒙古人，初到中原，不适应此地生活环境而常患感冒，呈现发热、恶寒、咳嗽、流鼻涕等症状，在校医室做对症治疗，无明显好转，故来就医。刻诊：衣着较厚，鼻塞流涕，面色憔悴，不思饮食，阵阵咳嗽，身痛不舒，体温37.8℃，舌苔薄润，脉浮而滑。诊为感冒，属营卫不和，肺气失宣。取人参败毒散治之。

处方：党参15g，桔梗10g，柴胡15g，前胡10g，炒枳实6g，羌活5g，独活5g，川芎6g，薄荷6g（后下），茯苓10g，生甘草10g，生姜5片，大枣5枚（剖开）。水煎服。

二诊：服用1剂，发热已退，咳嗽减轻，鼻塞通畅；3剂后，感冒告愈。

该学生常有恶风汗出症状，每至10月，就容易感冒，故求预防之法。对此，我拟用玉屏风散合桂枝汤为方。

处方：生黄芪60g，炒白术30g，防风30g，桂枝30g，炒白芍30g，生甘草30g，大枣30枚（去核），补骨脂30g，五味子15g，穿山龙30g。共为细末，每日10g，分3次冲服。

服用1个月，未见感冒，且身体状况有明显好转，后又按上方服用1个月，至翌年暑假，亦未感冒。后每年秋季开学时，按上方配服1剂，均无伤风感冒之虞。

按语：人参败毒散出自《小儿药证直诀》，本为小儿外感病证而设，因小儿元气未充，故用少量人参培补元气，以羌活、独活、川芎、柴胡解表散寒，祛湿止痛以“败其邪毒”，故名人参败毒散。本方补而不留邪，发表不伤正，为扶正祛邪之代表方剂。后世医家推而广之，用于老年、产后、大病后元气未复以及素体虚弱而易感风寒湿邪者，往往有良好效果。方中人参作用不全在补气，而在于扶助机体驱邪外出，古人谓“领邪外出”。

本例有习惯性感冒病史，发热不甚，寒象明显，正是气虚感冒的特点。遇到此类患者，我常常想到曾经在北京学习时的一幕。1981年初，有一位进修生患感冒数日不愈，低热恶风，鼻流清涕，请教岳美中老师，岳老当即答曰：人参败毒散证。此生服用1剂，果然而愈。后再问之，岳老说道，感冒数日不愈，又无高热，当考虑虚证感冒。此例令我印象极深，故用人参败毒散治疗虚人感冒，常能应手而效。

26. 桑菊饮合麻杏石甘汤治疗肺炎

赵某，男，43岁，工人，于1995年5月8日就诊。

因恶寒发热，伴咳嗽胸痛而入院。住院后经检查，诊为大叶性肺炎，经用抗生素与解热剂治疗，症状无明显改善，3天后出院，寻中医诊治。刻诊：急性病容，面色红赤，呼吸气粗，不断咳嗽，咳则胸痛甚，咳黏稠黄痰，舌苔黄腻，脉弦滑偏数。体温38.6℃，咽部充血，两肺呼吸音粗糙，白细胞$10.8 \times 10^9/L$，中性粒细胞0.83，胸部X线示：右下肺可见片状阴影。辨证：风温外袭，痰热壅肺，使肺气失肃，营卫失和。法当祛风清热，化痰宣肺。方用桑菊饮合麻杏石甘汤加味。

处方：霜桑叶15g，白菊花15g，连翘15g，桔梗10g，芦根30g，炙麻黄10g，生石膏30g，炒杏仁10g，薄荷30g（后下），生甘草10g。水煎服。

二诊：上方服用3剂，体温降至36.8℃，咳嗽、胸痛有所减轻。加入鱼腥草30g，黄芩10g。

三诊：上方服用5剂，症状消失，除口咽干燥外，别无不适。胸部X线复查，炎症已吸收。予滋阴润燥小方。

处方：麦冬15g，北沙参30g，桔梗10g，射干10g。生甘草10g，水煎服。

服3剂，余症皆除。

按语：风温为病，春季为多，吴鞠通设辛凉透表剂治之，一改辛温治外感之习，可谓中医治疗学上的改革。此例初诊，发热、咳嗽、胸痛，三者皆见，为肺系疾病无异。参之苔黄、脉数，故诊为风温犯肺、痰热内蕴之证。桑菊饮外散风热，麻杏石甘汤清热肃肺，两方合用，具有较强的清热、止咳、化痰、消炎等作用。方中薄荷不可缺，为透表解热的要药，其辛凉透表作用远大于桑叶和菊花。这是由于它能“内透筋骨，外达肌表，宣通脏腑，贯串经络”。“温病发汗用薄荷，犹伤寒发汗用麻黄也。麻黄服后出热汗，热汗能解寒，是以宜于伤寒；薄荷服后出凉汗，凉汗能清温，是以宜于温病。”（张锡纯《医学衷中参西录》）二诊加入鱼腥草、黄芩二味药，亦是为了增强清肺的作用。若有便秘，还可加入大黄，以冀釜底抽薪，加快肺热的清退。

27. 新加香薷饮治疗中暑

柴某，男，17岁，于1986年6月就诊。

于麦收结束返校途中突受雨淋后，发热恶寒，头痛，身困，不思食，咽痛。查体温38.6℃，血常规示：白细胞8.4×10^9/L，中性粒细胞0.58，淋巴细胞0.42。舌苔黄腻，脉浮细数。辨为暑湿表证。拟祛暑解表，芳香化湿法。取《温病条辨》新加香薷饮加味治之。

处方：香薷10g，厚朴花10g，白扁豆花10g，金银花30g，连翘15g，青蒿30g，荆芥10g。水煎服。

二诊：服1剂后，肌表续续汗出，体温降至37.5℃。上方去荆芥，继服2剂。体温36.8℃，头痛止，喜饮食，余症悉除。

按语：本例感受暑湿，邪郁肌表，非辛凉无以解暑，非辛温无以除湿。吴鞠通用“辛温复辛凉法”，立新加香薷饮治之。方中香薷有“夏月麻黄”之称，芳香辛温，祛暑化湿力胜，列为主药；合厚朴（我临床喜用厚朴花，减其温燥伤阴之弊）燥湿理气；再以金银花、连翘、白扁豆花清热涤暑。药仅5味，辛温与辛凉合于一方，看似矛盾，但在辛散流动中，温可疏散肌表之湿，凉可透解腠理之热，相反相成，共奏清暑化湿之功。本案中加青蒿，意在加重辛凉透表；加荆芥，力求快速透肌退热，若暑湿汗出不止者，不可用之。

28. 大顺散治疗中暑

陈某，男，8岁，于2016年7月就诊。

暑期与小朋友在烈日下玩耍，口渴时恣饮冷水，晚间又食瓜果。至夜出现烦热吐泻，且有乱语。测体温为37.8℃，舌苔白而滑。予大顺散加味治疗。

处方：干姜10g，肉桂5g，炒杏仁5g，生甘草5g，藿香10g，鲜马齿苋30g，砂仁5g。水煎3次，每次煎沸20分钟，头煎取300mL饮服，二、三煎各煎取200mL饮服，3小时服用1次。

患儿服头煎后，吐泻已止，精神转安。服二煎后，体温37.2℃。三煎服后，患儿安稳，已无痛苦。

按语：我对于夏季贪食生冷而引起的急性吐泻，每用大顺散取效。大顺散出自《太平惠民和剂局方》，“为治暑天内伤冷饮之方”。清代雷丰引申为“治冒暑伏热，引饮过多，脾胃受湿，霍乱吐泻”（《时病论》）。方中干姜、肉桂散寒燥湿；杏仁、甘草利气调脾。本案中加入藿香解暑和中；砂仁理脾化湿；马齿苋“清暑热，消积滞”（《滇南本草》），且此物对大肠杆菌、痢疾杆菌等有显著抗菌作用，作为蔬菜食用，也较安全。本例外受暑热，内伤生冷，致脾阳下陷，胃浊上逆，遂生吐泻。正合大顺散药物所治，故投之立愈。

29. 六和汤治疗暑温

孙某，男，16岁，于1998年6月初诊。

患者于6月上旬在麦收中出现发热、恶寒、头蒙等。当时体温39.4℃，村医予复方氨基比林1支肌内注射，体温稍退。后用抗生素加激素静脉滴注3天，体温虽有下降，但仍又反弹至38.5~39℃。于第5天来我院就诊。刻诊：发热、恶风寒、咽痛、纳呆。查体温38.9℃，呼吸21次/分，心率102次/分。X线透视：两肺影清晰。血常规检查：白细胞

13.2×10^9/L，中性粒细胞0.82，淋巴细胞0.18。舌质红赤，苔薄黄腻，脉浮数。证属暑邪内伏，外受风寒，暑为寒闭所致。治以祛暑解表，清热化湿。用六和汤加味治之。

处方：藿香10g，香薷10g，砂仁5g，厚朴花10g，白扁豆30g，茯苓15g，炒杏仁10g，青蒿30g，连翘15g，生甘草10g，生姜5g，大枣3枚。水煎服。

二诊：2日服用3剂。其父言服药半小时后，全身渐汗出；约1小时后，大汗出，体温降至36.8℃。3剂服尽，热退症除。

按语：六和汤出自《太平惠民和剂局方》，具有祛暑化湿、益气和中的功效。主治夏季外伤暑气，内伤生冷，症见寒热交作、呕吐泄泻、胃脘痞满、霍乱转筋等病症。方中藿香祛暑化湿，人参、白术、甘草益气扶正，砂仁、厚朴行气宽中，且可化湿醒脾；扁豆、茯苓渗湿清热，且扁豆又能散暑和脾；杏仁下气利湿，木瓜平肝柔筋，半夏燥湿和胃，姜、枣发散而调和营卫。

六和者，和六气也。盖风寒暑湿燥火，夏月感之最多，故用诸药匡正脾胃，调和五脏。脾胃调和，则六气无伤于人，故谓六和汤也。因本例无伤气之症，故不用人参、白术；未耗阴伤筋，故不用木瓜，亦不用温燥之半夏。加用青蒿以冀辛凉透达；连翘以透肌热；香薷犹夏月之麻黄，可使在表之风寒从汗而散。如此腠理启闭，内伏之暑湿有外透之机，自然汗出热退。

30. 生脉散治疗中暑

云某，女，68岁，于2016年6月就诊。

患者端午节走亲访友，汗泄过多，返家后，气喘不宁，四肢不温，目不欲睁，神识迷糊，示意口渴。舌质红绛，苔白薄干，六脉细数，按之似无。查体温36.8℃，血压90/55mmHg，心率96次/分，心电图正常。此暑伤气阴证，急拟益气养阴法治之。予生脉散加味。

处方：西洋参15g（另煎），麦冬30g，五味子10g，山茱萸30g。水煎取液，徐徐饮之。

二诊：1剂后，神识转清，四肢暖和，脉变细缓。血压105/60mmHg。但舌干口渴未解。继用上方，唯用粳米50g煮汤取液，代水煎药，以复肺胃之阴。服2剂，口渴解，苔有津液，诸症皆失。

按语：本例所发，正值芒种之后，气温偏高，汗出较多，加之年高操劳，所发近乎脱证。故急用生脉散救之。方用西洋参大补元气，又能生津；麦冬养阴；五味子敛津。药入心肺，可以“贯心脉而行呼吸焉”。另加山茱萸涩精气、固虚脱，张锡纯谓：“山萸肉救脱之功，较参术芪更胜。”配入生脉散中，使益气生津固脱之力更捷。若大汗淋漓，四肢厥逆，病至阳脱，则当取《伤寒论》四逆汤加人参救之，非生脉散所能及也。

31. 桑杏汤合沙参麦冬汤治疗秋燥

徐某，男，23岁，于1997年9月就诊。

患者低热、咳嗽半月余，伴有鼻咽干痛，鼻涕中或有血丝。自购清热解毒、抗感冒类药物治疗数日，不见效果，遂来我院就诊。症见发热，咳嗽，胸痛，咯痰不爽，汗出不畅。就诊时体温38.9℃，心率102次/分，肺部听诊无异常，白细胞计数7.8×10^9/L，中性粒细胞0.80，淋巴细胞0.20。X线胸片提示：右下肺炎症。舌质嫩红，苔薄白而燥，脉浮细而数。证属温燥伤肺，肺失肃降，且已伤及肺络。拟辛润、苦降、滋阴剂，选桑杏汤、沙参麦冬汤加味治之。

处方：霜桑叶10g，炒杏仁10g，北沙参15g，浙贝母6g，淡豆豉6g，生扁豆10g，麦冬10g，玉竹10g，天花粉10g，荆芥6g，青蒿6g，白茅根15g，藕节15g，生甘草6g。水煎服。

二诊：服用3剂，体温已降至36.8℃，心率为82次/分，咳痰与胸痛亦有所减轻，鼻涕中未见血丝。但舌质、舌苔如旧，其燥邪仍未退净，肺阴尚未恢复，故拟清燥润肺，以复肃降之令。

处方：北沙参30g，麦冬30g，芦根15g，炒杏仁10g，生百合30g，射干10g，生甘草10g。水煎服。

三诊：服用7剂，病告愈，X线胸片提示两肺未见异常。嘱以白梨切片，煮汁，徐徐饮之，以滋阴复元。

按语：秋燥是秋季常见的时令病之一，但有温燥和凉燥之分。初秋多温燥，秋末多凉燥。本例为温燥，以化热伤阴为特点，治疗温燥以辛凉甘润、清宣肺气为要旨。本例治疗为常治之法，唯所加药物是我临床之体验，如用荆芥和青蒿是为了透热解肌，若单纯用辛凉之剂，会使邪遏于内，加入辛温之荆芥以利于汗出而透邪；白茅根与藕节都是凉性药物，一可止血，二可滋阴，三可使燥邪随大小便的通利而有所缓解。吴鞠通对于温燥立方之法为“辛凉滑润”四字，并在桑杏汤条下云“轻药不得重用，重用必过病所”，提倡水煮一杯顿服之，重者再煮服之；若再煮必然变味，失其药效。这些用药经验是不可忽视的。

32. 二三葶苈大枣泻肺汤治疗肺气肿

李某，女，63岁，农民，于2007年9月就诊。

咳嗽气喘16年，加重2年，经多家医院诊断为慢性支气管炎、肺气肿。急性发作时，常用抗生素及对症疗法，还长期服用过“川贝止咳灵”（疑有激素成分）。就诊时，面目虚浮，颜色灰黄，咳嗽频频，气喘吁吁，语言低怯，痰白而黏，时时手拍心胸，舌质紫暗，舌苔白厚腻，如泥如沙，脉弦细而数。听诊：两肺满布哮鸣音，肺底可闻及湿啰音。X线检查：两肺纹理增粗，肺气肿。依据病史和脉症分析，辨为痰湿壅肺，肺气失肃，气不归根证候。治以化痰止咳，肃肺降气，佐以补肾纳气。方用二三葶苈大枣泻肺汤加味。

处方：炒苏子10g，炒白芥子10g，炒莱菔子15g，炙麻黄10g，炒杏仁10g，炒葶苈子15g，橘红10g，姜半夏10g，茯苓10g，山茱萸15g，白果8g，黄芩15g，炙甘草10g。水煎服。

二诊：服用7剂，咳喘明显减轻，自感说话较前有力，唯咳痰不利，咳甚有尿失禁症。上方加入炙桑白皮15g，炙瓜蒌皮15g，益智仁30g。

三诊：继服7剂，咳痰爽快，尿失禁亦有好转，舌苔转薄，仍感气喘吁吁。仍用上方，加服金匮肾气丸（常规用量）。

四诊：上方服用21剂，咳喘已去大半，面色略有黄润，舌苔中部偏腻，脉弦细而不数。改用施今墨气管炎咳嗽痰喘丸和金匮肾气丸以巩固疗效。

按语：慢性支气管炎合并肺气肿亦属难治之疾，古代医家对此有“发时治上，缓时治下”之说，治上者治其肺，治下者治其肾。此例显系发作期，痰浊壅盛，咳喘不宁，故应以化痰平喘、肃肺降气为主。我常将二陈汤、三子养亲汤、三拗汤、葶苈大枣泻肺汤这几张方子合起来使用，称为二三葶苈大枣泻肺汤，化痰止咳之力较强。其中最喜用的药物是炙麻黄、橘红、葶苈子三味，炙麻黄开肺气，橘红化痰气，葶苈子肃肺气，三味合用，有利于肺气的宣发与肃降。如果没有顺气药，痰浊就不会松动咳出。朱丹溪云：“善治痰者，不治痰而治气，气顺则一身之津液亦随气而顺矣。”山茱萸与白果有补肾纳气的作用，但在咳喘发作时，这两味药用量不宜太大，以免补而气壅。加入黄芩，不但有利于肺气的肃降，而且可以监制多数药物的温燥之性，以免耗伤肺胃之阴。

33. 麻黄橘红汤治疗风痰咳嗽

张某，女，71岁，于2009年9月22日就诊。

主诉：咳嗽1个月余，尤以晨起咳甚，伴见口苦等症，平素有右膝关节疼痛。舌质偏红，舌苔黄白腻，脉弦细。诊为外感风邪，痰阻肺络之证。治以宣肺化痰，降逆止咳。予自拟麻黄橘红汤加减治之。

处方：炙麻黄5g，橘红10g，清半夏10g，炒杏仁10g，浙贝母10g，茯苓15g，赤芍15g，诃子10g，桔梗10g，生甘草10g，生姜3片。水煎服。

二诊：服药7剂，咳嗽已愈，唯觉有小腹下坠感，舌苔薄白，六脉弦细。前方加炒白术10g，以增健脾益气之力。再服7剂，以巩固治疗。

按语：外感或内伤咳嗽，均属肺系受病，肺气上逆所致。《医约·咳嗽》云：“咳嗽毋论内外寒热，凡形气病气俱实者，宜散宜清，宜降痰，宜顺气；若形气病气俱虚者，宜补宜调，或补中稍佐发散清火。”麻黄橘红汤由三拗汤（麻黄、杏仁、甘草）、百芩片（百部、黄芩）、桔梗汤（桔梗、甘草）三个小方加橘红、贝母组成，功能宣肺化痰，止咳平喘。本案患者为外感风邪，痰阻肺络之实证，所用方中炙麻黄宣肺，杏仁肃肺，有利于肺气的宣发与肃降；桔梗宣肺、祛痰、利咽，可载药上浮，以利于其他药物功用的发挥；橘红为化痰止咳良品，可使黏稠之痰变为稀薄痰而易咯出；浙贝母苦寒，开泄力强，常用于外感风邪、痰热郁肺所引起的咳嗽。加用清半夏、茯苓以加强燥湿化痰之力；赤芍清肝火，通肺络；诃子酸涩而苦，敛肺止咳。麻黄橘红汤主要用于外感风邪或痰热郁肺引起的咳嗽，对风热或燥热引起的咳嗽则不适宜。

34. 宣肺降气汤治疗慢性支气管炎、肺气肿

王某，男，62岁，教师，于2010年2月24日就诊。

患慢性支气管炎10余年，每至冬季加重，夏季缓解。经常服用复方甘草片及不明成分的自制药（可能有激素类成分）。1个月前偶受风寒，咳嗽发作，不断咯痰，呈白黏泡

沫状，不易咯出，动则喘息，伴恶心、胸闷，甚则汗出、憋气，入夜尤甚，不能平卧。X线片提示：两肺纹理增粗，支气管炎、肺气肿。听诊：两肺可闻及哮鸣音、湿啰音。舌质暗红，舌苔黄腻，脉浮滑无力。辨证：痰浊壅肺，肺气失肃。治以宣肺化痰，降气平喘。予自拟宣肺降气汤加减治之。

处方：炙麻黄10g，炒葶苈子10g，橘红10g，桔梗10g，北沙参30g，黄芩10g，桑白皮10g，炙款冬花10g，炒杏仁10g，炒酸枣仁15g，淡干姜8g，五味子5g，生甘草10g。7剂，水煎服。

二诊：咳嗽减轻，加入南沙参15g，浙贝母10g，藿香10g。

三诊：咳嗽明显好转，其他症状亦有减轻。继服上方，加用金水宝胶囊，每次3粒，一日3次。

四诊：服药期间，不慎感冒，频频咳嗽，气不接续，头面汗多，咽痒，舌苔白腻，脉浮缓。更法为祛风解表，清肺化痰。

处方：荆芥穗10g，防风10g，桑白皮15g，清半夏10g，橘红10g，浙贝母10g，车前子30g（包煎），炒葶苈子10g，穿山龙30g，蝉蜕10g，生甘草10g。

五诊：表证已解，轻微咳嗽，略有恶心，舌苔黄腻，脉弦滑。上方减去葶苈子、穿山龙、蝉蜕，继服7剂而愈。

按语：本例由于痰浊壅盛，壅塞肺道，使其肺气不能下降，发生频频咳嗽，痰饮不易咯出。治此应宣肺与肃肺并进，宣肺有利于排出痰浊，肃肺则有利于肺气下通水道。我依据自己的经验和诸家有效方药，拟定了一张经验方，名为宣肺降气汤（炙麻黄10g，炒葶苈子10g，橘红10g，桔梗10g，北沙参30g，黄芩10g，桑白皮10g，炙款冬花10g，炒杏仁10g，五味子5g，生甘草10g），用于临床，止咳、化痰、平喘效果快，待咳喘平定后，再依据体质特点，给予补益之药。痰湿、阳虚者，予金匮肾气丸；痰热、阴虚者，予麦味地黄丸，或用金水宝补益肺肾之气，效果亦佳。

35. 清肺利咽饮治疗急性咽炎

冀某，女，27岁，于2011年7月就诊。

患者咽痛1周，自用金嗓子喉宝、华素片、板蓝根冲剂等治疗，无效。其同事建议用中药（汤剂）治疗，因惧怕中药之苦味，就诊时要求多开一点甜味药，余笑而答之：可以！除咽痛外，伴有口咽干燥，口渴欲饮，但又怕尿量增多，故饮水不多。查：咽部充血（+），舌质红赤，苔薄白而干，少津，脉弦细微数。诊为肺燥阴亏证。予自拟清肺利咽饮治之。

处方：金银花15g，蒲公英15g，玄参10g，麦冬30g，桔梗10g，北沙参30g，南沙参15g，射干10g，牛蒡子10g，山豆根5g，生甘草10g。7剂，水煎服。

二诊：咽痛明显减轻，口渴仍存，咽部充血有所缓解，脉舌同前。于上方增天花粉15g，知母10g，生石膏15g，10剂。

三诊：咽痛消失，口渴亦明显好转，要求饮用茶剂，以善其后。茶剂为：麦冬10g，北沙参10g，桔梗6g，生甘草6g，胖大海1枚，冰糖少许，为1日量，沸水冲泡，10分钟后即可饮用。

按语：清肺利咽饮此方仅用于急性咽喉病变，对于慢性咽炎急性发作者，亦可应用，但不可多用，以免甘寒、苦寒气味伤及胃腑，或遏制肺之开合。应用此方，要有阳证、热证之征象，如发热、咽部充血、舌质红赤、脉数、口渴引饮，或大便干结难解等。有的急性咽炎很可能是风寒郁闭，或湿热熏蒸，均非本方所宜。而慢性咽炎，瘀血证候是必须考虑的，那就要用王清任的会厌逐瘀汤了，前文有专篇叙述。

这张方子我在临床上应用已有30余年。每当用到这张方子，就会想起时振声老师，他生前是中国中医研究院西苑医院的教授、著名肾病专家。我从其侍诊，略得其传。对于急性肾小球肾炎，或慢性肾炎急性发作者，常有上呼吸道感染，如鼻窦炎、咽炎、咽峡炎、气管炎、扁桃体炎（及肥大）等，时老师常用滋阴润肺之沙参、麦冬、生地黄，以及清热解毒之金银花、蒲公英、板蓝根等治疗，其疗效每每如期。学习期满归院，我在继承时老经验的基础上，随证加减，逐渐形成了这个“清肺利咽饮”经验方。是方以金银花、蒲公英清热解毒；玄参、麦冬、沙参滋阴润燥；射干、牛蒡子清热利咽；桔梗、甘草为《伤寒论》之桔梗汤，专为“少阴咽痛”而设，医界有“甘草桔梗，专治喉咙”之语，可能来源于此。综合方药功用，一个“清”字，一个“滋”字，一个“利”字，热毒得清，肺阴得滋，咽喉得利，何患之有！

36. 小儿清热咳喘膏治疗小儿咳喘

患儿张某，4岁半，于2006年12月就诊。

3年来每至冬季，即发咳嗽，咽干痛，咳白黏痰，或夹带黄痰，大便秘结，舌苔白干薄腻，舌质红赤，脉细。诊为支气管炎，属肺热、痰热型。治以清肺化痰，滋阴通便。给予自拟小儿清热咳喘膏治之。

处方：炙麻黄30g，百部30g，黄芩30g，鱼腥草30g，桔梗15g，橘红15g，北沙参30g，南沙参15g，生甘草15g，白沙梨500g，甘蔗根500g，槐花蜜适量。

先将白沙梨洗净切片，甘蔗根削去皮切成小块；其他药物用白细布包裹，用线扎紧口，连同白沙梨、甘蔗根一同放入砂锅内，加水煎煮，煎煮2次，每次约20分钟，每次取药液300mL。将2次药液混合，放锅内再煎煮15分钟，余留500mL左右药液。在药液煮沸过程中，慢慢加入槐花蜜搅拌，使药液成“八宝粥”样为宜。每次10mL，用沸水冲服，每日3次。若咳嗽甚者，可以取槐花蜜、五味子蜜各1/2量，兑入搅拌，收膏服用。

本案患儿因大便秘结，故另加牵牛子10g。

服用3日后，咳嗽明显减轻，大便亦得通畅。蜜膏服用1周，咳嗽已失，咽不干痛。嘱其停服，待再发作时，仍可饮服。

按语：这张方子我在临床上应用10年之久，近年来已有数百名患儿服用此方获效，特别是到了冬季，要求开此方的患儿家长络绎不绝。为此，每至冬季，医院里都要预先配制百余瓶，取名为“小儿保肺膏”，以备不时之需。此方配制成后，可以随时服用。停服后，需将糖浆放置在10℃以下的环境，再次发作时，仍可服用。

这里还要说的是，有的小儿多在夜间咳嗽，而白昼较轻，这与消化不良有关。对于此类咳嗽，必须加用消食导滞药，如神曲、山楂、鸡内金。食积重者，要加大黄、牵牛子等，以釜底抽薪，使肺府安肃。

37. 紫河车蛤蚧胶囊治疗哮喘

付某，女，60岁，于2004年9月16日就诊。

患哮喘已有14年，曾服用含有激素的胶囊而致哮喘发作频繁，现已停服。刻诊：气喘吁吁，动则汗出，语言不能接续，咳喘甚时尿失禁，舌质紫暗，舌苔灰腻，脉沉细。此次来诊，是由邻居推荐，为的是求一张长期服用的缓解之方。询知其经济困难，凌晨坐车，颠簸数百里，近午才到郑州，颇不容易。

处方：紫河车100g，蛤蚧1对，浙贝母50g，川贝母50g，北沙参50g，山茱萸

50g。共研细末，装胶囊，每粒0.5g，一日3次，每次3粒。

半年后，追访其家乡来诊者，言付某经连续服用上方后，至今未见大的发作，能做一般家务劳作，并代为感谢。

按语：哮喘发作，经年累月，必伤及肾元，使肾气失纳，气不归根，若护外失当，风寒内侵，更难除根。俗语“内科不治喘”，言其难治，但并非不治。紫河车、蛤蚧均是血肉有情之品，其补肾纳气之力优于草本药物，加上贝母肃降痰气，能开郁散结；北沙参滋润肺阴，可使顽痰、燥痰润滑而出，以解支气管痉挛之苦；山茱萸为补肾纳气之要药，有引元气归根之效。诸药合用，以补肾纳气为主，以化痰散结为辅，虽无麻黄、罂粟壳、地龙救急之品，但缓缓补之、化之，肺气肃降，肾气归根，哮喘自能平息。

38. 青白退热饮治疗低热不休

张某，男，42岁，教师，于2012年3月就诊。

持续低热1个月余，体温一般在37.1~37.8℃，伴有轻度咳嗽，痰少，无汗，微恶风寒，不思饮食。曾用抗生素5天，体温略有下降，但在停用抗生素后的第2天，体温恢复到37.8℃，白细胞10.6×10^9/L，中性粒细胞0.87。胸透提示：支气管炎。舌苔薄白而腻，脉浮滑偏数。辨证：风热夹湿，郁于肌表。法当祛风清热，佐以化湿。方用自拟青白退热饮加减。

处方：青蒿30g，白薇15g，北柴胡15g，银柴胡15g，连翘30g，生石膏30g，知母10g，薄荷10g（后下），苏叶10g（后下），藿香10g，佩兰10g，百部10g，黄芩10g，生甘草5g。水煎2次，约500mL，分4次服用。

二诊：服药后，胸背微微汗出，咳嗽减轻。服用5剂后，体温由37.8℃降至37.2℃，并有食欲，但大便干结不利。于上方加生麦芽15g，稻芽15g，石斛10g。

三诊：继服5剂，体温维持在36.5~36.8℃，诸症已失。嘱以小柴胡颗粒善其后。

按语：此案发热，微恶风寒，说明病邪仍然在表，这里所说的“表”，即六经的太阳经与阳明经，或者说是温病的卫分与气分。但我喜欢用卫气营血的辨证来解释。卫气营血辨证比较明晰，特别是对于长期发热的患者，多有耗阴之嫌，如此辨证不易陷入“辛温动血”之囿。在具体应用时，北柴胡与银柴胡配伍是必用之品，北柴胡解气分之热，银柴胡解阴分之热；或者说，北柴胡解在表之热，银柴胡解在里之热。另外，要注意患者的大便情况，若干结难下，就要加入大黄或牵牛子，尽快通便，“泻热存阴”是治疗温病的大法，不可忽视。在热势未退时，尽量不用滋阴药，我只是用石斛、芦根之类，清热养阴而不腻膈。

青白退热饮是我在临床中摸索出的一张方子，组成为青蒿30g，白薇30g，银柴胡15g，北柴胡15g，黄芩15g，生石膏30g，知母10g，连翘30g，苏叶5~10g（后下），薄荷5~10g（后下），生甘草10g。主治感冒发热，或内伤发热，或伴有轻微恶寒，无汗或少汗，或头痛，或昼安夜热，舌苔薄白，脉浮滑而数。

本方由3个方剂加减而成，即青蒿鳖甲汤、白虎汤、小柴胡汤。青蒿鳖甲汤清阴分之热（里热），白虎汤清气分之热（表热），小柴胡汤清半表半里之热。另有开发腠理、透肌解表之药，如苏叶、薄荷，两味均为辛味药，前者性温，后者性凉，其用量可依据证候性质而定，有了这两味药，腠理开泄，溱溱汗出，热势自然消退。方中所用连翘，是吸取张锡纯的经验，张氏云连翘“用至一两，必能出汗，且其发汗之力甚柔和，又甚绵长”。连翘另一个特点是能透发经络之热，解毒之力较强。

39. 肃肺止咳汤治疗咳嗽

秦某，女，56岁，于1971年秋季就诊。

患慢性支气管炎8年，由于生活困难，加之当时农村医疗条件差，很少就医。巧遇医院“626”农村医疗队到此村巡诊，患者述其病情为：咳嗽频频，秋冬季加重，痰液稀黏，咽喉干痒，咳甚则遗尿，发作时伴有喘息，舌苔白腻，脉弦滑而缓。右下肺可闻及细小湿啰音。诊为湿痰作祟，肺气壅滞，肾气失纳。法当健脾化湿，祛痰肃肺，佐以补肾纳气。取肃肺止咳汤加减治之。

处方：陈皮10g，青皮6g，炙桑皮15g，炒白芍15g，五味子6g，川贝母6g，茯苓10g，炒杏仁10g，法半夏10g，补骨脂10g，炙麻黄6g，蝉蜕6g，生甘草10g。每日1剂，水煎2次，取液混合，分3次服用。

二诊：服用7剂后，咳嗽明显减轻，但夜间仍有咳嗽、气喘、不得平卧，加用葶苈子10g，地龙6g。

三诊：继服7剂，夜卧安宁。后将此方药制成蜜丸，每丸10g，每服1丸，每日3次。嘱服3个月，以冀防治结合，巩固疗效。后追访，是年冬季安然无恙。

按语：肃肺止咳汤方药组成：青皮6g，陈皮6g，桑白皮10~15g，当归10g，白芍10g，五味子6g，川贝母6~10g，茯苓10g，杏仁10g，姜半夏10g，冰糖为引。功效为肃肺止咳，化痰平喘。主治：慢性支气管炎。

这张验方流传于20世纪五六十年代，传抄的药味不尽相同。而以上药味是我从图书馆阅览室的杂志上抄下来的，抄写时间大约在1960年，可惜杂志的名字记不起来了。几十年来，不知用此方治疗了多少气管炎患者。较适于痰湿型咳嗽，不适于燥痰型或阴虚型咳嗽。

原方11味，各2钱，水煎服用。服用方法为第1天晚上煎服第1剂头煎药液（药渣留存），第2天早上煎服第2剂头煎药液（药渣留存）。第2天中午煎服第3剂头煎药液（药渣留存），第2天晚上，将所留3剂药渣同煎取液，一次顿服。服药期间，禁止吸烟、饮酒、食辛辣之物，并禁止房事。1周服用9剂药（服药3天，停药1天），1个疗程。

分析此方，是以二陈汤为基础方，加入桑白皮、杏仁、川贝母、五味子止咳平喘，当归、白芍养阴活血，青皮疏肝理气、消食化积，有利于肺气的肃降和痰浊的运化，全方具有祛痰止咳、肃肺平喘的作用。原方无方剂名称，我将其取名为“肃肺止咳汤”，言其功效也。此方对慢性喘息性支气管炎疗效尤佳，还可用于早期肺气肿与哮喘患者。

40. 冬病夏治内服方治疗慢性阻塞性肺疾病

赵某，女，74岁，黑龙江人，于2012年7月就诊。

患者常年在黑龙江工作，因不耐其寒，每遇寒冷出现咳嗽、气喘、吐痰，甚至夏季也不能使用空调，病程30余年。当地医院诊断为：慢性支气管炎。刻诊：咳嗽、气喘、吐痰，痰多而黏，舌质淡，苔白腻，脉濡滑。证属：风寒袭肺，痰湿壅阻，肺气失肃，气不归根。治以益肺止咳，健脾化痰，补肾平喘。予自拟方冬病夏治内服方。

处方：紫河车50g，川贝母50g，百部50g，橘红50g，炙麻黄30g，炒杏仁30g，炒白芥子50g，炒苏子50g，炒葶苈子50g，山茱萸50g，炒芡实50g，苦桔梗30g，炒白术50g，蛤蚧尾3对，肉苁蓉30g，五味子30g，生黄芪60g，防风30g，白果30g，炙甘草30g。以上诸药制成膏剂，每日3次，每次10g，温水送服。

服药1剂（1个月）后，患者症状减轻，尤其是可以在空调屋里待上数分钟。嘱患者再服药1剂。患者在随后的一个冬季，其咳嗽、气喘、吐痰偶有发作，但每次症状均较原来轻，嘱其每年从初伏至末伏连服此药3年，以巩固疗效。

按语：冬病夏治内服方是我在临床上多年探索的经验方，主治慢性呼吸系统疾患。是方吸纳北京名医施今墨先生的思路与经验，方由玉屏风散、三拗汤、三子养亲汤三方加减而成。集益气固表、宣肺化痰、清肃肺气、健脾运湿于一方，且补肾温阳、止咳平喘，以达到标本兼治的目的。嘱患者每年从初伏起服用，至末伏止。症状较重者，从夏至起服至末伏，以加强疗效。连服3~5年。

经过多年临床使用，证明本方的扶正固本功用比较突出。部分患者服用后冬季发病减轻，有的患者随访3~5年都未发病。此方服用方便，对于不宜接受外贴膏方的患者，颇为适宜。若在方中加入冬虫夏草，效果更好。

41. 复方鱼腥草汤治疗肺癌术后

王某，男，52岁，于2010年1月20日就诊。

肺癌术后，咳嗽，咯黄痰，咳则遗尿，形体肥胖，血脂升高，舌紫红，苔薄白腻，脉沉弦而紧。脉症分析，为痰热余毒未尽，肾气失摄。治以清肺化痰，利湿解毒。自拟复方鱼腥草汤治之。

处方：鱼腥草30g，矮地茶15g，橘红10g，杏仁10g，蜀羊泉15g，生百合30g，荷叶30g，半枝莲15g，生薏苡仁30g，赤小豆30g，冬瓜皮30g，黄芩10g，射干10g，桔梗10g，刘寄奴15g，益智仁30g，甘草10g。水煎服。

二诊：服用10剂，咳嗽、咯痰，基本消除，遗尿仍存。守上方，加炒芡实30g，生山药15g，莪术10g。15剂。

按语：此患来诊，咳嗽剧，咳痰多，脉弦紧，给人一种痰浊壅塞之感。但每次阵咳都会有遗尿之苦，可见上焦肺气不降，下焦肾气失摄。但就升降而言，是以肺气不降为主。故是方选药以肃降肺气为主，佐以补肾纳气之品。虽不能根治肺癌，但能减轻患者痛苦。

第三节　脾系病

1. 半夏泻心汤治疗胃神经症

王某，女，34岁，助产士，于1979年冬季就诊。

1978年因行人工流产术后情志不遂，渐觉头晕目眩，体力不支，饮食不香。自用当归、黄芪、山茱萸补之，服30余剂，下肢渐健，但增胸腹胀满。又更医诊治，反作食积，他医用枳实、厚朴、大黄及消导行气药治之。如此服用20余剂，下肢酸软难以站立，胃脘胀满更甚。西医内科以"神经症"诊治，毫无起色。主诉：胃脘胀满，按之不痛，咽部憋胀，全身困乏，不思饮食，夜间难以入眠，脉沉细，舌质淡红，苔薄白而润。脉症合参，诊为胃痞。用半夏泻心汤加味治之。

处方：清半夏5g，黄连3g，黄芩3g，党参10g，淡干姜5g，大枣3枚，炙甘草5g，炒麦芽10g，白蔻仁3g，苏梗5g。水煎服。

二诊：服3剂后，胃脘透达，饮食由每日150g增至300g。上方加入小麦、酸枣仁等。如此服24剂，饮食增至每日400g，睡眠可达6~8小时。后又调治半月而愈。

按语：《伤寒论》第131条云："病发于阳，而反下之，热入因作结胸。病发于阴，而反下之，因作痞也。"第149条："伤寒五六日，呕而发热者，柴胡汤证具，而以他药下之，柴胡证仍在者，复与柴胡汤。此虽已下之，不为逆，必蒸蒸而振，却发热汗出而解。若心下满而硬痛者，此为结胸也，大陷胸汤主之；但满而不痛者，此为痞，柴胡不中与之，宜半夏泻心汤。"

痞者，否（pǐ音）也，气不和之义。本例诊断要点在于误下后，胃满，按之不痛，此为虚邪所聚。我治此证常以小剂量取胜。半夏、干姜不过5g，黄连、黄芩不过3g，党参不过10g，大枣不过3枚。意在微辛以利气机，微苦以清虚热，微甘以扶中气。若过辛则有呕恶之变，过苦则便溏，过甘则增满。药虽对证，若量不适中，亦不能收效。

半夏泻心汤的证候是什么？是虚实寒热互结证。它的主症是什么？是心下痞满。它的伴随症状，多有呃逆、干哕，少数感到胃肠有水声，大便稀薄，舌苔多是腻苔，或黄白分布不均匀。

半夏泻心汤组成为：半夏、黄芩、干姜、人参、炙甘草、黄连、大枣。方中君药是半夏，其性味辛苦温，主要作用是燥湿，其降逆作用也是其他药物不可匹敌的，“全赖半夏一味以降逆”（清代文通《百一三方解》）。臣药是干姜。干姜也是辛温药物，它可以温化中焦的湿气，因为湿邪属阴，在没有形成痰结以前，温化是最好的办法。而要解决闭塞的病态，就要有辛味药，半夏、干姜都是辛味药，走而不守，“辛以散痞”，有利于消散内郁的湿浊及其形成的痞气。佐药是黄连、黄芩两味药。君药将湿邪解决了，里边的热邪不可能自己跑出来，还要有药物帮助它透发，这就需要“黄”字辈的药了。使药是人参、大枣、炙甘草三味。这三味药作用有二：一是补益脾胃之气，气足了才有利于湿气的消散；二是有利于清气的上升，清气上升才能有利于浊气的下降。

2. 半夏泻心汤治疗慢性浅表性胃炎

李某，男，36岁，2013年6月19日就诊。

患胃脘痞塞3年余。胃脘痞塞，食后加重，纳谷不香，食少乏力，进食生冷、辛辣食物尤甚，并感腹胀，大便不成形，舌质红，苔黄厚腻，脉细滑。患者曾多次检查胃镜，结果提示：慢性浅表性胃炎。服西药奥美拉唑、多潘立酮等，疗效欠佳，病仍时发。西医诊断：慢性浅表性胃炎；中医诊断：胃痞病（胃失和降证）。治以和胃降气，化湿消食。方用半夏泻心汤加减。

处方：清半夏12g，黄芩6g，黄连6g，干姜8g，党参10g，甘草10g，藿香10g，佩兰10g，砂仁8g（后下），鸡矢藤10g，鸡内金15g，谷芽15g。7剂，水煎服。

二诊：病情较前明显减轻。后以本方依证增损药物，前后共服药1个月左右，病情完全缓解，随访半年病情未反复。

按语：本患者中西医诊断均较明确，病程较长，从临床表现见胃脘痞塞、食少、纳谷不香、乏力、腹胀便溏，非常符合《伤寒论》半夏泻心汤之胃气素虚，肠胃不和，升降失序的病机。故方选半夏泻心汤以补虚降逆，祛寒泻热，开结除痞。因患者舌质红、苔黄厚腻，胃肠湿热之象明显，故加藿香、佩兰、砂仁（芳香三味饮）以芳香化湿。另，患者纳谷不香，食后难消，舌苔黄厚腻，脾胃食积之象较重，故加鸡内金、鸡矢藤、谷芽（三金消食散）以健脾消积和胃。方药对症，故收效迅速。另本患者病程较长，且又属湿热为患，病程缠绵，故需坚持用药。

3. 四逆散合绀珠正气天香散治疗慢性胃炎

蔡某，女，28岁，于2009年1月6日就诊。

患者罹患慢性胃炎已有3年余，经治疗明显好转，但近月叹息，除夜间睡觉后不发作外，其余时间常常叹息，给周围环境带来不良影响，自己在心理上也感到痛苦不堪。问其原因，言与遇事着急有关。舌苔薄白，脉弦细。辨证为肝气郁结，胃气不降。治以疏肝理气，和胃降逆。以四逆散合绀珠正气天香散治之。

处方：柴胡10g，炒枳壳10g，炒白芍10g，炒香附10g，苏叶10g（后下），淡干姜6g，陈皮6g，炒乌药10g，生甘草10g。水煎服。

服用7剂，叹息已除。后以香砂六君子丸和胃巩固之。

按语：此例为小恙，但分析其病机，与肝气不舒有关。四逆散可谓疏肝理气之总方。绀珠正气天香散由乌药、香附、陈皮、苏叶、干姜组成，主治妇人气机不舒，攻筑心胸，胁肋刺痛，经水不调等。可见它的疏肝理气作用比较突出，故借此以加强舒达肝气的功效。我常用此方治疗慢性胃炎、肋间神经痛、亚健康状态的抑郁症等。

4. 柴胡桂枝干姜汤治疗慢性肝炎腹泻

李某，男，56岁，于2001年8月就诊。

患慢性乙型肝炎16年，近年来出现腹泻，不欲饮食，胸胁痛连背。经用止泻西药，效不显著。请余诊治。刻诊：早上已经腹泻2次，隐隐腹痛，略有下坠感。舌淡苔白，脉弦而细缓。此乃肝郁及脾，脾阳不固。处以柴胡桂枝干姜汤，疏肝理气，健脾扶阳。

处方：柴胡12g，黄芩9g，干姜9g，桂枝9g，天花粉12g，生牡蛎12g，炙甘草10g，大枣3枚（剖开）。水煎服。

二诊：服用7剂，腹泻与隐痛均止。继服7剂而愈。

按语：柴胡桂枝干姜汤出自《伤寒论》第147条，云："伤寒五六日，已发汗而复下之，胸胁满微结，小便不利，渴而不呕，但头汗出，往来寒热，心烦者，此为未解也，柴胡桂枝干姜汤主之。"柴胡桂枝干姜汤证是肝脾同病，既有肝经之郁热，又有脾经之寒湿，故取肝脾同治法。方中既有疏肝之柴胡、黄芩，又有温脾之干姜、桂枝；生牡蛎入肝，以散胸胁之郁结；天花粉养阴，以防辛温药伤阴；甘草和中，以畅达气机。慢性肝炎，日久必然克脾（胃），形成肝脾同病。本例加用大枣，以冀健脾养血。全方肝脾同治，肝气疏而脾气健，故腹痛与腹泻俱止。

5. 黄连汤治疗急性腹泻

郝某，男，35岁，于2004年10月18日就诊。

患者近因过量服用蜂蜜引起急性腹泻，一日5~6次，大便呈稀糊状，无脓血，无腹痛下坠。舌苔白腻，脉弦细，但不数。由病因与脉症分析，为服用过量蜂蜜引起，用黄连汤加味治疗。

处方：黄连8g，干姜8g，清半夏10g，党参15g，桂枝10g，炒白芍10g，马齿苋30g，生山药30g，生甘草10g。水煎服。

二诊：仅服3剂，腹泻已停止，大便一日1~2次，呈条状，唯仍有欲便意。于上方加炒枳壳6g，柴胡6g。继服3剂而愈。

按语：黄连汤见于《伤寒论》第173条："伤寒，胸中有热，胃中有邪气，腹中痛，欲呕吐者，黄连汤主之。"后人依据其方义与药物组成，常用于治疗急性胃肠炎。此方具有苦辛开降、升清扶脾的作用。既有苦寒之黄连，又有辛温之干姜，属相反相成之配伍，此两味可以向下排出浊物；而党参与桂枝可以升发清气。所加药物，生山药补脾而止泻；马齿苋酸寒，具有清除肠道毒物的作用，是治疗急性腹泻、急性痢疾的常用药，但对慢性腹泻，用量要少一些，以防苦寒败胃。

6. 栀子干姜汤治疗胃痞

张某，女，40岁，于2013年4月就诊。

患者1周前食麻辣食物后出现口干、口渴、烦躁，同时伴有腹痛、腹泻，继而出现胃中痞满不适。刻诊：胸中烦闷，胃部痞满，食少便溏，腹痛，身体发热，体温37.8~38.7℃，舌红，苔黄，脉弦数。证属上焦郁热，中焦有寒。治以清热除烦，温中暖脾。方选栀子干姜汤加减。

处方：生栀子10g，干姜10g，炒山药10g，厚朴花10g，代代花10g，佛手花

10g。水煎服。

服药7剂，症状消失。

按语：本例患者由于食用热性食物而出现腹痛、腹泻，推其原因，缘于素体胃寒，当用温性食物养之，岂料食用麻辣烫反而出现腹痛、腹泻，可见当温者温，当热者热，不可太过，否则祸即旋踵。

《伤寒论》第80条："伤寒，医以丸药大下之，身热不去，微烦者，栀子干姜汤主之。"生栀子苦寒，泻火除烦，清热利湿，凉血解毒；干姜辛热，温中回阳，温肺化饮。一寒一温，相反而实以相成。一味寒性药，一味热性药，寒者清上焦之热，热者温中焦之寒，药性相反，各行其道，相行不悖，这正是仲景用药之妙。

芳香"三花"为主的经验组方（厚朴花、代代花、佛手花），具有芳香理气，疏解肝胃之郁的作用，可治疗痞闷腹胀、食后堵塞不舒、胸胁脘腹疼痛之症。"三花"气味轻浮，不寒不热，加入栀子干姜汤中，使其药性更趋平和，无寒热伤正之虞。

7. 白虎汤治疗慢性浅表性胃炎

高某，女，51岁，于2008年4月就诊。

患慢性浅表性胃炎4年余，经用中西药治疗，原有胃脘痛、痞满已除，而呃逆频频发作。曾用吗丁啉（多潘立酮）、西沙必利及香砂六君子丸等，均无效果，特从百里之外来诊，求用中药汤剂治疗。

初诊曾用半夏泻心汤、旋覆代赭汤以及小方苏连饮、左金丸（汤剂）等治疗，效果甚微。四诊时，问及饮食习惯，答曰：不喜喝热汤。再诊其脉，沉细；观其舌，薄白苔。当时我联想到温病用白虎汤治疗呃逆的论述，乃用白虎汤加味治疗。

处方：生石膏30g，知母10g，粳米30g（包煎），生甘草10g，柴胡10g，炒枳壳10g。水煎服。

服用7剂，呃逆减去大半。患者感到以前所服之药均无此药效果好。再服用10剂，呃逆基本消失。后嘱用生姜、大枣煮汤，当茶饮之，以复胃气。

按语：此例呃逆，经用白虎汤加味治愈，比较少见。呃逆属湿热内结、升降失序者多，本例按此证治疗，全无效果。而清代田净意《瘟疫安怀集》中云：

“呃逆有热亦有寒……或热或寒自了然。白虎承气能治热，四逆汤方可治寒。”此段话虽然说的是瘟疫病，但《伤寒论》中的方药可用来治疗杂病，则是不争的事实。患者“不喜喝热汤”，乃是证候的实质。它从侧面说明，用热药（如半夏、干姜、党参等甘温之品）是不宜的。而引起呃逆的原因可能是胃热上逆所致，这种思考及遣方用药含有试探性，患者服药后的反应说明它是正确的。由于考虑到患者是女性，故另加四逆散（改为汤剂）意，以舒达肝气，调和胃气。气机有序，亦有利于胃气的通降。

8. 理中汤合百合乌药汤治疗浅表性胃炎

李某，女，20岁，于1998年3月就诊。

患者患胃脘痛3年余，每遇气温转低或食寒凉之物即发作，呈隐性慢痛，痛时伴见恶心、不断打嗝、不欲饮食。刻诊：患者手按胃脘，不停地呻吟，面色淡黄。大便溏薄，小便清长；舌质淡红，苔薄白而润，脉沉细无力。胃镜提示为浅表性胃炎。辨证系脾胃虚寒，胃气失和。法当温养脾胃，理气止痛。方用理中汤合百合乌药汤加味。

处方：党参15g，炒白术10g，炮干姜6g，生百合15g，炒乌药10g，砂仁6g，木香6g，炙甘草10g。水煎服。

二诊：上药服用6剂，诸症均有减轻，胃脘痛虽时有发作，但每日仅有两三次，且能忍受。以上方加减再服。

处方：党参15g，炒白术10g，炮干姜6g，生百合15g，炒乌药10g，砂仁6g，木香6g，草果6g，莪术8g，炙甘草10g。水煎服。

三诊：上方服用10剂，胃脘痛大减，恶心、打嗝已无，唯饮食不多。上方去生百合、炒乌药，加鸡内金12g，炒麦芽12g，公丁香3g，以冀开胃进食。服用5剂，食欲增加。后用香砂六君子丸缓缓图之，以巩固疗效。

按语：此例为脾胃虚寒证无疑，理中汤为正治之方。百合乌药汤出自陈修园《时方歌括》，为治“心口痛”（亦属气痛）之要方，具有“通气以和血”的功用。木香、砂仁理气止痛，尤宜中焦虚寒之气滞。二诊加草果，重在辛温启闭；莪术理气止痛，尤善于行气散结。治疗此类疾病，药味不宜太杂，药量不宜太重，见效之后，要注意守方，效果会自然凸现。

理中汤（丸），顾名思义，就是用温阳益气的方药来调理中焦脾胃的功能，从而达到脾胃康健之目的。理中汤是温中健脾的代表方，有振奋脾阳、帮助消化之功。方中干姜辛热，温中焦脾胃以祛寒，为君药；人参甘温，补气健脾，为臣药；白术味甘微苦而性温和，甘则补益脾胃，苦则健脾燥湿，温以暖脾胃，为佐药；甘草甘平，缓急止痛，与干姜合用辛甘化阳，且调和诸药，为使药。如果寒凝重者，加入炮附子，就是附子理中汤，治疗脾肾阳虚型的慢性肠炎、慢性肾病等。

9. 黄芪建中汤治疗十二指肠球部溃疡

柴某，男，32岁，司机，于1996年6月就诊。

患十二指肠球部溃疡已3年，近3个月疼痛加剧。每次疼痛发作，均有恶寒发热症状。刻诊：恶风寒，身着厚衣，发热，头痛，胃脘疼痛，得食则减，喜食热粥，轻微吐酸，大便溏薄，舌苔薄白，脉虚浮。体温37.8℃，大便潜血阳性。前医曾用荆防败毒散、银翘散、新康泰克等药物治疗，虽有小效，但难以扭转病势。脉症合参，思忖原发病为溃疡，证候为脾胃虚寒，用解表药自然无效。拟温中健脾法，取黄芪建中汤加减治之。

处方：炙黄芪15g，桂枝10g，炒白芍15g，炙甘草9g，乌贼骨15g，浙贝母10g，大枣5枚，饴糖30g（烊化冲服）。每日1剂，煎2次混合，分3次，于食前服用。

二诊：服用6剂，外证寒热消失，内证疼痛缓解。

再诊：服至23剂，疼痛已无，大便转为正常。造影复查提示：十二指肠球部已无明显异常，充盈尚整，无激惹现象，体部正常。大便潜血阴性。

按语：溃疡病属于“胃脘痛”与“虚劳”范畴。这种虚证发作时并见表证的现象并不少见，特别是脏腑虚劳之疾。考溃疡病属气血虚损者多。脾胃为气血生化之源，脾胃不足则营卫难以资生，卫虚则畏寒，营虚则发热。黄芪建中汤所治的“诸不足”，包括气血营卫俱不足。仲景取甘温之建中汤，建立中气，以补气生血。方中桂枝补阳，炒白芍敛阴，一阴一阳，调和营卫；炙甘草、饴糖，一阴一阳，补和营卫；大枣、生姜，一阴一阳，宣通营卫。这样使营卫调和，内则灌溉中焦，外则卫护肌表。加甘温之炙黄芪，使脾元健运，营卫灌溉于肺，里虚可解，外证自然消散。

本例虽有发热症状，但身着厚衣，喜食热粥，大便溏薄，舌苔薄白，脉虚浮，显系素体脾胃气虚，营卫不和，故而应以调养脾胃中气为主，不可妄用清热药味。脾胃和则营卫足，不治热而热自除。前医不明此理，仅着眼于营卫不和之恶寒发热，标本不明，故效难如期。

10. 半夏厚朴汤治疗胃脘痛

程某，男，50岁，于2014年1月就诊。

患胃脘部隐痛5年。胃镜检查提示：慢性浅表性胃炎；食管炎；贲门糜烂。间断服用吗丁啉（多潘立酮）、奥美拉唑及中成药。刻诊：胃脘胀痛，嗳气频繁，恶心呕吐，吞酸烧心，胸胁满闷，吞咽如鲠，每遇情志不畅，症状加重，舌苔厚腻，脉弦滑。属肝胃不和，胃气上逆。法当疏肝理气，降逆和胃。方取半夏厚朴汤加味治之。

处方：法半夏10g，厚朴10g，茯苓15g，生姜10g，苏叶10g，砂仁8g（后下），藿香10g，佩兰10g，鸡矢藤15g，黄连10g，吴茱萸3g。水煎服。

二诊：服药7剂后，恶心欲呕消失，胸胁满闷、吞咽如鲠减轻，仍有吞酸烧心。去藿香、佩兰、砂仁，加鸡内金15g，煅瓦楞子10g。

三诊：服药7剂后，吞酸烧心消失。上药去黄连、吴茱萸、煅瓦楞子。继续服药14日，症状消失。嘱患者保持乐观情绪，进食清淡，少食辛辣厚腻之品。

按语：半夏厚朴汤在《金匮要略》中是治疗“咽中如有炙脔”之方，所谓如有“炙脔”，就是有异物感，如同一块火烧的肉那样在咽喉贴塞着，后人叫梅核气，现在叫慢性咽炎或慢性咽喉炎。此例患者情志郁滞，伤及肝脾（胃），肝气不和，气逆于上；脾胃失和，痰湿内生。用半夏厚朴汤理气疏肝，健脾和胃；并加入左金丸降逆止呕，清肝泻火以制胃酸。同时肝木乘脾，脾虚湿盛，故加芳香三味饮（藿香、佩兰、砂仁）以化湿浊。对于此证，以理气和胃为主，不宜过用辛温之品，更不可偏于寒凉，以免戕伐胃气。

11. 参苓白术散治疗慢性结肠炎

王某，男，61岁，干部，于2004年12月就诊。

患者间断性腹泻、腹痛2年余。曾服用补脾益肠丸、归脾丸、黄连素（小檗碱）、诺氟沙星等，初服有效，继之效差。刻诊：形体消瘦，面色萎黄，右手捂腹，说话声怯，喜热厌凉，大便溏薄，每日2~3次，伴有左小腹坠痛。其脉沉细弱，舌苔白润。诊为慢性结肠炎。辨为脾虚气陷，湿寒作祟。治以健脾温中，理气止泻。方用参苓白术散加味治之。

处方：党参10g，茯苓10g，炒白术10g，白扁豆15g，陈皮5g，炒山药15g，炒山楂30g，莲子10g（去心），砂仁5g，桔梗10g，炒薏苡仁30g，黄连5g，肉豆蔻5g，淡干姜5g，生甘草10g。水煎服。

二诊：服药7剂，腹泻虽无改变，但感小腹温和，食味香甜，可见药已中病。不更药味。

三诊：继服7剂，大便每日1~2次，已成形，小腹坠痛有所减轻。上方加升麻、柴胡各5g，以冀升提中气。

四诊：又服7剂，大便每日1次，腹痛已失，面色略有红润，语声有力。要求按上方改为成药服之，以巩固疗效。遂将上方加大剂量，并加入黄芪、芡实以补气强肾，共研细末，分次冲服。服用2个月，基本痊愈。

按语：本案属脾虚腹泻无疑，参苓白术散应为首选之方。“气不足便是寒”，由于脾虚日久，必生内寒；腹泻不止，气必下陷。故治之初，即在原方基础上加入温中散寒的淡干姜，温肾止泻的肉豆蔻；三诊又加入升麻、柴胡两味，以提升下陷之中气。此类“小腹坠痛”，非肠中积垢所致，故不用木香、槟榔理气破积之品；乃清气下陷所为，非升麻、柴胡莫属。对于此类疾病，需方证合拍，缓缓图之，用丸药或散剂亦能收到良好效果。

参苓白术散出自《太平惠民和剂局方》，由五味异功散加味组成。异功散以补脾益气见功，加入白扁豆、山药、薏苡仁、莲子肉，是为加强补脾渗湿作用而设；加砂仁，在于助陈皮调气行滞；加桔梗，在于清润保肺，载药上行。诸药合用，既能健脾，又能保肺，对于肺病发展到脾胃虚弱阶段，使用此方，有“培土生金”之义。

12. 槐花散治疗广泛性结肠溃疡

翟某，男，16岁，于2008年3月就诊。

患病2年余，曾在北京、郑州、漯河等地医院住院治疗多次，均诊为“广泛性结肠溃疡”，给予抗生素、止血及对症治疗，见效甚微。刻诊：面色萎黄，精神不振，语音低怯，不欲饮食，呈严重贫血貌。大便每日5~6次或十多次，均为血便，呈鲜红色，伴有腹痛、下坠，时发低热，近查血红蛋白30g/L。舌质淡红，近于白色，舌苔薄白，脉沉细。

先以止血剂为主。选槐花散加味。

处方：生槐花10g，侧柏叶10g，炒荆芥10g，白头翁10g，炒地榆10g，炒山楂15g，木香5g，三七粉6g（冲服），盐黄柏6g，川楝子5g，败酱草15g，生薏苡仁30g，生山药30g。水煎服。

另取锡类散2管（每管装0.3g），每日1次，冲服。

二诊：服用10剂，大便出血减少，精神好转，手足心热，自汗出，舌脉同上。上方加地骨皮10g，桑叶10g。

三诊：继服5剂，大便每日2~3次，偶夹血丝；照方又服5剂，大便已无血液，腹痛减轻，有食欲，食量增加。

处方：生槐花10g，侧柏叶10g，白头翁10g，炒地榆10g，炒山楂10g，木香5g，三七粉6g（冲服），川楝子6g，败酱草15g，炒薏苡仁30g，炒山药30g，桑叶20g，炒乌药10g，生甘草10g。水煎服。

锡类散继服。

四诊：上方服15剂，食欲好，面色已见红润，大便每日1~2次，未见血便，亦未见腹痛下坠。继服10剂，大便每日1次，软便，精神好，查血红蛋白80g/L。

按语：广泛性结肠溃疡并不多见。从患者母亲口述中得知，此患者在2年多患病过程中，常有低热出现。虽然患者呈严重贫血貌，但出血如不停止，贫血仍会加重，依“急则治其标”之旨，选清热凉血止血法，或有趋愈之机。槐花散（《普济本事方》）本为肠风下血而设，方取生槐花疏肝泻热，并清解大肠之热毒；侧柏叶养阴燥湿，清血分之热；炒荆芥散风止血；原方枳壳弃而不用，嫌其性燥伤阴。所加之药多为凉血止血和理气止痛剂。我认为，三七粉、锡类散止血护肠作用最为突出。锡类散中含有珍珠、人指甲等，有去腐生肌的作用。有人研究锡类散对40例溃疡性结肠炎患者血浆蛋白含量的影响，表明锡类散可使患者大便潜血减少，且随病情的减轻，治疗效果更明显。服用量以每次0.3~0.6g为宜。

13. 升阳益胃汤治疗胃窦炎

侯某，女，48岁，工人，于1996年10月就诊。

患者胃脘部痞满已3年，每至秋冬季加重，腹部有“没有底气”的感觉，伴见烧心、纳呆、口淡、唾涎多，排便慢，但不成形，畏寒喜热。曾做X线钡餐造影，诊断为胃窦炎、胃下垂。刻诊：面色萎黄，形体消瘦，说话无力，脉小滑，苔薄腻。此乃中气虚馁，寒由内生。治以补益中气，升清温中。拟升阳益胃汤加减治之。

处方：党参10g，炒白术6g，生黄芪10g，黄连3g，清半夏6g，陈皮6g，茯苓10g，防风6g，柴胡6g，淡干姜5g，炒枳实10g，炙甘草10g。水煎服。

二诊：服用10剂后，胃脘部痞满明显减轻。原方去陈皮、防风，加砂仁6g，吴茱萸3g。

三诊：服7剂后，烧心、纳呆均有好转，食欲增加。后又加入升麻，服30余剂，诸症近于消失。钡餐检查：胃在髂嵴连线1cm之内。继用补中益气丸与香砂六君子丸以善其后，并嘱多食米面之粥，以助其药力。随访1年，体重增加，面色转润，无特别不适。

按语：《素问·阴阳应象大论》云："清气在下，则生飧泄；浊气在上，则生䐜胀。"本患素体虚弱，中气不足，"气不足便为寒"，故易罹患脾胃虚寒之证。清气不升，则有腹部"没有底气"、大便不成形之症；浊气在上，则有胃脘痞满之苦。升阳益胃汤为李东垣治疗脾肺气虚、清阳不升而设。原方羌独二活，偏于燥性，故暂弃不用。加升麻、干姜，在于温中升阳；炒枳实可降浊而升清，若浊气在上，不离其位，则清气不能升举。

升阳益胃汤见于李东垣《内外伤辨惑论》卷中，原文谓："脾胃虚则怠惰嗜卧，四肢不收，时值秋燥令行，湿热少退，体重节痛，口干舌干，饮食无味，大便不调，小便频数，不欲食，食不消；兼见肺病，洒淅恶寒，惨惨不乐，面色恶而不和，乃阳气不伸故也。当升阳益气，名之曰升阳益胃汤。"本方由六君子汤与痛泻要方加味组成。六君子汤补益脾胃，助阳化湿；痛泻要方泻肝益脾，止痛止泻；所加黄芪补肺益气固表；羌活、独活、防风、柴胡，祛除身体内外之湿浊，升举清阳而镇痛；泽泻、茯苓利小便，泄湿热而降浊；少佐黄连燥湿清热；芍药敛阴，调和营卫。全方配伍，健脾益胃，升清降浊，补气固表，祛湿镇痛。古人将这种功能概括为"补中有散，发中有收"。所谓"补中有散"，是指六君子汤补益脾胃的前提下，又有羌、独、柴、防升阳祛湿散发浊气；所谓"发中有收"，是指既有升阳发散的药物，又有黄芪、芍药固表敛阴之收，以防发散正气。升阳益胃汤是一首比较难以掌握的方子，其原因是因为其方中既有补益药物，又有祛风胜湿药物，这些药物之间的性能与功用有矛盾点。或者从证候上说，既有虚证，又有实证；既有表证，又有里证，所以用起来比较难以驾驭。我的体会是：以脾胃气虚之证为主证，以肌表风湿之证为副证，治疗虚证的六君子汤用量可以大一些，而治疗实证的痛泻要方用量要小一些。用此类方，不可急于求成，要“有方有守”，循序渐进，功到自然成。

14. 全真一气汤治疗脾肾虚劳

苏某，男，46岁，公务员，于2013年10月就诊。

患者近月来极感疲劳，精神不振，语言低怯，大便溏薄，一日两三次，夜眠似睡非睡，白日头昏不爽，并有口咽干燥，咽痛，或有口腔溃疡发作，舌苔白滑，舌质淡红，脉弦细而数。脉、舌、症状综合分析，乃系脾肾气虚，肾阳虚馁，下焦相火上越所致。治以补益脾肾之气，扶阳培元，并引火归原。由于患者外地出差，服用汤剂不便，开始时予金匮肾气丸（水蜜丸，如梧桐子大），每次8粒，每日3次。服用半月后，见效不显，改为全真一气汤加味治之。

处方：熟地黄15g（砂仁5g拌），麦冬10g，炒白术10g，炮附子5g，党参15g，五味子5g，川牛膝5g，煨肉豆蔻10g，炙甘草10g。水煎服。

二诊：服用上方14剂，症状有所缓解，精神有所振作，大便成形，别无他变。上方加用砂仁8g，黄柏8g，山茱萸15g。

三诊：继服14剂，症状明显改善，精神如常，无困顿之感，下肢有力，但有一次梦遗。脉象仍弦细数。上方加用生龙骨15g，生牡蛎15g。

四诊：继服14剂，自述病去七八成，未见口腔溃疡发作。但感同房时阳举不坚。给予滋膏方巩固之。

处方：熟地黄60g（化橘红10g拌），麦冬60g，五味子30g，炒白术60g，炮附子30g，牛膝30g，生晒参60g，山茱萸60g，砂仁10g，黄柏10g，石斛10g，茯神30g，金樱子60g，炒芡实60g，鹿角胶30g，龟板胶30g，炙甘草10g。4剂，水煎3次，浓缩，蜂蜜为膏，约1 000mL。每次15mL，每日3次。或用沸水冲服。

上方滋膏剂服用50天后追访，身体康健，无特殊不适。后嘱咐其养生之法，以养其心身。

按语：本例致病因素，与患者工作时间长和房事不节制有关。我对于全真一气汤的应用，多是在患者自述疲劳、乏力、精神不振的前提下想到的。另外，还要看患者是不是有虚火上越的症状，如有的女性患者有下肢发凉、畏风、怕冷，这会使医生想到是脾肾虚寒证，但如果同时还有咽痛、口干、鼻腔干燥等，这就具备了应用全真一气汤的条件，然后再诊其脉，望其舌，就可以确定是否该用全真一气汤了。我的体会是，方中的附子不要轻易用大剂量，否则患者服后会感到“冒火”，非常燥热，这就是用附子太多了。其他药物的分量，也要注意分寸。凡阴阳性味对立的药物，均不可贸然大剂量使用，这是临床体会，也是经验。

全真一气汤出自《冯氏锦囊秘录》，为明清间名医冯兆张的得力方药。冯氏受明代薛立斋、赵献可之影响最深，推崇命门学说，温补法为基本治疗思想。重视补气、滋阴、敛纳等法。全真一气汤为其代表方剂。全方仅七味药，其药效有三：一是补气，如人参、白术、附子；二是滋阴，如麦冬、熟地黄；三是敛纳，如牛膝、五味子。冯氏凡遇阳气虚弱，不能潜藏，虚阳上浮者，善用人参、白术、附子甘温补气，以固其真元；滋补肾阴，善用熟地黄、麦冬，以阴配阳；而对于虚火上炎，不能归原者，善用牛膝以接引、五味子以收纳。这三法结合，主治真阴、真阳之亏虚，虚阳浮越者。冯氏用全真一气汤的范畴为：中风大病、阴虚发热、吐血喘嗽、虚劳重症，更治重症斑疹、喘促欲绝者。此方“阴阳俱备，燥润合宜，驱邪扶正，达络通经，药虽七味，五脏均滋，保护森严，外邪难入，功专不泛，补速易臻，滋阴而不滞，补脾而不燥，清肺而不寒，壮火而不热，火降而心宁，荣养而肝润”。但全方的宗义是滋阴降火，而非补养。其病机的要害是下焦虚弱不固，上焦有虚火显现。上焦虚火，如口渴、头痛、咳嗽、咽痛等；下焦不固，如泄泻、早泄、梦遗等。冯氏说：“上喘下泻，上实下虚，上热下寒之症，投服即愈。”其用药之法为：燥涸则熟地黄倍之，肺热则麦冬多用，脾虚则白术重投，阳虚则附子多加，元气大虚则人参大进，气浮气散则牛膝、五味略多。我认为，此方之所以能治疗许多疑难杂病，乃是由于它注意到了阴阳、气血、三焦等失衡状态，故而选用了中药里最具扶阳、益气、滋阴作用的药物；它还注意到了五脏六腑的升降之序，选用了降而不沉、敛而不滞的牛膝、五味子等。这样就使该方在补益的前提下，还使气机的升降有序，阴阳互应，气血互生，呈现出一派生机。

15. 下气汤治疗慢性胃炎

钱某，男，38岁，公司业务员，于2013年8月就诊。

罹患慢性胃炎1年余，经常服用奥美拉唑、吗丁啉（多潘立酮）、四磨汤口服液、香砂六君子丸等。由于常年在外出差，用餐时间不规律，加之饮食冷热不匀，所以胃病时有发作，未很好治疗。此次发作乃是因为食用油条、菜角所引起。发作时胃脘隐隐胀痛，有倒饱感，不思饮食，时作呃逆，口中有秽浊之气，大便不成形，如黏条状，服上药亦无效果，故冀中药取效。刻诊：表情痛苦，声音低怯，面色泛黄，不时按压胃脘部，言其“不舒服”，似痛非痛，似胀非胀，且呃逆、打嗝。平素无饮酒、吸烟嗜好，唯好吃甜食。舌苔薄白，脉弦细微滑。几次胃镜检查提示：慢性浅表性胃炎，幽门螺杆菌（Hp）（+）。诊为胃气失和，食气不化，湿浊内聚，肺失清肃。治以下气和胃，祛湿健脾。予下气汤加味治之。

处方：清半夏10g，炒杏仁10g，陈皮6g，茯苓10g，川贝母6g，五味子6g，炒白芍6g，炙甘草10g，木香6g，厚朴花10g，生山药30g。水煎服。

二诊：服药7剂后，胃脘隐痛减轻，肠鸣漉漉，比较舒服，但食欲未增，大便亦然不成形，脉舌同前。于上方加鸡矢藤10g，生麦芽10g，谷芽10g。

三诊：服药14剂，胃脘隐痛未发作，饮食增加，大便有所改善。患者比较满意，要求继服上方。继服14剂后，改为中成药香砂六君子丸（水蜜丸），每服6粒，每日3次，以冀恢复胃肠功能，巩固疗效。

按语：下气汤组成为甘草、半夏、五味子、茯苓、杏仁、川贝母、芍药、陈皮。本方与半夏泻心汤均为调和胃气的方子，主治之症均有胃脘不舒、呃逆、不思饮食等。但半夏泻心汤主治由于湿热聚于胃脘导致的胃气不降，舌苔比较厚腻，或黄腻，或白腻，脉象较为有力；而下气汤主治肺胃之气不降导致胃脘隐痛，舌苔偏薄，谈不上有厚腻苔。所以下气汤不用黄连、黄芩苦寒清热燥湿药，主要是从肃降肺胃之气入手。或问，本例是否可以用半夏泻心汤治疗？答曰：可以，也会有效。但有两个可能性，一个是苦寒之连芩伤胃，使食欲更难恢复；二是方中有人参，会使胃气不易下降。所以疗效也会逊色。

下气汤来自黄元御《四圣心源》，原文云：“肺胃不降，君相升炎，火不根水，必生下寒。气滞之证，其上宜凉，其下宜暖，凉则金收，暖则水藏。清肺热而降胃逆，固是定法，但不可以寒凉之剂泻阳根而败胃气。盖胃逆之由，全因土湿，土湿则中气不运，是以阳明不降。但用清润之药，滋中湿而益下寒，则肺胃愈逆，上热弥增，无有愈期也。”

所谓下气汤之“下气”，乃下浊气也。只有浊气下降，清气才能上升。下浊气必须降胃气，胃气下降，则脾气得升。脾胃乃五脏六腑之枢纽也，脾胃升降和谐，五脏六腑才能运转自如，营卫气血方能周流全身，人的精气神才能旺盛。

本方以半夏降胃气，为君药。杏仁肃肺气，陈皮健脾气，茯苓淡渗利湿，共为臣药。芍药、甘草舒达肝气，不使肝气克伐脾胃之气；并有贝母化痰散结，以防中焦有滞气，共为佐药。五味子酸收，可使中气下归于肾，起到温养元气的作用，又不使降气药力太过，耗散其真，为使药。全方以肃降肺胃之气为主线，浊气降则清气升，“是以升降出入，无器不有”，“非升降，则无以生长化收藏”。（《素问·六微旨大论》）。

麻瑞亭先生是黄元御学术思想的再传弟子，他说，把下气汤用好了，就可以治疗许多疑难杂病。所以我们看麻瑞亭先生的临床经验（《医林五十年》），有许多方子是下气汤的化裁，可谓运用娴熟，得心应手。

16. 下气汤治疗气滞胃痞

陈某，男，48岁，于2014年10月就诊。

患者以上腹部满闷伴纳少1个月为主诉，有慢性胃炎病史，曾口服奥美拉唑、多潘立酮片、胃苏颗粒等，效果欠佳。现症见：形体偏瘦，大便干，舌质淡红，苔白滑，脉沉细。证属气滞中焦，胃气不降。治以行气散结，和胃降逆。拟下气汤加减治之。

处方：半夏10g，茯苓10g，赤芍10g，杏仁10g，五味子6g，陈皮10g，浙贝母10g，甘草10g，生麦芽20g。水煎服。

二诊：服3剂后，上腹部满闷明显减轻，矢气增多，欲食但食不多，大便干。于上方加入鸡矢藤10g，生白术30g。

三诊：服用4剂后，上腹部满闷基本消失，食欲增加，大便通顺，日1次。嘱患者多食米面之粥，调养胃气。

按语：本案属中医学“胃痞”范畴，用下气汤化裁治疗。该方出自清代黄元御《四圣心源》，其理论体系是“中土斡旋，土枢四象，一气周流”。只有中气充足或本身不虚时，气才能够正常升降；一旦中土虚，升降斡旋力量不足，气就壅堵在中焦，形成痞证。下气汤的用意即是扶助正气，运转中焦，引气下行。根据“脾气不升，肝气也不升；胃气下降，肺气也下降”的理论，黄氏拟方，所选药物降浊下气与淡薄升清药共存，但以降逆和胃为主，又有肃肺散结药（贝母），更有利于清气之上升。除症状之外，舌苔白腻或白滑也是应用此方的指征。

17. 下气汤治疗胃脘痛

李某，女，39岁，2009年12月1日就诊。

患胃脘痞满而隐痛，呃逆，食欲不振，舌质淡红，苔淡黄黏腻，脉沉细。以下气汤加减治之。

处方：姜半夏10g，杏仁10g，茯苓15g，浙贝母10g，陈皮10g，五味子5g，赤芍10g，生甘草10g，鸡内金30g，砂仁8g，生姜5片。10剂，水煎服。

二诊：纳食增加，胃脘痛减轻，仍有呃逆，舌质淡暗有齿痕，苔薄白腻，脉沉细而缓。上方加竹茹15g，公丁香5g，炒莱菔子10g，10剂。

三诊：胃脘痛未再发作，但略有不适感，以下气汤与百合乌药汤加减治之。

处方：姜半夏10g，杏仁10g，茯苓10g，竹茹10g，炒莱菔子10g，砂仁8g，鸡内金30g，赤芍15g，乌药10g，百合30g，炙甘草10g。10剂。

四诊：诸症消失，偶尔呃逆，脉略弦。以上方略作变动，巩固之。

按语：《四圣心源》中《气滞》篇云："盖胃逆之由，全因土湿，土湿则中气不运，是以阳明不降。但用清润之药，滋中湿而益下寒，则肺胃愈逆，上热弥增，无有愈期也。"黄氏遂立下气汤以调运中州。中州脾胃健运，则肝气随脾左升，胆气随胃右降，脾胃冲和，肝胆条畅，何患之有？方中甘草、半夏、茯苓三味是斡旋中州脾胃的，芍药与五味子是收敛肺气的，杏仁、贝母是帮助降肺气的，陈皮是升发脾之清气的。清者当升，浊者当降，凡肝胆脾胃气机不和者，皆可运用之。

18. 十神汤治疗慢性腹泻

刘某，男，36岁，公司职员，于2013年10月就诊。

患者常年在外跑业务，饮食时冷时热，时饱时饥，并有饮酒之习，大便稀薄3年有余。刻诊：精神疲惫，面色萎黄，大便一日3~5次，色黄稀薄，并有隐隐腹痛，常自购黄连素（小檗碱）、诺氟沙星、泻立停（颠茄磺苄啶）、香连丸等治疗，症状未见明显好转。患者原不信中医，后在家属劝说下前来诊治。其舌苔白腻而滑，脉弦细无力，扪之寸口尺肤寒凉。综合分析为脾肾虚寒，阳气失煦。法当温补脾肾，健运止泻。方选十神汤加味治之。

处方：党参15g，炒白术10g，茯苓15g，炒山药30g，炒白扁豆30g，补骨脂

10g，肉豆蔻10g，吴茱萸5g，五味子5g，炒山楂30g，木香6g，黄连6g，生甘草5g。水煎约500mL，分3次服用。

二诊：服用7剂后，大便成形，腹痛减轻，但尺肤扪之仍寒凉。上方加入炮干姜10g，桂枝10g。

三诊：继服14剂，大便每日1次，为成形便，腹痛消失，舌苔变为薄白，分布均匀。改服附子理中丸（水蜜丸），每次3g，每日3次，以温补脾肾，巩固疗效。

按语：本例为饮食因素所引起，这在当前年轻人中比较常见。西药治在止泻，中医治在固本。固本当以健脾温肾为主，六神散偏于健脾，四神丸偏于温肾。两方合用，药性温而不燥，辛而无耗，偏于中和之性，起效稳健，一般三五剂即可见效。

十神汤组成为：人参10g，茯苓10g，炒白术10g，白扁豆30g，山药30g，补骨脂10g，肉豆蔻10g，吴茱萸5g，五味子5g，生甘草10g，大枣10枚（剖开）。此十神汤由六神散与四神丸合成，两个有“神”字的方组合，计有十味药，故名十神汤，与《汤头歌诀》中的十神汤不同。六神散即四君子汤加白扁豆、山药，出自《三因极一病证方论》；四神丸由补骨脂、肉豆蔻、吴茱萸、五味子组成，出自《证治准绳》，原方主治脾肾虚寒，五更泄泻。两方合用，使其补脾益肾的作用更强，这样止泻的功用就更为突出。

19. 香砂六君子汤合六神散治疗反流性食管炎

王某，男，34岁，于2012年5月就诊。

患者呃逆反酸2年，伴纳少，乏力，时胃脘胀满，大便不成形（尤其吃蛋白类食物最明显）。胃镜示：反流性食管炎；出血性全胃炎；十二指肠球炎。先后用消炎、抑酸、消胀等中西药物治疗，病情易反复。形体消瘦，倦怠乏力，舌质红，苔薄白，脉细缓。证属脾胃气虚，湿浊不化。治以健脾行气，温中化湿。拟香砂六君子汤合六神散加减治之。

处方：党参15g，炒白术10g，茯苓10g，砂仁8g（后下），木香8g，陈皮10g，清半夏10g，生山药30g，白扁豆30g，煨豆蔻10g，生甘草10g。水煎服。

二诊：服7剂，仍有反酸、呃逆，饭后1小时较明显。大便不成形，日1次，舌苔薄白。上方加黄连8g，吴茱萸4g，竹茹15g。

三诊：服7剂，纳食可，反酸减轻，大便不成形。上方去木香、砂仁、清半夏、白扁豆，加柴胡10g，升麻5g，马齿苋30g。

四诊：服药10剂，饭后反酸烧心明显好转，大便成形，苔薄白，脉弦细。守上方以资巩固。嘱其保持生活规律，心态平衡，勿急躁。

按语：《内经》云："正气存内，邪不可干"，"邪之所凑，其气必虚"。本案呃逆、脘胀、便溏加之全身表现，乃属脾胃虚弱，气不化湿。因脾胃健运，对饮食水谷的受纳、传化功能才能正常；反之，脾胃健运失司，气机升降枢纽紊乱，加之土虚木乘，诸症皆出。六神散以四君子汤健脾益气，加山药、白扁豆化湿止泻，主治脾虚泄泻，但症状较参苓白术散主症为轻。然病久多郁，单靠药物的力量有限，本例中指导患者调整心态，坦然面对疾病，治病并调心，效果倍增。

20. 新加香薷饮治疗口臭

穆某，女，24岁，于2001年10月就诊。

患口臭半年余，时轻时重，重时可持续半月不见好转。就诊时，患者开口说话就有秽浊之气，唇口干燥，大便微干，小便可。曾服用藿香正气口服液、维生素B_2、三黄片等。舌质红赤，舌苔薄黄而腻，中部有裂纹；脉弦细，略显急。脉症合参，应为湿热互结，腐气上蒸，伤其阴津。治以芳香化湿，清热养阴。方以新加香薷饮加味治之。

处方：香薷10g，白扁豆花10g，厚朴花10g，金银花15g，连翘15g，黄连6g，黄芩6g，生甘草6g，麦冬15g，金石斛10g（另煎兑服）。水煎服。

二诊：服用7剂，口臭大为减轻，其口中秽浊之气亦不明显。上方加炒牵牛子6g，以冀腑气通畅。

三诊：再服5剂，大便可，口臭消失，腻苔已去大半。效不更方，唯少加鲜生姜皮为引。继服5剂，病告痊愈。

按语：口臭，属胃热者多，或属胃中伏火，宜清胃散清泻胃热；或属脾胃湿热，宜黄连汤苦辛开降；或属湿浊不化，内蕴热毒，宜芳香化浊，清热解毒，如用藿香正气散加减等。而临床所见，属湿热郁闭者为多，对此，我喜用新加香薷饮加味治之。该方既有芳香化浊的香薷、白扁豆花、厚朴花，又有清热解毒的金银花、连翘。

所加药物，是对舌质红赤，中有裂纹，湿热伤阴而设。除清热养阴的黄连、黄芩、麦冬外，金石斛独有生发胃气的作用，鲜生姜皮可除胃中湿浊之气，行皮里膜外之水。有的患者便秘比较严重，届时通腑当为首要之务，大便通顺了，口臭很快就会得到解决。因此对于口臭患者，问其二便状况尤为重要。

新加香薷饮出自《温病条辨》，由金银花、连翘、香薷、白扁豆花、厚朴五味药组成。原方主治太阴暑温，就是暑温之邪伤及太阴脾经，出现形似外感，发热恶寒，身重不解，稍有劳作即发热，汗不出等症。但这个方子又可用于脾胃湿热证，见舌苔黏腻而黄，久久不思饮食者。香薷、白扁豆、厚朴，这三味药是香薷饮的原方组合，新加香薷饮只是加上了金银花与连翘，加重了清热的药力，由此可知本方证必然是有热象的。这种热象可以表现为发热（低热），而更多的是"热象"，如口臭，口苦，小便黄赤，大便干结，舌苔黄腻，面部油乎乎，不管外感或内伤，都是不出汗的。吴鞠通称这张方子是"辛温复辛凉法"。香薷辛温芳香，入肺达络；金银花、白扁豆花，凡花皆芳香，而芳香可以散湿，又可保肺阴；金银花与连翘相伍，取其辛凉达肺经之表，使邪从外走而不走中焦；温病最忌辛温，但暑病不忌，因暑邪夹湿，非温不解，故取厚朴配合香薷，以利湿邪之辛散。

21. 资生丸治疗慢性胃炎合并慢性结肠炎

肖某，男，65岁，退休职工，于2004年6月询诊。

该患罹患慢性糜烂性胃炎、慢性乙状结肠炎多年。经多方治疗无效，来函询诊，嘱其服用资生丸4个月，服后腹胀、腹坠、肠鸣、全身乏力、少气懒言、食欲不振、消瘦、大便溏薄等症状已有明显改善和好转。他又将此方介绍给两位患有胃肠病的朋友，其友服用2个月后，病情亦有明显好转。

按语：资生丸出自明代缪希雍《先醒斋医学广笔记》，据王肯堂称，初得此方时，"颇不信其消食之力，已于醉饱后，顿服二丸，径投枕卧，夙兴，了无停滞，始信此方之神也"。原方药物为：人参90g，白术90g，茯苓60g，陈皮60g，山楂45g，炙甘草30g，怀山药60g，黄连12g，薏苡仁45g，白扁豆45g，白蔻仁45g，藿香30g，莲子60g，泽泻60g，桔梗30g，芡实45g，麦芽60g。我常用此方治疗慢性胃肠疾病，数年来所治疗病例不计其数。此方用法有三种：一是丸剂，即将药物研为细末，水泛为丸，每次3g，一日3次，以白开水或米汤、橘皮汤、砂仁汤嚼化服下。二是散剂，即将药物研为细末，每服3g，一日3次，饭后服用。三是煎剂，即将药物用剪刀剪碎如豆瓣大，混合均匀，分为30包，每日用1包，水煎2次，取药汁混合，于午后、晚饭后1小时各服一次。服用此方以1个月为一疗程，一般要服用1~3个疗程。个别患者开始服用时，会有“瞑眩”现象，即出现口干、头晕、胃痞、大便稀薄等。减量服用，或分多次服用，“瞑眩”现象即可消失。贵在坚持服用，“王道无近功，多用自有益”。

22. 补中益气汤治疗慢性胃炎合并慢性支气管炎

方某，男，70岁，于2008年7月来信询诊。

信中云：自幼患支气管炎，并曾患黄疸型肝炎。20世纪60年代，因生活困难又患慢性胃炎、胃下垂。现身高165cm，体重42kg。食欲不振，气力差，站立时感到难以站稳，须靠墙方可站立片刻。述血压90/60mmHg，白细胞计数偏低，心肺检查无异常。手足不温，甚则冰凉。从信中所述分析，此系脾胃气虚，肾阳失护所致。拟补中益气汤加味治之。

处方：炙黄芪10g，党参10g，炒白术10g，陈皮6g，柴胡5g，当归10g，升麻5g，炮附子5g，桂枝5g，茯苓10g，砂仁6g，炙甘草10g。水煎服。

并嘱常食山药粥、大枣粥，少食猪肉、牛肉、海产品等。

上方服用15剂，症状得到改善，食欲增，“底气足了”。后又通信治疗数次，所选用的药物有芳香开胃的藿香、佩兰，整肠止泻的肉豆蔻、补骨脂，理气止痛的三棱、莪术等。服用中药汤剂2个月余，后改为补中益气丸合香砂六君子丸，调治近半年，临床症状消失，自述“健康多了”。

按语：此例患者脾胃气虚症状比较明显，但亦有肾阳虚馁征兆，所以原方中加入附子、桂枝两味，以使釜底增温，便于煮沸五谷。对于此类来函询诊患者，我是有信必复。

23. 清解定中汤治疗湿温（肠伤寒）

徐某，男，36岁，于2005年8月就诊。

患者于7天前因高热寒战、脾脏肿大而入院。查：午后体温39.2℃，心率105次/分，白细胞$3.4 \times 10^9/L$，红细胞$3.5 \times 10^{12}/L$，中性粒细胞0.58，淋巴细胞0.28。肥达反应：H凝集价1：310，O凝集价1：300。诊为肠伤寒。经用氯霉素及合霉素等治疗，好转出院。1周后因劳累复发，出现畏寒发热，午后热甚，口淡纳呆，头蒙嗜睡，大便呈黏糊状，如酱色，小便短赤，渴不多饮，脉濡而缓，舌苔白腻润浊。测午后体温38.9℃。脉症合参，认为是湿热蕴结未尽，劳累后复感而发。应清热利湿，透解于表，佐以益气滋阴，以加强扶正祛邪之力。方取清解定中汤加味治之。

处方：生石膏30g，葛根15g，黄芩10g，柴胡10g，石斛10g，知母10g，滑石30g，白芷10g，防风10g，茯苓30g，生甘草10g。另加太子参15g，麦冬10g，何首乌10g。水煎服。

二诊：服药1剂，微汗出，体温略降。3剂后，体温为37.2℃，精神振作。继服7剂，二便通利，胃纳渐增，舌苔转为薄白。各项检查均趋正常。

出院后，改用竹叶石膏汤加味，继服7剂，诸症悉除。月后随访，无异常不适。

按语：20世纪60年代，我曾跟随张文甫老师前赴农村治疗肠伤寒。所拟清解定中汤是张师的经验方，该方集白虎汤、小柴胡汤、葛根芩连汤及六一散为一方，解表清里达下，治愈不少伤寒患者。张师云：若舌起芒刺，非用荡涤之大黄不能除；火热退后，要注意养阴益气；虽疫后忌用参芪，但元气虚弱，则必用之。然用时需配生地黄、石斛、五味子以敛津培本。张师所云，我用于湿温病中，效如其言。

24. 延年半夏汤治疗冠心病兼胃炎

张某，女，67岁，于2003年3月就诊。

患冠心病心绞痛10余年，经用降压、扩冠、降脂等药，疗效稳定，心电图显示ST段及T波均有改善。但近2个月来，心、胃痛如物所堵，特别是午餐后，先是胃脘部，继之心前区如物所压，出现心胸憋气感，连续用硝酸甘油、速效救心丸方可缓解，但终不能阻止发作。刻诊：面容苦楚，手按胃脘，时有叹息，气不接续。切其脉沉弦而紧，舌质暗，苔白偏腻。患者怀疑自己得了胃癌。经胃镜检查，诊为浅表性胃炎、十二指肠球炎。因脉弦偏紧，投以半夏泻心汤合瓜蒌薤白半夏汤，不甚见效。后经仔细问诊，并用手按其胃脘部，患者呼疼痛并痛及左胸、左肩部，改拟延年半夏汤治疗。

处方：清半夏10g，党参15g，槟榔6g，吴茱萸3g，制鳖甲30g（先煎30分钟），柴胡6g，炒枳实10g，桔梗10g，生姜10g。水煎服。

二诊：服用3剂，胃脘部非常舒畅，每服药半小时后，必有矢气。午餐后胃及心前区如物所堵亦明显缓解。

复诊：服用15剂后（其间曾加入鸡内金、厚朴花、生麦芽以助理气导滞），症状消失，感到数月来无如此之愉快。

按语：此患者每于午餐后发作，显为胃心并病，原发在胃，继发在心。故选延年半夏汤，令胃气和，阳明脉通降，心脉自无壅塞之患。在治疗中，所加药物如鸡内金、厚朴花、生麦芽等，均为助消化药，但生麦芽却有舒达肝气的作用，肝者，心之母、脾胃之所克也，肝气舒达，有利于心脉的通畅，也有利于胃气之和降。

延年半夏汤出自唐代王焘《外台秘要》中《癖及痃癖不能食》篇，该篇有方14首，有一首名为“半夏汤”，主治“腹内左肋痃癖，硬急气满，不能食，胸背痛者”。《岳美中医案集》中将其名改为“延年半夏汤”。主治支气管哮喘，对突发性阵咳作喘，咯黏液样白沫痰，投之辄效。并云，日本野津猛男于此方以柴胡易前胡，治疗胃痉挛，有效。此方集理气散结、和胃降逆、补气通脉于一方，广泛用于慢性胃炎、慢性肝炎、胃痉挛、冠心病等，常获良效。临床上，由胃疾引发的心绞痛并不少见。《素问·平人气象论》云：“胃之大络，名曰虚里，贯膈络肺，出于左乳下，其动应衣，脉宗气也。”说明古代医家很早就认识到心与胃的不可分之关系。原方以半夏、枳实降逆为主药；人参、槟榔和胃理气，协助主药，为臣药；前胡、桔梗、鳖甲肃肺气、通血脉，为佐药；吴茱萸、生姜辛温散寒，使气机通达，为使药。这首方子乍看起来，有点不伦不类，有升提气机的桔梗、人参，有理气的枳实、槟榔，有肃降肺气的前胡、半夏，有暖肝辛散的吴茱萸、生姜，还有软坚散结的鳖甲，总之有补有伐。但综合其药物作用，理气散结的作用比较大，肃降肺胃之气的作用比较明显。这样就使本方能治疗肺、胃、心三经疾病。

25. 胃气疼痛方治疗胃脘痛

隋某，男，43岁，汽车司机，于1998年冬季就诊。

患胃脘痛3年余，发作无规律性，受寒或饮食不当、急躁着急，甚至服用治疗感冒的药也会疼痛。每次疼痛发作都是服“止痛粉”，暂时缓解。近来疼痛频发，曾到医院检查，胃镜提示为：慢性糜烂性胃炎，包括胃体、胃底、胃窦区等。服用奥美拉唑、西沙必利等药，有所缓解。经人介绍，要求服用中药治疗。刻诊：形体比较消瘦，面色淡黄少华。自述近日胃脘痛每天都会发生五六次，疼痛时有反酸、恶心，饮食减少，大便稀薄。该患者在叙述病情时，还不时吐口液，呈白色稀黏状。舌苔白滑，脉沉细无力。诊为寒凝气滞证。拟温中散寒、理气止痛法。选胃气疼痛汤加减治之。

处方：炒香附10g，厚朴花10g，高良姜10g，槟榔5g，五灵脂5g，木香5g，黄连6g，吴茱萸3g，炙甘草10g。水煎服。

二诊：服用7剂，疼痛缓解，反酸亦有减轻，但饮食未曾改善，大便稀薄，1天3次。于原方加瓦楞子10g，煨肉豆蔻10g，炒怀山药10g，炒麦芽10g。

三诊：继服15剂，疼痛发作仅有2次，饮食有所增加，反酸缓解，大便1天1次，似有形状。舌苔薄白，脉象似有力。

处方：炒香附10g，高良姜6g，厚朴花10g，炒白术10g，木香6g，炒麦芽10g，鸡矢藤10g，生甘草10g。10剂。

10剂服完后，来电告余，未发作疼痛，饮食恢复正常，欲改为丸剂巩固之。嘱服用香砂六君子丸，每次3g，每天3次，坚持1个月，不可进寒凉之品（如饮料、凉茶、生瓜果）及生坚果等，以免病情加重。随访1年余，病情好转后未见发展，香砂六君子丸仍在服用。

按语：此例具有气滞、寒凝的特点，好在患者无吸烟、饮酒的嗜好。虽然病情有所缓解，但不可放口饮食。“胃病好治，不好除根”，意思是说，胃病治起来容易，但要除根却是不容易的。因为饮食调节与心理调节对治愈胃病效果影响颇大。所以“胃和”包括药物调养，也包括心理调养，这在临床上有非常多的例子可以佐证。

胃气疼痛方为吾师武明钦先生的经验方。武师为祖传六代世医，早年毕业于江苏省中医进修学校（南京中医药大学前身），曾教学于开封高等医学专科学校（现河南大学医学院），学验俱丰。记得他曾不止一次地讲解、使用这首方，并背诵方歌：“胃气疼痛真难当，香附厚朴高良姜，大白灵脂各二钱，外加一钱广木香。”方仅六味，主要作用是温中、理气、消积、止痛。香附为疏肝理气的要药，疏肝气，和胃气，为君药；厚朴、木香为臣药，具有温中、理气消胀的作用，以利于减轻疼痛；高良姜温中散寒，槟榔行气消积，共为佐药；五灵脂活血化瘀，是治疗血瘀疼痛的良药，为使药。全方温中而不燥，消积而无破，随证加减，具有很好的止痛效果。

26. 山楂止痢汤治疗细菌性痢疾

病案1：梁某，男，46岁，本院医生，于1983年7月会诊。

因患脓血便伴腹痛下坠3天住院治疗，诊为“细菌性痢疾”，经用痢特灵（呋喃唑酮）与中药治疗，效果未显，邀余会诊。刻诊时症见：腹痛下坠，有脓血便，一日5~6次，口苦而黏，不欲饮食，舌苔黄腻，脉弦滑偏数，体温37.8℃。住院期间所用中药为我院中医科传统经验方，即山楂止痢汤（方由生山楂、马齿苋、薏苡仁、白头翁四味组成），但疗效不佳。我仍用山楂止痢汤，但进行加减。

处方：生山楂100g，马齿苋30g，生薏苡仁30g，白头翁30g，木香6g，黄连10g，白扁豆花30g，生甘草10g。水煎服。

服用1剂，脓血便已明显减少，腹痛减轻；服用3剂，病症消失，体温恢复正常。

病案2：赵某，男，42岁，2005年6月3日电话就诊。

前天因饮酒、吃肉、吃西瓜而引起发热、腹泻，住当地县医院，以急性胃肠炎治疗。经用抗生素及补液治疗，病情未见明显好转。电话告知，体温38.7℃，大便一日7~8次，呈稀糊状，腹痛并有下坠感。急予山楂止痢汤加减治之。

处方：生山楂100g，马齿苋30g，木香6g，黄连6g，生甘草10g。水煎服，每日1剂，煎煮2次，合约800mL，分4次服用（早上、上午、下午、睡前）。

第二天上午体温36.8℃，腹泻已止，大便一日1次，成形，已无腹痛下坠。继服2剂，病告愈。

按语：山楂止痢汤组成为：生山楂30~60g（或100g），马齿苋30g，白头翁30g，薏苡仁30g。

此方为民间验方，也是我的经验方，流传至今已近50年。最早用于治淮工地的民工。几千名民工，一患痢疾，就是几百人或上千人。那时西药很少，中药也不容易配成方，大家集思广益，从民间验方中选用几味药，组成一首治疗痢疾或腹泻的方子，几经传承。我经过几次临床使用，最后固定下来不变的唯此四味。山楂酸温，是很常用的健胃消食药，而张锡纯善于用山楂治疗痢疾，痢疾初得时，取生山楂30g，红白糖各15g，好毛尖茶5g，将山楂煎汤，冲糖与茶叶于盖碗中，浸润片刻，频频饮之即可渐愈。这是由于山楂“能除肠中郁滞”，“化瘀血而不伤新血，开郁气而不伤正气”。又山楂味酸，收敛力极强，对于急慢性腹泻，有“覆杯而愈”的效果。

此方治疗急性肠炎、急性腹泻多人，都有良好效果。方中生山楂、马齿苋是主药，两味药抑菌、止泻、缓急止痛效果明显。但对于急性胃肠炎腹泻患者，用量不得少于30g。凡腹痛下坠者，加用香连丸（即木香、黄连）效果更好。其实，单味山楂或马齿苋煎汤，均可以治疗急性腹泻，对细菌性痢疾疗效良好，这在民间是很多老百姓常用的验方。

病案1梁某治愈后，其经治医生问我，患者原用山楂止痢汤为何疗效不显，是否与未加香连丸方有关。我分析道，主要是原方用量不够。特别是生山楂的用量，原方只用30g，还是干品，不易煮透，有点隔靴搔痒，其他药物用量亦显不足。生山楂最少要用60g，鲜品最好。所加木香、黄连，名香连丸，是治疗痢疾腹痛下坠的小方，但很有效。现代药理研究表明，在抗痢疾杆菌方面，以山楂、马齿苋、白头翁、白扁豆花抗菌作用最强。缘于此，每遇痢疾，特别是细菌性痢疾，我均以上方为主，略事增减，常能收到较为理想的效果。

27. 藿香消痞汤治疗慢性红斑性胃炎

张某，男，58岁，于2012年8月2日就诊。

胃脘胀满伴嗳气多年，大便干，消瘦，自觉有中气不足感。胃镜示：慢性红斑性胃炎；胃蠕动差。舌质暗红，苔白厚偏腻，脉弦滑无力。诊为胃痞，证属中焦湿热互结，气失和降。治以健脾除湿，和胃降逆。予自拟藿香消痞汤加减治之。

处方：藿香10g，佩兰10g，砂仁8g，清半夏12g，党参15g，黄连8g，吴茱萸4g，鸡矢藤15g，炒麦芽10g，生白术15g，苏叶10g，甘草10g。水煎服。

二诊：上药服7剂后，胃脘胀满明显减轻，下午轻度腹胀，有饮食上逆之感，舌苔薄白腻，脉弦细。上方去生白术、苏叶，加干姜8g，茯苓10g。

三诊：上药服用10剂后，患者胃脘胀满基本消失，仍有中气不足感。上方去党参、吴茱萸，加太子参15g，麦冬15g，五味子8g，以复其元气。

四诊：上药服用7剂，患者中气不足感消失，胃脘感觉舒适。嘱其少食多餐，多食芹菜、冬瓜、萝卜等，以食养康复。

按语：本案藿香消痞汤为我经验方，其组成为半夏泻心汤加藿香、佩兰、砂仁，治疗中焦满而不痛，口中有秽浊之气的病证。除主症外，还应全面收集其他佐症：一是舌苔，必须是黄白相兼而腻，或薄腻或厚腻；舌苔白者，干姜用量大于黄连。二是腹部症状，有脘腹痞、满、闷、塞感。三是大便不成形。这三者全面反映出消化道寒热并存，中气虚弱，气机阻滞的全貌。临床对于胃炎、食管炎、十二指肠炎属湿热中阻者，均有疗效。若遇肝气犯胃之吞酸，可与左金丸合用。

28. 白术通秘汤治疗便秘

乔某，男，73岁，于2007年3月就诊。

便秘6年余，每5~7天排便1次，便干似石，伴腹痛下坠，每次如厕，必老伴陪同，以防意外。夙有高血压、冠心病。刻诊时步履蹒跚，神情呆滞，语言缓慢，重复地说："便秘害得我好苦呀！"曾服多种通便剂，收效甚微。舌苔白腻而腐，尤以舌中部为甚，脉弦缓而紧。综合分析，系胃肠湿热，久蕴不化，阻塞肠道，形成阳明燥结。拟健脾理气，化滞通腑法。用自拟白术通秘汤治之。

处方：生白术30g，决明子30g，全瓜蒌30g，炒莱菔子10g，炒苏子10g，莪术10g，生甘草5g。煎服3剂，以试效果。

二诊：服后排便1次，量多，秽臭，但排便不顺，自言："能每天排便一次最好！"遂于上方加炒牵牛子10g，继服3剂。

三诊：服用后，果然每天排便1次，大便稀薄，有下泄之势，舌苔减去大半。将炒牵牛子减为5g，嘱服10剂。

四诊：大便每日1次，排便顺利，已无腹痛下坠之苦，诊时面部略露微笑。减去炒牵牛子，恐克伐胃气。

五诊：讵知患者言"排便不如以前顺利"，要求加上炒牵牛子。加入炒牵牛子后，排便恢复正常。后改为2日服用1剂，调服两月余，便秘已除。其高血压、冠心病亦有改善。

按语：重用生白术治疗便秘，已为中医同道所共识，生白术确有增强大肠传导功能的作用，但此患便秘严重，仅用生白术略嫌不足。故取全瓜蒌润肠通便；炒莱菔子、炒苏子降气行滞；莪术理气；决明子却郁导滞，又有清脑降压的作用。更重要的是加入牵牛子，通便之力明显起色，经过反复验证，其“通大肠气秘风秘”（李时珍语）的作用，洵不为虚言。此后，用此方治疗10余例老年便秘，无不获效。牵牛子的用量应在5~10g，不可随意加大，以免引起腹泻不止。

29. 藿香三味方治疗呕吐

刘某，女，42岁，于2012年2月28日就诊。

患呕吐10余天，间断出现，食后明显，口干、口苦，发作性胸闷、心悸，乏力。舌暗红，苔白厚腻，脉弦紧。辨证为痰湿中阻之呕吐。法当健脾化湿，行气止呕。予自拟藿香三味方加减治之。

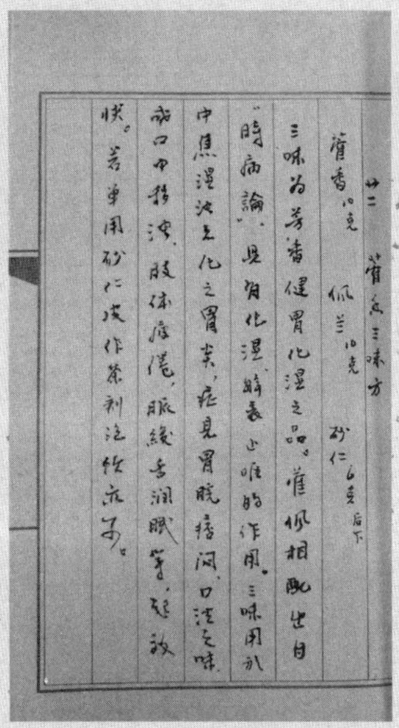

藿香三味方

处方：藿香、佩兰、代代花各10g，砂仁8g（后下），黄连8g，吴茱萸4g，清半夏12g，白术、炒酸枣仁各15g，生薏苡仁30g，生甘草10g。水煎服。

二诊：呕吐消失，纳食改善，无胸闷、心悸，乏力减轻，口干、口淡无味，舌苔已退大半。上方去黄连、吴茱萸，加炒麦芽、神曲、炒莱菔子各15g，5剂。

三诊：诸症基本消失，服香砂养胃丸收功。

按语：患者呕吐10余天，进食后明显，说明脾胃已伤；口干、胸闷、心悸、乏力等为气血生化之源不足所致；苔白厚腻，脉弦紧，提示痰湿中阻。方以芳香化湿为主，化开湿浊，恢复脾胃功能。二诊症状去其大半，舌苔已退大半，口淡无味，为胃纳不化，加麦芽、神曲、莱菔子等消食和胃。三诊症状消失，脾胃功能恢复，升降有序，痰湿已除，以香砂养胃丸健脾化湿巩固疗效。

30. 安胃清幽汤治疗消化性溃疡

秦某，男，42岁，司机，于1993年8月就诊。

有饮酒与吸烟嗜好，罹患胃脘痛3年余，年初经当地县医院钡餐透视，提示十二指肠有龛影，大便潜血阳性。刻诊：胃脘隐隐作痛，时及两胁，空腹为甚，时有反酸，饮食渐减，精神不佳，大便黏腻色黄，小便时黄。舌红，苔少黄，脉弦缓无力。诊为肝胃不和，湿热作祟。治以理气疏肝，健脾和胃。方取自拟安胃清幽汤加减治之。

处方：生黄芪30g，党参15g，生炒白术各10g，生白芍10g，槟榔10g，高良姜10g，桂枝10g，乌贼骨10g，浙贝母10g，佛手10g，生甘草10g。14剂，水煎服。

并嘱其戒烟酒。

二诊：药后胃痛稍减，饮食知味，大便不爽，小便仍黄。治法同前，上方略作改动。

处方：生黄芪30g，炒白术10g，炒白芍10g，桂枝10g，浙贝母10g，生百合15g，炒乌药10g，木香6g，九香虫6g，佛手10g，炙甘草10g。14剂。

三诊：胃脘痛基本消失，饮食增进，大便成形，小便微黄，舌苔薄白。继续用上方，加炒山药15g，14剂。

四诊：每日早晨有轻微胃痛，别无他苦。要求服颗粒剂，以备外出服用。

处方：生黄芪10g，炒白术10g，桂枝6g，炒白芍6g，木香6g，浙贝母6g，山药10g，佛手6g，炙甘草6g。30剂，每日1剂或2日1剂。

按语：消化性溃疡多系肝胃不和证，在肝为气滞血瘀，在胃为虚中夹寒，虚寒为本，郁滞为标，但其主次与轻重要以临床症状为准则。此患者有烟酒嗜好，必致肝气不和，形成气郁与血瘀，故戒烟酒是治疗的前提，舍此则药物很难奏效。对于溃疡病，药量不宜太大，本例除黄芪用30g外，其他药量都不太重。古人云“王道无近功”，用于本例，意思是说，用甘温补益之剂，不宜急于求成，剂量轻一些，起效虽然缓慢，但其效巩固、恢复得比较牢靠。

安胃清幽汤组成为：生黄芪30g，党参15g，生白术15~30g，生白芍10g，槟榔5~10g，高良姜5~10g，桂枝10g，生甘草10g。本方从脾胃虚寒夹滞立论治疗消化性溃疡，通过对30例患者进行系统观察，结果表明，总有效率为93.3%，与铋制剂作用相当，服药后主要症状消失快，且无明显的不良反应。方中生黄芪性温味甘，入脾肺两经，补气之中兼有升发阳气、托毒生肌之功，用为君药。党参甘平，力能补脾养胃，健脾运而不燥，滋胃阴而不湿；生白术甘苦而温，可健脾胃，散寒湿，止吐泻，与党参共为臣药。生白芍酸苦微寒，功能调和脾胃，以防木旺乘土；桂枝辛甘而温，“其用之道有六：曰和营，曰通阳，曰利水，曰下气，曰行瘀，曰补中”（《本经疏证》），与白芍合用可调和营血；高良姜辛热，专祛脾胃之寒邪，有温中散寒、止痛止呕之效；槟榔辛苦而温，“主治诸气、祛瘴气、破滞气、开郁气、下痰气、去积气、解蛊气、消谷气、逐水气、散脚气、杀虫气、通上气、宽中气、泄下气之药也”，“此药宣行通达，使气可散，血可行，食可消，痰可流，水可化，积可解矣”（《本草汇言》）。以上四味，共为佐药。甘草甘平，一则补中益气，助参、芪、术之功；二则与白芍合用，可缓急止痛，治脾胃虚寒之脘腹挛急作痛；三则可调和诸药，是为佐使之剂。

31. 胃香乐方治疗慢性胃炎合并食管炎

崔某，男，46岁，教师，于2013年10月就诊。

患者罹患慢性胃炎并食管炎3年余，曾用奥美拉唑、吗丁啉（多潘立酮）、阿莫西林等西药治疗，见效很快，但数月后病情复发，以胃脘痞满、时时隐痛、间断性呕吐为主要症状，大便时溏时硬，饮食尚可。刻诊：舌苔白腻，舌质淡暗，脉弦滑；时时按及中脘部，其言“难受”。脉症合参，此证为胃失和降，湿气内聚所致。治以降逆和胃，化湿消食。以自拟胃香乐方为主方治之。

处方：鸡内金30g，黄连8g，吴茱萸4g，莱菔子15g，槟榔8g，砂仁8g（后下），公丁香5g（后下），黑米100g（包煎），生炒白术各10g，清半夏12g，生甘草6g。15剂，水煎服。

二诊：胃脘痞满、隐痛症状减轻，但时有呕吐与呃逆，大便偏稀薄，脉舌同前。上方去槟榔，加竹茹15g，生姜10g，继服15剂。

三诊：呕吐与呃逆亦有明显好转，自感胃脘部舒服，无特别苦恙，要求服用丸剂。遂改为香砂六君子丸（水蜜丸），每服8粒，每日3次，以生姜煎汤送服。半年后随访，旧疾无复发。

按语：胃香乐方以和胃降逆为主，临床以痞满、呃逆为主要指征，即使有疼痛，但疼痛比较轻微，甚至还可以忍受。此例患者原来不愿服用中药，认为中药味苦，见效慢。后经朋友介绍，前来就诊。经治疗月余后，直率地说："我原来不大相信中医，认为不如西医来得快。这次治疗使我改变了认识，还是中医治根。"

胃香乐方在临床上已用20余年，原方组成为：鸡内金30g，黄连6~8g，吴茱萸3~4g，莱菔子10~30g，槟榔6~10g，砂仁6~10g，公丁香3~6g，黑米50~100g（包煎）。方取鸡内金健胃消食，黄连、吴茱萸清热降逆，此三味共为君药；砂仁、公丁香理气和胃，消散食气，共为臣药；莱菔子、槟榔消积化食，下气降逆，共为佐药；黑米滋养脾胃之气阴，为使药。全方重在和胃、降逆、下气、消食、化积，可作为消化道动力药使用。不但用于成人，对小儿消化不良亦有良好效果。

32. 三香三芽汤治疗慢性浅表性胃炎

娄某，男，41岁，职员，于2000年3月就诊。

患口腔黏腻，并有秽浊之气味3个月，曾用维生素、话梅、九制陈皮、糖姜片、藿香正气口服液等治疗，效果不显。口腔科认为是口腔黏膜病，而内镜查为慢性浅表性胃炎，Hp阴性。刻诊：开口即有秽浊之气味，一般人难以接触，言其小便亦有气味，大便黏腻不爽，舌苔白腻而厚、偏润，脉弦滑。诊为脾瘅，辨为脾湿郁积，着而不化，久而秽浊。治以醒脾开胃，祛浊化湿，佐以化瘀。以自拟三香三芽汤治之。

处方：藿香10g，佩兰10g，砂仁6g，生麦芽15g，谷芽10g，稻芽10g，生山药30g，生黄芪15g，丹参10g，赤芍10g，薏苡仁30g，生白术15g，生甘草6g。14剂，水煎服。

二诊：因外出，上方未按时间服用，月余方才服完。自述口腔黏腻有好转，秽浊之气味似乎有减轻，但家人仍有闻及。遂于上方加入芫荽10g（后下），生姜皮10g，14剂。

三诊：口腔气味明显改善，舌苔转为薄白而腻，脉弦细，大便仍黏腻不爽。上方加炒山药30g，炒山楂10g，继服10剂，以观疗效。

四诊：大便成形，口味趋于正常，别无他苦，改为茶剂巩固之：九制陈皮10g，绞股蓝茶10g，生姜5g，砂仁皮3g，沸水冲泡，数分钟后即可饮用。

按语：清代温病学家对湿热病症提出了"分消走泄"之法，即指湿热弥漫三焦，其治法上焦宜“宣”，中焦宜“运”，下焦宜“渗”，但以运化中焦湿浊为主。本例即是中焦湿浊不化所引起，故以运化中焦湿浊为法。

三香三芽汤组成为：藿香10g，佩兰10g，砂仁8g，生麦芽15g，谷芽15g，稻芽15g，生怀山药15g，生黄芪15g，丹参15g，赤芍15g。方中既有藿香三味饮，又有疏肝健脾的“三芽汤”，皆是我的经验用方。在治疗过程中，嘱咐患者节制饮食，并少食甘甜、油腻、辛辣之物。若随意饮食，药物的作用也是微不足道的，这些忠告早在清代温病学家那里就已讲得清清楚楚。

三香三芽汤是我多年使用的经验方，方药无奇，但亦是逐渐积累起来的临床认知结果。舌苔厚腻经常见到，但要治疗不容易。有的同仁可能会说“平胃散最好”，我初始曾使用此方，但无效者亦不少；苓桂术甘汤可也不错，但具体疗效亦无定论；藿香正气散我也曾使用过，由于这个方子药物偏杂，辛温理气的不少，所以也不是理想方子。在这种情况下，我反复实践、改进，最后才形成了这样的方剂框架。“三香”，乃指藿香、佩兰、砂仁，以芳香醒脾、开胃祛浊见长。藿香温而不燥，香而不烈，芳香化湿，悦脾宽中；佩兰气味清香，不温不燥，除腐辟秽，“唯兰为是”；砂仁辛香性温，和胃醒脾，理气调中，顺气安胎。“三芽”，即麦芽、谷芽、稻芽，以清香祛湿、开胃进食为长。麦芽即大麦芽，有疏肝开胃，醒脾消食之效；谷芽甘温平和，开胃健脾，消食化积；稻芽清香开胃，醒脾除秽。又，凡谷物之芽，多能疏肝解郁，这也有利于脾胃的升清降浊。另加生山药健脾益肺，开胃进食，且具有益气养阴之效；生黄芪补气健脾，有扶正祛邪之功；丹参、赤芍为血分之药，用于此，是照顾到脾胃之血分，虽然“脾瘅”为气分之疾，但湿浊亦会阻塞血分，而活血化瘀之药亦有利于脾胃功能的恢复。总之，本方以醒脾开胃、化湿祛秽而见长，由于芳香醒脾药味见效快，所以此方为我临床常用。

33. 健脾化湿止泻汤治疗慢性腹泻

于某，男，43岁，农民，于1994年6月就诊。

患慢性腹泻3年余，每遇劳累、饮酒，或食油腻食物即易发作，以腹痛、腹泻为主症，大便带有白色黏液，每次发作服用中西药物均可缓解，所以从未做认真治疗。1个月前，因饮酒食肉引起腹泻，每日5~6次，呈黏液状，带有脓血便，并有腹痛下坠，曾用诺氟沙星、黄连素（小檗碱）、庆大霉素、泻痢停等治疗，均无明显效果。后在省某医院做肠镜检查，提示为：肠壁充血水肿，下段有溃疡点数个。诊为溃疡性结肠炎。刻诊：慢性病容，面色萎黄，身体困倦，时时扪及左下腹部，舌质淡暗，苔白薄腻，脉弦细。根据病史及脉证分析，辨为脾胃气虚，湿毒浸润，伤及血脉。法当健脾益气，化湿活瘀，佐以理气止泻。方用自拟健脾化湿止泻汤加味治之。

处方：党参15g，炒白术10g，茯苓15g，炒山药30g，炒薏苡仁30g，当归10g，炒白芍10g，木香6g，黄连6g，炒山楂30g，生甘草10g。水煎服。

二诊：服用14剂，腹痛、腹泻明显减轻，大便每日2~3次，已无脓血，但仍不成形。上方加淡干姜10g。

三诊：又服14剂，诸症消失。后用香砂六君子丸调理，3个月后随访，未见复发。

按语：古代医家对于脓血便的疾病，多归于“痢疾”“肠澼”等。本例有因劳累及饮食不慎致脾胃受损的病史，所以健脾益气当为治本之法。而对于腹痛下坠、脓血便，则有“行血则便脓自愈，调气则后重自除”的治疗名言。故我在四君子汤的基础上，选用当归、炒白芍养血和血，木香、黄连（香连丸）调气厚肠；另用炒山药、炒薏苡仁加重健脾化湿的作用；而炒山楂则有活血化瘀、整肠止泻的功用。二诊加淡干姜温化脾胃之湿浊。对于本病，不能单纯健脾益气，活血调气亦不可忽视。《素问·标本病传论》有语：“间者并行，甚者独行。”标与本兼于其间，当补正兼以祛邪；偏于一方，就会贻误病情。

健脾化湿止泻汤为我的经验方，由四君子汤与香连丸加味组成。四君子汤为补益中气之首，几乎所有补益脾胃的方都是由此方化裁而来；香连丸为治疗痢疾、腹泻的传统用方，有行气化滞、清热燥湿的功用；当归、炒白芍为养血活血药物；炒山楂、炒薏苡仁、炒山药三味，为整肠止泻而用，对痢疾、腹泻有固涩止痢、止泻的作用。诸药合用，既有健脾益胃、补气养血的作用，又有清热燥湿、涩肠止泻的直接效应。

34. 通便排毒滋膏治疗习惯性便秘

李某，女，38岁，于2010年3月就诊。

患者以顽固性便秘13年为主诉。言其大便如羊屎状，7日左右大便一次，每次排便也要半小时之多，多用“开塞露”帮助之。市场上的中成药几乎都服用过，效果甚微，非常痛苦。患者于25岁时产下第二胎后行结扎术，后8日未行大便，之后一直延患至今，来诊时言其病情痛苦流泪。舌质淡暗，苔黄而偏厚腻，脉沉细。此病乃肠失濡润，传导失司，久而久之，不排之大便亦成致病因素，加重便秘之苦。先以通便排毒汤治之。

处方：生白术60g，生决明子30g，全瓜蒌30g，柏子仁20g，生甘草10g。水煎服，服用7剂后再诊。

二诊：诊时面带笑容，言其服3剂后，即排大便一次，腹部特别舒畅；7剂服完后，又排一次大便。遂改为滋膏剂，并加入玫瑰花、佛手花、灵芝、当归，以芳香祛浊，养血通脉。

上药加水煎煮3次，将药液混合，再放入锅内，加热后调入蜂蜜收膏。每次服10~15mL，每日3次。直接口服，或加温开水调和服用。服用1料（一般30天左右），患者大便每一两天可排1次，比较顺利，自感满意，且面部褐斑也有改观。后又配制1料，以巩固疗效。

按语：此例病案很难确定是什么原因所引起，患者自述是13年前行结扎术引起的，这是诱因，不是主因。刻诊时，舌苔黄而偏厚腻，显系脾湿失于运化所致。故取自拟通便排毒方（汤与滋膏剂）治疗。严重者，常加牵牛子以助排便之力。如此治疗病例，每年会遇几十例，效果都是比较满意的。

通便排毒汤组成为：生白术、生决明子、瓜蒌仁、柏子仁。该方以生白术健脾补气，增强脾的运化和大肠的传导作用，为君药。关于白术治疗便秘，魏龙骧先生曾写一篇短文，题目为“便秘证治疗一得”，文中叙述了他用白术治疗便秘的体会。他认为白术治疗便秘的作用是“运化脾阳”，是治其本。而单纯地用滋阴润肠的药物，是治其标。若脾阳振奋，脾能为胃行其津液，便秘自可解除。白术用量少则30~60g，重则120~150g，大便干结者加生地黄以滋之。前人认为白术可以“生津液”，既“燥湿”又如何生津液？汪机曰：“脾恶湿，湿胜则气不得施化，津何由生？用白术以除其湿，则气得周流，而津液生矣。”由此可见，白术除便秘是增脾之运化，气之运化带动津液的润化，非直接生津液也。决明子，其性寒味甘苦，具有显著的清热明目、润肠通便作用，为臣药。瓜蒌仁、柏子仁，均取其滑润血脉、润肠通便的作用，为其佐使。药仅四味，以健脾、润肠为主线，一方面可以增强大肠的蠕动作用，另一方面可增加肠液。如此补气与增液并进，常能获得良效。

35. 山楂降脂饮治疗肥胖症

魏某，男，38岁，商人，于2011年8月就诊。

患者形体肥胖，近2个月有气短、乏力，胸背沉闷，做事力不从心，如有微风在背，淅淅然不舒，排尿不畅，大便略干结，经休息半月症状未好转。经查：左室舒张功能减退；血糖6.5mmol/L，胆固醇8.6mmol/L，甘油三酯7.2mmol/L，高密度脂蛋白胆固醇1.4mmol/L，低密度脂蛋白胆固醇4.6mmol/L。重度脂肪肝，胆囊内有胆固醇结晶。数次检测血压，均正常。身高170cm，体重90kg，显系肥胖症。其舌体肥大，舌质淡暗，舌苔白腻浮黄，脉沉细而数。平时有少量烟酒嗜好。综合分析，为痰湿体质，脾肾气虚，湿浊不化，使饮食中的膏粱肥厚积于体内，久而久之，生痰化热，不但会阻塞气道，亦会阻塞血道，形成脑梗死或心肌梗死，或肝硬化等疾患。经我分析病情，患者开始时那种不在乎的样子不见了，显得有点紧张。嘱其积极配合治疗，病情才会有大的改观。第一，服用药物治疗；第二，控制饮食量，禁烟酒，远离膏粱肥厚之物；第三，加强形体锻炼，坚持每天走步1个小时（约7 000米）。以自拟山楂降脂饮加减。

处方：生山楂30g，生麦芽30g，六神曲15g，稻芽15g，鸡内金15g，荷叶30g，竹叶10g，茯苓15g，泽泻15g，柴胡10g，黄芩10g，薏苡仁30g，生白术30g，赤芍30g，丹参15g，生甘草10g，水煎服。14剂。

二诊：自述已按医嘱改变生活方式，坚持锻炼，每日食用低盐、低糖、低脂肪饮食。并准备请教练指导进行身体锻炼。继服上方21剂，并加服中成药血脂康胶囊，每次2粒，每日2次，早晚各服1次，3周后复查。

三诊：服药3周后，经查：体重85kg，血糖6.1mmol/L，胆固醇6.6mmol/L，甘油三酯2.7mmol/L，高密度脂蛋白胆固醇1.5mmol/L，低密度脂蛋白胆固醇3.8mmol/L。各项检查指标有所好转，患者表情大悦，要求继服中药，遂于上方加黄芪、桃仁、红花、郁金等。继续服用两月余，后改为丸剂（水丸）服用。基本方药同上，并嘱加强身体锻炼，合理饮食。半年后，体重减为80kg，血脂指标趋于正常。

按语：形体肥胖是一种代谢性疾病，是身体不健康的表现。这种体质在张仲景《金匮要略·血痹虚劳病脉证并治》中被认作是“尊荣人”，原文称：“夫尊荣人骨弱肌肤盛，重因疲劳汗出，卧不时动摇，加被微风，遂得之。但以脉自微涩，在寸口，关上小紧，宜针引阳气，令脉和紧去则愈。”张仲景开出黄芪桂枝五物汤治之，这是益气护卫祛风法。篇内还有温阳法、健中法、补肾法、安神法、祛瘀法等，独缺少健脾利湿法，但在《痰饮咳嗽病脉证并治》篇内，却有苓桂术甘汤等诸多健脾化痰利湿方，弥补了前者的不足。此例与脾失健运有着密切关联，所以用山楂降脂饮加减，取得良好效果。复诊时所加药物，多为益气化瘀之品，如黄芪补气化湿，桃仁、红花通脉利湿。所用血脂康胶囊，为红曲制剂。红曲，由白粳米所制，甘温，无毒，有消食活血、健脾健胃之功用。李时珍云："人之水谷入于胃，受中焦湿热熏蒸，游溢精气，日化为红，散布脏腑经络，是为营血，此造化自然之微妙也。""故红曲有治脾胃营血之功，得同气相求之理。"临床常用于消化不良、赤白痢、头疮等。近年来用于高脂血症有较好效果。胶囊剂服用比较方便，很受患者欢迎。

山楂降脂饮是我在临床上摸索出来的一张方子，用于治疗高脂血症。开始只是用焦三仙，因为焦三仙中的山楂有明显的降脂作用，后来又从传统用药与现代药理研究两方面入手，加入荷叶、泽泻、茯苓几味，效果要比焦三仙好，这样逐渐摸索，改进、增损，形成了这样一张降脂方。方中以焦三仙合鸡内金共为主药，具有健脾消脂的独特作用，麦芽消果积，神曲消面积，山楂消肉积，而鸡内金消积降脂作用更明显；泽泻、荷叶、竹叶、茯苓、薏苡仁五味，为臣药，具有淡渗利湿之功用，有利于过多脂肪的消散；稻芽芳香化湿，柴胡、黄芩清肝利胆，具有防止脂肪肝和胆结石的形成的作用，共为佐药；赤芍、生甘草解痉缓急，可疏解肝胆之郁，为使药。全方药味平和，无特殊功用的药，但它符合健脾利湿、消积化食的原则，故非常有利于体内脂肪的消散与分解。用之临床，2个月为一疗程，加上体育锻炼，高血脂与脂肪肝一般都会得到改善。

第四节　肝系病

1. 吴茱萸汤治疗高血压头痛

刘某，70岁，于1991年12月就诊。

每届天气变化，遂发头痛，而以巅顶为烈。追问病史，罹患高血压病10余年。近因烦劳，头痛增剧，时时吐涎，口淡不渴。刻诊血压160/90mmHg，舌润质淡，脉弦细而滑。体胖。自述每服凉药则胃中不适，而服温药则安然。细思脉症，与《伤寒论》吴茱萸汤证较为合拍，故取而治之。

处方：党参30g，吴茱萸6g，大枣5枚（剖开），生姜10g。水煎服。

药进3剂，头痛、吐涎渐减。上方加藁本10g。服5剂后，诸症消失。为巩固疗效，改用吴茱萸3g（轻捣），生姜5片，大枣5枚（剖开），砂仁皮3g，沸水冲浸，当茶饮之。1个月后追访，头痛未再发作。

按语：患者年高体胖，系脾湿壅聚之质。从其头痛、吐涎、喜温等征象揣测，是由阳气不升，浊阴上泛，引动肝气上逆所致。恰如《伤寒论》所云："干呕吐涎沫，头痛者，吴茱萸汤主之。"该方温中补虚，降逆行痰。方取吴茱萸温中散寒，则吐利可除；人参益气安神，则烦躁可宁；姜枣调和营卫，则手足自温，头痛自瘳。正如《汤头歌诀》所言："吴茱萸汤人参枣，重用生姜温胃好，阳明寒呕少阴利，厥阴头痛皆可保。"二诊加辛温之藁本，厥阴引经药也，善治巅顶头痛，但不可量大久用，以防伤阴之弊。

2. 大承气汤治疗面颊连齿痛

王某，女，57岁，于2008年6月就诊。

以右侧面颊连齿痛3天就诊。疼痛发作时，自服止痛片、双氯芬酸钠肠溶片也难以奏效。时用针刺法，虽可缓解，但起针后仍疼痛难忍。血压175/105mmHg。大便干燥难下，小便短赤，脉两关滑大，舌苔薄黄干燥。诊为胃燥伤津、肝火上犯证。拟清泻胃燥、养阴平肝法。取大承气汤加味治之。

处方：生大黄6g，炒枳实10g，厚朴10g，玄明粉6g（后下），生白术30g，全瓜蒌30g，生白芍15g，炙甘草10g。水煎服。

服汤剂3剂，泻下黑色干燥粪块数枚，右侧面颊疼痛顿减。去玄明粉，继服6剂，疼痛俱失，血压150/84mmHg。后嘱服防风通圣丸以调理之。

按语：大承气汤治疗高血压，为釜底抽薪法。本例指征有二：一是大便干燥难下、舌苔缺津，反映出阳明火热伤及胃肠，形成燥热内结证。二是关脉滑大，乃肝经郁火上越，犯及阳明及少阳经脉，故面颊连齿疼痛不止。治疗此证，非泻下则燥热不去。加生白术以增大肠传导功能，加全瓜蒌以增润燥通便之力。或问何不用玄参、生地黄增液行舟？我的体验是，增液行舟未尝不可，但就促进大肠“传导、变化”功能而言，玄参、生地黄远不如生白术、全瓜蒌，其理从《伤寒论》桂枝附子去桂加白术汤及《金匮要略》瓜蒌薤白白酒汤中即可悟出。加入生白芍养阴平肝，与甘草配伍，为芍药甘草汤，缓急止痛功用更著。

大承气汤之“大”是与小承气汤之“小”相对而言。若将大承气汤中的芒硝去掉，就是小承气汤，两方都是治疗阳明腑实证的，只是大承气汤荡涤之力比小承气汤强。方中大黄苦寒，专攻实热，荡涤肠中燥结；枳实辛苦寒，行气破滞力强；厚朴苦温，其义为下气散结，消胀除满；芒硝咸寒，润燥通便。四药配伍，用于治疗“燥实痞满坚”俱备的阳明腑实证。本方为张仲景方剂中的峻下剂，应用时，应持谨慎态度，禁用于机械性肠梗阻、肠穿孔、肠坏死、肠出血等疾患，老年人、小儿、孕妇、体弱者忌用或慎用。

3. 柴胡加龙骨牡蛎汤治疗头痛脑涨

徐某，男，46岁，商人。

半月前出现头痛脑涨，自以为体健，而未予重视。1周前在家属劝解下，到社区医疗站测量血压时为180/115mmHg，颇为吃惊，继增心烦、急躁、失眠之苦。询其故，因其兄患脑血管病半身不遂而事业中断，患者恐步其兄后尘，终日心烦不宁，急躁上火，口干而渴。初诊时脉来弦紧而数，舌苔薄黄，中部干燥。考虑为肝胆郁火上逆，郁于脑则头痛，郁于心则烦躁，郁于胃则口渴。治当泻其有余，以解郁泻火安神为法。取柴胡加龙骨牡蛎汤加味治之。

处方：柴胡10g，黄芩10g，生大黄6g，茯神10g，桂枝5g，龙骨、牡蛎各30g，清半夏10g，生磁石30g（先煎），生姜5g，大枣5枚（剖开），生甘草10g。水煎服。

二诊：连服5剂，头痛脑涨减轻，仍心烦燥渴。原方加入麦冬30g，焦栀子10g。

三诊：服用6剂，脉来和缓，舌生津液，夜眠转好，血压稳定在（140~150）/（90~95）mmHg范围。继服12剂，诸症告愈。

按语：本例除主症头痛外，心烦不宁、急躁失眠亦是重要指征。《伤寒论》第107条云：“伤寒八九日，下之，胸满，烦惊，小便不利，谵语，一身尽重，不可转侧者，柴胡加龙骨牡蛎汤主之。”后世医家认为，“烦惊”二字不可忽视。烦，包括烦恼、急躁；惊，包括惊悸、失眠、谵语等。由此，柴胡加龙骨牡蛎汤引申用于癔症、神经症、癫痫、精神分裂症、高血压、动脉硬化、心脏瓣膜病等多种疾患，凡涉及头痛、眩晕、惊悸、失眠、精神障碍者，均可参考选用。该方补泻兼施，和解镇固，散郁降逆。本例剔除原方中铅丹，改用生磁石镇固守神，潜其浮阳；加入麦冬滋阴养心，焦栀子去心火以解郁。诸郁解散，少阳枢机转运有序，由郁结而形成的高血压自然会随之而降。

4. 柴胡加龙骨牡蛎汤治疗烦躁不眠

彭某，女，59岁，于2013年3月就诊。

每晚彻夜不寐，白天也无困乏之感，曾服中草药（不详）和西药（氯硝西泮）半年，症状未有明显减轻。刻诊：烦躁不安，声高语急，昼夜不困，焦虑不安，胡思乱想，胸胁胀满，大便干燥，舌质红，苔薄黄，脉弦数。证属阴阳不和，肝胃内热。治以通阳和表，泻热清里，镇惊安神。方以柴胡加龙骨牡蛎汤加减。

处方：柴胡10g，黄芩10g，生牡蛎15g，生龙骨15g，茯苓15g，莲子心5g，大黄5g，灯芯草5g，生姜8g，大枣6枚（剖开），半夏10g，桂枝10g，人参10g。水煎服。

服10剂后，患者心烦满闷明显减轻，情绪可以较前平静一些，睡眠得到改善。上方又加小麦30g，炒酸枣仁30g，以养心除烦安神。后又连续服药1个月，睡眠正常。

按语：柴胡加龙骨牡蛎汤，即半量小柴胡汤去甘草加龙骨、牡蛎、桂枝、茯苓、铅丹、大黄而成。方以小柴胡汤和解少阳，宣畅气机；加桂枝通达阳气，大黄泻热和胃，铅丹、龙骨、牡蛎重镇安神，茯苓宁心安神；去大枣者，防其甘缓之性有碍祛邪也。既然是小柴胡汤的变方，其证就与少阳证有关。吴谦《医宗金鉴》指出：“是证也，为阴阳错杂之邪；是方也，亦攻补错杂之药。”在《伤寒论》六经证候中，唯少阳证为半表半里、阴阳错杂之证，如寒热往来、胸胁苦满、口苦、咽干、目眩、默默不欲饮食等。因有热邪内陷，故加大黄以泻热；因肝胆之气不宁，心神被扰，故加龙骨、牡蛎、铅丹，以重镇安神。本例加莲子心、灯芯草清心热，除烦躁。另外，安抚患者与其家属，淡泊名利、心无杂念亦是治愈的前提。

5. 半夏厚朴汤治疗郁证

卢某，男，18岁，于2013年9月就诊。

患者1年前独自到国外上学，因年少思乡，渐夜不能寐，心烦意乱，心中闷闷不乐，精神倦怠，学习时注意力不能集中，成绩下降，最后导致不能正常上学。家长得知情况后遂将患者接回国内，但患者仍不能正常上学，辍学在家。查体：舌体胖大，苔滑，脉弦。证属肝郁犯胃，胃失和降。治当疏肝理气，化痰解郁。方取半夏厚朴汤治之。

处方：法半夏10g，厚朴10g，茯苓15g，生姜10g，苏叶10g，茯神10g，炒酸枣仁30g，生麦芽30g，莲子心5g。水煎服。

二诊：服药14剂后，患者心烦明显减轻，精神较好。去生麦芽，茯神加至15g。

三诊：患者睡眠好，精神佳，可以在家自己读一些书。

处方：姜半夏8g，生姜6g，厚朴10g，茯苓12g，苏叶6g。7剂。

后随访，患者身体健康，精神较好，2014年寒假结束后插班上课，成绩尚可。

按语：半夏厚朴汤治疗精神疾病多有报道。近些年研究证实，本方具有抗抑郁、抗失眠的功能。此类患者多系心理素质较差，平时除应做好心理疏导外，还要根据个人体质，加用一些疏肝健脾之药，以调脏腑阴阳平衡，减少疾病再次复发。本案例中，患者年少，心理素质差，思乡思亲过度，伤及脾胃，久而生痰，痰气郁结。用半夏厚朴汤行气散结，降逆化痰，诸症得除。

6. 半夏厚朴汤治疗眩晕

刘某，男，59岁，于2013年7月就诊。

患者2日前与他人吵架后头晕头昏，未做治疗，但头晕未减，故来就诊。刻诊：头晕，头昏，恶心欲吐，胸膈满闷，不欲饮食，口苦心烦，舌苔白腻，脉濡滑。属肝气郁结，脾失健运。治当疏肝降气，化痰散结。方取半夏厚朴汤加味治之。

处方：法半夏12g，厚朴10g，茯苓12g，生姜10g，苏梗10g，陈皮10g，甘草10g，天麻12g。水煎服。

二诊：服药7剂后，头昏、心烦消失。去天麻、甘草，继续服上方7剂，头晕消失。

按语：患者恼怒气郁，伤及脾胃，脾失健运，水湿不化，湿聚生痰，痰阻清阳，清阳不得以升，浊阴不得以降，出现以上诸症。本方行气散结，降逆化痰，头晕得除。

7. 百合知母汤合百合地黄汤治疗烦热失眠症

赵某，女，27岁，于2005年8月就诊。

由于产后出血过多，体质虚弱，低热半月。热退后，遗患口苦咽干，五心烦热，入夜难眠，并有手足汗出，舌质嫩红，苔少，脉细数。脉症合参，显系心肺阴虚，热伏阴分所致。治以清心润肺，兼除虚热。方用百合知母汤合百合地黄汤加味治之。

处方：生百合30g，知母10g，生地黄15g，青蒿30g，地骨皮30g。水煎服。

初投3剂，汗出已止；又服1周，夜眠5~6小时，且口苦咽干已无，舌上布津。恐药物过凉伤其气分，遂去青蒿、地骨皮，加入生山药30g，继服10剂而安。

按语：百合知母汤和百合地黄汤出自《金匮要略·百合狐惑阴阳毒病脉证治》，原文并未言及治疗失眠症，但历代医家用于治疗失眠症者不乏其例。其原因有二：一是百合病有“欲卧不能卧，欲行不能行”的“躁不得卧”症（成无己语）；二是百合是一味清心润肺的良药，本身就有安神的作用。因此，用百合类方治疗失眠症是顺理成章的事。本例因产后失血而使心肺之阴受损，导致心脉失养，肺阴失润，加之热伏阴分，使心火浮越于上，所以会出现失眠症。何任先生说：“余遇患热性病之后阶段，有口苦、尿黄或赤，并有某些神经系统见症者，往往先考虑分析其是否符合本证。”强调口苦、尿赤是百合类方的应用指征。由此可以看出，经方的使用范围绝不局限于条文本身，而应从证候的角度去分析选用。

8. 甘麦大枣汤治疗脏躁症

刘某，女，21岁，护士，于2011年11月就诊。

因失恋而情绪异常，时而沉默少语，时而哭泣不止，夜难入眠，病发月余，仅做针灸治疗。今在家属陪同下，前来就诊。诊见表情淡漠，时而坐下，时而站起，不愿叙述病情。其母亲代诉，患者整夜不能入睡，拒服地西泮（安定）。舌质红赤，苔少，脉弦细数。病属脏躁，但以失眠为主要痛苦，故当从安神入手，以冀阴静使阳有所敛。取甘麦大枣汤加味治之。

处方：生甘草30g，小麦10g，大枣15枚（剖开），炒酸枣仁30g，竹叶10g，灯芯草5g。水煎服。

服用3剂，未再哭泣，夜能入眠3~4小时，仍郁郁而闷，表情淡漠。上方加石菖蒲10g，麦冬30g。继服10剂，夜眠安然，精神有所振作。

后予麦味地黄丸与逍遥丸巩固疗效，1个月后随访，告愈。

按语：《金匮要略·妇人杂病脉证并治》云："妇人脏躁，喜悲伤，欲哭，象如神灵所作，数欠伸，甘麦大枣汤主之。"脏躁属神志病变，意谓心肝血虚，神不安宁，以致躁扰不宁。是方小麦养心气，护心阴；生甘草、大枣甘润缓急，正合《素问·脏气法时论》所云"肝苦急，急食甘以缓之"之旨。本例所加炒酸枣仁在于养心安神，竹叶、灯芯草清心火以除烦。本方亦治男子，岳美中先生曾治一男子嬉笑无常，不时欠伸，状如"巫婆拟神灵"，投甘麦大枣汤，药尽7剂而愈。

9. 麻黄细辛附子汤治疗三叉神经痛

于某，男，37岁，于1998年5月就诊。

3年前患右侧颊部并及右上齿连及右眼剧痛，痛如电击，发作无定时，发作时寒温不适，影响吃饭、说话与表情，曾用针灸、药物注射、外敷贴剂及维生素、中药汤剂等治疗，均无显著效果。在多家医院均诊为三叉神经痛（第1、2支）。近月来，发作频繁，每日发作一次或数次，说话困难，张口痛甚，伴有面肌抽颤。刻诊：表情痛苦，患部有凉风吹样感，时有流涎，脉沉细弦，舌质淡白，苔薄白而滑。辨为风寒袭络，卫阳被遏，久而不出，每遇风寒或气郁即发。治以温经通络，调和营卫，佐以祛风止痛。方取麻黄细辛附子汤加味。

处方：生麻黄6g，炮附子6g，细辛3g，白附子10g，全蝎6g，炒白芥子10g，白芷10g，生甘草10g。水煎服。

二诊：上方服7剂，疼痛发作明显减少，1日或2日发作1次，但右面颊仍感拘急不舒，张口不利。上方加蜈蚣3条，研末，分2次冲服。

三诊：上方继服14剂，疼痛消失。改用散剂，以巩固疗效。

处方：生麻黄30g，炮附子15g，细辛15g，白附子30g，全蝎30g，白芷30g，生甘草30g。共研细末，每次3g，每日3次，温开水送服。

半年后随访，病未复发。

按语：三叉神经痛是非常痛苦的疾病，由于它发作突然，痛如电击，而且没有特效止痛药，所以给患者带来很大痛苦。中医学认为，本病属于“面痛”和“头风”范畴，是由于反复感受风寒，外邪潜伏于面部经络，久而不散所致。因风性动而不拘，每因外邪或情绪激动而诱发，故治疗应以温经散邪解郁为法。而《伤寒论》中的麻黄细辛附子汤即具有这种独特功用。方中三种药物均为辛温流动之品，既可以外散风寒，又可以温通解郁。另外所加药物如全蝎、蜈蚣等动物药，其搜风止痛作用更强。其他如白芷、炒白芥子，也是辛温通络药物。白芷为阳明经药，尤适宜于祛除面部风寒之邪；白芥子善于搜皮里膜外之风痰，且辛温走窜之力非常显著，我常用来治疗顽固性疼痛、麻木、震颤、抽搐等。由于所服药物多为辛温之药，若有伤阴耗津之弊，可加麦冬、沙参、玉竹等药以润之。

10. 右归饮合稳压汤治疗嗜睡（低血压）

徐某，女，38岁，于2006年10月就诊。

发现低血压已1年余，开始仅见轻度神疲乏力，未加注意，后逐渐感到体力不支。到医院检查，血压90/60mmHg。曾用逍遥丸、阿胶补血浆、维生素E等治疗，或有效果，但不明显。刻诊：面色㿠白，精神不振，目不欲睁，语音低微，手足不温，每日睡意颇多。追问其病因，仅述近年来月经过多，每次行经7~10天。脉微细，舌质淡红，苔薄白。血液检查：红细胞3.2×10^{12}/L，白细胞3.3×10^{9}/L，血红蛋白86g/L，血小板64×10^{9}/L。近一周血压波动在（85~90）/（55~60）mmHg。辨为肾阳不足，气血亏虚，脾不统血。法当温肾健脾，补益气血，佐以摄血归经。方用右归饮合稳压汤加减治之。

处方：当归10g，熟地黄10g（砂仁拌），山茱萸15g，枸杞子12g，炮附子6g，肉桂6g，黄精15g，炒白术10g，炙甘草15g。水煎服。

并加服归脾丸，一次8粒，每日3次，温开水送服。

二诊：上方服用15剂，面色略转红润，精神亦有好转，表述病情清晰，但仍感乏力，不欲活动。上方加仙鹤草15g，大枣10枚（切）。

三诊：服10剂，月经来临，停服。

四诊：此次月经历时5天，量较上月减少。说明方药对证，继续服用15剂。

五诊：精神转佳，亦无嗜睡之症，已能正常工作和生活。脉象较为有力，舌质红润。血液检查：红细胞4.1×10^{12}/L，白细胞4.6×10^{9}/L，血红蛋白116g/L，血小板126×10^{9}/L。嘱继服归脾丸以巩固之。

按语：此例属虚劳病中之嗜睡症，与月经过多和低血压有关。从脉症上看，为脾肾阳气虚弱所致。故治疗以温补脾肾为主，明代张景岳的右归饮应为温补肾气的代表方剂之一。方取附子、肉桂温补肾中阳气；另取当归、枸杞子、熟地黄、山茱萸补肾填精，含有“善补阳者，必于阴中求阳，则阳得阴助而生化无穷”之义；原方有杜仲一味，因不利于血压的回升，故不用。

稳压汤早在20世纪80年代已被医界所熟知，原方由附子、黄精、甘草三味组成，具有温阳补气、益阴和中的功效。加入白术意在健脾温中，以使后天脾胃生化气血的功能恢复。脾肾气阴充实，血压自然回升。后加仙鹤草与大枣，为民间治疗脱力或失血之验方，具有补气摄血作用。

用上述组方治疗多例低血压患者，多可收到满意效果。

11. 推气散合黄连温胆汤治疗胆胃郁痛

周某，男，34岁，于2004年6月就诊。

患右上腹部胀痛已有3个月，经2次B超检查，均提示胆囊壁增厚、毛糙。消化内科按“胆囊炎”治疗，效果不明显。刻诊：右上腹部隐隐作痛，并有痞胀感，口苦，时有呃逆，大便时有秘结，脉弦滑偏数，舌苔薄黄而腻。辨为湿热蕴结胆胃两经，致气机不畅而作痛。治以清热化湿，疏胆和胃。方用推气散合黄连温胆汤加减。

处方：炒枳壳10g，郁金10g，桔梗10g，陈皮10g，桂枝6g，黄连6g，半夏10g，茯苓10g，竹茹15g，川楝子10g，生麦芽30g，生甘草6g。水煎服。

二诊：服用10剂，胀痛有所减轻，他症仍在。上方加生白术30g，全瓜蒌15g。

三诊：继服10剂，大便通顺，口苦减轻，呃逆停止发作。舌苔转为薄白，脉象亦较和缓。又服10剂，病告愈。查B超示：肝、胆、脾、胰未见异常。

按语：慢性胆囊炎右胁痛者，颇为多见，多为肝胆气郁夹湿热证候，故在应用推气散时，常合黄连温胆汤使用。本例症状、脉象、舌象，都具备气滞夹湿热之象，故选用推气散合黄连温胆汤是对应之举。但在应用推气散时，对于中焦湿浊重者，必用桂心；而对于湿浊不重，仅肝胆之气郁滞者，则用桂枝，因桂枝本可以调达肝气，且燥热之性又较桂心平和，还可以辛温通络，振奋阳气，不过用量要小一点。

推气散出自《医学心悟》卷三《胁痛》篇，原文主治“右胁痛”；又见于清代江笔花《笔花医镜》。本方在临床上应用较为广泛，不止“右胁痛”，凡两胁胀痛者，均可依证选用。此方看起来不怎么起眼，平淡无奇，但组合却非常妙。原方组成为：枳壳、郁金、桂心、炙甘草、桔梗、陈皮、生姜、大枣。方中枳壳、郁金两味，应当是此方之主药。枳壳的功用第一是行气，第二是化痰。枳实与枳壳是同一植物的果实，嫩的叫枳实，接近于成熟的果壳叫枳壳。桂心、桔梗、陈皮为辅药，起到化瘀、理气、和胃的作用。桂心，为肉桂之内皮，去外层之苦燥之性，得中心甘润之味，入心经血分，有活血化瘀作用，而张锡纯认为，“肉桂味辛而甘，气香而窜，性大热纯阳……木得桂则枯，且又味辛属金，故善平肝木，治肝气衡恣多怒”。可见，此方之用桂心，在于平肝制怒。桔梗、陈皮均为中上焦之药，桔梗肃肺气，肺气肃降，肝气就会舒展；陈皮还有醒脾开胃的作用。三味药合用，对慢性消化道炎症所致的纳呆、厌食等症，效果明显。炙甘草、生姜、大枣三味，为常用的调和脾胃药，有开胃进食之效。

12. 越鞠丸治疗郁证

霍某，男，50岁，于2013年3月就诊。

主诉胸闷急躁，心烦意乱，不愿与人交谈，头皮发麻发紧，如带子所裹，脘腹胀满，精神恍惚，情绪低落，对什么事情都无兴趣，夜晚不易入睡，次日早晨不愿起床。舌质淡，苔黄腻，脉弦。诊断为郁证，证属肝气郁结。方用越鞠丸加味治之。

处方：炒苍术10g，炒香附10g，炒川芎10g，焦栀子10g，神曲10g，石菖蒲15g，郁金10g，白芷10g。水煎服。

二诊：服药7剂后，患者精神好转，愿主动接触他人，心烦明显减轻，睡眠作息较前规律。在此方基础上加小麦30g，生、炙甘草各10g。

三诊：再服14剂，症状基本消失，但有口干、咽燥。上方去白芷、小麦、炙甘草，恐其伤阴化燥。继服14剂后，告愈。

按语：此患者系由气郁所致。气郁升降不行，运行失常，可导致血、痰、火、湿、食诸郁。治以行气解郁为原则，方选越鞠丸。吴鹤皋曰："越鞠者，发越鞠郁之谓也。香附开气郁，苍术燥湿郁，抚芎调血郁，栀子解火郁，神曲消食郁。"患者有痰湿之郁，加白芷、郁金、石菖蒲祛痰开窍醒神；又因郁久，耗伤气血，精神恍惚，二诊加小麦、甘草养心润燥，宁心安神，正如陈来章曰："皆理气也，气畅而郁舒矣。"（《医方集解》）对此类患者，心理安抚也是非常重要的，这对于预防与治疗都是不可或缺的措施。

越鞠丸出自《丹溪心法》，为元代医学家朱丹溪依据"六郁学说"而创立的治疗郁证的代表方剂。朱丹溪说："气血冲和，万病不生，一有怫郁，诸病生焉。故人身诸病，多生于郁。苍术、抚芎，总解诸郁，随证加入诸药。凡郁皆在中焦，以苍术、抚芎开提其气以升之。假如食在气上，提其气则食自降矣。"这一段话可以说是对郁证的病机与治法的诠释。

越鞠丸，鞠者，曲也，即弯曲的意思。越鞠，就是超越这个弯曲的囿境，说白了，就是解除抑郁之义。郁虽有六，但以气郁为诸郁之根。气郁则湿滞，湿滞则成热，热郁而成痰，痰滞而血不行，血郁而食不化，此六者皆相因而为病也。是以治法以顺气为先，消积次之。越鞠丸为解六郁之总方，气郁以香附、苍术、川芎为主；湿郁以苍术、川芎为主；热郁以栀子、香附、苍术为主；痰郁以香附为主；血郁以香附、川芎为主；食郁以香附、苍术为主。

13.《止园医话》方治疗头痛

齐某，女，38岁，公务员，于1998年8月就诊。

患头痛3年余，多家医院均诊为"神经性疼痛"，给予谷维素、苯巴比妥、镇脑宁、清脑丸等，最初效果尚好，继之则无效。发作时以左侧偏头痛为主，但会波及头枕与颈部，睡眠不佳。来诊时，舌苔薄白而干，舌质红赤，脉沉细而弦。诊为风热入络，肝阳化风。取《止园医话》方治之。

处方：连翘15g，黄芩10g，怀菊花15g，桑叶15g，薄荷15g（后下），苦丁茶10g，夏枯草15g，藁本10g，白芷6g，荷叶15g，白茅根30g，生甘草10g。水煎服。

二诊：服用21剂，头痛未再发作，唯睡眠不佳，常做噩梦，影响睡眠质量。于前方加酸枣仁15g，夜交藤30g，焦栀子5g，莲子心5g，以清火安神。继服21剂，睡眠安然，嘱以加味逍遥丸疏肝清热以善其后。

按语：偏头痛一症，女子患病较多，反复发作，有时与月经失调亦有关联。此例从脉象与舌质上分析，均有热象和肝郁之兆，所以取《止园医话》方治疗。原方组成为：连翘15g，菊花15g，桑叶15g，黄芩10g，薄荷10g（后下），苦丁茶10g，夏枯草15g，藁本10g，白芷10g，荷叶边15g，鲜茅根30g。

此方出自《止园医话》中《头痛与眩晕》篇，罗氏从自身患偏头痛说起，罹患数年，服用中西药治疗，时发时止，后每至午后，体温升高，偏头痛更甚，急以此方治疗，一剂奇效，病减大半，三剂大效，六剂痊愈。文中还有一例治验，女性，50岁，患习惯性眩晕，服用此方数剂，数年未发。罗氏说："此方治偏头痛极灵，屡试屡验也。"岳美中先生曾用此方治愈其女儿剧烈性头痛。本方连翘轻浮，为解热清气分之妙品；怀菊花、薄荷清利头目，消散上焦之风热；桑叶搜肝经络脉之风邪；黄芩清除中上焦之火邪；苦丁茶祛头部之热邪；夏枯草解散热郁；荷叶疏散邪热；鲜茅根消除痰热；更佐以白芷通窍散发表邪，引以藁本直达头顶，以除风邪；生甘草调和诸药。诸药共奏祛风散热之效，以治风热上攻之正偏头痛。

14. 七宝美髯丹治疗糖尿病眩晕

曹某，女，62岁，于2008年3月就诊。

患糖尿病10年余，曾服用二甲双胍、消渴丸等进行治疗，病情时好时坏。近2个月出现头晕、眼困，视物不清，精神不振，夜寐梦多，要求服用中药治疗。舌质嫩红，舌边齿痕较多，苔白厚腻，脉沉细无力。血糖9.8mmol/L。综合分析，病属肝肾阴虚，气血不畅，虚阳上越。法当滋补肝肾，补气活血，佐以平肝之品。方用七宝美髯丹加减治之。

处方：何首乌15g，菟丝子15g，当归10g，怀牛膝10g，茯苓15g，枸杞子15g，炒酸枣仁30g，天花粉30g，生黄芪30g，丹参15g，赤芍15g，茺蔚子15g，白菊花30g。水煎服。

二诊：服用7剂，头晕眼困有所好转，但夜梦多及精神不振仍未减轻。于上方加夏枯草15g，清半夏10g，栀子花8g，百合花15g；去怀牛膝、生黄芪、天花粉。继服7剂。

三诊：服后睡眠安然，精神转佳，视力亦有增强。两次血糖测定在5.0~5.8mmol/L。嘱服杞菊地黄丸以巩固之。

按语：七宝美髯丹为古代传统养生名方，据李时珍《本草纲目》记载，明代嘉靖年间世宗无子，方士邵应节以七宝美髯丹上进，世宗皇帝服用后，连生皇子，于是此药大行天下。髯者，颊须也，这里泛指须发。方有七味，补肝肾，益精血，可使须发由白转黑，故名“七宝美髯丹”。从方名上去理解，本方专为乌发美髯而设，但它独具的补益肝肾作用，又可以用于凡肝肾不足之其他疾患。

原方中何首乌补益肝肾，涩精固气；茯苓淡渗利湿，交通心肾；当归养血，枸杞子滋阴，菟丝子补益三阴，补骨脂助命门之火，怀牛膝强筋壮骨，引诸药入肾。诸药合力，补益肝肾，调和气血，交通心肾，由肝肾不足所引起的疾患自然得愈。现在人们多将此药作为补肾壮阳、抗老防衰、延年益寿的养生方药使用。本案加生黄芪、天花粉以补气养阴，可降血糖；丹参、赤芍活血化瘀，改善血液循环；茺蔚子、白菊花清头目，且可使上部瘀血下行，以改善脑血管的微循环状态；后又加夏枯草、清半夏，为传统清头目而安神的对药，有调节阴阳使之平衡的作用。

15. 柴胡活瘀汤治疗乙型肝炎腹胀

孙某，女，43岁，于2001年8月17日就诊。

该女罹患慢性乙型肝炎10余年，HBV呈现“小三阳”标志，肝功能无异常，饮食尚可，但常出现腹胀、胃脘痞满症状。B超提示：肝实质弥漫损伤，脾不大。舌苔薄白，脉弦滑。诊为肝郁（瘀）。应理气活瘀，用验方柴胡活瘀汤治之。

处方：柴胡9g，青皮9g，三棱9g，莪术9g，炒桃仁9g，当归9g，北沙参9g，鸡内金9g，鳖甲9g，生甘草6g。水煎服。

二诊：服用上方7剂，腹胀明显减轻，唯近几日睡眠少安，噩梦多，时时惊醒。于上方加生栀子5g，莲子心5g，龙胆草5g。

三诊：继服10剂，诸症皆除。以丹栀逍遥丸清肝理脾善后。

按语：腹胀是慢性肝炎常见症状之一。该患者治疗几次不见效果，曾用柴胡疏肝散、小柴胡汤、半夏泻心汤等。柴胡活瘀汤是我从一位患者那里看到的一张治疗肝炎腹胀的药方，这张处方没有方名，仅10味药，即柴胡、当归、桃仁、牡蛎、沙参、鸡内金、青皮、三棱、莪术、鳖甲。我用来治疗几例肝炎腹胀患者，效果良好，于是取名为“柴胡活瘀汤”。

16. 肝达舒方合强肝汤治疗乙型肝炎

孟某，男，34岁，于1993年春就诊。

患乙型肝炎已1年余，初期曾用维生素、肝泰乐（葡醛内酯）、灭澳灵等常用药物治疗，疗效未显。刻诊：右肋下隐隐作痛，上腹部痞满不舒，食欲不振，口苦。触诊：肝大肋下2cm，剑突下4cm，脾不大。检查：总胆红素21μmol/L，麝香草酚浊度试验14U，谷丙转氨酶86U/L。HBsAg阳性，抗HBe阳性，抗HBc阳性。舌质赤红，苔白腻，脉弦紧失柔。证属肝虚脾湿，络脉不和，湿热郁蒸。法当养肝健脾，清热化湿，舒达络脉。方用肝达舒方合强肝汤加味。

处方：当归10g，生白芍15g，黄精15g，黄芪15g，茵陈30g，败酱草30g，柴胡15g，郁金10g，板蓝根15g，生山药30g，生麦芽30g，茯苓15g，丹参30g，秦艽10g，生甘草10g。水煎服。

另用肝达舒胶囊，每次5粒，每日3次。

二诊：经用上述方药半月，诸症明显减轻。总胆红素15μmol/L，麝香草酚浊度试验8U，谷丙转氨酶48U/L。上方加垂盆草30g，鸡内金20g。

三诊：上述方药继服45天，症状消失，食欲恢复正常，身感有力，精神转佳，自述无不适感。嘱上方改为2日1剂，肝达舒胶囊仍按每日3次服用。

四诊：服用1个月，查HBsAg阴性，抗HBs阳性。为巩固疗效，服用肝达舒胶囊，停服汤剂。

1年后随访，肝功能正常，乙肝五项检查：抗HBs、抗HBe、抗HBc均为阳性。

按语：本例所用强肝汤为20世纪山西省中医研究所研制的新方剂，其所选药物的功用为滋肾养肝，解郁健脾，清热利湿，活络解毒。并提出肝炎的病机始终不脱离“湿热之邪残未尽，肝郁脾肾气血虚”，所以治疗肝炎离不了清热解毒、活血化瘀、滋养肝肾、健脾化湿，具体方药应结合患者体质、证候的特点。而肝达舒方具有清、活、滋、健等综合功用，在湿热之毒得到清解之后，可以坚持服用肝达舒胶囊。个别患者服用胶囊剂感到不适，可以将原方改为汤剂服用。

肝达舒方组成为：山豆根10g，虎杖10g，人工牛黄10g，板蓝根15g，赤芍30g，黑米30g，丹参30g，生白术30g，生黄芪30g，柴胡30g，生甘草15g。具有清热解毒、活血化瘀、疏肝健脾的作用。主治慢性乙型肝炎等。方中以山豆根、虎杖、人工牛黄、板蓝根四味苦寒药物清热解毒；丹参、赤芍活血化瘀；黑米、生白术、生黄芪益气健脾，符合“见肝之病，当先实脾”的原则；柴胡、甘草疏肝理气。全方药物入于肝脾两经之气分与血分。若不用清热解毒药物，其乙肝毒质难以消散；凡肝病，无不涉及血分络脉，故选用活血化瘀药物；而脾不健运，肝木也难以舒达，“土荣木达”，故选用一些健脾和胃之品；病本在肝，柴胡既可以清解肝络，又可解毒于外，与甘草配合，专一和解肝脾。全方熔解毒、疏肝、活瘀、健脾于一炉，标本兼治，气血兼顾，适用于慢性乙型肝炎肝脾不和的病证。

肝达舒方系河南省中医院保留使用药品，其胶囊制剂已在院内使用20余年。该方是我在数十年临床实践中逐步积累总结出来的经验方。肝脏是一个功能特殊的脏器，它的基本生理功能可以用四个字来概括，即“体阴用阳”。既要护其“体”，也要舒其“用”。慢性乙肝正是肝脏“体”不足，而“用”多“郁”所形成的，所以在拟定方药时，要解“郁”就要疏肝气、活肝络、解肝毒；要扶“体”就要益气健脾，使“土得木而达”。方中黑米还有滋养肝阴的作用。这样，解毒才不伤正，而扶正也不会滞毒。经临床观察，该方在改善肝功能、使“大三阳”转为“小三阳”方面，有较好的效果。

17. 癫狂梦醒汤治疗焦虑症

田某，男，50岁，市民，于2003年12月11日就诊。

患者患焦虑症已有3月余，曾在省级医院就诊，按“焦虑症”用百优解（盐酸氟西汀）等治疗，未见缓解。刻诊（代诉）：表情淡漠，心烦时躁，头晕，失眠，食欲不振，问而不答或少答，舌质红赤，舌苔黄腻，脉弦紧。诊为痰浊与瘀血互结所致。拟活血化瘀、清化痰热法。用癫狂梦醒汤加味。

处方：炒桃仁10g，炒香附10g，青皮10g，橘红10g，赤芍30g，炒苏子10g，黄连10g，牡丹皮10g，小麦30g，肉桂5g，麦冬30g，炒酸枣仁30g，生栀子10g，生龙齿30g，通草5g。6剂，水煎服。

二诊：服药后，精神状态好转，能主动与人说话，也能自述病情，唯近几天大便干结，排便不顺，脉舌同上。仍以原方为主，加生白术30g，全瓜蒌30g。10剂。

三诊：服药后大便通顺，每晚睡眠可达5个多小时。来诊时说："我有希望了！"以初诊方药为主，随证稍作加减，继服36剂而愈。

按语：癫狂梦醒汤出自清代王清任《医林改错》，原方所治为"哭笑不休，詈骂歌唱，不避亲疏，许多恶态，乃气血凝滞，脑气与脏腑气不接，如同做梦一样"。从字面上看，所说的是精神分裂症，中医学为"阳狂"。但其病机是"气血凝滞，脑气与脏腑气不接"。本例虽非"阳狂"，但仍属"气血凝滞"，所以取其方中行气活血化瘀之品，如桃仁、赤芍、香附、青皮等，另加清热化痰药，如牡丹皮、黄连、栀子、通草等，其方中还含有"交泰丸"（黄连与肉桂）义，以除烦安神。有时也加用甘麦大枣汤、百合地黄汤或百合乌药汤等，常能取得良效。

18. 癫狂梦醒汤治疗抑郁症

彭某，女，33岁，于2008年1月21日就诊。

患者因心烦、急躁、失眠到省某医院就诊，诊为"抑郁症"，给予百优解（盐酸氟西汀）、阿普唑仑等药治疗，经治疗2个月余，未见效果，欲求中药治疗。刻诊：表情烦躁，语言仓促，失眠，健忘，不欲与人接触，更不愿与丈夫接近，已主动独居3个月余，舌质暗而少津，苔薄白，脉沉细涩。诊为气滞血瘀证。当用活血化瘀法。予癫狂梦醒汤加味治之。

处方：炒桃仁8g，红花6g，炒香附10g，青皮5g，柴胡5g，清半夏10g，橘红10g，赤芍30g，炒苏子10g，小麦30g，茯神15g，炒枣仁30g，生甘草10g。水煎服。

二诊：服用7剂，上述症状均有减轻，精神稳定，但仍失眠。上方去橘红、青皮，加黄连6g，肉桂3g，以交通心肾。7剂。

三诊：近因未服药物，病情有所反复，心烦郁闷，常独自哭泣，舌质略暗，脉弦细。改用甘麦大枣汤合酸枣仁汤加味。

处方：生甘草30g，大枣15枚（剖开），小麦30g，炒酸枣仁30g，炒川芎10g，茯神15g，知母10g，黄连6g，肉桂3g，竹叶6g，灯芯草5g。水煎服。

四诊：症状明显好转，心烦已解，哭泣已止，表情畅快，谈话自如，乐于与他人接触，并乐于与家人交谈。上方加麦冬15g，山茱萸15g，以补益阴精。月余后随访，病告愈。

按语：此例抑郁症（脏躁），初诊有瘀血之征，如舌暗、脉涩，加之久治不愈，亦应考虑病由气分渐入血分，故取清代王清任《医林改错》中的癫狂梦醒汤治之。经服用果然有效，舌暗、脉涩亦有转化。后改用甘麦大枣汤，养肝之体，缓肝之急，肝体无燥，肝气无急，自无“喜悲伤，欲哭，象如神灵所作”之虞；并加用酸枣仁汤，养心肝之阴，润肝之燥。另用交泰丸之黄连、肉桂，及清心火之竹叶、灯芯草，虽为治标之品，但可以使心火与肾水上下交济，神志较快得到安宁，但这类药用量要小，不能喧宾夺主，否则会阻遏生发之气，使病情难以控制。

19. 复元活血汤治疗外伤后脑震荡

孔某，男，36岁，于2007年7月25日就诊。

患者于6月18日头部被人击打，当时并不在意，3日后出现头晕，左侧头部有麻木感，在当地县医院诊为脑震荡，给予西药镇静安神和中药活血化瘀治疗，病情有所好转。但近几日头晕有加重趋势，麻木感如旧。经人介绍，前来诊治。刻诊：慢性病容，时而皱眉挤眼，用手叩打头部，心烦急躁，饮食减少，大便干结，小便短赤，舌质紫红，苔薄黄少津，脉弦细偏数。从病因和症状分析，为瘀血内阻，痰热内结，脑络不通之证。法当活血通络，清热化痰，少佐通腑之品，以利瘀血之消退。方用复元活血汤加味治之。

处方：柴胡10g，天花粉30g，当归10g，穿山甲15g（先煎15分钟），炒桃仁10g，红花10g，龙胆草10g，生大黄10g（后下），茺蔚子30g，炒白芥子10g，丹参30g，路路通10g，生甘草10g。水煎服。

二诊：服用10剂，头晕明显减轻，精神较为平稳，大便通畅，唯麻木感未见好转。上方加入白附子10g，葛根15g，鸡内金30g

三诊：服用10剂，头晕基本消失，麻木亦有减轻，饮食有所增加。继服上药。

四诊：上方继服10剂，症状消失，为巩固疗效，嘱咐静养1个月，其间可服左归丸合三七总苷片以善其后。

按语：复元活血汤出自李东垣《医学发明》，原方所治为“从高坠下，恶血留于胁下，及疼痛不可忍”。后世医家将此方列为治疗外伤瘀血的主方。该方以柴胡为君药，疏解肝经之络；当归调和血脉，生甘草缓急生血，共为臣药；穿山甲、天花粉、炒桃仁、红花润血活血，为佐药；生大黄荡涤恶血，为使药。诸药气味和合，气血各有所归，自无恶血潴留。但此方作用偏于胸胁，而此例为脑外伤，故加入茺蔚子却瘀导滞，引头部瘀血下行；并加丹参养血活血；炒白芥子、路路通通路散瘀；另加龙胆草清化上部之痰热。全方虽无平肝熄风之药，但瘀血去，新血生，头晕自能解除。

20. 回阳利水汤治疗肝硬化腹水

何某，女，50余岁，于1962年秋就诊。

春季患腹胀纳差，经查疑为肝炎。用肌苷、维生素等治疗，未见效果。继用疏肝健脾、活瘀利湿等方药，如小柴胡汤合香砂六君子汤、膈下逐瘀汤合三仁汤，纳谷略增，但腹胀不减。后经开封某医院检查，诊为肝硬化腹水，住院治疗月余。曾抽水2次，腹胀暂有减轻，不数日腹胀更甚，遂出院求中医诊治。其面色黧黑，身着厚衣，腹大如鼓，皮薄色亮，脉络显露，时有肠鸣，纳差，尿少，大便数日不解。脉沉缓无力，舌质暗紫，苔白滑润。肝掌明显，但无蜘蛛痣，神志清楚，无发热、黄疸、汗出之疾。张文甫老师分析认为，本病为脾肾阳虚，阳虚生寒，寒凝血瘀。阳虚为本，血瘀为标，腹水为标中之标。法当温阳散寒为主，佐以活血化瘀利水。回阳利水汤主之。

处方：炮附子10g（先煎），肉桂10g，干姜10g，吴茱萸5g，细辛3g，赤芍30g，泽兰30g，砂仁皮10g（后下），生甘草10g。水煎服。

另用金匮肾气丸，每次1丸（蜜丸，每丸9g），每日2次。

服药后，尿量增加。2周后，腹大逐渐减小。服之3周，腹水消退，食量亦增加。后加入白茅根、益母草、车前子三味，继服3周，基本痊愈。后逐年随访，生活自理，并能做家务。12年后，因心脏病心力衰竭而逝。

按语：这是我跟随张文甫老师学习时所记案例之一。当时用一派温热药物治疗臌胀，验例不多。曾问张师，张师引用《周易》蛊卦（“蛊，元、亨、利涉大川。先甲三日，后甲三日”）来说明。原义是谓，利于渡过大河，宜在甲前三日的辛日与甲后三日的丁日（还有多种释义）。张师道，先甲三日为“辛”，后甲三日为“丁”，丁为火，辛丁合义，当指辛味热性药物。即指蛊证可用辛热类药物治疗，如附子、肉桂、干姜、吴茱萸、细辛、花椒等。张师还引用清代陈修园《医学实在易·蛊胀》等文，先甲三日在辛，后甲三日在丁，“此《周易》治蛊之道也”（蛊胀义同臌胀，言腹胀大而中有实物也）。张师的释语至今记忆犹新。张师还叮咛，用温热药物治疗臌胀，只宜脾肾阳虚之证，应着眼于恶寒、腹胀、脉缓、舌滑等一派阳气不振之象。本例因有瘀血指征，故加入活血之赤芍、泽兰等物。若有阴虚发热之象者，则不宜用此法。

此方由一派辛温大热药与两味活血药组成。在温阳药物中，炮附子、干姜、肉桂、吴茱萸、细辛为辛温刚烈性味之最者，它们有温阳祛寒、温阳利水、温阳通络等诸多作用，但正是由于它们均为辛温之最者，所以有伤阴耗血之弊，因此在应用时，要掌握好用药剂量，宁少勿多，宁慢勿快，不可急于求成；另外有两味药，即赤芍、泽兰，合用之，有活血利水的作用。这是老师的经验方，经用多例，实有良效。

21. 牵正散治疗面神经麻痹

周某，男，37岁，教师，于1986年10月就诊。

因教学工作繁重，常熬夜备课，突于10日前晨起刷牙时口角流涎，家人发现右口角下垂，右眼不能闭合，并有说话不利状。急于就近医院诊治，诊为面神经麻痹，予针灸疗法，治疗1周，未见明显好转，后来我科治疗。症状如前，舌质淡暗，舌苔薄白、滑润，脉弦细无力。诊为风中经络证。予牵正散合玉屏风散治之。

处方：生黄芪30g，防风10g，炒白术10g，赤芍15g，生甘草10g，生姜5片，大枣5枚（剖开）。水煎服。

另用：全蝎1包（每包3g），白僵蚕1包（每包10g），白附子2包（每包5g），此三味均为免煎冲剂，为一日量，分别倒入煎好的药液中，搅匀服下。

二诊：服用15剂，口眼复正，唯语言仍不利。于上方加入石菖蒲10g，麦冬

30g，继服15剂而愈。

按语：对于面神经麻痹，多数医家采用牵正散治之。对于虫类药，我常取免煎剂，服用方便，效果明显。口眼歪斜，一边邪实，一边正虚，所以不可以单纯用祛风药，还要有扶正药，若无正虚，何以会口眼歪斜？故我常用玉屏风散扶助正气，并加入赤芍，这样就含有王清任黄芪赤风汤之义；生姜、大枣虽为平常之品，但其调和营卫的作用不可忽视。根据病情，还可用加入白术、山药、当归、白芍、山茱萸等补益之药。我的体会，忽视扶正，常常是本病不能取效的因素。

牵正散出自宋代杨倓《杨氏家藏方》，原方为散剂。散者，散（sàn）也，可速散其邪，而现在多改为汤剂服用，这与原方是相悖的。加之虫类药不易煎出有效成分，故汤剂不如散剂。白附子散而升，专走上焦，主治头面之疾；白僵蚕疏泄风热，清肃降火；全蝎镇惊熄风，通络止痛。三味合力，有祛风热、通经络、化痰涎之功，主治风痰阻于头面经络所引起的口眼歪斜。若作散剂，热酒送服，可借酒势以助药力直达病所而祛邪。但有高血压者，不宜酒服。

22. 十味温胆汤治疗抑郁症

张某，女，43岁，贵州人。

患抑郁症10余年，给自己和全家人的生活带来许多痛苦。在当地多家医院治疗，效果时好时坏，服用大量镇静药，仍然摆脱不了抑郁症的折磨。2011年3月，患者在《中国中医药报》上看到我治疗抑郁症的治验报道，认为与自己的症状相似，遂按文章中的处方顺序服用，共服用了4张处方，实际上是3张处方。第一张处方是癫狂梦醒汤，第二张处方是甘麦大枣汤加味，第三张处方是酸枣仁汤，第四张处方是酸枣仁汤加味。前后服用20余剂，多年的抑郁症竟然好了一大半。患者惊喜地给我打了3次电话，问是否可以按照顺序再重复服用一次。我答：仅服用百合知母汤合酸枣仁汤即可。经服用10余剂后，患者自述其精神状态很好，大脑清晰，心情比较愉快，只是睡眠还不太好，请求给拟定一张治疗失眠的处方，以解多年失眠之痛苦。经问其舌苔，为白腻苔。拟十味温胆汤加减治之。

处方：炙远志10g，橘红10g，茯神15g，法半夏10g，夏枯草15g，炒酸枣仁30g，石菖蒲10g，黄连6g，肉桂3g，合欢皮15g，生甘草6g。水煎服。

按语：此例是通过电话和手机短信治疗的。此类患者，由于不是当面就诊，因此问诊就显得非常重要，其内容应包括既往病史、当前症状、饮食习俗、治疗经过等，还要问清血压、心率、体温、各种检查数值等，问得越细越好，这样才不会有关键性的遗漏。然后，仍然要辨证、立法、拟方、选药，并说明用法、注意事项等。尽量不用或少用有毒副作用的药物。

23. 神仙解语丹治疗中风不语

彭某，男，57岁，工人，于2013年秋就诊。

患脑梗死半年余，肢体无异常，唯语言不利为苦，叙述病情半清半浊，但又想说清楚，故而表情痛苦，语言无奈。所服药物为伲福达片（硝苯地平缓释片）、阿司匹林、复方血塞通胶囊，未曾服过中药制剂。原患高血压，现已得到控制。观其舌质暗红，舌苔白腻，脉弦紧细。脉症合参，显系痰浊与血瘀所致。治以祛痰化浊，活血化瘀。取神仙解语丹加味治之。

处方：羌活30g，白僵蚕10g，白附子10g，石菖蒲12g，胆南星10g，炙远志10g，天麻15g，全蝎6g，木香10g，橘络10g，丹参30g，赤芍15g，炙甘草10g。水煎服。

二诊：服用14剂，病情变化不大，但家属言其说话有好转，大便干结。加生白术20g，炒莱菔子15g。

三诊：继服14剂，排便比较通顺，叙述病情带有笑容，感到说话较前利索。遂将上方个别药物加大剂量，如石菖蒲改为15g，天麻30g，全蝎10g，炙远志15g。继服30剂，语言基本恢复如初，只是有点费力。舌质暗红变为淡红，舌苔白腻变为薄白而润。

处方：羌活30g，白僵蚕10g，白附子10g，石菖蒲10g，炙远志10g，麦冬30g，五味子5g，橘络10g，郁金10g，生甘草10g。水煎服。

上方共计服用42剂，家属称患者语言基本恢复正常。因天气转凉，不能来诊，要求改为颗粒免煎剂服之。

处方：天麻10g，三七粉3g（冲服），地龙10g，炙远志10g，石菖蒲10g，橘红10g，丹参15g，赤芍15g，决明子15g，生甘草6g。每日1剂，继服28剂，以巩固疗效。

1年后随访，家属云：病情稳定，语言如常，时或服用天智颗粒免煎剂，对治疗比较满意。

按语：凡患脑梗死的患者，不外乎四种证候：一是痰湿阻滞，二是气滞血瘀，三是宗气虚弱，四是肝肾阴亏。但更多的是复合证候，即2种或3种证候同时出现。如此患者即痰湿阻滞与瘀血相结合的证候，所以在选用方药时，既要化痰祛湿，又要活血化瘀。我治疗脑梗死所致的语言謇涩，近几年用神仙解语丹为主方，随证加减，一般效果都比较满意。程钟龄《医学心悟》里亦有一首神仙解语丹，与本文所用的方药基本一致，但少一味白僵蚕，可能是在传抄时，无意中遗漏掉的。有人提倡用十味温胆汤治疗痰湿型的语言謇涩，我曾使用多次，但比较起来，还是神仙解语丹效果好。

神仙解语丹出自《妇人大全良方》卷三，原文所治为："心脾受风，言语謇涩，舌强不转，涎唾溢盛，及疗淫邪搏阴，神内郁塞，心脉闭滞，暴不能言。"前人认为，心脾受风者，多语言謇涩；肝肾受风者，多肢体不利。由于心之余气散于舌，脾之经脉"连舌本，散舌下"，若有风痰客于心脾两经，即会出现语言謇涩，甚则口流涎。故方取白附子、白僵蚕、胆南星三味，祛除经络中之风痰；石菖蒲、炙远志开心气而醒脾；另有天麻、羌活、全蝎三味，活络祛风；木香入脾经，有醒脾开窍之用。而羌活一味，通行十二经，为足太阳经与督脉之专长用药，《药鉴》云，羌活"乃拨乱反正之主，大有作为者也。故小无不入，大无不通，能散肌表八风之邪，善理周身百节之痛"。所以，在祛风解语方面，不可忽视羌活这味药。

24. 益气聪明汤治疗头晕耳鸣

李某，女，52岁，于2010年2月就诊。

罹患头晕耳鸣3个月余，以晨起明显，活动后减轻，曾用调节神经药效不明显。请中医诊治。饮食可，睡眠无异常。唯大便稀薄，并有下坠感，舌中后部苔白腻，脉弦缓。诊为中气不升，清阳失陷证。取益气聪明汤加减治之。

处方：蔓荆子10g，升麻5g，葛根10g，党参10g，生黄芪10g，黄柏6g，炒白芍15g，赤芍15g，生山楂20g，炙甘草10g。

服药14剂，症状明显减轻，唯耳鸣如蝉仍存。于上方加石菖蒲10g，蝉蜕10g，王不留行10g。继服14剂而愈。

按语：益气聪明汤是一首益气升阳的方子，出自李东垣《东垣试效方·眼门》，原文云："治饮食不节，劳役形体，脾胃不足，得内障耳鸣，或多年目昏暗，视物不能，此药能令目广大，久服无内外障、耳鸣、耳聋之患。又令精神过倍，元气自益，身轻体健，耳目聪明。"本方系中气不足，清阳不升，脑窍失于温养所致，故用益气升阳之品补充之，温养之。益气聪明汤以人参、黄芪、甘草补脾胃，益中气；葛根、升麻、蔓荆子鼓舞胃气，升发阳气，上行头目。中气足则清阳升，脑得清阳则头目自明。目为肝窍，耳为肾窍，所以又取白芍养阴敛肝，黄柏坚阴生水，肝肾足则脑髓得养，耳窍自聪。

益气聪明汤方证多见于体质虚弱之人，更多的是脾胃虚弱，中气不足者，如平时就有体力不支、气短乏力、饮食较少等。本例夙有大便稀薄、动则疲劳等脾胃气虚之证，若无脾胃气虚指征，不可妄投此方。对于此证，若与肝阳上亢之头晕耳鸣相淆，而投天麻、菊花之类药物，必致头轻目暗之虞，故当分辨之。

25. 益气养阴活血汤治疗燥痹（干燥综合征）

郭某，女，54岁，教师，2009年9月24日就诊。

口干、眼干涩6年，初未重视，近1年来，食固体食物需水送服，双眼干涩痛，常点眼药水来缓解症状，伴四肢关节疼痛，腰酸耳鸣，心烦失眠，便秘，舌质红，苔少，脉细弱。查：白细胞3.9×10^9/L。泪腺功能检查：阳性。抗核抗体：阳性（ANA 1∶100）。抗干燥综合征A（抗SSA）抗体：阳性。下唇腺活检：淋巴细胞浸润，淋巴细胞＞50个/灶。诊断：燥痹（干燥综合征）。证属气阴两虚，肾精亏损。治以益气养阴，滋阴补肾，活血润燥。自拟益气养阴活血汤治之。

处方：黄芪30g，沙参30g，怀山药15g，生地黄15g，麦冬12g，玉竹20g，石斛10g，天花粉30g，柴胡6g，鸡血藤30g，丹参15g，桔梗3g，生甘草6g。水煎服。

二诊：服药10剂，上症减轻，失眠好转，而腰酸如前。原方加桑寄生10g继服。

三诊：上方继服20余剂，眼干、口干症状明显改善，可食固体食物，无须点眼药水，心烦、失眠及关节痛消失，查白细胞4.5×10^9/L。原方加玄参10g制成丸剂继服。2010年9月随访，病情稳定，口干、眼干症状基本消失。

按语：本例属肺肾阴亏为本，燥邪为标，病久正气虚损，阴液亏耗，肺不布津，气滞血结，脉络滞涩，故致“燥痹”。所以治疗当以益气养阴、滋补肺肾为主，兼顾活血润燥。方用黄芪、沙参益气养阴润肺为主药；辅以怀山药补益脾肾之气，助肾气化水液；生地黄、麦冬、天花粉滋补肺肾，养阴润燥；玉竹、石斛益胃生津；丹参、鸡血藤活血养血，通络安神；少佐桔梗开宣肺气，恢复肺之布津功能，并引诸药上行；柴胡疏泄肝气，又防滋阴药之滋腻之弊；甘草调和诸药。诸药合用，共奏益气养阴、滋补肺肾、活血润燥之效，使经年沉疴如期而愈。

26. 滋阴熄风汤治疗舌尖麻木（中风先兆）

刘某，男，58岁，于2010年4月就诊。

患高血压8年，冠心病6个月。半年前因头晕、耳鸣、心悸前来就诊，治疗后缓解。1个月前出现舌尖麻木，头晕，自认为要出现“脑梗死”而前来诊治。当时患者正在服用促福达（硝苯地平）、伊那普利等降压药。刻诊时血压135/86mmHg，心率86次/分。舌质暗红，舌苔薄白而干，脉弦细而紧。视为中风先兆。证候为肝肾阴虚，肝风内动，发于末端。治以滋阴补肾，平肝熄风。方仿叶天士治内风法，自拟滋阴熄风汤治之。

处方：熟地黄15g，龟板15g（先煎30分钟），女贞子15g，生山药30g，桑叶15g，白菊花15g，天麻10g，丹参30g，茺蔚子15g，赤芍15g，怀牛膝10g，生栀子6g，生甘草10g。10剂。

二诊：舌尖麻木有所减轻，血压与心率在正常范围内。继用上方，加入陈皮6g，砂仁6g，以防滋阴补肾药腻胃。7剂。

三诊：舌尖麻木消失大半，但耳鸣又发作，且有耳闷感。改为养阴通窍法。

处方：女贞子30g，旱莲草30g，麦冬30g，天冬30g，葛根15g，柴胡5g，石菖蒲15g，蝉蜕10g，赤芍10g，生白芍10g，炙远志10g，生甘草10g。10剂。

四诊：服用上药后，耳鸣有所好转，其间心悸发作数次，自服速效救心丸缓解。舌质红赤，舌体胖大。上方加莲子心8g，王不留行15g，以冀清心通窍。7剂。

五诊：心悸未再发作。舌尖麻木已有10余天未出现。血压130/78mmHg，心率74次/分。嘱咐降压药不要随意停服，可以常服杞菊地黄丸，以滋养肝肾，平肝熄风。

按语：叶天士《临证指南医案》一书，开篇就是议论中风病的辨证论治的。叶天士认为，中风是肝肾虚风内动，肝血肾液内耗，阳扰风旋乘窍所致，主张养阴熄风。如用熟地黄、枸杞子、何首乌等滋阴，天麻、甘菊、桑叶等熄风。但案中亦有活瘀、化痰、通络之品。此例虽系舌尖麻木一症，但却是中风先兆，不可忽视。随后又出现了耳鸣、心悸等症状，都与中风有关。如能防患于未然，及早救治，就可以防止中风的发生。所用方药，以滋阴补肾为主，以活血化瘀为辅，在治疗过程中不断修改治疗方案以适应疾病的变化，防止中风的发生。对于此疾，关键是及早发现，及早预防，及早治疗，将疾病消灭在萌芽状态。

27. 凉血清肝汤治疗脱发

徐某，女，21岁，干部，于2004年4月就诊。

该患因工作劳碌，很少休息，致头发出现三片斑秃，每片约2cm × 3cm范围。两片发于头枕两侧，另一片发于右耳上处，且斑秃处周围皮肤瘙痒。曾服用六味地黄丸与防风通圣丸2个月未见良效。刻诊：形体丰满，面色红润，唯心烦易躁，舌质红赤，舌苔薄白，脉弦细数。诊为阴虚火旺兼血瘀证。拟滋阴凉血活瘀法。取凉血清肝汤加减。

处方：生地黄30g，白芍15g，炒栀子10g，牡丹皮30g，丹参30g，侧柏叶10g，黄连5g，生甘草10g。加入鲜荷叶30g，鲜小蓟70g，紫草15g。灯芯草为引。水煎服。

服用上方36剂，并不时用鲜生姜片涂患处。三片斑秃处相继长发，心烦易躁、局部瘙痒亦明显改善。

按语：该患来诊，既苦恼又烦躁，且工作劳累，难以脱身。从年龄、症状、舌脉分析，应从阴虚火旺兼血瘀论治。或投地黄丸类方亦可，但考虑地黄丸中山茱萸、山药偏于温性，故用凉血清肝汤去当归加味治之。该方原出自清代顾世澄《疡医大全》。方中生地黄、白芍、丹参养阴凉血，牡丹皮、侧柏叶既凉血又活瘀，炒栀子、黄连清泻心经之火。加入鲜小蓟凉血生津；紫草清热凉血，且能透热毒于皮外；鲜荷叶清香，升发清气、祛除浊气，有利于头发的生长。

28. 益气活血清热化湿汤治疗肝癌发热

陈某，男，46岁，农民。

以持续性发热7年余，腹部肿块1年余为主诉，于1994年4月6日15时入院治疗。患者7年前因外伤出现发热，时体温40℃，检查无脏器损伤。近7年来，应用解热镇痛类、激素类药物，效均不佳，体温持续在38~39℃。近年来，肝脾逐渐增大，先后到省、市医院检查，结果提示：①肝硬化；②肝右叶小肝癌；③肝内胆管结石；④肝脾增大。胃镜提示：食管下端静脉曲张重度。入院后，曾用抗生素、抗结核等药物，体温仍持续在38~39℃。曾拟活血化瘀、益气养阴方，如八珍汤加鳖甲、柴胡等；清热解毒、疏肝理气方，如升降散合四逆汤加味，发热仍无缓解。邀余会诊，刻诊：患者发热，午后为重，发热前有轻度恶寒，时有汗出，无肢体疼痛，心肺听诊未发现异常，肝脾大。舌淡红，苔薄黄腻，脉沉细。依据脉症，辨为气虚血瘀，湿热内结。自拟益气活血清热化湿汤治之。

处方：生黄芪30g，黄精30g，玉竹30g，赤芍30g，苍术6g，黄柏6g，茵陈30g，白薇30g，地骨皮30g，豨莶草30g，穿山龙30g，萆薢30g。水煎2次，每次300mL，中午、晚上各服1次。

服3剂，热势已退。加青蒿30g，继服7剂，体温恢复正常。观察1周，病情稳定，未再发热。

按语：肝癌发热不同于一般热证，其病因比较复杂，治疗非常棘手。此证发热既有气虚，又有血瘀、湿热郁结。虽然先前曾用过益气清热解毒药物，但辨证与治则的正确并不一定代表遣方用药合理。本例属本虚夹实证，虚至已损，实至已坚。故补虚益气重用生黄芪、黄精、玉竹；攻坚之法，亦当重剂，如活血之赤芍，清热利湿之茵陈、萆薢，燥湿清热的二妙散。我又喜用白薇、地骨皮清阴分骨间之热。方中豨莶草，一般书上仅言主治风湿痹痛、半身不遂等。20世纪70年代末，在北京中草药新技术展览会上，有一治疗疟疾高热的民间验方，即一味豨莶草。据此，我曾将豨莶草用于几例无名原因的高热，均获得良好效果。后查《本草拾遗》，有“治久疟”之语，可见民间验方蕴藏着丰富的治疗经验。

29. 天菊降压汤治疗眩晕

王某，男，47岁，教师，于2003年5月就诊。

头晕目眩3年，加重2个月。经用复方降压片、卡托普利等药治疗，疗效不明显。仍每日眩晕，甚则不能站立，最近2个月加重。刻诊：头晕脑涨，失眠，烦躁，舌质暗，苔薄白，脉弦细数。血压168/100mmHg。心电图检查提示：①窦性心律不齐；②下壁心肌缺血。眼底检查：高血压性视网膜病（2期）。诊断为高血压病2期。中医诊断为眩晕，证属阴虚阳亢兼瘀血。方用自拟天菊降压汤。

处方：天麻10g，野菊花30g，葛根15g，罗布麻叶30g，杜仲10g，怀牛膝15g，赤芍30g，麦冬30g，女贞子30g，旱莲草30g，生甘草10g。水煎服。

二诊：服药4剂，眩晕减轻，精神较为轻快，血压160/96mmHg。加用卡托普利片25mg，每日2次。

三诊：上药服用10剂，眩晕消失，但失眠未见好转。加夜交藤30g，炒酸枣仁45g。

四诊：服药10剂，夜寐可达6小时。血压140/85mmHg。心电图：窦性心律不齐，未见缺血样改变。脉弦细，已无数象。上方继服15剂（2日1剂）以巩固疗效。

按语：天菊降压汤是我在临床上摸索出的经验方。方中天麻、野菊花、罗布麻叶平肝潜阳，为君药；女贞子、麦冬滋阴补肾，为臣药；葛根疏通经络，旱莲草清热熄风，杜仲、怀牛膝补肾通络，赤芍活血化瘀，共为佐药；生甘草和中解毒，为使药。全方共奏滋肾平肝、熄风通络之效。

30. 柴胡清肝饮治疗慢性肝炎

廖某，女，38岁，农民，于1984年6月就诊。

患者于1年前感到身体乏力，有时腹胀、纳呆，自己不在意。2个月后出现黄疸，急到县医院治疗，诊为急性黄疸型乙型肝炎，经治疗肝功能恢复正常，症状亦有缓解，自动要求出院。但近月来又感到非常疲乏，肝区发紧作痛，下肢轻度浮肿，食后胃脘胀满，小便比其正常尿发黄，舌苔薄黄而腻，脉弦细。谷丙转氨酶178U/L，麝香草酚浊度试验10U，HBsAg阳性。西医诊为迁延性乙型肝炎，给予对症治疗。半月后，未见好转，遂到我院内科治疗。刻诊时辨为湿热蕴结，脾气不运。治法：清利湿热，疏肝健脾。以柴胡清肝饮治之。

处方：柴胡15g，郁金10g，茵陈15g，败酱草15g，垂盆草15g，茯苓皮30g，赤芍15g，丹参15g，生麦芽30g，莪术10g，车前草30g，生甘草10g。水煎服。

另服肝达舒胶囊（河南省中医院传统制剂），每服5粒，一日3次。并按疗程静脉滴注葡萄糖加维生素C和葡萄糖加丹参注射液。

二诊：服药7剂，症状略有好转，但不明显。细查脉症与所用方药并无不符，问及大便，言“稀薄不成形”。可能与健脾补虚的药用得不够有关。上方加入炒白术15g，生山药30g，肉豆蔻6g。

三诊：服药10剂，有明显好转。治疗期间白带较多，加入芡实15g，生薏苡仁30g；右上腹部隐痛，加入川楝子10g；口中黏腻，加入代代花10g，藿香10g，砂仁6g。

共治疗70余天，查谷丙转氨酶48U/L，麝香草酚浊度试验6U，HBsAg阴性。嘱继续服用肝达舒胶囊，加用香砂六君子丸，以疏肝健脾，并间断服用六味地黄丸，巩固疗效。

按语：本例具有食后腹胀满，小便黄赤，舌苔黄腻，为湿热内蕴无疑。但凡肝炎没有脱离“郁”（包括“瘀”）而致病的。所以“湿热内蕴，肝郁脾虚”成为肝炎的常见证候。对此我喜用柴胡、生麦芽、郁金、莪术疏肝解郁；茵陈、败酱草、垂盆草清热解毒；车前草、茯苓皮利湿解毒；丹参、赤芍活血化瘀祛毒；后又加入炒白术、生山药健脾，以及其他“随证治之”之药。此证如进一步发展，就会出现肾阴虚证候，这是肝阴不足、下吸肾水的结果。为此，我常用六味地黄丸滋补肾阴，以使水生木，肝体得补，肝气自然舒达，不至于罹患肝气横逆、上炎、化火、生风之虞。

31. 夏菊天麻饮治疗面神经麻痹

周某，女，57岁，个体户，于2007年10就诊。

患面神经麻痹已有3年余。刻诊时观其面部，口角向右侧歪斜，右耳下肌肉略有隆起，局部有虫行感，咀嚼食物时右侧口腔有垫物感，并时有口水流出。舌质暗红，舌苔白腻，脉浮而滑。辨证为阳明经络脉郁热，内生风邪。治以清阳明经之热，佐以熄风通络。自拟夏菊天麻饮治之。

处方：夏枯草30g，白菊花30g，天麻10g，葛根30g，黄连6g，钩藤15g（后下），白附子5g，赤芍15g，炒白芥子10g，炒川芎6g，僵蚕10g，生甘草10g。水煎服。

二诊：服10剂，症状明显好转，舌苔黄腻。加入牛黄清心丸，一次1丸，每日3次。

此后以上方为基础方，随证加入药为：口黏腻，加藿香10g，佩兰10g，砂仁6g；口流涎，加诃子10g，益智仁15g；偏头痛，加石菖蒲10g，细辛3g。经治疗2个月余，面部异常感已消失，口角端正，无异常痛苦。

按语：面部以阳明经所主，胃足阳明之脉的“所生病”就有“口㖞唇胗”之症（胗，此处指唇色红赤）。阳明经郁热可有外感之因，有湿热内蕴之因，亦会有肝经郁热克之阳明而发生。此患者每日经营海产品，操劳之事繁多，肝气郁而化热，可以上扰头目，可以横逆脾胃。这就是古人所说的“厥阴之风，必犯阳明”的例子。所以所选方药既有清肝之夏枯草、白菊花、葛根、天麻；又有清心胃的黄连、牛黄清心丸；还有祛风通络的炒白芥子、白附子、钩藤、僵蚕；以及活血化瘀的赤芍、炒川芎等。对于内风，我很少用蜈蚣、全蝎、乌梢蛇等虫类药物，一是这些药经过炮制后药效减低；二是水煎剂药效较难发挥；三是价格较高，多数患者难以承受。偶然用到，多是采用免煎冲剂，既方便，又能保持药效。

32. 香蜜膏治疗抑郁症

柴某，女，23岁，于1986年11月就诊。

患神经衰弱1年余，慢性病容，精神不振，语言低怯，叙述病情不清。其母代述：该女因工作受挫，受到批评，而闷闷不乐，已休息半年余。曾到医院做心理治疗，略有好转。也用过中西药物治疗，效果均不明显。心肺听诊均无异常。舌质略暗，苔薄白，脉弦细数。辨为肝气郁结，耗伤心血，心神失养。法当疏肝解郁，养心安神。

取自拟香蜜膏原方，另加酸枣仁、石菖蒲两味。按上方配制一料，服用半月，其母言：有好转，愿意说话，但有头晕。故加枸杞子30g，杭菊花30g（加水煎取药液50mL，兑入药内，同蒸），配制一料。三诊时病情明显好转，患者可自述病情变化，并露出笑容。后又服用两料，基本痊愈，已能上班工作。

按语：香蜜膏组成为：核桃仁50g，黑芝麻50g，小茴香粉15g，冰糖30g，蜂蜜适量，香油适量，牛奶适量。先将前三味药压碎，与后四味相合，再加适量水，搅匀，放在瓷盆内，上笼蒸之，用文火蒸1小时左右，如滋膏即可。每次食用10g（一小汤匙），每日3次，直接食用，或用白开水化开服用亦可，上药量可服用15天左右（为一疗程）。

方中小茴香芳香气浓，疏肝达郁，温经活血。患者原有神经衰弱症，方中胡桃仁、黑芝麻滋阴润燥，健脑益智，亦是不可或缺的。其他几味，均有润燥、滋润血脉的作用。此方常用于年轻女性精神受到刺激后所致之病症。如便秘、烦躁，我常加入承气汤类方，如大黄、厚朴、枳实等，通腑泄实；狂躁不安者，则加入珍珠母、生磁石、生赭石、生石决明等，镇肝潜阳。

33. 天麻钩藤六叶汤治疗高血压

王某，男，61岁，于2017年12月8日就诊。

患高血压病6年，血压高值180/110mmHg，经常服用卡托普利、倍他乐克（美托洛尔）、硝苯地平、氨氯地平等药，血压时高时低。临床以头晕、头痛、头昏、心烦为主症。近日头晕、头痛明显，特来求中医治疗。舌质暗红，苔薄白微有浮黄，脉象弦细略紧。脉症合参，为肝阳上亢、肝风上扰，夹脉络瘀滞证。治宜平肝熄风，兼以通达脑络。取自拟天麻钩藤六叶汤加味治之。

处方：天麻10g，钩藤15g（后下），桑叶15g，杜仲叶15g，荷叶15g，绞股蓝叶（全草）30g，罗布麻叶30g，银杏叶15g，丹参15g，赤芍15g，制首乌15g，石菖蒲10g，郁金10g，生甘草10g。水煎服。

二诊：在继续服用西药前提下，服用中药14剂，症状明显减轻。患者要求停用西药，嘱咐暂时不能停。仍按上方加用女贞子15g，旱莲草15g，以滋养肝肾之阴，冀以滋阴和阳。

三诊：上方服用21剂，血压稳定在136/85mmHg，头晕、头痛基本未再发作。患者比较满意，认为中医还是能治大病的。后以天麻钩藤六叶汤加减治疗，继服60剂后停药，以天麻钩藤饮的颗粒剂“天智颗粒”代之。随访近年来血压稳定，西药仅用氨氯地平维持。

按语：天麻、钩藤是天麻钩藤饮的主药。二者都是植物药，天麻是根，钩藤是藤，用量可以大一些。天麻要多煮一些时间，把它煮透；而钩藤不能多煮，煮的时间久了，就没有效了。有研究发现，霜桑叶与杜仲叶均有降压与降糖作用。荷叶可以降脂，“出淤泥而不染”，取其清透无浊之功，新鲜的更好。绞股蓝、银杏叶、罗布麻都可以降脂，软化血管。特别是罗布麻，俚语道：“高血压，不可怕，一天一斤罗布麻。”用量有点夸张，但说明罗布麻是可以降压的。

天麻钩藤六叶汤是我近年来所用的新方，主治高血压中轻度患者，多有效果。如果配服原有西药，效果会更好。加减：脑梗死，加开窍四味（丹参、赤芍、郁金、石菖蒲）；肢体不利，加三草三藤（豨莶草、透骨草、伸筋草，鸡血藤、络石藤、忍冬藤）；语言失灵，加解语三味（制远志、胆南星、麦冬）。

有的人会说，为什么不用金石介壳类药物，如生磁石、代赭石、石决明、生龙骨、生牡蛎、鳖甲、龟板等。年轻时我也用，而且用得还不少。后来年纪大了，对这些药物用得少了。为什么？因为这些药物对胃肠道有刺激，特别是有慢性胃肠道疾病的人，或者老年人。若必须用，也要注意配伍，以防戗伐胃气。

第五节　肾系病

1. 五苓散治疗急性肾炎

王某，男，24岁，北京人，于1980年11月就诊。

患者自1978年患急性肾炎，经用西药治愈。近1周感到全身乏力，精神颓废，眼睑郁胀，腰腿酸软，时有恶心，甚则厌食，尿量减少，背恶风寒，舌体胖大，舌质淡暗、舌苔薄白而腻，脉沉细。查：血压140/100mmHg。尿常规检查：尿蛋白（++），红细胞20~30个/HP，上皮细胞0~1个/HP。辨为外受风寒，肾气不化，导致水湿潴留。法当温阳化气，通利小便，佐以解表达邪。方用五苓散加味治之。

处方：茯苓15g，桂枝10g，生白术15g，泽泻15g，猪苓15g，荆芥10g，防风10g，苏叶10g（后下），生甘草5g。水煎服。

二诊：用14剂后，临床症状改善不明显。但尿蛋白为（+），其他如旧。于前方加白茅根30g，小蓟30g。

三诊：继服14剂，自觉症状消失，血压130/80mmHg，尿蛋白微量，红细胞（–）。嘱服六味地黄丸（水蜜丸），每次8粒，每日3次，以巩固疗效。

按语：此例疾患属中医风水，是由于外邪入肺，由肺下移于肾，形成水肿。肺为水上之源，肺气开合不利，不能使水液下注于膀胱，引起肾的气化失司，水液代谢障碍，形成风水。此“风”字，提示为外邪所致，而“水”乃指病变的机制与肾水有关。故治疗既要除风，又要调理肾气。五苓散乃调理肾气之主方，方中有桂枝一味，有利于祛除外风。所加药物，如荆芥、防风、苏叶，皆为解表除风之品；而白茅根与小蓟，是为利尿降压而设，以利于消除面部之郁胀。近年来有人提出，既然五苓散是为除水毒而设，那么凡水毒之证者，皆可使用，如皮肤病之湿疹、带状疱疹等。我用之临床，果然有效。这说明经方的魅力，用时不要局限于原文，只要符合方证指征，就可以“随证治之”。

五苓散为调节水液的一张名方。是方以桂枝温阳化气，茯苓淡渗利湿，共为君药；白术健脾，为臣药；猪苓、泽泻淡渗利水，为使药，且白术有健脾培土制水之作用。该方对水液代谢障碍之疾患，有异病同治之效。关于本方的君药，历代医家有不同认识，有人认为是泽泻，因为原方泽泻用量最大；有人认为是茯苓与猪苓，二苓相辅，可为君药，故曰五苓；而有人认为是茯苓，其淡渗利湿，故为君药。我认为，本方是以调节水液代谢为主要功用，而仲景方药中有此作用的药物非一种可为，只有桂枝与茯苓相伍，才能担当重任。方中之桂枝是不可忽视的药物，陈修园说：“桂枝振心阳以退其群阴，如离照当空，则阴霾全消，而天日复明也。”历代医家均认为五苓散具有双向调节作用，既可以用于小便多而频，又可以用于小便少而闭，即肾的气化功能失调证。如果仅以某一味药为君药，这种双向调节作用是不可能发挥出来的。

2. 真武汤合五苓散治疗糖尿病肾病

张某，男，46岁，于1995年9月就诊。

患者于1992年体检时发现糖尿病，经口服降糖药，血糖控制在6.8~9.0mmol/L，其后未予注意，饮食不加控制，药物亦未按医嘱服用。于1995年6月出现双下肢浮肿，继之颜面浮肿，住省某医院，诊为糖尿病肾病，经治疗半月余，未见效果，遂转入简易病房，邀中医诊治。曾服导水茯苓汤、济生肾气汤、十枣汤等，有小效，但浮肿仍很严重，下肢按之没指，每日用速尿（呋塞米）800mg，尿量不及1 000mL，大便2~3日一次，量不多。刻诊：患者面目浮肿，不能平卧，坐于床边，两足下垂；面色无华，精神萎靡，语音低微；脉沉细，似有似无，舌质淡暗，苔白滑。扪之手足凉而不温，呈现一派气虚湿寒之象。尿常规：尿蛋白（++），尿糖（++）。综合辨证，显系脾肾虚寒，阳气式微。治以温肾壮阳，健脾利水。选真武汤合五苓散增减治之。

处方：炮附子15g（先煎1小时），生白术30g，茯苓30g，生白芍15g，泽泻15g，猪苓15g，桂枝10g，淡干姜10g，生甘草6g。水煎服。

二诊：服6剂，尿量增至1 500mL左右。上方附子增至30g，加牛膝15g，并停用速尿。

三诊：上方服用6剂，尿量增至2 000mL左右，大便每日1次，面目及下肢浮肿有明显消退，精神状态亦有好转。

四诊：上方继服15剂，浮肿消退。尿常规检查：尿蛋白（±），尿糖（–）。患者要求回故里调养。继服上方，2日1剂。并加服金匮肾气丸（水丸），每次5粒，每日3次。

五诊：1个月后，患者前来复查，面色亦有红润，四肢转温，脉象亦有起色，尿常规未见异常。改用金水宝胶囊，每次2粒，每日3次，与金匮肾气丸同服。半年后随访，未再出现异常，生活可以自理。

按语：糖尿病肾病是糖尿病最常见的并发症，也是糖尿病患者的主要死亡原因之一，归属于中医“肾消”“虚劳”“水肿”等范畴。此例阳虚证候明显，炮附子当为温阳扶衰的主要药物，以前所服方药虽用附子，但量少且更换方药频繁，使附子未能发挥正常作用。真武汤为温肾壮阳的首选方剂，所用附子量大，毒性亦大，为使发挥正常作用，要注意三个问题：一是必须用炮制过的制附子；二是要先煎1小时，再纳其他药；三是要与干姜、甘草配伍，即含四逆汤方义。这样就可以增强附子的功效，而其毒性会明显降低。

3. 大补阴丸合八正散治疗急性泌尿系感染

崔某，女，31岁，于1994年3月就诊。

患者因公务劳累，突发小便频数，伴有尿痛、尿急、尿路酸楚感，在本院门诊诊断为急性泌尿系感染，予呋喃坦啶（呋喃妥因）及抗菌消炎药治疗3天，未见效果，转来内科治疗。刻诊：患者腰部酸痛，不能转侧，小便频数，两肾区有明显叩击痛，脉弦细而数，舌苔薄黄而干。尿常规检查：脓细胞（++），红细胞（+），白细胞满视野，蛋白（±），管形（-）；尿培养有大肠杆菌生长。辨为肾阴不足，膀胱湿热。治以滋阴补肾，清利湿热。方用大补阴丸合八正散加味。

处方：知母10g，黄柏10g，龟板30g（先煎30分钟），生地黄10g，通草10g，车前子30g（包煎），瞿麦30g，淡竹叶10g，滑石30g（冲服），生甘草10g。水煎服。

二诊：服用3剂，尿路感染症状有好转，增强了患者服用中药的信心。上方加桂枝6g，以冀提高肾之气化能力。

三诊：再服10剂，诸症消失。3次尿常规和尿培养检查均无异常。后嘱以六味地黄丸日日服之，并用瞿麦30g沸水冲泡，当茶饮之。1个月后得知，患者恢复健康，尿路无恙。

按语：泌尿系感染以湿热下注者为多。急性期以清热利湿为主，慢性期以温化肾气为主。但急性期应注意，湿热证中可能寓有阴虚。本例因劳累致病，又有细数脉、舌干少津，故应注意滋阴补肾，不可一味苦寒药治到底。后加桂枝，亦是为化气利湿而设。对于急性期的泌尿系感染，瞿麦是一味疗效突出的药物，以煎剂为好。但对于轻度的泌尿系感染者，或恢复期患者，可用沸水冲泡饮之，亦可取得满意效果。

大补阴丸出自朱丹溪《丹溪心法》，原名大补丸。李东垣有滋肾丸，有的书上叫滋肾通关丸，由知母、黄柏、肉桂三味组成，寒因热用，系泄命门相火之创举方。丹溪大补阴丸由东垣滋肾丸衍化而来，并有所发明。是方既用滋肾丸之知母、黄柏苦寒坚阴，平相火而保阴津；又要以熟地黄滋阴、龟板潜阳，猪脊髓以髓补髓，益水配火而培本。合而成为壮水与制火并重的方剂。陈修园说："丹溪此方，较六味地黄丸为佳。"

4. 活络效灵丹合四妙散治疗尿潴留

张某，男，66岁，于1998年11月就诊。

该患夜间尿频半年余，每夜5~6次之多。于10月中旬突然小便不通，点滴难下，小腹胀痛难忍，急到某医院就诊。以前列腺增生引起急性尿潴留，立即进行导尿，并做留置导尿管处理。半月后来诊，查前列腺如鸡卵大，质硬。舌质暗紫，舌苔黄腻，脉象弦紧。追问病史，患冠心病10余年。脉症合参，诊为下焦血瘀，湿热蕴结证。拟活血化瘀，佐以清热利湿。选活络效灵丹合四妙散治之。

处方：丹参30g，当归15g，制乳香、制没药各10g（此两味用免煎冲剂），生薏苡仁30g，炒苍术10g，黄柏10g，川怀牛膝各10g，生甘草10g。水煎服。

二诊：服用3剂后，小便通利，小腹胀痛减轻，但夜尿仍多。遂加入益智仁30g，继服6剂，尿路通畅，夜尿2次，小腹胀痛几乎消失。

按语：活络效灵丹源于张锡纯《医学衷中参西录》，由当归、丹参、乳香、没药组成。主治“气血凝滞，痃癖癥瘕，心腹疼痛，腿疼臂疼，内外疮疡，一切脏腑积聚，经络湮瘀”。张氏用此方治疗之证候，不分寒与热，不管气郁或血瘀，皆可使用。可见张氏的立论是因“郁（瘀）”而设，用药在于解郁、活瘀。张氏自己说是“活血舒筋”，“凡病之由于气血凝滞者，恒多奇效”，“活络效灵丹诸药品，皆善入血分，通经络”。张氏善用生乳香、生没药，他认为：若炒用，则流通之力顿减。有人认为乳、没有伤及气血之虞，张氏则说：“虽为开通之品，不至耗伤气血，诚良药也。”乳香、没药均为树脂类药材，它们的功用是相同的，即活血止痛，消肿生肌。但生品内服，气味刺激胃，有的人不易接受，服用以后会恶心呕吐，所以还是要用醋炒一下，而止痛功用不减退。

前列腺增生多见于中老年人，瘀血证候不在少数。张某夙患冠心病，结合舌紫脉紧，为瘀血证无疑。舌苔黄腻，急性发作，当考虑为湿热作祟。于此我喜用张锡纯活络效灵丹治之。方中丹参、当归养血活血，且又能宣通气分；妙在取乳香、没药两味，张氏认为乳香“善透窍以理气”，没药“善化瘀以理血”，“二药并用为宣通脏腑、流通经络之要药”。唯张氏善用生品，我取其意而用免煎冲剂，疗效如期。

5. 左归丸治疗性功能减退

王某，男，40岁，于2008年2月就诊。

患者因工作疲劳，睡眠较少，性功能逐渐减退，勃起无力，曾服用助阳扶痿药物，略有好转，但性生活仍不如常人。刻诊：形体偏胖，舌苔黄腻，脉弦滑。有前列腺炎病史6年，查前列腺液常规：白细胞（+）。另有膝髌骨软化症、腰椎间盘突出，并发左下肢疼痛。综合分析，为肾精不足，湿热阻滞，阳郁不起所致。治当补肾填精，清热利湿，振奋阳气。取用左归丸加味治之。

处方：生黄芪15g，生山药15g，山茱萸30g，枸杞子15g，鹿角片10g，炒芡实30g，知母10g，黄柏6g，生薏苡仁30g，巴戟天15g，肉苁蓉15g，生甘草10g。水煎服。

二诊：服用10剂，勃起较有力，左下肢疼痛减轻。上方加菟丝子30g，淫羊藿15g。另用免煎剂：当归（每包10g）、丹参（每包10g）、乳香（每包6g）、没药（每包6g）各20包，每日冲服2次，每次各1包。

三诊：勃起正常，下肢疼痛消失。改为膏滋剂巩固疗效。

处方：熟地黄30g，怀山药30g，山茱萸30g，枸杞子60g，炒芡实30g，巴戟天30g，肉苁蓉30g，菟丝子30g，茯苓30g，鹿角片60g，龟板30g，炒杜仲30g，地龙30g，延胡索30g，生甘草30g，蜂蜜适量。制成膏滋剂，每次10g，每日2次，直接口服或开水冲服。

1个月后随访，患者房事正常，腰膝病亦未复发。

按语：中青年阳痿症，有阴虚、阳衰、血瘀等不同证候，但近年来以阴精亏损为多，这与人的饮食结构、生活节奏、心理因素有关。特别是饮食中的膏粱肥厚、饮酒以及精神上的浮躁，更易暗耗人的阴精，精液不充，导致阴茎软而不坚，勃而不挺。对此，盲目服用壮阳药治疗，会使阴精进一步亏损。我常用张景岳的左归丸加减施治，每获良效。左归丸是“善补阴者，必于阳中求阴”的代表方剂，它以补肾填精为功，在一派补肾阴药物中，却有一味鹿角片，此药咸温，具有生精血与补肝肾的双重作用，另外，它也是活血消肿的良药。这样不但有助于恢复阳气，生精补液，也有利于患者腰膝病的改善。此例舌脉呈现湿热象，故加用知母、黄柏、生薏苡仁以清利之；巴戟天、肉苁蓉均为补肾助阳药物，但其特点是温而不燥，补而不峻，前者还有强筋骨、壮腰膝的功效，与此例病证颇为吻合。有了这两味药，阳痿症状改善较快。治疗此例，还用了张锡纯的活络效灵丹（改为免煎剂），亦冀活血通络，促使腰膝得以恢复正常。

6. 桂附四君子汤治疗膀胱炎

李某，女，60岁，农民，于1974年11月就诊。

罹患尿频、尿痛5个月，加重半个月。开始诊为“热淋”，予八正散合导赤散治疗，服6剂后病情如故。问其何症最苦？答：尿道热痛难忍。疑病重药轻，遂于上方加槐花、小蓟、瞿麦等凉血通淋之品，3剂后病情不减。患者又转诊于泌尿外科，诊为膀胱炎，用呋喃坦啶（呋喃妥因）、乌洛托品等治疗，病无缓解。同年12月10日患者再次来诊。

二诊：症见面色㿠白，神疲气短，尿频（白天7~8次，夜间10余次），排尿时尿道热痛，并有怕冷，喜热饮，纳差，小腹坠痛，大便干结，脉沉短，舌苔薄白而滑。诊为脾肾气虚，湿热下注。拟健脾温肾，佐以清化湿热方。方以桂附四君子汤加味治之。

处方：党参30g，炒白术10g，茯苓12g，炮附子5g，桂枝10g，龙胆草3g，生薏苡仁15g，泽泻10g，山药24g，熟地黄12g，陈皮10g，生甘草6g。水煎服。

三诊：服用1剂，自觉腹中气顺，尿道热痛减轻。已投病机，再加肉桂6g以助气化，升麻3g以升清阳。

四诊：进3剂，尿道热痛明显减轻，大便通顺，昼夜排尿次数减为6次。患者高兴地说："半年多没有这么轻松了。"

五诊：继服3剂，并加服金匮肾气丸（大蜜丸），每日1丸，服用1个月，以巩固疗效。2年后患者来院诊治胃病，述其淋证未再复作。

按语：本例初诊为"热淋"，服苦寒渗利之剂愈服愈重。二诊时问其"怕冷怕热"，答曰"怕冷"。怕冷是阳虚的主要指征，参合喜热饮、夜尿多、脉沉、舌滑不燥等症，应是脾肾阳虚所致。徐东皋说："淋证初作者，主于实热，当利之，八正散之属是也；既利之而不愈，久久而气下陷者，虚也。"本例热痛为标，阳虚为本。初诊时仅着眼于热痛与大便干结，不知热痛是阳虚失煦、湿热下渍所致。不然为何有怕冷、喜热饮之症？大便干结并无黄燥之苔，反与舌苔薄滑并见，知是脾失运化，并非热结。中气失驭，故见小腹坠痛。初诊时标本混淆，以苦寒渗利之剂治疗阳虚证，近乎雪上加霜。二诊时抓住怕冷、喜热饮等阳虚本质，予桂附四君子汤加减。

桂附四君子汤由四君子汤加炮附子、桂枝而成。四君子汤出自《太平惠民和剂局方》，为著名的补气健脾方。张璐云："气虚者，补之以甘，参、术、苓、草甘温益胃，有健运之功，具冲和之德，故名君子。"古人有"补气不离四君"之说，后世补气健脾之方多从此方化裁。加入炮附子、桂枝，意在扶阳温肾。薏苡仁具健脾利湿之效，龙胆草为清泻肝胆湿热之品。全方是在益气健脾、扶阳温肾的基础上，加入清泻肝胆湿热药物。健脾温肾是治其本，清泻湿热是治其标。

这类方剂的组合表面上看是相互矛盾的，但正是这种相反相成的配伍，才显示出温补而不燥、清泻而不寒的功用。

7.柴胡升陷汤治疗老年性尿失禁

李某，女，73岁，美籍华人，于2014年8月15日就诊。

患者患遗尿1年余，在美国用西药治疗多次无效。这次回国探亲，经介绍来此治疗。述昼夜遗尿10余次，有时走路亦有遗尿，不能出门，异常痛苦。舌苔薄白，脉沉细无力。辨为清阳不升，气虚下陷。取自拟柴胡升陷汤治疗。

处方：柴胡6g，升麻6g，益智仁30g，炒乌药10g，桑螵蛸10g，桂枝10g，甘草10g。水煎服。

二诊：服用7剂，症状有明显好转。于上方加入炒怀山药10g，炒白术10g，以加强补益脾肾的功用。

三诊：服用10剂，夜间仅遗尿2次。其丈夫说道："真是相见恨晚，不知道中原还有这样的好医生。"效果如期，照上方继续服用。

按语：患者年老体弱，比较消瘦，行走缓慢，语言低微，显系气虚之象。加之脉象虚弱，故诊为脾肾气虚、清阳不升证。柴胡升陷汤与此证合拍，从方证学角度考虑，自然会应用此方治疗。方药组成为：柴胡6~10g，升麻6g，益智仁30g，炒乌药10g，桑螵蛸10~30g，桂枝6~10g，甘草10g。

《神农本草经》云柴胡可"推陈致新"，升麻"久服不夭"，这些说法在《神农本草经》中是不多见的。到了元代，张元素在《医学启源》中，专门论述药物的气味性能之趋势，其中言风药具有升阳、生发元气的作用。并在升麻条下说："气平，味微苦，足阳明胃、足太阴脾引经药。若补其脾胃，非此为引用不能补。"谓其气味俱薄，浮而升，为阳性药物。柴胡条下说："性平微寒，气味俱轻，阳也……可引胃气上升。"缩泉丸由乌药、益智仁、山药三味组成，主治脬气不足，小便频数，昼甚于夜者。桑螵蛸具有补肾扶阳、固精缩尿的作用。用桂枝在于助膀胱之气化，如五苓散之中之用桂枝、甘草乃和中之用。方有升麻、柴胡引领脾肾之气升发，加之缩泉丸之缩尿止遗，桂枝、甘草之和中气化。有治本之升麻、柴胡，有治标之缩泉丸等，故用之治疗遗尿症，必如所期。

8. 春泽汤治疗前列腺肥大

郑某，男，61岁，于1999年4月就诊。

患前列腺增生3年，每因劳力或行走过度而加重。症见尿等待明显，小便点滴不利，排尿时小腹有酸困感，曾服用八正散与龙胆泻肝丸、热毒清片等无效。家属邀余诊治，但患者对中医治疗信心不大，言“试服3剂再说”。观其形体偏瘦，面色淡黄，语言无力，略有气促。有多年吸烟嗜好。舌质淡暗，苔薄白滑，脉细微。从脉症结合体质分析，应为膀胱无力，气化不及，水道不输所致。拟春泽汤加味，以冀助气温阳利尿。

处方：党参30g，威灵仙15g，桂枝10g，茯苓皮30g，泽泻15g，猪苓15g，炒白术10g。水煎服。

二诊：服用1剂，小便稍利。服3剂，排尿困难明显减轻。加炮附子5g，川牛膝10g，以增加气化与通利之力。

三诊：继服12剂，症状明显改善。嘱服金匮肾气丸（小剂量）以善后。

按语：春泽汤出自《世医得效方》，即五苓散加人参，主治气虚小便不利。我喜用此方治疗气虚小便失调者，或发为癃闭，或发为遗尿，均可选此方。膀胱气化有序，排尿自可正常。加入威灵仙者，乃取张锡纯经验，张氏善用人参配威灵仙治疗癃闭，如他自拟方宣阳汤主治阳虚不能宣通而致小便不利者，他说威灵仙行气分之滞。威灵仙“走而不守，宣通十二经络”（《药品化义》），但久服易伤元气，而与党参配伍，通利而不伤气；党参得威灵仙，则补气而不壅滞。另有桂枝温阳化气，茯苓皮、猪苓、泽泻利水通淋，炒白术健脾利湿。药虽平和，但切病机，自然可获良效。

9. 芡实合剂治疗慢性肾炎

秦某，女，35岁，干部，于1988年8月21日就诊。

罹患慢性肾炎2年余，经常有汗出、腰酸、恶风、低热等，不耐风寒，不耐劳作。先后经中西医治疗，曾用过激素等西药治疗，亦曾服用过济生肾气汤、左归丸（汤剂）等中药治疗，效果都不稳定。患者对激素等疗法颇为反感，经朋友介绍寻中医治疗。就诊时，尿蛋白（++），管型2个，红白细胞少许。舌质淡白，舌苔薄白，脉虚数。虽然时在夏季8月，而患者仍有淅淅恶风感，其面色无华，有虚浮状，语音低怯。小便清长，大便溏薄。辨为脾肾俱虚，气不摄精。治以补益脾肾，利湿摄精。方取芡实合剂加减。

处方：炒芡实30g，炒白术15g，茯苓15g，怀山药30g，菟丝子30g，金樱子30g，黄精30g，百合24g，枇杷叶12g，党参12g。加桑螵蛸15g，楮实子15g。水煎服。

二诊：服15剂，尿常规检查：蛋白微量，红细胞1~2个，白细胞2~3个，其他未变。于上方加黄芪30g，赤芍15g，继服15剂。

三诊：尿常规检查：尿蛋白（±），红白细胞未改变。于上方加玄参30g，继服15剂，以巩固疗效。

后又来诊治几次，在芡实合剂方基础上，随证用药为：失眠，加酸枣仁、合欢皮；咽喉肿痛，加连翘、射干；咳嗽，加百部、黄芩、金莲花。2年后经学生随访，治疗后病情未发作，能参加劳动。经查肾功能未见异常。

按语：此患者脾肾俱虚证候比较明显，如常有汗出、腰酸、恶风、大便溏薄，且不耐风寒、不耐劳作等。对于此类证候，看准了就要“有方有守”，不可操之过急，一般服用1个月甚或2个月方可见效。如果不能守方，今温补，明寒凉，就会贻误病情，收效甚微。我在北京学习时，曾看到王占玺老师常用芡实合剂治疗慢性肾炎，王老一再强调，“守方”是取得疗效的关键。

芡实合剂乃著名中医学家岳美中先生的经验方，其方载于《岳美中医案集》。我在20世纪80年代初在中国中医研究院西苑医院学习时购得此书，并就有些疑难问题向岳老请教，岳老对年轻人非常关心并乐于传授经验。他指出，这个方子是补益脾肾的，针对慢性肾炎而用，蛋白尿是脾肾精气外露之象，用此方补之、固之，要坚持守方，不可能一蹴而就。

方药组成为：炒芡实30g，炒白术12g，茯苓12g，怀山药15g，菟丝子24g，金樱子24g，黄精24g，百合18g，枇杷叶9g，党参9g。

方中党参、炒白术、茯苓益气健脾利水，促进运化，能使水湿之气渐渐消散；炒芡实、菟丝子、怀山药补益脾肾两脏，配合党参、炒白术、茯苓，阴阳两伤均可以治疗；百合、黄精、金樱子入肺脾肾三经，补其不足；尤妙在用枇杷叶入肺，肃降肺气，“肺为水上之源”，肺气肃降，则水道通利，下输膀胱，浊气导出，其精气自然内藏。

10. 犀角地黄汤治疗狼疮性肾炎

王某，女，32岁，公务员，于2009年4月8日就诊。

患者8年前于某院确诊为系统性红斑狼疮、狼疮性肾炎，予强的松（泼尼松）及免疫抑制剂等对症治疗1年半，症状曾缓解。仅服小剂量雷公藤维持。3年前曾因感冒诱发狼疮活动，又予强的松1mg/kg剂量治疗，同时加用环磷酰胺冲击10次，总量9.8g。病情逐渐稳定，激素维持治疗。近半年激素用至15mg/d时，病情出现反跳，患者因畏惧激素副作用而不愿再增加剂量，故转求中医治疗。刻诊：面部红斑明显，呈蝶形分布，毛囊粗糙，鼻准部皮损，前额及颈项部小米粒样丘疹，瘙痒难忍，手臂、足背部皮疹，脸如满月，尿赤便秘，带下秽浊。苔薄黄，舌质红，脉滑细。查：ANA 1∶1 000；ds-DNA（+），抗Sm抗体（+），抗SSA（抗干燥综合征抗体）（+），尿蛋白（++）。诊断为系统性红斑狼疮并狼疮性肾炎。证属瘀热湿毒，治以清营凉血，化湿解毒。方选犀角地黄汤加减。

处方：水牛角25g（先煎），生地黄15g，赤芍10g，牡丹皮10g，玄参12g，鬼箭羽20g，白花蛇舌草15g，青蒿10g，土茯苓20g，生大黄6g，苦参10g，紫草10g，白鲜皮30g，黄柏6g，墓头回10g，生甘草6g。水煎服。

二诊：服药1个月，面颊及手臂斑疹逐渐消退，瘙痒仍有，大便偏溏，舌脉如前。原方去生大黄，加地肤子30g、赤小豆30g继服。

三诊：服药1个月，手臂及足背皮疹完全消退，面颊斑疹也消退，留有部分色素沉着，皮肤瘙痒消失，前额及颈部小米粒样丘疹亦见消退。苔微黄，舌质偏红，脉细滑。尿蛋白（+）。上方去地肤子、青蒿，加黄精10g、金樱子15g。

四诊：服药1个月，面部斑疹完全消退，皮肤未见瘙痒，食纳正常，苔薄白，舌质嫩红。患者自行将强的松逐渐减量至停服已10天。查尿蛋白（–）。上方玄参减至9g，加知母10g、菟丝子15g，进一步巩固疗效。后随访，上方服用3个月，病情未再复发。

按语：本病例历时8年，久服大量激素治疗，热毒内陷，营血耗伤，久病致瘀，热毒与瘀血相搏结而成瘀热。故治疗以清营凉血、散瘀解毒为法。以犀角地黄汤加减为方。方中用水牛角代替犀角，清营凉血，用为主药，生大黄、鬼箭羽、牡丹皮、赤芍、紫草等泻火解毒，凉血散瘀；白花蛇舌草、土茯苓、墓头回清热解毒，止带祛湿；白鲜皮、地肤子、黄柏祛湿除风止痒；该病日久，大量应用激素纯阳之药，势必伤阴耗血，损及肝肾，阴虚则虚热内生，故配生地黄、玄参、知母、青蒿等养阴清热，凉血解毒，兼顾其本；金樱子补肾固本，消尿蛋白；生甘草调和诸药。服药治疗3个月，斑疹消退，瘙痒止而尿蛋白消。继服3个月，病情稳定，未再复发。

11. 参芪益肾汤治疗肾病综合征

张某，男，18岁，农民，于1998年6月就诊。

罹患肾病综合征2年余，曾在当地医院住院治疗，一直用激素冲击疗法，激素副作用比较突出，现仍服用泼尼松20mg/d。刻诊：面色㿠白，眼睑及下肢浮肿明显。尿常规检查：蛋白（+++），白细胞4~6个/HP，红细胞0~2个/HP。24小时尿蛋白定量2.6g，胆固醇7.68mmol/L，血浆白蛋白30g/L，球蛋白18g/L。患者要求服用中药治疗。刻诊：满月脸，面部出现痤疮，饮食不多，时有恶心，下肢浮肿，按之没指，排尿次数多，但尿量少，舌苔薄黄偏腻，脉滑数。分析病情，为湿热弥漫，充斥三焦。治以清利三焦，利尿解毒。方取大橘皮汤加味。

处方：茯苓15g，猪苓15g，生白术15g，桂枝5g，滑石30g（冲服），橘皮10g，木香6g，槟榔6g，白茅根30g，赤小豆30g，玉米须30g，知母10g，黄柏10g，生甘草10g。水煎服。

泼尼松继续服用。

二诊：服用15剂，面部痤疮明显减少，下肢浮肿减轻，排尿量增加。上方加鸡内金30g，生麦芽30g。

三诊：继服15剂，饮食增加，浮肿消退，舌苔薄白微黄，脉转为弦细，但实验室检查未见好转。改为健脾益肾法，予自拟参芪益肾汤加减。

处方：党参30g，生黄芪30g，猪苓10g，茯苓10g，陈皮10g，当归10g，熟地黄15g，怀山药30g，五味子6g，杜仲10g，菟丝子15g，金樱子15g，女贞子15g，板蓝根15g，白茅根30g，赤小豆30g，知母10g，黄柏10g，生甘草10g。水煎服。

并服知柏地黄丸，每次8粒，每日3次。

四诊：前方服用30剂，临床症状基本消失，尿常规检查：尿蛋白（+），白细胞（-），红细胞（-），24小时尿蛋白定量0.3g，胆固醇5.45mmol/L，血浆白蛋白48g/L，球蛋白24g/L。泼尼松减为10mg/d，上方加炒芡实15g。

五诊：继服30剂，尿蛋白（-），24小时尿蛋白定量0.16g，其他检查均正常。泼尼松减为5mg/d。

此后每3个月复诊一次，以参芪益肾汤为基本方，随证略作加减。至2001年夏，泼尼松已停止服用，实验室检查均无异常。后每半年复诊一次，至2004年春，多次检查均无复发征兆，身体强壮，劳动、生活已如常人。

按语：本例在当地治疗，以激素冲击为主，后又用单验方及药膳等治疗，花去大量费用，在举目无望情况下，经进修生介绍前来就诊。此例前后治疗数年，基本分两个阶段。前期以清利湿热、滋阴泻火为主，目的在于消除长期用激素所引起的湿热弥漫、阴虚火旺等副作用；后期以益气养阴、补肾填精为主，佐以清热利湿。或曰，前期以治标祛邪为主；后期以补肾固本为主，兼以清利。特别是参芪益肾汤，这是我多年的经验方，治疗慢性肾病有良好的效果。组成为：人参10g，黄芪30g，白术15g，茯苓15g，陈皮10g，当归10g，干地黄10g，山药30g，五味子10g，杜仲10g，菟丝子15g，金樱子15g，女贞子15g，板蓝根15g，白茅根30g，赤小豆30g，甘草10g。此方功效为益肾固精，解毒利尿。用于慢性肾炎蛋白尿突出者。

谈起参芪益肾汤，还有一段故事。1965年四五月间，我正随医疗队在农村防治疟疾，忽然接到专署卫生处的通知，要我赶回开封参加会诊。我当时刚刚毕业半年多，心想自己有什么资格和经验参加会诊呢？回到开封，才知道是人事处一位干部的女儿患了肾病，听说我治疗了几例肾病，效果不错，想让我给他女儿想想办法。他女儿8岁，在北京儿童医院诊为“肾病综合征”，是一位中医儿科专家诊治的，他拿出十几张处方对我说，这些处方刚开始服用都有效，但继续用就没有效果了，再去北京，也不容易了，问我这些处方是否还可以服用。我将处方一一查看，有十几张处方，前后相差3个月，每张处方都在15味左右，所用药物大致可分三类：一是补气健脾的，如人参、黄芪、白术、山药、茯苓、陈皮等；二是补肾固精的，如地黄、杜仲、菟丝子、金樱子、女贞子等；三是解毒利尿的，如板蓝根（解热毒）、赤小豆（祛湿毒）、白茅根（祛水毒）。我将十几张处方进行了对比，按使用率的多寡依次排列，最后拟定了上面这张处方，家长同意，让他女儿服用了十几剂，果然有效，尿蛋白有所减少，面目浮肿也有减轻，家长信心很大。后我在此方的基础上略予增减，患儿服了50多剂，尿蛋白消失了，所用激素的副作用也大大减轻。经过3个多月的治疗，病症痊愈。由此，我把这张处方记录下来，并取名为“参芪益肾汤”。经过几年的临床观察，发现该方对肾功能无损伤的肾病综合征效果良好。到了1969年，我院一位内科医生下放到登封县（现登封市），把这张处方也带了下去。有一天，一位登封的患者拿着这张处方来到我的诊室，说这张处方在他那里许多人都知道，他的爱人患有肾病，问是否可以用这张方子治疗。我问清了病情，让她先服用几剂再说。后来他把他的爱人领来让我看了几次，病情基本得到控制。这张处方包含着前辈中医专家的经验，还有患者全家对中医的无限信任，至今还是我临床上常用的药方。

细细品味这张处方，其中有四君子汤方义，有四物汤含义，有六味地黄丸之义，还有依据实验室检查数据而选用的药物。总之，这张处方已经应用50多年，它蕴含有几代人的临床经验和心血，读者可在临床中使用并体验之。

12. 祛风聪耳汤治疗耳鸣如蝉声

闵某，女，46岁，业务员，于2011年10月8日就诊。

患耳鸣3年余，起始于一次郁闷生气之后，初期并不在意，以为过几天就会痊愈。后来越发严重，甚至于影响工作与生活。刻诊：耳鸣如蝉叫声，或嗡嗡作响，由此心烦意乱，不能正常工作，曾用谷维素、维生素，以及耳聋左慈丸、磁朱丸、耳聋丸等，有小效。虽然平时不大喜欢服用中药，但迫于病情不减，特请中医诊治。望诊：患者形体肥胖，面容虚浮，面色白中带黄，如油浮面，舌苔白腻而厚，舌质红赤；闻诊：声音厚重，如有痰浊在喉；问诊：伴有头晕、耳鸣，白带较多，时有秽浊之气味；切诊：脉弦细而沉。西医诊为感音性耳聋。脉症合参，为肝肾阴虚，虚阳生风，夹痰浊阻窍所致。拟滋阴平肝、化痰通络法。取自拟祛风聪耳汤加味治之。

处方：刺蒺藜10g，潼蒺藜10g，蝉蜕10g，牛蒡子10g，菊花15g，枸杞子10g，桑叶15g，女贞子15g，旱莲草15g，生磁石30g（先煎30分钟），橘络10g，石菖蒲12g，丝瓜络15g，冬瓜皮30g，荷叶30g，生甘草10g。14剂，水煎服。

二诊：服药后，耳如蝉鸣音似有减轻，仍头晕，白带多。上方加生薏苡仁30g，钩藤15g，14剂。

三诊：头晕减轻，白带有所减少，耳嗡嗡叫声未出现，舌苔转为薄白，脉象如故。去生磁石、枸杞子，加王不留行10g，以加强通络作用，14剂。

四诊：耳鸣明显减轻，患者自感满意，但不愿再服中药。遂改为膏剂如下，并嘱患者要主动锻炼身体，减轻体重，有利于改善微循环。

处方：刺蒺藜60g，潼蒺藜30g，蝉蜕30g，牛蒡子30g，菊花60g，枸杞子60g，桑叶30g，女贞子30g，旱莲草30g，生磁石60g（先煎30分钟），橘络30g，石菖蒲45g，黄芩30g，丝瓜络60g，冬瓜皮60g，荷叶60g，薏苡仁60g，钩藤60g，王不留行30g，石斛30g，丹参60g，赤芍60g，龟板60g，鳖甲60g，蔓荆子30g，荆芥穗30g，生麦芽30g，炒香附30g，夏枯草30g，生甘草10g。2剂，水煎3次，药液混合一起，加热浓缩到600mL左右，取五味子蜜、枸杞子蜜、槐花蜜，按1：1：1比例混合加入药液中，在加入过程中不断搅拌，使之浓缩成膏脂状，约1 200mL。冷却后，放入玻璃瓶或瓷罐内保存。每次10mL，每日3次。直接口服，或沸水冲服。

按语：耳鸣不是容易治愈的疾患，看似小疾，治愈却颇难。这主要是因为内服药物很难到达病所，如果患者急于求成，越急躁则越使耳鸣加重。中医认为，耳鸣与肝肾不足、虚阳上越有关，也与痰浊阻窍有关联。前人有耳鸣为“上盛下虚”之说，但也有“痰火”所致者，如《明医杂著》中说：“耳鸣证，或鸣甚如蝉，或左或右，或时闭塞，世人多作肾虚治，不效。殊不知此是痰火上升，郁于耳中而为鸣，郁甚则壅闭矣。”

祛风聪耳汤是我在临床中，汲取百家之长，通过实践应用，逐渐形成的经验方。本方以祛风通络为主，滋阴平肝为佐。刺蒺藜、潼蒺藜均可祛风，但刺蒺藜偏于祛外风，潼蒺藜是在补益肝肾的基础上祛除内风的。其他药物多为“对药”，如杞菊（枸杞子、菊花）补肾平肝；二至（女贞子、旱莲草）滋补肝肾；桑菊（桑叶、菊花）清肝明目；蝉蜕、牛蒡子配伍，可清泄头面之风热。另外，生磁石“坠炎上之火以定志，引肺金之气以入肾”（《得配本草》），说明它有镇降潜纳的功用，是治疗耳鸣不可缺少的药物。本方对于近期神经性耳鸣效果明显，对于患病日久者，亦有减轻症状的功用。本例患者为痰湿之体，故在前三诊方药中加入祛湿的生薏苡仁、冬瓜皮、荷叶、丝瓜络等淡渗利湿之品，荷叶还有升清降浊的功用，而丝瓜络独有通络作用；加入钩藤，以祛风通络；加王不留行，其目的也是通络。膏剂中，还加入黄芩以清痰火，蔓荆子以清头目，荆芥穗祛风通络，又加入龟板、鳖甲，以滋肝肾之阴，根固则枝叶守位而不鸣。

耳鸣与耳聋的治疗不是可以一蹴而就的，必须医患配合，患者少生气、少急躁，戒烟酒，心放开；医者多了解致病原因，多安慰，多开导，这样才能早日治愈。

13. 补肾八味方治疗腰痛

张某，女，39岁，于2017年6月就诊。

该患者就诊时，以慢性胃炎为治，待我开了处方后，她又说道："我还有腰痛病，一劳累就痛，你给我开个小方治一治吧。"我就另外开出了一个小方，即：丹参15g，炒杜仲10g，黄芪10g，当归10g，续断10g，狗脊10g，茯苓15g，生甘草10g。颗粒冲剂，8剂。待她半年后再来就诊时，竟然说腰痛病好了。还说，只要腰痛，八味冲剂一喝就好。我于是将这个八味方起名为"补肾八味方"。此后，凡言腰痛的患者（多为女性患者），我都会给他们开这个补肾八味方，效果虽未达百分之百，但多数有效，反映良好。

按语：说起补肾八味方，也是有来源的，不是空穴来风。方中黄芪与当归是当归补血汤；丹参与炒杜仲的组合，是骨科专家郭春园的经验对药，用以减轻腰部椎体的压力，局部活血化瘀；续断与狗脊是治疗腰痛的对药，具有补肾强腰壮骨的作用；茯苓利腰间之湿浊，而生甘草和中缓急。全方的综合功效是补肾壮腰，益气养血，壮骨利湿，补益与化瘀兼备。药性平和，不燥不寒，药性适中，可以用于多种体质的腰痛患者。

14. 瞿麦芍药汤治疗前列腺肥大

信某，男，65岁，于2004年12月17日就诊。

患者小便频数，日夜十余次，且尿道灼痛酸楚，经我院男科诊为前列腺肥大，建议手术治疗。因惧怕手术而请求中医诊治。刻诊：小便频数，甚而不能自禁，量少色黄，尿道有灼痛感，尿后酸楚不舒，伴腰酸困胀，舌质红赤，苔黄腻偏干，脉细滑偏数。此为湿热下注，灼伤阴络。治以清热利湿，育阴通淋。方用自拟瞿麦芍药汤。

处方：瞿麦30g，知母10g，黄柏10g，生白芍30g，生地黄15g，女贞子15g，生甘草10g。

服用6剂后，尿道灼痛减轻，小便每日7~8次。反复诊治5次，或加蒲公英、连翘清热解毒，或加滑石、白茅根泻热利尿，或加川楝子、琥珀（冲服）止痛通淋。如此服30余剂，诸症消失。嘱其多饮水，少肥甘，禁烟、酒，并进行会阴处热浴按摩。半年后随访未复发。

按语：湿热下注证，于前列腺炎多见于急性发作期。瞿麦芍药汤系我从临证中体验而得。瞿麦苦寒，清热利水，通淋止痛作用显著，历代本草将其列为治热淋之要药；生白芍酸寒，为“阴虚有热，小便不利者之要药”（张锡纯语）；另加知母、黄柏清泻下焦之相火，且知母有育阴散结作用；生地黄滋养肾阴；女贞子滋养肝阴。凡用清热通淋药，要注意肝肾之阴的保护。否则，长期使用会使阴液随通淋而散失。

15. 桉树叶饮治疗泌尿系感染

赵某，女，26岁，已婚，于2013年3月9日就诊。

泌尿系感染，反复发作3个月，开始用抗生素治疗，不能彻底治愈，后经朋友介绍前来诊治。刻诊：尿急，尿频，排尿时有灼热感，伴有腰酸困，月经无异常，白带少许，舌苔薄白，脉弦细带数。尿液检查，除有微量蛋白外，别无异常。开始投八正散加减无效，后改用自拟桉树叶饮治疗。

处方：桉树叶10g，白檀香10g，半枝莲15g，知母10g，黄柏8g，肉桂5g，瞿麦10g，炒杜仲10g，桑寄生15g，生甘草10g。14剂，水煎服。

二诊：症状明显减轻，排尿次数减少，但小便时微有疼痛，脉弦细亦无数象。上方加生白芍30g，继服14剂。

三诊：症状已完全消失，仅口干而渴，腰隐隐酸困，恐复发，以求巩固治疗。以滋阴补肾为法，拟知柏地黄汤加味，配制膏滋剂服用。并嘱慎食辛辣、烧烤之品。

处方：知母60g，黄柏30g，生地黄90g，山茱萸90g，怀山药90g，茯苓60g，泽泻30g，牡丹皮30g，桉树叶60g，白檀香60g，半枝莲60g，女贞子90g，旱莲草60g，龟板60g。2剂，取槐花蜜、枸杞子蜜、蜂蜜各1/3配制，约1 200mL，每次10mL，每日3次，温开水冲服。

按语：我用桉树叶饮方治疗多例泌尿系感染患者，每收良效。其方中主药为桉树叶、白檀香、半枝莲三味。此三味药对消除尿中红白细胞甚效，而桉树叶对金黄色葡萄球菌的杀灭作用尤为突出。

此方既是继承方，又是传承方，其思路来源于麻瑞亭先生的经验。麻先生早年从清代著名医家黄元御四传弟子李鼎臣习医，后经过50余年的悉心钻研，逐渐形成了自己的学术风格。他在《医林五十年》一书“淋证”中谈道：“近二十年来，余在临床上用白檀香、半枝莲治疗急、慢性肾盂肾炎，效果甚佳。急性者，用药十余剂即可收效；慢性者，二十剂药即可收效。但对金黄色葡萄球菌感染者无效。近几年来，余又将桉树叶试用于临床，证明其对肾盂肾炎有卓效，为白檀香、半枝莲所不及。以其伍白檀香、半枝莲治疗肾盂肾炎，疗效明显提高。所以然者，临床证明，桉树叶有杀灭金黄色葡萄球菌之功效，恰能补白檀香、半枝莲之不足，故三者伍用，疗效尤佳。”我就将这些宝贵经验用于临床上，如麻先生所云，疗效如期。麻先生认为桉树叶用量以3~6g为宜，过量则会因兴奋作用而引起心跳不安。我用量多在10g左右，未见不适，有待进一步观察。有的患者服了含有桉树叶的方子以后，记住了这味药，再诊时会问“桉树叶开了没有”。有的患者还专门来买这味药。这味不起眼、不值钱的树叶子有如此功用，也是我当初想不到的。可见，一把草，一片叶，也是大有作用的。

16. 山茱萸煎剂治疗遗精脱证

王某，男，21岁，于1992年4月就诊。

考试前夕，伏案苦读，时或通宵达旦。考试毕，忽感精神困顿，并频发遗精，甚则一夜两次，继而虚汗浸衣，虽静脉滴注葡萄糖液等，仍无起色。刻诊：面色苍白暗淡，目不欲睁，语音低怯，尺肤不温，且手指偶有蠕动状。舌淡苔少，六脉细数无力。血压84/50mmHg，心率92次/分，律整。诊为精脱。急宜收敛固脱，秘精止汗。方取自拟山茱萸煎剂。

处方：山茱萸60g，五味子10g，炙甘草10g。

先取1剂，水煎。2小时内，徐徐服用300mL，精神渐有振作。又煎1剂，日夜缓缓服之。翌日，面色转红，目光有神。血压95/55mmHg，心率80次/分。嘱每日取山茱萸60g，煎煮当茶饮之。5日后随访，未再遗精，虚汗已止，病告愈。

按语：此案由于劳心过度，暗耗阴精，但患者毫无觉察，致阴火内炽，遂致遗精，发为精脱。救治精脱，首推山茱萸。山茱萸性微温，味酸涩，补肝肾，涩精气，固虚脱。张锡纯称其“大能收敛元气，振作精神，固涩滑脱”。又云：“萸肉救脱之功，较参术芪更胜……凡人身之阴阳气血将散者，皆能敛之。故救脱之药，当以萸肉为第一。”此案取山茱萸为主药，辅以五味子补肾强神，炙甘草益气润脉。而徐徐服之，使药物气味有续，精气渐可收敛。

山茱萸煎剂这首方子是受张锡纯来复汤的启发所拟定的。张锡纯的来复汤组成为：山茱萸二两，生龙骨一两，生牡蛎一两，野台参四钱，炙甘草二钱。功用为补肝固脱。主治精脱证。他曾治一少年，患感冒后医者误用汗法，致遍身冷汗，气息将断。张氏急取山茱萸四两、人参五钱，煎浓汤送下，服后精气神渐复，诸症若失。

一般中药学教材都把山茱萸放在"收涩药"章节，这对山茱萸是不"公平"的。我们知道，在张仲景的肾气丸中，山茱萸并非以收敛功用而取用，而是以补益肝肾阴精而入药的。张璐《本经逢原》云："仲景八味丸用之（指山茱萸），盖肾气受益，则封藏有度；肝阴得养，则疏泄无虞，乙癸同源也。"他将山茱萸的功用归纳为一个"益"字，一个"养"字，肝肾阴精充实了，才能有封藏之功。这里所说的"乙癸同源"，就是肝肾同受益了。

17. 清利滋阴汤治疗泌尿系感染

崔某，男，32岁，于2010年10月就诊。

患者因经常出差，饮水少，加之劳累，卫生条件差，患上泌尿系感染，出现尿频、尿急，尿道灼热感。在我院生殖科检查，诊为泌尿系感染，给予抗菌消炎与清热利湿治疗，治疗5天，效果尚可。但患者要求用中药治疗，遂来我科诊治。刻诊：患者腰部酸痛，小腹及前阴坠胀不舒，小便频数，尿路酸楚感明显，或时有疼痛，舌苔偏黄而干，脉弦滑。辨为湿热下注，已伤肾阴。治以清利湿热，滋养肾阴。方取自拟清利滋阴汤。

处方：桉树叶10g，半枝莲15g，知母10g，黄柏8g，女贞子15g，旱莲草15g，橘核仁15g，荔枝核15g，薏苡仁30g，赤小豆30g，生甘草10g。水煎服。

二诊：上方服用10剂，尿频、尿路酸楚症状改善，其间曾到针灸科行针刺治疗3次，针刺穴位为中极、关元、足三里、悬钟。舌质红赤。加入生地黄30g，砂仁8g，以冀滋养肾阴。

三诊：上方服用7剂，泌尿感染症状明显好转，唯服药后有腹泻，一日3次。可能与服用生地黄有关，减生地黄用量，改为15g，并加山楂15g。

四诊：自述病痛消失，唯腰部仍有酸困，感到"肾虚"，要求"补肾"。诊其脉为弦细无力。给予知柏地黄汤加味。

处方：熟地黄30g，山茱萸15g，怀山药15g，茯苓10g，牡丹皮10g，泽泻

10g，知母10g，黄柏6g，女贞子15g，生甘草10g。水煎服，2日1剂，服用15剂（30日）以善其后。

按语：清利滋阴汤是我的经验方，其方组成有5组对药，即桉树叶与半枝莲，知母与黄柏，女贞子与旱莲草，橘核仁与荔枝核，薏苡仁与赤小豆。值得一提的是桉树叶与半枝莲。桉树叶是一味苦辛凉性药物，主要产于四川、云南、两广等地，多用于流行性感冒、痢疾、肠炎、膀胱炎等；而半枝莲是大家所熟悉的清热解毒散结药。当代名医麻瑞亭先生在其《医林五十年》一书中，特别讲到他对泌尿系感染治疗的经验，他每遇到泌尿系感染患者，总以桉树叶与半枝莲为主药，其效果要比八正散、龙胆泻肝丸（汤）效果好。

18. 升陷固精汤治疗阳痿、遗精

李某，男，26岁，农民，于1981年5月就诊。

1980年初犯手淫。同年10月因强力负重致睾丸下垂，左侧下垂约16cm，右侧下垂约10cm，并牵引少腹及大腿内侧疼痛，步履艰难。同年底在家长催逼下结婚，婚后病情加重，遂与配偶分居。分居后，每夜梦遗，甚至白天亦有滑精，小便白浊，渐至卧床不起。经泌尿科检查：外生殖器发育正常，排除前列腺炎，诊为性神经衰弱，于1981年5月12日前来就诊。刻诊：面色皖白，头晕耳鸣，盗汗，手足心热，气短，纳呆，睾丸下垂，阳事易举而不坚，每夜梦遗，脉沉细无力，舌质淡红，苔白厚腻。初诊为阴虚火旺，精关不固，脾失健运。选三才封髓丹化裁，以滋阴泻火，健脾开胃，固肾摄精。

处方：党参30g，天冬20g，生熟地黄各15g，山药30g，芡实30g，砂仁10g，黄柏10g，生龙骨30g，生牡蛎30g，乌贼骨12g，茜草6g，续断12g，五倍子10g。水煎服。

二诊：服药9剂，其间遗精5次，腿痛及虚热、盗汗均有减轻，睾丸下垂如故。继用上方，5剂。

三诊：因麦收未坚持服药，每3~4天梦遗一次，小便转清，睾丸下垂未见明显好转。脉沉细、两尺无力，舌边有齿痕、苔白厚。改拟升举中气，滋补肾阴，交泰水火，以期大气举而睾丸复位，水火济而阴精封藏。方取自拟升陷固精汤加减治之。

处方：生黄芪30g，党参15g，升麻10g，柴胡10g，熟地黄30g，山茱萸15g，茯神15g，酸枣仁30g，炒白术15g，肉桂5g，黄连5g，金樱子15g，五倍子3g，白芥子3g，生白芍15g。水煎服。

另配玉锁丹1料：五倍子500g，白茯苓120g，生龙骨60g，共为细末，制成蜜丸，每丸10g，每次1丸，每日3次，淡盐水送服。

四诊：服上方20剂，丸药1料，睾丸恢复正常，服药期间仅遗精1次，性生活正常，唯劳累过度时睾丸有坠胀感。宗上方再服6剂，并于汤药后续服知柏地黄丸巩固疗效。1982年4月随访，身健无恙。

按语：《素问·厥论》云："前阴者，宗筋之所聚，太阴、阳明之所合也。"睾丸疾患不但与肝肾有密切关系，且与肺脾亦相关联。大凡寒则缩，热则胀，下垂为气陷无疑。大气之维系在于肺脾，张锡纯说："是大气者，原以元气为根本，以水谷之气为养料，以胸中之地为宅窟者也。"（《医学衷中参西录》）可知大气升举有赖于肺肃脾健，而肺脾气虚则大气下陷。因患者滑精较多，故先以封髓丹补肾固精，使大气不随精滑而续陷。后用升陷固精汤加减治之。为使病情有较快转机，并配玉锁丹扶助之。玉锁丹出自《验方新编》，为治疗肾精虚损，真阳不固，精气外泄之良方。由于患者大气下陷、阴虚火旺、精关不固集于一身，一方力薄难以胜任，故采数方治之，后效果如期。

升陷固精汤由三组药物组成，即补气升陷之黄芪、党参、升麻、柴胡；生精之熟地黄、山茱萸；固精之金樱子、五倍子。这张方子是我在临床实践中逐步悟到的。临床上经常遇到患遗精、早泄，以及老年人遗尿病症，这些病症多由气虚下陷、精关不固所致。黄芪、党参与升麻、柴胡相伍，是中医补气升陷之最佳药对，这在中医学家施今墨等名医著作中比较常见；熟地黄与山茱萸，堪称补肾填精之要品，张景岳的代表方剂左、右归丸（包括左、右归饮），均以熟地黄与山茱萸为补肾填精之主药；金樱子涩精固肾，五倍子收敛固涩的功用比较强，起效较快，所以选用它，不过五倍子的用量要小一点，用多了胃部不适。

19. 开窍五味汤治疗幻听、恐惧

刘某，男，19岁，于2018年7月就诊。

患者不明原因出现幻听、恐惧4个月余。现已休学在家。就诊时，仍有幻听，不时烦躁，并有坐立不安状。舌苔薄白，脉弦细，舌下静脉迂曲。给予自拟开窍五味汤加减。

处方：丹参15g，赤芍10g，石菖蒲10g，郁金10g，制远志10g，姜半夏10g，陈皮10g，生甘草10g。水煎服。

二诊：服用14剂，幻听减轻，精神状态比较安静。就诊时说话安稳，不烦躁。加用酸枣仁10g，柏子仁10g，以养心安神。

三诊：继服14剂，幻听基本未出现，烦躁已除，唯有恐惧感仍存。加用生龙骨10g，生牡蛎10g，合欢皮10g。

四诊：服用14剂，主要症状幻听、恐惧、烦躁等近无。嘱用天王补心丹，每次6粒，每日3次，以滋阴清热，除烦宁心。

按语：由于患者就诊时时间短促，未问明其致病之因。但从其母诉述可知，此患性格内向，比较孤僻，不善于与同学交流。从中医学分析，属“肝郁”病范畴，应从疏肝解郁着手。开窍五味汤是我临床经验方，方药为：丹参、赤芍、石菖蒲、郁金、制远志。方中丹参、赤芍活血化瘀，通经达络，对于心脑血管疾患均有作用；石菖蒲、郁金为开窍良药，石菖蒲温开，郁金凉开，但前者温而不燥，后者凉而不寒，两味组合，恰和“中和”之道；制远志化痰开窍，安神益智，有诗道：“远志纯阳诸窍通，益人智慧达聪明；肾水常滋精气固，脑风顽疾一扫空。”我凡遇到心脑疾患，常用开窍五味汤，特别是对于脑部疾患，是必不可少的方药。

第十章 妇科病

1. 薏苡附子败酱散治疗慢性盆腔炎

朱某，女，31岁，于1998年3月10日就诊。

近半年来腰骶部与下腹部酸困胀痛，近月来出现肛门下坠，月经衍期半月余，经色暗淡，白带量多，时有黄带，有秽浊气味，难以近人。妇科检查：附件增粗，有压痛。彩超提示：盆腔积液。诊断为慢性盆腔炎。舌质暗淡，舌苔厚腻，脉弦细。中医辨证：正气不足，湿热蕴结于下。予薏苡附子败酱散加味。

处方：薏苡仁30g，炮附子10g，败酱草30g，柴胡10g，炒枳壳10g，赤芍15g，生甘草10g。水煎服。

二诊：服用14剂，症状明显减轻。但仍有下坠感，且大便干结难排。于上方加生白术30g，火麻仁10g，升麻6g。继服20剂，诸症消失。后服知柏地黄丸以扶助正气，清利湿热。

按语：《金匮要略·疮痈肠痈浸淫病脉证并治》云："肠痈之为病，其身甲错，腹皮急，按之濡，如肿状，腹无积聚，身无热，脉数，此为肠内有痈脓，薏苡附子败酱散主之。"

薏苡附子败酱散为散结排脓之剂，薏苡仁甘淡微寒，利湿排脓；败酱草苦寒，清热解毒，排脓除秽；炮附子辛温，扶助元阳，鼓舞正气，血得温而行，肉得温而长。三味配伍，清热排脓而不伤元阳，温阳扶正而不助热毒。药虽三味，但可使血行、脓排、结散、热清。凡下焦之湿热瘀结、有形或无形之疾，均可使用之。

慢性盆腔炎在临床上比较多见，其原因多是下焦湿热蕴结，伤及血脉所致。薏苡附子败酱散除用于《金匮要略》所提及的肠痈外，还用于卵巢囊肿、溃疡性结肠炎、腹膜炎、肾盂肾炎、肝脓肿、肌肤甲错、霉菌性肠炎等。应用此方的指征是具备下焦湿热之候，其中舌苔厚腻是重要指征。其有关检查提示亦应考虑在内，如某脏腑有积液、包块或脓肿等，亦是湿热蕴结之明证。本例初治之方，加入了四逆散，目的在于舒达肝气，有利于下焦气机畅通，血脉运行。二诊又加入生白术、火麻仁，以利于大肠之传导功能；升麻升提中气，可使清气得升，浊气下降。最后用知柏地黄丸以补之、清之，可促使体质之恢复。

2. 桂枝茯苓丸治疗卵巢囊肿

赵某，女，36岁，公交司机，于2012年11月9日就诊。

患痛经5个月。述每月临经前2天，即出现小腹坠痛，并有乳房胀痛，常用止痛片缓解之。刻诊时问其原因，言其洗浴受凉所得，并述小腹自感寒凉，经行色暗，夹有血块，经行1~2日后腹痛缓解，痛甚则哭泣不止。妇科检查提示，除有卵巢囊肿外，别无他疾。平时患有带下症，白带量多，非清稀带，但无异味。脉弦细有力，舌质暗淡，舌苔白腻，舌面水分较多。脉症合参，系肝脾不和，瘀血不散，夹有湿阻之证。治以疏调肝脾，活血化瘀，健脾除湿。方选桂枝茯苓丸加味。

处方：桂枝10g，茯苓30g，炒桃仁10g，牡丹皮15g，赤芍15g，薏苡仁30g，鬼箭羽10g，炒山药30g，生甘草10g。水煎服。

服药期间，勿食煎炸油腻之物，以免加重瘀血证。

二诊：服药10剂，恰逢月经来临，经前仍有腹痛及乳房胀痛，但较上次痛经为轻，脉舌同前。于上方加入炒香附10g，炒乌药10g，20剂。

三诊：适逢经期，经前腹部隐隐作痛，乳房微胀，经色淡暗，有小血块，自述经色转好。继服上方20剂，以巩固疗效。

月余后来诊，言痛经已基本消失，白带亦有所减少，要求服用膏剂，以调养之。膏剂组成为：

桂枝30g，茯苓60g，炒桃仁30g，牡丹皮30g，赤芍60g，薏苡仁60g，怀山药60g，炒乌药30g，炒香附30g，大黑豆60g，胡桃仁60g，橘络30g，生麦芽60g，三棱30g，莪术30g，郁金30g，苏叶30g，玫瑰花60g，灵芝60g，生甘草10g。2剂，水煎3次，药液混合，浓缩至600mL左右，然后加入蜂蜜，边加边搅，使药蜜均匀混合，制成1 200mL膏剂。每次服10mL，每日3次。可以直接服用，亦可用沸水冲服。

按语：桂枝茯苓丸临床应用比较宽泛，我还用于治疗肝硬化、肝囊肿、肾囊肿、冠心病、瘀血型关节疼痛等。只要临床有瘀血指征，如痛经、经色暗黑、舌质紫暗、关节肿痛，或有癥瘕包块、结节，都可以考虑用桂枝茯苓丸治疗。本例舌质暗淡，经色暗红、有血块，均为瘀血指征，故选用是方治之。方中另加薏苡仁、山药健脾祛湿；而鬼箭羽是一味具有多样功用的药物，既能活血化瘀，又可祛风胜湿，其治癥瘕之力，亦不可小觑。二诊所加炒乌药、炒香附有行气解郁之效。

《金匮要略·妇人妊娠病脉证并治》云："妇人宿有癥病，经断未及三月，而得漏下不止，胎动在脐上者，为癥痼害。妊娠六月动者，前三月经水利时，胎也。下血者，后断三月，衃（音pēi）也。所以血不止者，其癥不去故也，当下其癥，桂枝茯苓丸主之。"

关于桂枝茯苓丸证经文的原义，原文已经说得比较明白，它的意思是说，有的女性患有癥瘕之疾，初期经水尚能通行，若癥瘕深痼，则经水不行，腹部逐渐增大，如同妊娠，此时必须与真正的妊娠鉴别。怎样鉴别呢？若是癥瘕，经水中止三月，仍漏下不止，动在脐上者，非胎也；而妊娠六月胎动，停经前三个月的月经正常，这与癥瘕毫无关系。用桂枝茯苓丸是破其癥瘕，调和营卫。方中桂枝温阳化气，和营通脉；茯苓健脾化湿，引湿下行，与桂枝同用，可以通阳化气，利水除湿；赤芍除血痹，与桂枝同伍，则又有调和气血之功；牡丹皮与炒桃仁同为活血化瘀之品，以攻癥瘕。五味合用，具有破癥行瘀、调和营卫、祛瘀生新之效。

3. 当归芍药散治疗月经期浮肿

蔡某，女，46岁，职员，于2013年8月就诊。

自述每至月经来临之际，出现小腹胀满，下肢浮肿，尤以足面浮肿为甚。月经过后，有所缓解。曾服用西药利尿剂，或可好转。今请中医诊治，以求不再发作。观其面，眼睑略有浮肿，面色淡黄；扪之足面，按之凹陷，确有浮肿。有少许黄带，略有秽浊之气味；大便偏干结，小便黄赤；舌苔淡黄而润，脉弦滑数。脉症合参，显系肝郁脾虚，湿浊蕴积，阻塞血脉，水失统摄。法当疏肝理脾，清除水湿，用当归芍药散加味治之。

处方：当归10g，赤芍15g，川芎10g，泽泻30g，茯苓30g，生白术15g，橘核仁15g，生麦芽30g，生薏苡仁30g，川牛膝15g，炙甘草6g。水煎服。

二诊：服用此方15剂，面部浮肿明显减轻，但足面浮肿仍未如期消退。于上方加桂枝10g以增气化作用；加重生白术用量，改为30g，以利排便。

三诊：继服15剂，浮肿明显消退，黄带气味消失，排便通顺。末次月经来时浮肿未再出现。追访3个月，经前浮肿未见。

按语：《金匮要略·妇人妊娠病脉证并治》云："妇人怀妊，腹中㽲痛，当归芍药散主之。"又曰："妇人腹中诸疾痛，当归芍药散主之。"

当归芍药散并不是单纯用于妊娠疾患，而是可广泛用于妇人杂病。以个人临床所见，凡血瘀湿聚证候，尤其女性围绝经期的杂病，均可用当归芍药散治之。该方由六味药组成，大致可以分为两组：一组是当归、芍药、川芎，起着养血活血的作用；另一组是白术、茯苓、泽泻，起着健脾利湿的作用。前一组是四物汤的雏形，后一组是五苓散的雏形。综合起来，这个方子适用于肝脾两经的病变，如肝血不足，肝血郁滞；脾经气虚，脾湿困顿。妊娠期血虚气弱，脾有湿邪，加之肝郁横逆，以致胎中气血不畅，故见腹中痛，投用本方，疏肝理脾，肝气条达，脾得健运，肝脾因和，其痛自愈。女性杂病多与肝脾两经不和有关，如月经不调、带下病、围绝经期综合征、乳腺增生、子宫肌瘤、特发性水肿、脏躁等，都与肝脾两经的气滞、血瘀、湿聚、脾虚密切相关。当归芍药散配伍精当，有补有泻，疏利有序，乃治妇人杂病之良方也。

经前浮肿，源于肝郁脾虚，此证诊断比较明确。但在选用方药上，医者常常会选用淡渗利尿剂，但这只是注意到脾虚湿聚，而忘记了肝郁作祟。我最喜用生麦芽疏肝理气，其性芳香平和，既疏肝又理脾；另加桂枝与茯苓配伍，增强了肾的气化作用，肾气蒸腾了，一切阴霾现象就会消失。二诊加重生白术用量，也是促进阴浊转化的方法。

4. 当归补血汤治疗崩漏

徐某，女，46岁，于1975年7月就诊。

自45岁后，月经1月一至或2~3月一至，经量亦少。春节过后，由于操劳过度，忽觉头晕目昏，小腹不舒，旋即经血如注，卧床不起。幸遇医疗队巡诊，我前往诊治。见其面色苍白，精神萎靡，口唇干裂，少气懒言，手足不温。舌质淡红，苔白薄润；关及两尺脉浮虚芤大，重按软弱无神。诊为血脱。急以当归补血汤救之。

处方：生黄芪100g，当归20g。水煎取汁，以汤匙喂服。另取阿胶30g，捣碎，加水炖化服用。日服2剂。

翌日二诊：前日共服药汁约600mL，出血已止，手足转温，精神略转灵活。仍以上方加大枣5枚（剖开），每日仍服2剂。3日后，唇面稍转红活，脉象有根。又服2剂，诸症初愈。嘱服归脾丸与阿胶补血膏，以冀血复归经。

按语：当归补血汤出自李东垣《内外伤辨惑论》，原方主治“肌热，燥热，困渴引饮，目赤面红，昼夜不息。其脉洪大而虚，重按全无”。又云：“血虚发热，证象白虎，唯脉不长实有辨耳，误服白虎汤必死。此病得之于饥困劳役。”说明这个证候有发热、口渴、目赤、皮肤燥热等症状，好像是白虎汤证，但它是血虚发热，而不是阳明燥热，其区别在于脉象。白虎汤证的脉象是洪大有力，而此证则是“重按全无”，所以必须用益气补血剂。方取黄芪大补脾肺之气，以资气血生化之源；辅以当归养血和营，则阳生阴长，气旺血旺。由于本方是以补气的黄芪为主药，所以还可治疗阳浮血虚的假热证，以及气不摄血的出血证。本方是依据“有形之血难以速生，无形之气所当急固”的原则而拟定的，因此，在应用时要以黄芪为主，当归为次，一般黄芪用量5倍于当归，否则疗效较差。

此案系气虚不能摄血而致。而李东垣的当归补血汤独有补气摄血的功用。另取阿胶补血止血，自能使血脱者气复，气旺则血生。

5. 左归丸治疗女子不孕

韦某，女，32岁，于2012年6月就诊。

患者已婚4年，不孕。刻诊：患者时常头晕，如虚空状，耳如蝉鸣，腰腿酸软无力，夜间盗汗，夜寐差，经期错后，经量少，色暗，形体羸弱，大便干燥，不易排出，舌质暗，脉沉细。治以滋补肾阴。方以左归丸加减治之。

处方：熟地黄30g，枸杞子10g，菟丝子15g，茯神10g，鹿角片10g，怀牛膝10g，龟板胶15g，山药15g，山茱萸10g。水煎服。

二诊：服药10剂后，症状减轻，但仍有盗汗。于上药加黄芪15g，浮小麦30g，再服10剂。继以此方为主，服用40剂发现妊娠，后产一健康女婴。

按语：左归丸出自《景岳全书》，是由六味地黄丸化裁而成。方中熟地黄滋补肾阴；枸杞子明目益精；山茱萸益精补肾；龟鹿为血肉有情之品，鹿胶偏于补阳，龟胶偏于补阴，两胶合用益精填髓。补阴之中包含“阳中求阴”之义，菟丝子配怀牛膝强腰膝健筋骨，山药滋补脾肾，共收滋肾补阴、育阴潜阳之效。此方纯补无泻，阳中求阴是其配伍特点。

6. 完带汤合四逆散治疗带下症

周某，女，35岁，于1989年3月就诊。

患带下症3个月余，带下清稀，或呈白色黏稠状，小腹坠胀，伴有腰腿酸困，无力劳动，近几日食欲不振。妇科检查：左侧附件增厚，诊为“盆腔炎”。舌质偏暗，脉弦细。辨证：肝郁、脾肾气虚。法当疏肝解郁，健脾补肾。方用完带汤合四逆散加减。

处方：炒山药30g，炒苍白术各10g，陈皮10g，柴胡10g，党参15g，炒白芍10g，车前子30g（包煎），炒枳壳10g，白芷10g，败酱草15g，生甘草10g。水煎服。

二诊：服用7剂，白带减少，小腹坠胀亦有好转，但仍不思食，腰腿酸困。上方加桑寄生15g，炒杜仲10g，鸡内金15g，藿香10g（后下）。

三诊：服用18剂，诸症均有明显好转，身感有力，食量增加。改用逍遥丸合归脾丸（均为水蜜浓缩丸）以巩固疗效。每次各8粒，每日3次，温开水送服。

按语：带下是妇科常见疾病之一，常因肝郁、脾虚、肾亏引起。完带汤是首选方剂之一。此方出自傅山《傅青主女科》中《带下篇》，为治疗带下第一方。傅氏说：“夫带下俱是湿证，而以带名者，因带脉不能约束而有此病，故以名之。”究其原因，乃是“脾气之虚，肝气之郁，湿气之侵，热气之逼，安得不成带下之病哉！”“夫白带乃湿盛而火衰，肝郁而气弱，则脾土受伤，湿土之气下陷；是以脾精不守，不能化营血以为经水，反变成白滑之物，由阴门直下，欲自禁而不可得也。”论其治法，当“大补脾胃之气，稍佐以疏肝之品，使风木不闭塞于地中，则地气自升腾于天上。脾气健而湿气消，自无白带之患矣”。傅氏说得很明白，对于白带，应以健脾疏肝为主。此方肝、脾、胃三经同治，寓补于散之中，寄消于升之内，开提肝木之气，则肝血不燥，何至下克脾土？补益脾土之元，则脾气不湿，何难分消水气？完带汤方中炒白术、炒山药、党参、炒苍术、陈皮健脾益胃；柴胡、炒白芍疏肝养血；车前子利湿达下；荆芥本为散风热、清头目之药，而荆芥穗炒黑，入于血分，是治疗带下、血崩之妙品；甘草和中。

我在跟师学习时，曾见到李镇中老师用此方加白芷、败酱草二味治疗带下症，每获良效，从此记忆在心。数十年来，凡遇此类带下症，每用完带汤加白芷和败酱草两味取效。

7. 知柏地黄汤合二至丸治疗更年期综合征

于某，女，50岁，于2007年11月就诊。

患者近3个月来月经逐渐减少，且出现烦躁、失眠、好发脾气等症，曾用镇静剂、维生素、针灸等综合治疗，但症状未见好转。近1周又出现吃饭或说话时头汗如注，叙述病情时，汗出不断，时时揩之。脉浮滑而数，舌苔薄白而干。血压135/80mmHg，心率88次/分。辨为心肾阴虚，肝气偏旺。治以滋阴补肾，平肝泻火。方用知柏地黄汤合二至丸加减治之。

处方：知母10g，黄柏10g，生地黄10g，怀山药10g，女贞子15g，旱莲草15g，山茱萸15g，牡丹皮15g，炒酸枣仁30g，浮小麦30g，生龙骨15g，生牡蛎15g，生甘草10g。水煎服。

二诊：服用10剂，失眠、汗出有所好转，但仍烦躁不安。上方加入生栀子6g，淡豆豉10g，莲子心6g。

三诊：继服10剂，烦躁减轻，脾气尚可控制。效不更方。

四诊：又服15剂，症状消失。血压125/75mmHg，心率75次/分。予知柏地黄丸和天王补心丹以巩固之。

按语：更年期综合征临床证候比较复杂，但以阴虚阳亢者居多。本例阴虚阳亢比较明显，烦躁、汗出甚著。故在知柏地黄丸和二至丸的基础上加入生龙骨、生牡蛎、浮小麦、莲子心及栀子豉汤。只是凡苦寒药用量要小，以免苦寒化燥伤阴。

8. 护卫止汗汤治疗产后出汗过多

柴某，女，31岁，于1986年6月就诊。

患者产后汗出不止，已3个月余，昼日汗多，夜间汗少，汗出后恶风怕冷，曾在当地按“产后风”治疗，少有效果，经学生介绍，前来诊治。刻诊时已是麦收以后，患者内着毛衣，外着长袖布衣，并有头汗出，不时饮热水，脉浮而微数，舌苔薄白而润。辨为阳虚失护证。治以扶阳护卫。方用护卫止汗汤。

处方：炮附子15g（先煎30分钟），肉桂10g，生黄芪30g，麻黄根10g，生甘草10g。水煎服。

二诊：服用3剂，果然见效，出汗减少，身寒有减。上方加入浮小麦30g，防风10g。

三诊：服用10剂，汗出近无，衣着亦减，自述“像换了个人一样”。因急于回乡，故予玉屏风散巩固之。

处方：生黄芪120g，炒白术180g，防风90g。共研为细末，每次5g，每日3次，白开水冲服。

月余后电话随访，该女身健无恙。

按语：我对此例病案记忆尤深，因护卫止汗汤为吾师张文甫先生的经验方，他曾给我讲述过治疗产后大汗的经验，他认为产后大汗并非小恙，应加以重视，他说：“产后大汗，谨防亡阳之变，故用附桂回阳救逆，黄芪固表止汗，麻黄根从阳引阴，止汗如神。”如果迟迟出汗不止，会有痹证难愈。他还随口诵读该方歌诀：“产后大汗如水泼，附子要得八钱多，肉桂黄芪亦须用，麻黄净根一大握。”如此通俗的歌诀，使我记忆至今。

9. 当归芍药槟榔汤治疗痛经

周某，女，33岁，于2014年8月28日就诊。

罹患痛经8年，几乎每次临经都会发生痛经。月经周期可，行经7天，量少，经前腹痛如绞，手热足冷，带下色黄，有秽浊气味，大便黏腻，舌苔白厚腻，脉弦滑。脉症合议，乃湿热阻滞，使血脉不通。先清利湿热，再活瘀理气。拟四妙散加味治之。

处方：炒苍术10g，怀牛膝10g，黄柏8g，生薏苡仁30g，藿香10g，厚朴花10g，白芍15g，稻芽15g，甘草10g。水煎服。

二诊：服用上药7剂，舌苔变为薄白腻，脉弦细，带下减少。湿热已去大半，改用活瘀理气行湿法，拟当归芍药槟榔汤治之。

处方：当归10g，炒川芎10g，白芍10g，泽泻10g，生白术20g，茯苓10g，生麦芽15g，槟榔5g，甘草10g。

三诊：上药服用第3天，月经至。自述毫无痛经之感，8年来这是第一次无痛经，经行非常顺利。唯有尿频。上方加益智仁30g，炒乌药10g。

四诊：上方服用14剂。3个月后随访，后2个月行经未发生腹痛。

按语："痛则不通，通则不痛"，这是中医对痛证的普遍认识。由此而衍生出的行气化瘀法也是无可非议的。但对于痛证的病因病机，还要具体问题具体分析。此例具有明显的湿热阻络征象，如带下色黄、有秽浊气味，大便黏腻，舌苔厚腻等，如果不去清热利湿，而一味地去活血化瘀，那可能是隔靴搔痒，无济于事。所以清热利湿是首要的措施。我用四妙散加芳香化湿剂，果然有效。待湿热去，再拟活血化瘀行气法，就容易取效。

当归芍药槟榔汤，即当归芍药散加槟榔、生麦芽、甘草三味。该方虽原为治疗妊娠病而设，但在临床常用来治疗妇科疾病及其他杂病。如岳美中先生将此方用于男女老幼脐旁至胸下挛急痛、妇人子宫疼痛、头目眩晕、心悸、肉瞤筋惕、目赤痛、有贫血倾向、腰膝冷痛、小便频数、浮肿、习惯性流产、痛经、慢性肾炎等。方中当归、白芍、川芎养血调肝；白术、茯苓、泽泻补脾利湿。原方白芍用量最重，含有养肝、调肝、疏肝之义。说明凡有肝血亏虚、肝气郁滞者，此方可为应对之举。加入槟榔、生麦芽、生甘草三味，目的在于加重疏肝理气、散瘀止痛之力，更有利于瘀血的消散，这样就从某种程度上改变了原方的药力趋向，同时也是对经方的一种发挥。

10. 四君子汤合寿胎丸治疗习惯性流产

秦某，女，32岁，于2009年3月就诊。

患者曾妊娠2次，均流产。此次为第3次妊娠，妊娠试验阳性。唯怕再次流产，故特来就诊保胎。刻诊：患者身体瘦高，面色红润，略有腰酸腿困之感，舌质红，苔薄白，脉细滑、迟脉细弱。辨证为脾肾气虚。当益气健脾，补肾固胎。方用四君子汤合寿胎丸治之。

处方：生黄芪15g，党参（或太子参）15g，炒白术10g，茯苓10g，菟丝子15g，桑寄生15g，续断15g，阿胶（烊化）10g，炙甘草10g。水煎服。

以上方为基础方，随证加减为：胃脘痞满，加藿香、佩兰、砂仁；夜眠欠佳，加炒酸枣仁、五味子；中气失序，加柴胡、升麻；腰酸甚，加山茱萸、金樱子；下肢浮肿，加猪苓、车前子；大便稀薄，加肉豆蔻、乌梅；心烦急躁，加黄芩、生栀子。

患者连续服用保胎中药250余剂（约8个月余），足月产下一健康女婴。

按语：习惯性流产以虚证为多。张锡纯创寿胎丸，并随证加味。张氏认为，胎气的固与滑，与肾气有密切关系，“男女生育，皆赖肾脏作强”，所以补肾应为固胎之大法。寿胎丸由四味药组成，方中菟丝子大补肾气且固胎元；桑寄生能使胎气强壮；续断有维系胎气的功能；阿胶最善伏藏血脉，《神农本草经》言其能安胎。胎儿之养还要靠脾统血之功，而健脾统血之药，唯四君子汤为佳。四君子汤（党参、白术、茯苓、甘草）与寿胎丸相合，可使胎儿藏而固之，不致胎动滑脱。加用生黄芪，为补气托胎而设。滑脱者，气陷也，气举之，则胎不滑矣。而黄芪乃补气升陷之首，故取黄芪补气升陷，胎举则不滑也。

11. 二仙汤合甘麦大枣汤治疗更年期综合征

甘某，女，50岁，于1999年3月19日就诊。

主诉：经期紊乱半年余。月经或1月两行，或2~3月一行，经量时多时少，伴有汗出、烦躁、失眠、易怒，激动时流泪不止，但夜间又胆怯害怕，梦中时有惊吓。曾在不少医院诊治，均以“更年期综合征”治疗，曾服用谷维素、逍遥丸、舒肝健胃丸、乌灵丸等，也曾做过心理咨询。刻诊：面色潮红，语言快急，手心汗出，舌尖边红赤，苔薄白，脉弦细偏数。辨证为气阴两亏，冲任失调。治以益气养阴，宁心安神，调理冲任。方用二仙汤、甘麦大枣汤、生脉散、龟鹿二仙胶加减治之。

处方：太子参15g，麦冬30g，五味子10g，仙茅6g，仙灵脾6g，知母10g，黄柏10g，当归10g，巴戟天6g，生甘草10g，小麦30g，大枣10枚（剖开），炒酸枣仁30g，浮小麦30g，龟板15g，鹿角片6g，霜桑叶30g。水煎服。10剂。

二诊：服药后，临床症状减轻，心情舒畅，睡眠好转，汗出亦有减少。由于2个月余未来月经，故于上方加益母草30g，刘寄奴15g，泽兰15g。10剂。

三诊：服用上药第7天月经来临，但经量不多，仅1天余即无。舌质红赤与脉细数均有转好。就诊时情绪比较稳定，叙说病情也比较有序。暂时减去二诊时所加的3味药，另加熟地黄20g，砂仁6g，以冀补肾养血。15剂。

四诊：夜间睡眠安然，已无害怕惊吓之状。月经将要来临，继续加用益母草30g，泽兰30g。10剂。

五诊：上药服至第8天月经来临，经量增多，历经3天。自述痛苦消失大半，脉象趋于平和，要求改为膏滋剂。遂以上方为基础方，将龟板、鹿角片改为龟板胶、鹿角胶，酌定分量，蜂蜜收膏。每次15mL，每日3次，直接口服，或开水化服。

按语：更年期综合征症状比较多样，但总以阴阳不平衡为其证候的特点。病位涉及心、肝、肾居多。此例表现为阴虚阳亢，由于肝肾阴分暗耗较多，因而出现虚火上炎、扰乱心神的症状，如烦躁、易怒、失眠、梦中受惊吓等。二仙汤是纠正阴阳平衡的方子，但在应用时可以随机调整药物的分量，此例阳药（如仙茅、仙灵脾、巴戟天）的分量不要太大，滋阴清热药（如当归、知母、黄柏）要占主导地位。甘麦大枣汤与生脉散是滋阴和阳的方子，既可养心安神，又可调节情志，稳定心神。龟鹿二仙胶（龟板胶、鹿角胶、人参、枸杞子）是调理任督的名方，按照李时珍的说法，龟板通任脉，鹿角通督脉；龟板滋阴，鹿角扶阳。任脉主一身之阴，督脉主一身之阳，任督得养，可使一身之阴阳得到平衡。综合此方的功效，可以概括为滋阴和阳，引阳入阴，调理冲任，宁心安神。

12. 绀珠正气天香散治疗经前乳房胀痛

陈某，女，35岁，于2012年7月就诊。

近3个月来，每次月经临期前3天，乳房胀痛，有时连及两腋，甚则两上肢抬举都有点困难。曾用过七制香附丸、逍遥丸治疗，每种中成药都服用半月左右，效果不明显。刻诊时，为经前10天。大便秘结，有时三五天排一次，干结难下。舌苔薄白，舌质略暗红，脉弦细。脉症合参，乃系肝气郁结，乳络不通所致。治以疏肝通络，理气止痛。选绀珠正气天香散加味。

处方：炒香附10g，干姜6g，苏叶10g（后下），陈皮10g，炒乌药10g，柴胡6g，丝瓜络10g，生甘草10g。水煎服。

二诊：服用8剂后月经来潮。经前1周，乳房胀痛有所缓解。如此治疗3个月经周期，即每月行经前10天开始服药，服用1周左右，月经来潮时停服。随证加入生麦芽、路路通、郁金等，治疗后第4个月，经前未发生乳房胀痛。嘱服加味逍遥丸巩固疗效。

按语：经前乳房胀痛比较常见，一般用疏肝理气药即可缓解，如柴胡疏肝散、加味逍遥散、四逆散、七制香附丸等。但若论起效快、价格低廉，还是绀珠正气天香散为好。此例所加药物，如柴胡、丝瓜络、生麦芽、路路通、郁金等，皆有疏肝理气的作用。其中生麦芽不可忽视，它既可以开胃进食，又可以疏肝解郁，我的老师张文甫运用尤为娴熟。张锡纯《医学衷中参西录》中叙述得也比较有特点，可以参阅。

绀珠正气天香散原出自元代罗知悌，后《证治准绳》将其改量。该方由香附10g、干姜10g、苏叶10g（后下）、陈皮10g、乌药10g组成。是方一派行气解郁药，其中香附为气中血药，李时珍称其为“气病之总司，女科之主帅”，说明香附在妇科疾病中有行气、调经、止痛的作用，这是其他药物不可替代的。乌药也是行气药，但它的温肾散寒作用比较突出，所以对于下焦的虚寒证尤为适宜。干姜辛热，温中散寒。苏叶，乃指紫苏之叶，一般人把它当解表药看，其实苏叶还是一味很好的解郁行气药，它主要是解中焦脾胃之郁，如风寒感冒后的脾胃不和，可见脘腹胀满、不思饮食、泛泛欲呕等。香苏散就是既可理气解郁，又可解除风寒的代表方；还有薛雪的苏连饮，仅苏叶、黄连两味，却是解郁止呕的良方。陈皮理气调中，燥湿化痰，前者“理气调中”，对女性月经不调有行气止痛的功用；后者“燥湿化痰”，乍看与妇科病无关，但细细分析妇科病的证候，有许多是与痰浊阻络密不可分的，如乳腺增生、带下秽浊、卵巢囊肿、子宫肌瘤等，所以陈皮也是妇科常用药之一。全方偏于辛温，但温而不燥，辛而不破，是一首比较中和的解郁之方。

13. 消瘰丸合黄连温胆汤治疗乳腺小叶增生

韩某，女，38岁，干部，于2005年9月就诊。

以左侧乳房胀痛5个月余为主诉，言其由于工作紧张，家庭事务繁忙，脾气急躁，而渐感左侧乳房隐隐作痛，开始时自购逍遥丸治疗，似有减轻，未加注意，近月来隐痛持续，加大逍遥丸用量已不见效，且于月经来临前疼痛加剧。就诊时到B超室检查，提示为

“左乳腺小叶增生”。舌质暗红，舌苔薄黄，脉弦滑数。诊为乳癖，辨证属肝气不舒，痰热内结。治以疏调肝气，清热化痰散结。方用消瘰丸合黄连温胆汤加味。

处方：夏枯草30g，浙贝母12g，玄参15g，生牡蛎30g，黄连6g，黄芩6g，橘红10g，橘络10g，茯苓15g，清半夏10g，炒枳实10g，淡竹茹15g，生麦芽30g，生甘草10g。水煎服。

二诊：服用10剂，疼痛有所缓解。上方加橘核仁15g。继服10剂。

三诊：服用3剂后，月经来临，但乳房疼痛比较轻微。因外出公务，改为免煎剂以善后。在上方基础上加苏叶、荷叶各10g，开水冲服。

按语：近年来治疗多例乳腺增生，每以消瘰丸加味而治。此疾多由肝气郁结，痰热内伏所致。对于痰热内伏，我常以消瘰丸为主方。方用浙贝母清化痰热，与玄参、生牡蛎并用，其软坚散结之力更强；夏枯草可以清肝热，散热结，不但可以清头目，还可以散体内癥瘕，广泛应用于头痛、甲状腺功能亢进、淋巴结炎、乳腺增生、子宫肌瘤、脂肪肝、皮下脂肪瘤等，但对于阳虚寒凝的癥瘕则不宜使用。所用黄连温胆汤为清热化痰的名方，不再赘述。生麦芽与橘络是疏肝通络之品，且其性平和，又利于健脾开胃，改善食欲，不论虚证、实证、热证、寒证都可选用。

14. 参芪解毒汤治疗术后高热

李某，女，52岁，干部，于1998年9月10日就诊。

患者1个月前在省级某医院做胆囊癌手术，术后发热不止。曾在几家医院检查，未查明发热原因。后经他医介绍，前来请中医诊治。刻诊：体温40℃，但无临床症状。患者诉一个月来发热多在39~40℃，但无其他不适，经用多种抗生素无效。其精神状态良好，自乘公共汽车来诊，发热对其生活影响不大。面色萎黄，语音不弱，睡眠、饮食未见异常，舌质红赤，舌苔白腻，脉细数无力。辨证为术后气阴耗伤，热毒内伏，夹有瘀血。自拟参芪解毒汤治之。

处方：生黄芪30g，太子参30g，麦冬30g，北沙参50g，白扁豆30g，草河车15g，半枝莲15g，虎杖15g，牡丹皮30g，黄柏10g，青蒿30g，薏苡仁30g，三棱10g，莪术10g，冬瓜皮30g，桂枝10g，苏叶10g，生甘草10g。水煎服。

二诊：服用3剂，体温竟然降至37.6℃。该患感到惊喜，我也感到出乎所料。

继用上方。

三诊：服用5剂，体温在36.6~36.9℃。该患者单位与家庭均在外地，要求带药回家续服。上方中加入藿香10g，佩兰10g，砂仁6g，以冀胃纳更佳，以图恢复元气。

四诊：1个月后来诊，言未再发热。嘱以归脾丸、鳖甲煎丸健脾补气，软坚化瘀。

按语：对于本例的治疗虽出乎意料，但理在其中。术后高热有多种原因。术后体虚是肯定的，气虚发热并不少见；虽然做了手术，但恶性细胞所留下来的“毒”，包括热毒、湿毒、瘀毒等并未完全排除，这种瘀毒引起发热更为难治。从这两方面考虑，以自拟参芪解毒汤治疗，该方集益气养阴、清热解毒、化湿解毒、活瘀解毒于一方，扶正与驱邪并进，几剂药就把热毒解除了。西医朋友说：“想不到中医这么神奇！”

15. 解郁化痰消癖汤治疗乳腺小叶增生

尤某，女，36岁，于2007年3月就诊。

自述两侧乳房有块状物已半年余，由隐隐作痛渐至加剧，尤以月经前痛甚，并及胁肋，曾在外院诊为“乳腺小叶增生”。刻诊：左右乳房外侧各触及一圆形肿块，大小分别为4.3cm × 3.5cm和4cm × 3cm，质地偏硬，边界不清，皮色正常，按之有轻度痛胀感。脉弦细，舌质暗红，苔薄白，舌边偏厚腻。辨为肝郁并痰瘀互结。治以疏肝解郁，化痰通络。方用自拟解郁化痰消癖汤。

处方：柴胡15g，生麦芽30g，炒香附10g，苏叶10g（后下），陈皮10g，橘络10g，郁金10g，炒乌药10g，浙贝母10g，夏枯草30g，生牡蛎30g，玄参10g，生甘草10g。水煎服。

二诊：上方服用10剂，乳内结块变软，疼痛减轻，但原患便秘未见好转。于上方加生白术30g，全瓜蒌30g。

三诊：服用15剂，乳房疼痛消失，胁肋亦感舒畅，大便每日1次，排便通顺。为巩固疗效，并服用方便，改为膏滋剂续服。

处方：柴胡30g，生麦芽30g，生白术60g，橘络30g，郁金30g，炒香附30g，苏叶30g，夏枯草30g，生牡蛎30g，浙贝母30g，玄参30g，龟板30g，佛手30g，连翘30g，生甘草30g。取2剂，蜂蜜适量，制成膏滋剂1 000mL。每次10mL，每日3次，含化服之，或用开水冲服亦可。可服30天左右。

服药期间，少食油腻、辛辣、腌制食品等。

2个月后随访，乳房内未再触及包块，病告愈。

按语：近年来，前来内科看乳癖病者日益增多，这可能与生活紧张与饮食因素有关。解郁化痰消癖汤为我10余年的经验方，该方由绀珠正气天香散与消瘰丸加减而成。前方来自罗知悌，后《证治准绳》改其药物用量，名“绀珠正气天香散”，由香附、干姜、苏叶、陈皮、乌药组成，以理气疏肝解郁见长；后方出自《医学心悟》，由牡蛎、玄参、贝母组成，以清热化痰散结为功。我加入柴胡、麦芽、橘络，有利于舒达肝气，疏通乳络；郁金、夏枯草清痰热、散郁结的作用较强。有的患者还可加入适量小金丹，以增强散结止痛功用。本病治疗忌攻伐太过，患者亦不可急于求成，否则会延误疗程。此外，清淡饮食亦是治疗之必需。

第十一章 外科病

1. 麻黄连翘赤小豆汤治疗湿疹

徐某，男，25岁，工人，于1988年12月7日就诊。

患者皮肤出现粟粒状小疹并发瘙痒半月余，经皮肤科诊为湿疹，服药效果不明显，转来中医科治疗。刻诊：臀部及两下肢上端外侧有对称性丘疹。入夜瘙痒更甚，搔之则出血水，有痛感，患部扪之灼热。舌苔黄腻，脉弦细。诊为湿热内蕴，风热外袭。当外祛风热，内清湿热，并佐以凉血。方用麻黄连翘赤小豆汤加味。

处方：生麻黄6g，连翘10g，赤小豆30g，炒杏仁6g，生地黄15g，黄柏6g，苦参10g，桑白皮15g，牡丹皮10g，白鲜皮10g，生甘草10g。水煎服。

服用15剂后，症状消失。继用金银花30g煮水去渣，用此水煎煮赤小豆30g，绿豆30g，薏苡仁30g，当汤水食用，以清利内脏之湿热。后经随访，未复发。

按语：《伤寒论》第262条："伤寒，瘀热在里，身必黄，麻黄连翘赤小豆汤主之。"用麻黄连翘赤小豆汤治疗外科疾病屡有报道，如治疗荨麻疹、水痘、疥癣，以及急性传染性肝炎、急性肾小球肾炎等。瘙痒不止，为风毒所致；搔之出血水，为血分湿热之邪作祟。综合分析，为风毒郁闭，内有湿热不得发越。治疗此疾，非开腠理风邪不除，非清湿热内毒难解，而麻黄连翘赤小豆汤正具"开泄"与"清利"双向功用，用生麻黄以利于腠理之开泄，加牡丹皮、生地黄以清血分之湿热，加苦参、白鲜皮以除皮肤之瘙痒。方药对证，因而数剂即可疗疾。

2. 血府逐瘀汤治疗面部褐斑

韩某，女，32岁，于2012年7月23日就诊。

面部出现褐斑2年。最早出现于鼻旁，逐渐向面颊部扩大，且褐色日渐加重。伴有痛经，月经呈黑咖啡色，有血块。舌苔薄白，脉沉细涩。脉症合参，系肝经气血瘀滞。法当疏肝理气，活血化瘀。方以血府逐瘀汤加味治之。

处方：当归10g，炒桃仁10g，红花10g，赤芍15g，柴胡10g，炒枳壳10g，怀牛膝15g，炒川芎6g，桔梗10g，连翘15g，生甘草10g，皂刺10g，三七粉4g（分2次冲服）。水煎服。

经两次复诊，前后服药计42剂，面部褐斑明显减轻。面颊部基本消失，鼻准有点状褐斑。其间加减药物有生薏苡仁、赤小豆、白扁豆、金银花等。后以三花茶（厚朴花、代代花、佛手花）饮之，3个月后鼻准部褐斑亦消失。

按语：血府逐瘀汤是疏肝化瘀的名方，由四逆散与桃红四物汤加减而成。四逆散为经方中著名的疏肝理气方，王清任在其诸多逐瘀汤中都用到这个方；桃红四物汤为养血活血之名方，养血而不腻，活血而不破。二方合用，加之桔梗引药力先达胸膈以化血，然后有怀牛膝引所化之血下行，又加有化瘀之三七、解毒之连翘、通络之皂刺。综合药力为养血活血、通络解毒。后又加薏苡仁、赤小豆、白扁豆、金银花等，类似“扁鹊三豆饮”（白扁豆、赤小豆、绿豆、金银花），以冀加强祛湿化浊之力。此例瘀血指征在于痛经与经色、夹血块等，不能单以褐斑为标准。如果无痛经，月经无血块，而是色淡无块，那可能是血虚夹湿，血府逐瘀汤就不是对应之方了。所以临床认证是第一位的，认证错了，就无法有的放矢，有效治疗。

3. 四妙散治疗结节性红斑

吴某，女，21岁，学生，于2006年5月8日就诊。

双下肢膝以下反复起红斑结节2年，红斑直径1~3cm，疼痛，有时发热，曾经用强的松（泼尼松）、非甾体抗炎镇痛药等治疗，初期病情能缓解。近4个月来结节红斑多次复发，经激素、消炎痛（吲哚美辛）、芬必得（布洛芬）等治疗，效不显著，双小腿仍时起结节红斑，色呈暗红，边界分明，触之微热，疼痛，低热（37.6℃），伴口微渴，小便黄，膝关节痛。查舌淡嫩红，苔薄白腻，脉细数。化验检查：血沉60mm/h、抗溶血性链球菌素O（ASO）302U/mL、C反应蛋白（CRP）22mg/L、白细胞9.8×10^9/L。诊为结节性红斑。证属湿热下注，热毒蕴结。治以清热利湿，凉血解毒，散结消斑。方以四妙散加味治之。

处方：苍术10g，黄柏10g，生薏苡仁15g，川牛膝12g，赤小豆30g，萆薢15g，牡丹皮10g，赤芍15g，金银花20g，六月雪15g，青蒿20g，生地黄20g，蜂房10g，砂仁3g，生甘草6g。水煎服。

嘱忌食辛辣之品，注意休息。

二诊：服药半月，结节性红斑仅余2个未消退，其他红斑已消退，膝关节痛及低热消失，查血沉35mm/h、CRP 8.9mg/L，舌质淡红，苔薄白，脉细。上方去萆薢，加白花蛇舌草15g续服。

三诊：双下肢结节红斑完全消退，局部留有轻微色素沉着，二便正常，舌脉如前。上方去蜂房，生地黄减量至12g续服，巩固疗效。

四诊：红斑结节未发作，查血沉15mm/h、CRP 0.3mg/L、ASO 202U/mL。舌质淡红，苔薄，脉细。上方加黄芪20g，续服15剂。后随访半年，未再复发，病告愈。

按语：本例病因是湿热内蕴，下注于经络，热毒蕴结于肌肤，伤及血脉，积于皮下，造成红斑结节。方用四妙散清热利湿解毒，以清利下焦湿热；用赤小豆、牡丹皮、赤芍、六月雪、金银花、青蒿凉血活血，清热解毒，散瘀消斑，其中金银花解毒之中兼有清宣作用，可透邪外达；蜂房通络消肿；川牛膝活血通络，引药下行；砂仁顾护胃气，以防寒凉解毒药伤胃；生甘草解毒，又能调和诸药。后加黄芪补气，鼓动气血运行，防止寒凉药引起血行凝滞之弊。

4. 柴胡葛根汤治疗慢性腮腺炎

寇某，男，7岁，于2007年5月就诊。

患儿于2006年春季患两侧腮腺肿大，局部红肿，当地卫生所用如意金黄散醋调外敷，并用抗生素治疗，局部皮肤渐趋如常，但两侧腮腺仍肿大如初，再用上药已无效，遂来郑州医治。曾在省某医院诊为慢性腮腺炎。刻诊：两侧腮腺肿大，按之发硬，并有疼痛感，嘴张不大，耳前后发紧。舌质嫩红，苔薄白而偏干，六脉细而略弦。辨为温毒内结，与痰火相搏所致。治以清热解毒，化痰散结。予柴胡葛根汤加味治之。

处方：柴胡6g，葛根6g，生石膏15g，天花粉10g，黄芩6g，连翘10g，牛蒡子10g，桔梗6g，升麻3g，夏枯草10g，浙贝母6g，玄参6g，生甘草10g。水煎服。

二诊：服用7剂，局部硬结变软，按之痛感减轻。效不更方。并加外敷剂，取六神丸30粒，用醋调和，外涂局部，每日2次。

三诊：继用10剂，并外敷六神丸，两侧腮腺肿大消失，说话流利，口腔与耳前后亦无紧张感，病告痊愈。

按语：腮腺炎由病毒所致，单纯抗菌消炎是无效的。我喜用柴胡葛根汤治疗。此方出自《医宗金鉴·外科心法要诀》中《痄腮》篇，原文云："若过服凉药，令毒攻喉者险。""凉药"，包括抗菌消炎类药物。我在应用该方的同时，常加用消瘰丸（牡蛎、贝母、玄参），以增强化痰散结的功效。外用六神丸，可加快局部热毒消散。但个别患者对六神丸过敏，应用时应注意。

5. 荆防四物汤治疗皮肤瘙痒

于某，女，52岁，干部，于2004年11月18日就诊。

患皮肤瘙痒1个月余，伴有便秘、口干、口渴，舌质红紫，舌苔薄白腻，脉弦细。患糖尿病10余年，经治疗血糖控制在正常值范围。辨属阴虚风燥。法以养血润燥。予荆防四物汤加味治之。

处方：当归10g，生地黄15g，生白芍15g，炒川芎10g，防风10g，荆芥10g，苦参15g，生石膏15g，天花粉15g，知母10g，地肤子10g，冬瓜皮30g，穿山龙15g，生甘草10g。水煎服。

二诊：服用10剂后，皮肤瘙痒明显减轻，便秘亦有好转，唯两脚有酸困感。上方去生石膏、冬瓜皮，加生薏苡仁30g，橘核仁15g。

三诊：服用12剂，皮肤瘙痒已愈，唯口、鼻、咽有干痛感。遂加入北沙参30g，射干10g，麦冬30g，以滋阴润燥。并嘱每日用栀子6g，沸水冲泡，当茶饮之，以防心火浮起。

按语：该患原有糖尿病，虽已治愈，但阴虚之体是不可能很快改变的。其皮肤瘙痒亦属阴虚风燥所致。又属女性，阴血易虚，故当考虑用养血润燥法，而荆防四物汤是首选之方。荆防四物汤虽系小方，由四物汤加荆芥、防风而成，但却是养血祛风的代表方剂，不仅可以治疗皮肤瘙痒，还可以治疗由血虚生风所引起的多种疾患，如痤疮、紫癜、口疮、肢体麻木、静脉血栓等。临床用药不求猎奇，而求“方依法立，药随证转”，所选用之方看似简单，但有理、有法、有的放矢，所以常能取得疗效。

中医有“治风先治血，血行风自灭”之说。要治风，应先活血，血脉流通了，风邪自然消退。若单纯治风，不去活血，风药多辛温走表，腠理开泄，表邪散去了，卫气亦随之外泄，反而使肌肤更易受风邪之袭。所以这句中医名言，是从经验中总结出来的，是治疗风邪的指导法则。这张方子的基本方是四物汤，四物汤具有养血、活血、通脉的作用，为补血之祖，许多养血活血方剂都是由此化裁而来的。荆芥与防风是祛风最常用对药，《得配本草》中说：“风在皮里膜外者，荆芥主之；风在骨肉者，防风主之。”可见荆芥与防风配伍，可除皮肉筋骨之风邪，故特加之。

6. 普济消毒饮治疗丹毒

王某，80岁，于2018年7月就诊。

患者左下肢外侧（膝眼到足三里穴处）肿大如瓜，呈黑紫色，且有溃烂流水，疼痛且痒。在当地治疗，医生并未明确诊断，称“病毒感染”，予抗生素内服及膏剂（药物不明）外涂，已治疗2个月余，未见好转。舌苔腐腻粗糙，脉弦滑。诊为湿热风毒互结，郁于皮下与肌肉之间，发为溃烂。治以除风、利湿、清热、解毒。用普济消毒饮加味治之。

处方：连翘15g，牛蒡子15g，黄连10g，黄芩10g，玄参30g，板蓝根15g，升麻10g，柴胡10g，马勃10g，僵蚕10g，薄荷10g（后下），苦参10g，地肤子10g，白鲜皮10g，生薏苡仁30g，生甘草10g。14剂，水煎服。

二诊：患者述煎服以后，又将药煎了第三遍，作为外洗用。岂知疗效非常好，服用1周后，局部溃烂已无，黑紫的皮肤也变得红润了。患者异常高兴。守方继续服用及外洗。

三诊：又服用14剂（加外洗），患部肿大之处有所缩小，局部皮肤颜色渐有红黄色。为促使局部新血生、恶血去，加用黄芪20g，当归10g，此两味取颗粒冲剂服用。原方继服。

按语：由于此例特殊，经过西医多次治疗，未果；而按照中医辨证论治去治疗，疗效如期。其实我对此病亦无经验，只是按照中医辨证，认为是阳证、热证、实证，且夹有湿毒、风毒，故取具有清热解毒、疏风祛邪作用的普济消毒饮治之。普济消毒饮是医者耳熟能详的方子，是用来治疗大头瘟的，大头瘟虽然病在头部，但其与本案之丹毒发病机理相同，均属热毒所致。原方利湿、止痒作用不足，故加用苦参、地肤子、白鲜皮、生薏苡仁等。本例用的药物并无特别，因此，治病并不是用贵重药就好，什么羚羊角、牛黄、犀角、麝香等，只要药证符合，就能减轻患者痛苦。近年来我常用本方来治疗丹毒、腮腺炎、急性扁桃体炎、淋巴结炎伴淋巴管回流障碍等。

7. 消毒化毒汤治疗虫咬性皮炎

刘某，女，18岁，于1998年7月就诊。

症见两膝关节以下皮肤满布红色丘疹，部分皮肤呈大片红肿，个别丘疹有黄色分泌物。自述3天前被蚊子叮咬后出现红色丘疹，瘙痒难忍，用手抓挠后呈片状红肿，并有疼痛感。曾用清凉油、风油精外涂，疼痛更甚。其脉浮滑数，舌质红赤。证属虫咬生风，浸淫营血。治以清热解毒，祛风凉血。方用消毒化毒汤加减。

处方：荆芥10g，防风10g，黄芩10g，牛蒡子10g，知母10g，生石膏30g，生大黄8g，生甘草10g，生姜5g，葱白3寸为引。水煎服。

服用4剂后，丘疹退去大半，但痛感仍存。上方加入徐长卿10g，苦参10g。服用5剂后，丘疹全部消退，痒痛已除。后嘱患者多饮三瓜汤（冬瓜、丝瓜、黄瓜），以消余毒。

按语：消毒化毒汤出自《瘟疫安怀集》（清代田净意著），原书歌诀云："疫邪稽留皮肤间，遍身瘙痒如疥癣。破出黄水疥药搽，不唯不愈结疥癣。此是传表失汗证，消毒化毒汤速攒。荆防芩草牛知母，石膏大黄姜枣煎。"这段歌诀是说，本是瘟疫病，但发汗不当，使疫毒稽留于皮肤之间，引起遍身瘙痒，这时应当用祛风、清热解毒药治之，却用治疗疥疮的药外搽，这样反而使皮肤更加瘙痒。用消毒化毒汤治之，很快就会治愈。原方中荆芥、防风、牛蒡子祛风解毒，生石膏、知母、黄芩、生大黄清热解毒，生姜、大枣以调和营卫。方虽简练，但结构严谨。经多年临床使用，其效如期。

现代药理研究证明，本方药物具有消炎、解热、镇痛、抗菌，降低血管渗透性及促进疮癣皮肤病变组织愈合等作用。二诊加入徐长卿、苦参，是为了加强祛风解毒之力。若湿毒明显，可加入赤小豆、薏苡仁；若风毒明显，可加入白鲜皮、地肤子。

8. 消毒化毒汤治疗毛囊炎

张某，男，44岁，于2009年11月30日就诊。

头部毛囊炎，以头枕部较多，伴有上腹部不适，呃逆，大便溏结不调。舌红，苔淡黄，脉沉滞。此为风热之毒弥漫所致。治以清解风热之毒为主，佐以利湿之品。用消毒化毒汤加减。

处方：荆芥10g，防风10g，黄芩10g，甘草10g，知母10g，石膏30g，黄柏8g，牛蒡子10g，地肤子10g，竹茹15g，赤小豆30g。水煎服。

二诊：服用10剂，毛囊炎有所好转，但又出现口疮。舌质淡红，有齿痕，苔薄白。改以泻阴火、导湿浊下行为法，方用五苓散合封髓丹加味治疗。

处方：茯苓皮30g，猪苓15g，生白术15g，桂枝10g，连翘15g，黄柏8g，砂仁8g，甘草10g，苦参10g。10剂。

三诊：毛囊炎基本痊愈，上方加黄精30g，紫草10g，生白术用至30g。10剂。

四诊：大便基本正常，口疮已消。嘱以知柏地黄丸善其后。

按语：此患者常常以头面部的“炎症”来诊。或是毛囊炎，或是口腔溃疡，或是面部痤疮等，舌苔常见腻苔，说明其上焦湿热较重，而湿热不能从下排出，或浊气不能下降，因此发病。消毒化毒汤、封髓丹是我常用的经验方，有时也用五苓散来加快导湿于下，给病邪找出路，其效果也好。

9. 豢龙汤治疗葡萄疫（血小板减少性紫癜）

程某，女，8岁，河北邢台人，于2010年3月就诊。

该患儿于3年前出现鼻出血，下肢有散在性紫癜。经当地医院检查，血小板计数为$50 \times 10^9/L$，血红蛋白70g/L。诊断为血小板减少性紫癜。曾用中药、西药治疗，效果不明显，经人介绍从数百里之外前来就诊。刻诊：患儿精神不振，牙龈出血，下肢有少量散在性紫癜。舌质红赤，脉细数。诊为血热妄行，瘀血不散。治以清热凉血，散瘀止血。方选豢龙汤加减。

处方：水牛角30g（先煎30分钟），麦冬10g，牡丹皮10g，北沙参15g，白茅根30g，薄荷6g，石斛6g，生牡蛎15g，生藕节10g，炒荆芥6g，夏枯草6g，三七粉3g（冲服），生甘草10g。另用柿树叶2张，马尾松针5根，大枣5枚（剖开），为引。水煎服。

另外，服用我院制剂滋髓生血丹，每次3粒，一日3次。

二诊：上药服用30剂，鼻出血停止，皮下紫癜明显减少。血小板计数80×10^9/L，血红蛋白95g/L。自觉症状亦有好转，说话中亦有笑容。唯舌苔偏白腻，并有口苦、口干，胃中有时不舒。上方加入藿香8g，佩兰8g，砂仁6g。药引同上。由于患者家在外地，家长要求多带一些药，嘱带60剂，继服滋髓生血丹。

三诊：患儿无不适，皮下紫癜已经近月未出现。在我院检查：血小板计数138×10^9/L，血红蛋白124g/L。已基本治愈。为巩固疗效，将上方略做加减，继服15剂，并嘱咐服完汤药后，服用归脾丸与六味地黄丸，每次各5粒，一日3次，以冀健脾、补肾、养肝，使其血有所生，血有所归，血有所藏。

按语：血小板减少性紫癜并非小恙，西医多用激素与生血剂治疗，或有疗效，但远期疗效不如中药。豢龙汤出自清代费伯雄《医醇賸义》，原为治疗鼻衄之方。其功用重在清肝热，泻肺火，散瘀血。我常用来治疗血热妄行之病变，每能收到良好效果。其药引柿树叶、马尾松针、大枣为生血止血之剂，可以升高血小板计数。滋髓生血丹是我院陈安民教授的经验方，也是我院保留用方，经过20多年的应用，滋髓生血效果良好，受到患者的好评。

10. 水蛭四物汤治疗痰核

谢某，男，37岁，教师，于1982年2月17日初诊。

患者于1973年秋季全身出现皮下结节多处，大者如枣，小者如豆，质硬、推之不移，且色红热痛。当地医院疑为“风湿结节”，给服抗风湿药无效。同年11月赴某医院诊治，病理检查报告为：“脂肪纤维组织慢性炎症（病变符合结节性脂膜炎）”，给予扑尔敏（马来酸氯苯那敏）及泼尼松治疗，有短期止痛效果，但重复使用无效。后到某医院治疗，服用清热凉血剂，收效不大。1977年8月赴北京某医院检查，病理报告为：“纤维结缔组织呈高度慢性炎症伴有肉芽形成、脂膜炎及坏死。”返家后仅做对症治疗，病情日渐加重，患者痛苦非常。

刻诊：查患者四肢、胸、腹及背部均有大小不等的皮下结节，色红质硬且痛，全身酸困，难以站立讲课，饮食、二便尚可，舌质红，有瘀点，苔白腻，脉沉细。诊为痰核。初拟理气活血、化痰通络剂，首选营卫返魂汤加味治疗。服药20剂，疼痛略减，原方稍作增损继服10剂，症无进退。再从舌症缜思，辨为血热血瘀证。用自拟水蛭四物汤加味治疗。

处方：生水蛭10g,川芎10g,当归10g，赤芍15g，益母草15g，忍冬藤30g,生地黄30g,薏苡仁30g，知母12g。水煎服。

二诊：服15剂，疼痛明显减轻。上方增路路通12g，加强通络散瘀之力。

三诊：继服15剂，全身皮下结节消失殆尽。嘱停药观察半个月，在停药期间因劳累双下肢各复出一个皮下结节，如枣核大，将原方加木瓜20g，以柔筋疏肝，服15剂，结节消退。1983年元月寄函追访，云停药半年来旧恙未发，能坚持参加工作。

按语：痰核为顽症之一，前人多推营卫返魂汤治之。该方出自明代杨清叟《仙传外科集验方》，后经王肯堂收入《证治准绳》中，遂得流传。本例痰核遍及全身，实属罕见。我初诊拘泥于专方专药的套用，投营卫返魂汤30剂竟无效果。事与愿悖，不能不自忖细审。考痰核固属湿痰流聚而成，但痰聚日久，未有不及血者。朱丹溪有“痰夹瘀血，遂成窠囊”之说。患者有结节红肿疼痛及舌赤之症，此为痰郁伤血，当辨为血热夹瘀证。故更用水蛭四物汤，方中四物汤（熟地黄易为生地黄）凉血活血，知母清热消肿，益母草化瘀通滞，忍冬藤通络止痛，佐薏苡仁健脾渗湿、滑利血脉，更加一味水蛭以祛瘀生新。张仲景对于疟母及内脏癥瘕喜用水蛭，近人张锡纯更有发挥，他称：“水蛭最善食人之血，而性又迟缓善入。迟缓则生血不伤，善入则坚积易破，借其力以消既久之滞，自有利而无害也。”我用水蛭治疗腹中积聚，亦未见有伤血之弊。我从此案悟出：以方投证，方虽有名，效多不遂；以证遣方，方虽平淡，每臻良效。

11. 桃红四物汤治疗皮痹（硬皮病）

阿某，女，25岁，意大利人，于2006年和2007年两次就诊。

患硬皮病5年，在意大利确诊并经中西医多次治疗，效不明显，于2006年7月趁来中国学习太极拳之机，经拳师介绍前来就医。刻诊：患者皮肤发亮，光滑，有绷紧肿胀感，无汗出，且闭经2年，舌质暗红、苔少，脉弦细。初诊为血虚血瘀兼玄府闭合证。治以养血活血，佐以启卫活营。以桃红四物汤加味治之。

处方：炒桃仁10g，红花10g，当归10g，赤芍30g，炒川芎5g，熟地黄10g，生麻黄5g，炒杏仁10g，鸡血藤30g。水煎服。

二诊：服用7剂，有轻度腹泻。加生山楂15g。

三诊：继服7剂，部分皮肤有变红之兆，并少有汗出，已无腹泻之苦。加荆芥、防风以增启卫之力；加黄精、麦冬以图补气养营；并加服乌鸡白凤丸，以调理月经。

四诊：服用10剂，四肢皮肤出现红润之色，其绷紧感有所减轻，舌苔出现津液。继服原方，并嘱咐拍打大椎穴，以增强督脉温阳行血之力。

五诊：服用7剂，病情继续好转。因学习期满，要求带药30剂，回国后继续服用。养阴之力，以期滋润皮肤，营养血脉。

处方：炒桃仁10g，红花10g，当归10g，赤芍10g，炒川芎10g，熟地黄10g，荆芥10g，防风10g，桂枝8g，炒杏仁10g，麦冬15g，南北沙参各10g，女贞子15g，旱莲草15g。

阿女士每年来中国学习太极拳1个月，故于2007年7月又来就诊。言其回国后，坚持服用我所拟定的药方（当地亦有中药店），病情逐日好转。肢体绷紧肿胀感已有明显减轻，但其皮肤感觉仍非正常。此次治疗所用方药，与2006年大同小异，只是先后选用了益母草、刘寄奴、泽兰、卷柏、柏子仁、牛膝等，以加强活血化瘀之力。服药近1个月，病情有继续好转趋势，带药及处方回国继续治疗。

按语：硬皮病是皮肤结缔组织疾病之一，呈现出皮肤及各系统以胶原纤维硬化为特征的一种自身免疫性慢性病。此病发展严重者，可累及内脏器官。我在20多岁时见到一例硬皮病患者，亦是女性，全身皮肤紧硬，活动严重受限，当时中西医束手无策，我颇感内疚，至今记忆犹新。此病属中医“痹证”和“痿证”范畴，痹证多实，痿证多虚，虚实交杂乃是硬皮病的基本病机，因此治疗该病绝非依靠单纯的补法和泻法就可以解决问题。故选用桃红四物汤作为基本治疗方药，补不壅滞，活不伤正，并加用一些滋阴、祛风、通络之品，竟能获得较为满意的效果。由此可知，对于疑难病，只要坚持中医的辨证方法，也能在困境中找出一条出路，为患者减轻一些痛苦。

12. 灵仙甘草石菖蒲汤治疗荨麻疹

张某，男，32岁，于1978年6月就诊。

患荨麻疹10年余，所用药物多为抗过敏剂和中药消风败毒剂，时有好转，但每至心情紧张时仍不时发作。阅其病例，曾用中药处方有消风散、桃红四物汤、过敏煎以及验方等。就诊时，在其前臂内侧用手指划一印记，片刻起一红痕，瘙痒不已。脉弦细，舌质嫩红，苔薄白。治以滋阴润燥，祛风除湿。方用灵仙甘草石菖蒲汤。

处方：威灵仙、石菖蒲、苦参、黑芝麻、何首乌、生甘草各等份，研为细末，每服6g，每日3次，温开水送服。

经用半月，瘙痒消失。数年后随访，未见发作。后用此方治疗数十例（包括荨麻疹、风疹、不明原因的皮肤瘙痒），均获良效。

按语：灵仙甘草石菖蒲汤出自明代董宿《奇效良方》，主治遍身瘙痒。原书有汤头云："灵仙甘草石菖蒲，胡麻苦参何首乌，药末二钱酒一碗，浑身瘙痒一时无。"此方所含药物具有滋阴润燥、祛风除湿的功效。主治阴虚生风夹杂湿热的证候，如素体阴虚，五心烦热，舌质红赤，上浮腻苔者。若是风寒证候，则不适宜。但在应用时，最好不要用酒为引，以免酒精过敏。

13. 参芪知柏益气养阴汤治疗狐惑病（白塞综合征）

王某，女，36岁，于2002年4月12日就诊。

患者述口腔及阴部溃疡反复发作3年，伴上肢结节性红斑，关节酸痛，时发低热，上腹不适，神疲乏力，口干，双眼涩痛，曾在省级医院诊为"白塞综合征"，口服强的松（泼尼松）治疗，病情时轻时重，效不显著。本次发作半月有余。查：口腔及舌体多个黄豆大小溃疡，大小阴唇处亦见多个直径约1.0cm大小溃疡，边沿有红晕，有触痛。舌质红，边有齿印，苔根部薄黄腻，前部少苔，脉细滑而数。中医诊为狐惑病。证属气阴两虚，虚火内扰，湿热内蕴。治拟益气养阴，清热利湿，佐以解毒。自拟参芪知柏益气养阴汤加味治之。

处方：黄芪30g，太子参20g，龟板15g，北沙参15g，生地黄20g，知母10g，黄柏10g，女贞子15g，土茯苓30g，黄连6g，茯苓15g，鸡血藤30g，生甘草8g。水煎服。

二诊：服药10剂，口腔及阴部溃疡均明显好转，仍有口干。加石斛10g。另用吴茱萸、栀子各等份，研末，晚睡前外敷双足涌泉穴。

三诊：服上方月余，口腔及阴部溃疡均愈合，结节性红斑消失，未再发热，精神亦佳，自觉较前有力。为巩固疗效，嘱守方继服3个月。1年后随访未见复发。

按语：白塞综合征又称眼-口-生殖器综合征，为一种反复发作的、累及多器官系统的慢性炎性疾病。主要表现为反复性溃疡性口腔炎，伴2种或更多以下症状：生殖器溃疡、葡萄膜炎、滑囊炎或脑膜炎、皮肤结节或皮肤小脓疱，另外尚可累及血管，造成大动脉炎、静脉炎和肠道溃疡。此病初发时往往以溃疡性口腔炎为第一个临床表现，数年后才有其他方面的临床表现，故临床经常被延误诊断。目前，现代医学尚不明确其病因及根除方法。本病表现与中医学“狐惑病”相类似，最早记载于张仲景《金匮要略》，曰：“狐惑之为病，状如伤寒，默默欲眠，目不得闭，卧起不安，蚀于喉为惑，蚀于阴为狐，不欲饮食，恶闻食臭，其面目乍赤、乍黑、乍白。”

该患者长期服用激素治疗，久则耗气伤阴，致使肝肾阴亏，脾肺气虚，正虚邪恋，络脉瘀阻。此属本虚标实之证，气阴两虚乃病之本，湿热内蕴，毒瘀阻络乃病之标。故其治侧重扶正固本，祛邪治标。予自拟参芪知柏益气养阴汤（人参、黄芪、北沙参、龟板、生地黄、知母、黄柏）加减治疗。本案方中黄芪、太子参、北沙参益气固表，化气回津，又能补气托毒，扶正达邪；龟板为血肉有情之品，有大补肾阴之功，以养阴培本。以上四味共为主药。知母、黄柏清理下焦之湿热；茯苓健脾益气；土茯苓清热利湿解毒；鸡血藤活瘀通络利关节；黄连清上焦湿热；生甘草调和诸药。全方共奏益气养阴、清热利湿、解毒活瘀之功用。外用吴茱萸、栀子研末敷贴涌泉穴，是引火归原，使上扰之虚火下潜入肾，引火下行。同时，嘱咐患者禁食辛辣之物，作息有序，以助提高免疫力。

14. 参芪归地桂附汤治疗肌痹（皮肌炎）

杨某，女，52岁，于2008年3月6日就诊。

患皮肌炎3年，屡用大剂量激素等西药治疗，仍反复发作，激素减至15mg/d，症状即复发加重。刻诊：面部、颈部及双手指关节伸侧面有暗红色皮疹，四肢软弱无力，全身肌肉酸痛，肢体麻木，上肢抬举困难，下肢蹲下站起时感困难，双手遇冷时可见雷诺现象。身倦神疲，面色不华，气短懒言，不思饮食，苔薄白，舌质淡暗，边有齿印，脉细弱。查肌酶谱示：肌酸激酶（CK）348 U/L、肌酸激酶同工酶（CK-MB）149 U/L、乳酸脱氢酶（LDH）365U/L、血沉（ESR）56mm/h、抗核抗体（ANA）阳性（1∶1 000）、抗JO-1抗体阳性。肌电图检查示：四肢近端肌肉呈肌源性损害。诊断：肌痹。证属久病气虚血瘀，脾肾阳虚。拟益气通络、补益脾肾法。自拟参芪归地桂附汤加味治之。

处方：党参15g，黄芪30g，当归10g，熟地黄15g，桂枝10g，熟附子10g，山茱萸12g，炒白术12g，薏苡仁30g，鸡血藤30g，怀山药15g，淫羊藿15g，红花15g，路路通10g，炙甘草6g。水煎服。

二诊：服上方20余剂，肌肉酸痛好转，四肢无力减轻，面部、颈部及双手关节处皮疹有所减退，食欲亦增，精神已振，面色渐转佳，但遇冷双手仍有雷诺现象。上方熟地黄加至25g，另加僵蚕20g、全蝎6g。为防熟地黄滋腻，少佐砂仁5g。

三诊：上方守服2个月，皮疹消失，上肢抬举、下肢蹲站等动作基本正常，食纳正常，激素渐减至7.5mg/d。复查血沉、肌酶谱已正常。嘱将原方改成水丸，每次6g，日3次口服，以求进一步巩固疗效。激素逐渐减掉。1年后随访，皮疹未再出现，四肢肌力正常，日常生活无影响。激素已停用半年，病情未见复发。

按语：本病系皮肌炎，中医称为"肌痹"。《素问·长刺节论》云："病在肌肤，肌肤尽痛，名曰肌痹。"《素问·痹论》云："肌痹不已，复感于邪，内舍于脾。"此病案为本虚标实证，病久内舍脾肾，致使气虚血瘀，脾肾阳虚，络脉痹阻。故治以益气、活血、温阳、通络为法。方用自拟参芪归地桂附汤（党参、黄芪、当归、熟地黄、桂枝、熟附子）益气、活血、温阳；另用鸡血藤行血活血，舒筋活络；炒白术、薏苡仁健脾祛湿；怀山药、山茱萸补肾之体，益水化气；路路通、红花活血通络止痛；佐以淫羊藿化气宣阳，温补脾肾，除痹通络；炙甘草缓和药性，调和诸药。诸药相合，共达益气活血温阳、健脾祛湿通络之功。且有助激素安全撤减。后加虫类药，以加强活血通络、舒筋止痛之效。

15. 五仁三白汤治疗湿疹

柴某，女，30岁，售货员，于2011年4月就诊。

双手背患湿疹6个月余，局部有小粟粒状疹子，其形似癣，白色突起，个别的晶莹透亮，瘙痒甚，挠后皮肤破溃流黄水，食欲与睡眠正常。曾用外敷药涂抹，止痒快，但复痒亦快。原在我处治疗月经不调（月经量过多），治愈后，复来治疗皮肤湿疹。舌苔白薄腻而滑，脉弦细。问其妇科疾患，言其有白带或夹有黄带，时有阴部瘙痒。双手背部湿疹，导致有时夜间难以入眠，只有用氢化可的松软膏反复涂抹，方能入眠。舌苔白滑，脉弦滑。诊为湿毒浸淫皮肤，留而不去，郁久成疹。治以健脾运湿，淡渗利湿，佐以清心凉血。方以自拟五仁三白汤加味治之。

处方：生薏苡仁30g，炒杏仁10g，白蔻仁6g（后下），冬瓜仁15g，瓜蒌仁15g，茯苓皮15g，生白术15g，百合15g，莲子心5g，生栀子5g，生甘草10g，白鲜皮10g，地肤子10g，蛇床子10g，金银花15g，连翘15g。水煎服。

二诊：服用14剂。瘙痒明显减轻，夜间可以入眠，唯局部仍有分泌物，前阴瘙痒仍在，白带如故。于上方去冬瓜仁、瓜蒌仁、生栀子，加苦参15g，继服14剂。并加用苦参30g，蛇床子15g，花椒10g，水煎外洗前阴，每日1次，1剂药可以用2次（2天）。

三诊：外阴瘙痒明显减轻，白带减少，手背湿疹亦有明显好转。继用上方14剂，以观后效。

四诊：手背皮肤润而不湿，亦无明显瘙痒，患者自述“基本好了”。遂改用连珠饮（即四物汤合苓桂术甘汤），14剂，每2天服1剂，以养血润燥，健脾祛湿。

按语：湿疹在临床上比较多见，其原因是由多种内外因素引起的瘙痒剧烈的一种皮肤炎性反应。具体治疗方法分外治、内治及混合治等。中医认为，湿疹是由湿毒之邪所引起，而湿毒与三焦气化不利有关，尤与脾失健运关切，但又与心火不宁有关。这是因为《内经》有语，“诸湿肿满，皆属于脾”“诸痛痒疮，皆属于心”。说明湿邪与脾失运化有关，瘙痒与心火不宁有关。故治疗应从健脾运湿与清泻心火立方。

方中“五仁”，即生薏苡仁、炒杏仁、白蔻仁、冬瓜仁、瓜蒌仁，具有健脾利湿、肃肺通腑作用，可使湿浊从二阴排出。且生薏苡仁、炒杏仁又有润泽皮肤的作用；白蔻仁醒脾化湿；冬瓜仁、瓜蒌仁两味走肺经，肺主皮毛，肺中之浊气肃降，其所主之皮毛，亦会得到润泽。“三白”，是指茯苓皮、生白术、百合三味（均为白色），此三味除具有健脾运湿的功用外，还可祛皮里膜外之湿浊。其他如莲子心、生栀子除心火，生甘草清热和中。全方重在健脾祛湿，不忘祛心火，为祛皮肤湿浊之良方。

第十二章 肢体病

1. 当归四逆加吴茱萸生姜汤治疗产后寒痹

徐某，女，32岁，公司职员，于2013年10月就诊。

自述产后即患肩胛处疼痛，似有凉水浸骨，至今已有3个月余，曾用外敷、针灸、泡温泉、艾灸等疗法，不见效果。后用火酒外洗，似有减轻，但进入秋季后有所加重，两上肢抬举困难，覆厚衣厚被亦不减轻。刻诊：面色少华，语言缓慢，少气乏力，尺肤寒凉，如入骨节，舌苔薄腻而滑，脉沉细。此为第二胎，第一胎产后无此病痛。无“三高”病史，但有产后便秘，数日排便1次，呈干结状。脉症合参，乃系产后阳气虚弱，血脉失润，寒从内生，难以速愈。方选当归四逆加吴茱萸生姜汤。

处方：岷当归10g，炒白芍10g，桂枝10g，细辛5g，通草6g，炙甘草10g，大枣5枚（剖开），吴茱萸5g，生姜10g，黄芪30g，秦艽10g，威灵仙15g。水煎2次，药液混合，加入黄酒50mL，再煮几沸即可。每日服用3次。

二诊：服15剂后，病情似无变化。于上方加重黄芪用量，增至60g，并加入炒白芥子10g。

三诊：继服15剂后，面带喜悦，言其病有所好转，两肩胛疼痛缓解，寒凉之气疑似减轻。诊脉时尺肤部寒凉感亦不明显，但大便秘结未见改善。于上方加生白术30g，火麻仁15g，决明子15g，以冀大便通畅。

四诊：服用20剂，大便每日1次，接近正常排便。之后基本按上方略有增减，服用78剂，病告治愈。

按语：产后患颈肩腰腿痛者甚多，其原因与产后气血亏虚、腠理疏松有关。其治疗原则应当是：益气养血，温经散寒。本例患者家在外地，离郑州百余公里，前后这类患者十余名，均为“口碑”相传，前来就诊。治疗这类疾患，最好用岷当归，岷当归辛温且有芳香气味，吃起来有种甜甜的、香香的味道。

《伤寒论》第351条：“手足厥寒，脉细欲绝者，当归四逆汤主之。”第352条：“若其人内有久寒者，宜当归四逆加吴茱萸生姜汤。”

当归四逆汤为著名经方之一，广泛应用于神经炎、痿证、胸痹、高血压、荨麻疹、不孕症、无脉症、神经障碍性疾病等。该方证的病机有四个字可以概括，即“血虚寒凝”。方中药物以养血温阳散寒为主。方取当归温经养血；桂枝、炒白芍、炙甘草、大枣基本为桂枝汤方，具有调和营卫、抵御外寒的作用；细辛极辛温，是温通经络、散寒止痛之要药；通草通利阴阳。全方配伍得当，功用突出，为治疗“寒厥”最有效的方子。若其人内有久寒，可以加吴茱萸、生姜两味，直通厥阴经脉，散其内外之寒。陈修园评论当归四逆汤功用为“脉重生”“能回厥”（《长沙方歌括》），可谓一言中的。

2. 桂枝芍药知母汤治疗尪羸

桑某，男，45岁，于2003年8月就诊。

近5年来两膝关节疼痛，逐年加重，伸屈不利，遇冷则甚，秋冬加剧，有时发寒热，气短难续。2个月前又出现两踝关节肿痛，需扶杖行走。查类风湿因子阳性，抗溶血性链球菌素O（ASO）833U/mL，血沉36mm/h。刻诊见两膝关节红肿疼痛，扪之灼热，行走痛甚，舌薄黄而腻，脉弦数。曾用黄芪桂枝五物汤治疗，痛无改善。诊为类风湿关节炎，属风湿化热伤阴之历节病。法当通阳行痹，祛风祛湿，和营止痛。宜桂枝芍药知母汤治之。

处方：桂枝15g，生白芍15g，知母10g，防风10g，麻黄10g，制附子30g（先煎2小时），炒白术15g，生甘草10g，生姜10g。水煎服。

二诊：服10剂后，自觉症状好转。加入生黄芪15g，海风藤15g。

三诊：服15剂后，症状基本消失，可以自由活动。查类风湿因子阴性，ASO 400U/mL，血沉8mm/h。随访1年未复发。

按语：桂枝芍药知母汤为治疗历节痛风之要方。与乌头汤同出自《金匮要略·中风历节病脉证并治》："诸肢节疼痛，身体尪羸，脚肿如脱，头眩短气，温温欲吐，桂枝芍药知母汤主之。"本方所治以感受风湿、化热伤阴之历节病为宜。而乌头汤所治以感受寒湿、阳虚寒凝之历节病为宜。其共同点为关节剧痛，不得屈伸；不同处为本方证见痛处红肿灼热，而乌头汤证见痛处畏寒喜热。故本方除用桂枝、麻黄、防风祛风散寒，炒白术、炮附子助阳除湿祛寒外，另取生白芍柔和筋脉，知母清热消肿。如此配伍，还可抑制桂、麻、术、附辛燥伤阴之弊。本案风湿蕴积日久，深入筋骨，等闲小剂殊难胜疏风祛湿活络之重任，故取桂枝芍药知母汤犁庭扫穴之计。黄芪桂枝五物汤于此无效。本案二诊加入生黄芪、海风藤，意在加强益气行血通络作用。方药投证，故数年痼疾，疗效如期。

3. 乌头汤治疗寒湿痹

张某，男，38岁，于1995年6月就诊。

患者于去年秋季出现左膝关节肿痛，伴有恶风发热。经用青霉素、泼尼松等治疗，热退肿消。至今春出现腰骶部疼痛，局部发凉，活动受限，在某医院诊为类风湿关节炎，经用阿司匹林、消炎痛（吲哚美辛）、雷公藤等治疗，略有好转。月前因劳碌过度，加之冷水洗浴，腰骶部疼痛加剧。暖水袋、电暖器须臾不离，且不能直腰行走。刻诊：检查腰椎第2~4节有压痛，肾区有叩击痛。X线片提示：双骶髋关节面模糊致密。血沉12mm/h，类风湿因子阳性。舌苔薄白，脉弦缓。痛在肝肾，寒寓筋骨，证属阳虚寒凝，此为寒湿痛痹。法当温经散寒止痛。用乌头汤加味治之。

处方：制乌头10g，麻黄10g，桂枝10g，赤白芍各10g，炙甘草10g，黄芪15g，续断15g，乌梢蛇12g，桑寄生30g，鹿角胶10g（烊化）。水煎服。

二诊：服14剂，腰骶部疼痛减轻，并有局部温热感。为加强通络止痛作用，上方加乳香10g，没药10g。

三诊：服20剂后，腰骶部疼痛消失。后用黄芪四物汤调理气机，养血柔筋。服用10剂后活动自如，查类风湿因子阴性。3年后随访，未复发。

按语：《金匮要略·中风历节病脉证并治》云："病历节，不可屈伸，疼痛，乌头汤主之。"这一节是继桂枝芍药知母汤证后的一小节，文字不多，但临床实用价值并不小。结合临床实际，关节疼痛，不得屈伸，这类病症很多。我在临床上见到不少女性患者产后患历节疼痛，影响生活和工作，有的在叙述病情时痛苦流泪，个别还有轻生念头。遇到如此患者，医生必须尽全力救治，而乌头汤就是救治这类病痛的有效方剂之一。此类关节疼痛，疼痛比较剧烈，有的关节强直，追究其原因，乃是寒湿侵犯关节所致。故治疗当以散寒气，通阳气，扶正与祛邪并进。原方取制乌头逐在里之寒湿；麻黄逐在表之寒湿；黄芪益气温阳，乃扶正之品；炙甘草与芍药，为芍药甘草汤，可缓急止痛。更有蜂蜜入煎，意在缓解乌头之毒性，并可缓和痛势。乌头含乌头碱，有毒性，必须先煎1小时，后纳诸药。不可用生乌头，不可大剂量长时间用乌头，以免中毒。本案方中加桑寄生、续断，为固肾强腰而设；另加鹿角胶助肾阳，乌梢蛇祛风寒。乌头汤是治疗寒湿痛痹的有效方剂，止痛的关键在乌头。一般用量在10~30g，先从小剂量开始，当用量达到15g时，要先煎40分钟或1~2小时再入他药，这样可以降低乌头的毒副作用。

4. 黄芪桂枝五物汤治疗上肢麻木

肖某，女，68岁，于2003年9月15日就诊。

患者近年来左上肢麻木时作，未予治疗。1个月前因袒臂入睡，空调开放，晨起上肢麻木加重并出现疼痛，不能上举。经针刺、拔罐治疗，疼痛稍有缓解，但数日后疼痛又趋加重。就诊时左上肢上举不及90°，扶之抬举则疼痛难忍。舌苔薄白，脉沉弱。脉症合参，系老年气血亏虚，营卫不和，复感冷气，致气血运行不畅，形成血痹。证属营卫不和。方用黄芪桂枝五物汤治之。

处方：生黄芪30g，桂枝10g，炒白芍10g，生姜10g，大枣10枚，羌活5g，防风10g，炒白术15g。水煎服。

二诊：服12剂，左上肢麻木已除，但疼痛尚未全解。上方加秦艽10g。

三诊：继服10剂，疼痛缓解过半。将上方药物加5倍量，用蜂蜜、鹿角胶制成滋膏剂，每次15mL，每日3次，口服。服用半月，疼痛消失。

按语：《金匮要略·血痹虚劳病脉证并治》云：“血痹，阴阳俱微，寸口关上微，尺中小紧，外证身体不仁，如风痹状，黄芪桂枝五物汤主之。”其证候主要是局部肌肉麻痹而无疼痛，如为血痹重症，亦有疼痛感。黄芪桂枝五物汤为治疗血痹之主方。原方取生黄芪益气，桂枝温经，炒白芍养血，姜枣散风祛寒。全方以温煦阳气为主，阳气温和，则血脉自然流畅。本案为血痹之重症，故在原方基础上加入羌活、防风及秦艽祛风通络止痛；炒白术培土，使药力达于肢体。后制成滋膏剂服用，冀温阳而不燥，润脉而不腻，使残留风邪徐徐除之。

岳美中先生说："黄芪桂枝五物汤主治外症身体不仁如风痹状。结合中医之言风，及风痹之用黄芪，实开后人以黄芪治瘫痪之成法。"据临床研究证实，黄芪桂枝五物汤应用范围比较宽泛，如腓肠肌麻痹、不安腿综合征、多发性神经炎、面神经麻痹、末梢神经炎、膝关节慢性滑膜炎、肢体麻木等，均可随证加减治之。

5. 黄芪桂枝五物汤治疗风痹（骨质增生）

秦某，女，60岁，于2004年8月18日就诊。

患颈椎骨质增生、双膝骨质增生3年余。近因天气炎热，频开空调，颈部及膝关节出现凉痛之感。自行刮痧治疗，不见好转，故前来就诊。刻诊：患者形体肥胖，行走有轻度蹒跚之状，扪之患部温度较其他部位寒凉，背部和下肢有刮痧留下的瘀斑。伴见恶风、自汗出，脉虚大，舌苔薄黄腻。诊为风痹，乃风寒入络，营卫失和证。治以祛风散寒，调和营卫。方选黄芪桂枝五物汤加味。

处方：生黄芪30g，桂枝10g，炒白芍30g，当归10g，防风10g，羌独活各5g，炒薏苡仁30g，生姜10g，大枣10枚（剖开），生甘草10g。水煎服。

二诊：服用10剂，颈部症状有所改善，但膝关节处凉痛不减。上方加入细辛5g，透骨草20g，怀牛膝15g。

三诊：上方服用6剂，颈部症状已消失，但膝关节凉痛如故。上方去透骨草，加制川草乌各5g（先煎30分钟，后纳余药）。

四诊：上方服用6剂，膝关节凉痛明显减轻，行走亦较轻便。以三诊方药用量的2倍，共研细末，每次3g，每日3次，温开水调和服用。

五诊：前药服用月余，症状基本消失，所患颈及膝关节处无不适之感。但患者唯恐复发，要求服用成药以巩固之。嘱以生黄芪30g煎汤（1日用量），送服金匮肾气丸6粒，每日3次，以冀肾气充足，抵御寒邪，自无复发之虞。

按语：黄芪桂枝五物汤出自《金匮要略·血痹虚劳病脉证并治》，主治血痹（肌肉麻痹），但"如风痹状"，即兼有疼痛感。说明此方所治，包括血痹与风痹，或兼而有之。黄芪桂枝五物汤由桂枝汤减甘草、倍生姜、加黄芪而成。本案所加之药，当归养血，羌独活祛风通络，防风护卫御风；舌苔薄黄腻，故加炒薏苡仁健脾除湿，以利脉络通畅。后加制川草乌以搜寒止痛。我的体验是，凡风寒湿痹疼痛难以蠲除者，非制川草乌不能除，只是用量要从小剂量始，逐渐加量，不可孟浪用之。

6. 黄芪桂枝五物汤治疗半身麻木

魏某，女，80岁，干部，郑州人。

患者于2003年11月6日电话述：自昨日上午出现左半身空虚、麻木、困痛感，自用电疗仪器治疗不见好转，请求分析并拟处方。辨为经络失舒，阳气失温，肝气瘀滞所致。法以温经脉，散寒气，舒达肝气。黄芪桂枝五物汤加味治之。

处方：生黄芪14g，桂枝10g，炒白芍10g，当归10g，生姜7片，大枣7枚（剖开），生甘草10g。3剂，水煎服。

随访：1剂见轻，3剂而愈。

按语：该患者平素喜爱中医，善养生，每有疾患，即前来就诊或电话咨询。此患正直秋令，金秋主气。金主收藏，收藏者，渐收阳气于内，不使耗散，以备冬季温阳于肾，更益于来年春气之生发。发病之前日，天气突然转冷，如冬季之寒，此乃金气收藏太过。金气太过，必然抑制肝木之气，左半身者，肝木主之，肝主筋，肝气被抑制太过，筋脉不能主束利之事，故发空虚、麻木、困痛。故宜温经气，散寒气，舒达肝气。而经方黄芪桂枝五物汤则正具温经气、散寒气的功能，其中桂枝有升发肝气的作用。因此，此方非常符合患者的病情。以上分析在电话中讲给该患者，患者听了以后，感到与病情合拍，所以当天就取药服用。后来再次见到该患者，她说："你讲的符合'天人合一'的道理，所以我乐意服用。"

7. 柴胡桂枝汤治疗肢体触之即痛

丁某，女，56岁，于2018年9月就诊。

患者近1个月来出现一种怪症，全身肢体触之即痛。不管身体何处，用手"一摸""一牵拉"即痛，且由一点一处痛，扩大到全身痛。曾服用维生素类药物未果。就诊时，我用手触及其左上肢，患者随即疼痛，遍及上肢、背部、腰部等。舌脉未见异常。予柴胡桂枝汤。

处方：柴胡10g，桂枝10g，炒白芍10g，姜半夏10g，黄芩10g，党参10g，大枣5枚（剖开），炙甘草10g。水煎服。

二诊：上方服用5剂，来电告知，服后有效，请调方继服。考虑患者年过五旬，加丹参15g、赤芍15g以活血化瘀。谁知患者服后不但不效，反而加重。嘱患者又服用前方，7剂后触之疼痛未再发生。

按语：此患症状虽不严重，但却少见。待明确患者症状后，我想起《伤寒论》柴胡桂枝汤，原文第146条云："伤寒六七日，发热，微恶寒，肢节烦疼，微呕，心下支结，外证未去者，柴胡桂枝汤主之。"文中所述"肢节烦疼"，正如患者所苦。实际是特殊体质的营卫不和证。若单用桂枝汤，可祛风邪，但不能通达内外之经络；若单用小柴胡汤，可通达内外经络，但不能祛风于表。故取两方而取效。

8. 桂枝茯苓丸合苓桂术甘汤治疗恶寒

何某，男，38岁，自由职业者，于2010年6月就诊。

患者恶寒3年，尤以背部恶寒为甚。曾在省、市级医院治疗，多按阳虚论治，服用附子、干姜温阳剂数十剂，附子曾用到30~60g，但恶寒症状未见好转。有慢性乙型肝炎病史8年，肝功能正常，无临床症状。观其形体肥胖，面色白润，语音洪亮，但口中有秽浊之气，舌质暗红，舌下静脉略有迂曲，舌苔白腻而厚润，脉沉弦而细。辨属痰湿与瘀血互结证。应以健脾化湿与活血化瘀并用，佐以辛温通络之味，以求络脉通畅，阳气温运，恶寒症状或可减轻。方选桂枝茯苓丸合苓桂术甘汤加减。

处方：茯苓15g，桂枝10g，生白术15g，桃仁10g，牡丹皮15g，赤芍30g，细辛3g，炒白芥子10g，橘红10g，炙甘草10g。水煎服。

二诊：上方服用10剂，恶寒略感减轻。继用上方，加当归10g，以冀温通血脉。

三诊：服用10剂，恶寒已去大半，但夜间时时汗出，背部有微风吹拂之状。上方去炒白芥子，加入浮小麦30g，以炒白芍30g易赤芍。

四诊：服用7剂，汗出已止，恶寒症状消失。予用桂枝汤加防风，以调和营卫，巩固疗效。

处方：桂枝10g，炒白芍10g，防风10g，炙甘草10g，生姜6g，大枣5枚（剖开）。20剂。

1个月后来诊，恶寒告愈。改为以治疗“乙肝”为主。

按语：从本案患者的形体与治疗经过可知，其“恶寒”绝非阳虚所为，必然另有原因可查。这使我想起《伤寒论》的恶寒症，有恶寒表证，如麻黄汤证、大青龙汤证；有恶寒里证，如四逆汤证、附子汤证，等等。此例恶寒3年，绝非恶寒表证；用附子辈扶阳方药治疗数月罔效，可见亦非四逆、理中之里证。从其形体来看，应为痰湿之体，而舌苔厚腻、脉象沉细及舌下静脉迂曲，更能说明湿浊内阻与血脉不通兼有。立法应以健脾化湿与活血化瘀来通其阳气，以解恶寒之苦。而《金匮要略》桂枝茯苓丸则具温阳活血与化湿的双重作用，经方苓桂术甘汤是健脾化湿的代表方剂，故取两方治之。加入辛温通络之细辛、炒白芥子，意在加强温运通络的功效；橘红温而不燥，化湿通络作用较强；当归温经而活血。方药具备了健脾化湿、活血化瘀、辛温通络多种作用，可以使郁结在里的阳气达于肌表，温于四肢，所以仅服月余，其效如期。从此例可知，仅举一症，而忽略辨证，便以为“寒者热之”可愈，那只是看到了表面现象，只有抓住“证候”，才能正确立法用药。“用药容易认证难”，并非虚言。

9. 加减木防己汤治疗下肢关节疼痛

崔某，男，18岁，于1983年9月就诊。

患者因双下肢关节肿痛2个月，加重1周，于1983年9月入院治疗。2个月前左踝关节扭伤，用凉水洗足后，次日左踝关节肿胀，继之左膝关节肿痛。经用青霉素、泼尼松、阿司匹林、消炎痛（吲哚美辛）等治疗，未见好转。入院前在某医院查左膝关节腔穿刺液，黄色混浊，李凡他试验（++），白细胞17.1×10^9/L，多核细胞0.48，淋巴细胞0.45，单核细胞0.05，酸性粒细胞0.02；类风湿因子强阳性；血沉52mm/h。以急性类风湿关节炎收入病房。查体温37.7℃，恶风汗出，口干喜饮，膝与踝关节胀痛有热感，小便短赤，舌尖红，苔白少津，脉细数。诊为风湿热痹。用加减木防己汤治之。

处方：防己20g，桂枝10g，生石膏30g，炒杏仁12g，滑石30g，通草6g，生薏苡仁30g，苍术10g，黄柏10g。水煎服。

二诊：服药8剂，关节热痛减轻，但体温未降，左膝关节肿痛如故，脉舌同前。此为风邪虽去但湿热稽留，再加利湿清热之品以退热。上方增入青蒿15g，萆薢15g，秦艽15g。

三诊：服药6剂，体温正常，关节肿痛止，下肢活动自如。查血沉23mm/h。继服7剂，痊愈出院。

按语：加减木防己汤是从《金匮要略》木防己汤化裁而来。《金匮要略·痰饮咳嗽病脉证并治》原文为："膈间支饮，其人喘满，心下痞坚，面色黧黑，其脉沉紧，得之数十日，医吐下之不愈，木防己汤主之。"吴鞠通《温病条辨》中焦篇第68条："暑湿痹者，加减木防己汤主之。"药物组成为防己、桂枝、石膏、杏仁、滑石、白通草、薏苡仁。

吴氏认为加减木防己汤为"治痹之祖方也。风胜则引，引者加桂枝、桑叶；湿胜则肿，肿者加滑石、萆薢、苍术；寒胜则痛，痛者加防己、桂枝、姜黄、海桐皮；面赤口涎自出者，重加石膏、知母；绝无汗者，加羌活、苍术；汗多者，加黄芪、炙甘草；兼痰饮者，加半夏、厚朴、广皮"。

阅《吴鞠通医案》一书，其中痹证篇所述案例，多为湿热痹，而选加减木防己汤治疗。本案系风湿热痹，病程较短，湿热症状明显，与加减木防己汤方义合拍，故选用之。我在临床中喜加二妙散清热祛湿。二诊加青蒿以使热邪从里达外；萆薢善走下肢，不论湿热或寒湿，皆可应用；秦艽有"风药中之润剂"之称，祛风而不燥，故为医家所喜用。

10. 独活寄生汤治疗腰椎病

徐某，男，46岁，农民，于1962年10月就诊。

患者右下肢疼痛半年余，经用针灸、拔罐、贴膏药治疗，未见效果，后经人介绍前来求治。入住病房后，经X线片检查，示腰椎第3~5节骨质增生。刻诊：患者形体消瘦，扶杖行走，右臀部及右下肢疼痛明显，呈腰背后屈位，舌质淡暗，苔薄白而滑，脉沉细而弦。脉症互参，显系肝肾虚弱，风寒外袭，络脉阻滞。治宜补益肝肾，祛风散寒，通络化瘀。方选独活寄生汤加味。

处方：独活10g，桑寄生15g，当归10g，熟地黄10g，赤芍15g，炒川芎10g，秦艽10g，防风10g，细辛5g，炒杜仲10g，牛膝10g，党参10g，茯苓15g，肉桂

6g，生甘草10g。另加地龙10g，蜈蚣3条，全蝎6g（后2味研末冲服）。水煎服。

二诊：服10剂，腰腿疼痛明显减轻，但下肢不能伸直，时有酸麻之感。上方加豨莶草30g，千年健15g。

三诊：服7剂，下肢已能伸直，可不扶杖行走，但右下肢时发走窜性疼痛。因吾师外出会诊，我们几位同学便在上方基础上加入穿山甲10g，王不留行10g，以冀加强通络止痛的作用。

四诊：服3剂，患者感疼痛有所加重。吾师阅病例，问病情，查舌脉，直言不讳地说："你们只知道通经活络，不知道补养肝肾，岂有不加重之理！"遂将处方改为六味地黄丸加杜仲、鹿角片、菟丝子、怀牛膝、生甘草。

五诊：服6剂，患者病情如失。继服10剂，病愈出院。

按语：此例病案是跟张文甫老师学习时的记录。这例病案令我记忆犹新，不仅是因为治疗中有曲折，更因为老师的一席话使我终身受益。老师说："你们只知道通经活络，不知道补养肝肾。五行之间有生有克，生克之间保持相对平衡状态，若有生无克，则亢而无制，如有春夏而无秋冬；有克无生，则物无根基，如有秋冬而无春夏。这例患者既然是肝肾亏虚，风寒外袭，就应当补养肝肾与祛风散寒并举，或补益肝肾与祛风散寒交替使用。你们三诊就应该减少虫类药的应用，结果你们不但不减，反而又加上穿山甲、王不留行，这就是克伐太过，肝肾生气减少了，所以疼痛会加重。"这段话使我明白了补与泻的辩证关系。不唯对于此类疾病，凡遇到棘手之疾，常想到老师这段教诲，使我少走不少弯路。

独活寄生汤出自孙思邈《备急千金要方》，清代张秉成在《成方便读》中评价该方时说："此亦肝肾虚而三气乘袭也，故以熟地、牛膝、杜仲、寄生补肝益肾、壮骨强筋；归、芍、川芎和营养血，所谓治风先治血，血行风自灭也；参、苓、甘草益气扶脾，又所谓祛邪先补正，正旺则邪自除也。然病因肝肾先虚，其邪必乘虚深入，故以独活、细辛之入肾经，能搜伏风，使之外出；桂心能入肝肾血分而祛寒；秦艽、防风为风药卒徒，周行肌表，且又风能胜湿耳。"说明该方立法恰当，配伍有序，结构严谨。

11. 六味地黄丸合二至丸治疗干燥综合征

秦某，男，50岁，于2007年5月9日就诊。

患口、咽、眼、鼻干燥伴见手指关节与肩关节疼痛半年余。在省某医院诊为干燥综合征。刻诊：除上述症状外，并见腰膝酸软，两目干涩而羞明，耳鸣，皮肤干燥，大便干结，脉沉细，舌红，苔薄白少津而呈花剥样。类风湿因子阳性，血沉23mm/h。证属肝肾亏虚，阴损腑燥，血脉不畅。治以滋补肝肾，润燥通腑，活血止痛。方取六味地黄丸合二至丸加减。

处方：熟地黄15g，山茱萸15g，怀山药30g，女贞子15g，旱莲草15g，玄参15g，北沙参15g，生白术30g，决明子30g，秦艽12g，威灵仙15g，生甘草10g。水煎服。

二诊：服8剂，大便通畅，面部清窍干燥减轻，余症未减，舌脉如故。于上方去决明子，加杭菊花15g，金石斛10g。

三诊：服10剂，两目干涩羞明好转，舌苔津液增多，花剥处略有苔生，关节疼痛未减。加四藤饮（忍冬藤、鸡血藤、海风藤、络石藤各15g），以观疗效。

四诊：服10剂，诸关节疼痛有所缓解，其他“干燥”症状已有明显减轻，唯疼痛显得突出。

处方：忍冬藤30g，鸡血藤15g，海风藤15g，络石藤15g，秦艽15g，威灵仙15g，穿山龙30g，赤芍15g，丹参30g，牡丹皮15g，地骨皮15g，生甘草10g。水煎服。

五诊：服10剂，关节疼痛有明显减轻，活动亦感灵便。类风湿因子呈弱阳性，血沉16mm/h。继服10剂，以冀巩固。

六诊：诸恙均安，唯时感口咽干燥，嘱服麦味地黄丸（浓缩丸），每次10粒，每日3次，以增液润燥。

按语：干燥综合征属中医“虚劳”范畴，临床以气阴不足为主，尤以阴损为甚。但凡阴损者，多有血脉失润，络脉不通之候，甚或有内风，即阴虚内风证。本例阴虚血燥明显，另有血脉不通之证。初用六味地黄合二至丸为主方，以期增液润燥，干燥症好转后，加入“四藤饮”（经验方），目的仍然不离润燥。但加重了祛风之力。或问，何不用羌活、独活或川乌、草乌祛风？这是因为二活祛风而不润燥，二乌更有伤阴耗血之弊。后阶段的治疗改为四藤汤为主，还用了凉血活血的赤芍、牡丹皮，养血活血的丹参，以及清内热的地骨皮，除风止痛的秦艽、威灵仙。值得一提的是穿山龙，此药原是治疗风湿痹痛的，但近年来的临床实践证明，穿山龙在体内有类似甾体激素样的作用，而无激素的副作用。早在20世纪70年代，在药学专家的建议下，我将穿山龙加入治疗慢性气管炎的中药中，取得了较好的效果。此后，将本品扩大用到颈肩腰腿痛等病症中，亦有满意的疗效。

六味地黄丸是一首复方制剂，方内药物有机的结合，有补有泻，共同达到滋阴补肾的作用。古人用补必兼泻邪，邪去则补药得力。原方以熟地黄甘苦温滋养肾阴（足少阴）为君，山茱萸甘酸温补敛肝阴（足厥阴）为补，山药甘淡调补脾阴（足太阴）为助，三味相合而成“三补”。另以泽泻分导肾与膀胱之浊气，以牡丹皮清泻肝胆之郁火，以茯苓渗泻脾胃之湿，三味相和而成“三泻”。如此配伍，补中有泻，寓补于泻，以泻助补。三补三泻，相反相成，共奏滋阴补肾的功用。肝脾肾三脏之阴，以肾阴为基础，且方中熟地黄用至八钱，为君，故以地黄为名，以彰显滋阴补肾之力。

12. 上中下痛风通用方治疗类风湿性关节炎

谢某，女，56岁，于1983年12月8日住院治疗。

罹患类风湿关节炎3年余，加重1个月。缘由外受雨露，而出现双膝关节疼痛，继之发展到上肢肘关节及腕关节与指关节，曾到北京、郑州等医院治疗，均诊为类风湿关节炎，服用过阿司匹林、泼尼松、消炎痛（吲哚美辛）以及中药药酒，或有所减轻，但每遇阴天雨露关节疼痛加剧。入院时检查：双腕、指、踝关节肿大变形，扪之有热感，压之痛剧，但形体又有“啬啬恶寒”与“淅淅恶风”之感。血沉49mm/h，类风湿因子（+）。舌质暗红，舌苔薄白，脉象弦滑。脉症合参，系风寒湿病邪侵犯诸关节，使经络之气血运行受阻，且郁而化热，为病之进展期。但又考虑到患者已进入中年，罹患3年余，形体虚弱，“年四十而阴气自半”《素问·阴阳应象大论》，不宜过早用辛温燥烈之品，先以归芪地黄汤补益肝肾，再作他议。

处方：生黄芪15g，当归10g，生地黄10g，熟地黄10g，怀山药15g，山茱萸15g，茯苓10g，牡丹皮10g，泽泻10g，生甘草10g。水煎服。

二诊：服20剂，体质有所改善，但关节疼痛如故。遂用上中下痛风通用方治之。

处方：炒苍术10g，黄柏10g，胆南星10g，桂枝10g，防己12g，威灵仙15g，炒桃仁10g，羌活12g，龙胆草6g，白芷10g，川芎10g，白芍15g，生甘草10g。水煎服。

三诊：服20剂，诸关节疼痛减轻，其身体沉重也有所轻松。生活可以自理。查血沉14mm/h，类风湿因子（－）。继续治疗半月余出院。嘱避风寒，少劳作，并服金匮肾气丸（水蜜丸），每次8粒，每日3次。3个月后随访，关节无异常，能从事轻体力劳动。

按语：本例诸关节疼痛，遇风寒加重，且关节肿大变形，为风寒湿杂错而为病。病因复杂，治疗起来也比较棘手。岳美中先生告诉后人，凡遇到风寒湿诸因交错为病，全身诸关节均疼痛者，首先考虑用上中下痛风通用方治疗。但患者入院时，有正气不支之证，故先用归芪地黄汤补益肝肾，扶助正气。待营卫调和，再进上中下痛风通用方。如此先扶正而后祛邪，不但蠲疾，且能增强正气，可以达到防治并施之目的。

上中下痛风通用方出自朱丹溪《丹溪心法》卷四，原文“痛风”下有一段文字，可以作为本方的解释，云痛风“大率有痰、风热、风湿、血虚……大法之方，苍术、川芎、白芷、南星、当归、酒黄芩。在上者，加羌活、威灵仙、桂枝；在下者，加牛膝、防己、木通、黄柏。血虚……多用川芎、当归，佐以桃仁、红花、薄桂、威灵仙。治痛风，取薄桂味淡者，独此能横行手臂，领南星、苍术等药至痛处。下行用炒柏，引领苍术、南星等治。”

如果将此方药分解，则为：防己、龙胆草、黄柏下行清热；羌活、白芷上行祛风；威灵仙与川芎上下行之；桂枝横行；神曲、苍术、南星行于中；桃仁、红花行于全身。如果以功用分析，如汪昂《汤头歌诀》所云：“黄柏清热，苍术燥湿，龙胆泻火，防己利水，四者治湿与热。桃仁、红花活血祛瘀，川芎血中气药，南星散风燥痰，四者活血与痰。羌活去百节风，白芷去头面风，桂枝、威灵仙去臂胫风，四者所以治风。加神曲者，消中焦陈积之气也。症不兼者，加减以治。”

13. 宣痹汤合二妙散治疗湿热痹

马某，男，25岁，于1979年8月6日就诊。

罹患双膝关节肿痛发热10年，加重4天。入院时，体温38.4℃，脉搏100次/分，血压170/90mmHg，血沉98mm/h，抗溶血性链球菌素O 1：600。白细胞总数与分类正常。患者右踝关节肿胀疼痛较重，局部发热，活动受限，汗多，溲黄，舌暗红，苔薄黄腻干，脉弦滑数。诊为湿热痹。此系风湿相袭，湿流关节，郁而化热，而为热痹。方用白虎桂枝汤加味。

处方：生石膏45g（先煎），知母10g，生甘草10g，粳米30g，桂枝10g，穿山龙30g。水煎服。

二诊：服药2剂，汗出减少，但体温不降，关节肿痛如故。乃思长夏发病，发热汗出，热不退，苔黄腻，为湿热偏重无疑，当属湿热痹。遂用祛湿清络之宣痹汤合二妙散加味。

处方：防己15g，薏苡仁30g，赤小豆30g，蚕沙10g（包煎），法半夏12g，通草6g，苍术10g，荷叶10g，厚朴10g，白芍12g，黄柏10g，生甘草10g。水煎服。

三诊：服药17剂，体温正常，膝关节已无灼热感，舌苔转白。但右下肢拘紧，踝关节仍有肿胀，行走不便。恐病程较长，正气不支，邪留不去，故更用独活寄生汤加味。

四诊：服药4剂，病情无变化。说明病程虽久，亦不可概作虚论。进而思之，湿邪黏滞，急于求成则欲速不达。改用鸡鸣散加味，以行气除湿，舒筋活络。并加用外洗方，以缓急止痛，通经活络消肿。

处方：苏叶10g，吴茱萸6g，生姜10g，木瓜10g，陈皮10g，槟榔15g，赤小豆30g，薏苡仁30g，桑枝30g，伸筋草15g。水煎服。

外洗方：茄根30g，乳香、没药各10g，独活15g，桑寄生30g，忍冬藤30g，红花10g，芒硝15g，海桐皮15g。水煎，熏洗。

服用30剂，并用外洗方4剂。患者双膝及踝关节症状消失，能够步行外出。查血沉21mm/h，病情稳定出院。1年后随访，身体尚健，一直坚持体力劳动。

按语：本例患病10年，可称顽疾、痼疾。然入院时有外感症状，故先用白虎桂枝汤祛风清热。继按发病季节，改用清热利湿、宣透经络法，予宣痹汤合二妙散，湿热明显消退；但踝关节肿痛不去，再用鸡鸣散行气除湿，服药后果然肿消痛止。治疗过程中，始终不离清热利湿。从此例说明，辨虚实要以证候为主，不可以病程长短而立论。

宣痹汤来自吴鞠通《温病条辨》，原文第65条为："湿聚热蒸，蕴于经络，寒战热炽，骨骱烦疼，舌色灰滞，面目萎黄，病名湿痹，宣痹汤主之。"痹证有热痹、寒痹之分。寒痹势重而治反易，以温散为宜；热痹势缓而治反难，以清热为上；而湿中夹热，即湿热痹，最为难治。此条文中所云舌灰目黄，为湿中生热；"骨骱烦疼"，乃湿热痹之重症。方以防己祛经络之湿，杏仁开肺气之郁，连翘清气分之热，赤小豆清血分之热，滑石利窍而清热中之湿，栀子肃肺而泄湿中之热，薏苡仁淡渗而解挛痹，半夏辛开而除寒湿，蚕沙化湿而清气分之热。全方除湿药重于清热药，于湿中清热，于热中除湿。总之，是方以清利为主，以排除致病之邪为要务，不温不燥，为治疗湿热痹之要方。

14. 身痛逐瘀汤治疗下肢疼痛

师某，女，50岁，干部，于2005年12月就诊。

患双下肢疼痛3年余，尤以膝、踝、趾关节疼痛较甚。发病时，膝关节红肿热痛，经中西药物治疗，红肿发热已退，但疼痛时轻时重。入冬以来疼痛加重，局部扪之凉感较甚，膝关节漫肿色暗，趺阳脉（足背动脉）微弱，足趾不温，行走不灵活，类风湿因子阳性，血沉23mm/h，抗溶血性链球菌素O正常。舌质淡暗，苔薄白而滑，脉弦细而缓。证属阳气式微，血瘀寒凝。治以温阳散寒，活瘀通络。取身痛逐瘀汤加川草乌治之。

处方：制川乌5g，制草乌5g（二味先煎1小时），生黄芪30g，地龙10g，羌活10g，秦艽10g，炒香附10g，当归10g，炒苍术10g，黄柏5g，五灵脂10g，制没药10g，炒桃仁10g，红花10g，川怀牛膝各15g，生甘草10g，生姜10g，大枣10枚（剖开）。水煎服。

二诊：服药7剂，疼痛略有缓解，但无不适之感。说明方药对证，效不更方，唯制川草乌各加至8g（先煎1小时）。

三诊：服药10剂，疼痛明显缓解，患部凉感亦有减轻，但趺阳脉仍微弱，足趾不温。继续加大制川草乌用量，各加至12g（先煎1小时）。

四诊：服药7剂，疼痛已去八九，再将制川草乌用量各加至15g（先煎1小时）。

五诊：又服10剂，疼痛基本未作，局部扪之已有温热之感，趺阳脉已鼓指，舌质已显鲜红，下肢行走较前灵活，类风湿因子阴性，血沉16mm/h。考虑病势已大减，当扶正以巩固之。改方为六味当归补血汤。

处方：熟地黄10g，怀山药15g，山茱萸15g，茯苓15g，牡丹皮10g，泽泻10g，当归10g，生黄芪30g，生姜12g，大枣10枚（剖开）。水煎服。

此方服用30余剂，于2006年5月来诊，言关节疼痛已愈。

按语：身痛逐瘀汤出自王清任《医林改错》。王氏认为，痹证治法颇多，有温热发散法，有清利湿热法，有祛风胜湿法，但都忽视了“凝血”的存在，他比喻说：“如水遇风寒，凝结成冰，冰成风寒已散，明此义，治痹症何难？”他自拟身痛逐瘀汤，以求瘀血消散，经络通畅，如此则解除疼痛。原方以当归、桃仁、红花养血活血，为君药；没药与灵脂、香附活血止痛，为臣药；秦艽、羌活祛风胜湿，牛膝、地龙通经活络，共为佐药；甘草和中，为使药。此方重在活血化瘀，其次才是祛风胜湿。所以在临床上应用此方，必须有瘀血指征。如病程较久，疼痛难解，舌质比较淡暗，具有这些指征，就可以随证应用此方了。

15. 四妙散治疗白虎历节（痛风性关节炎）

杨某，男，46岁，于2001年7月21日就诊。

患者于1天前清晨突发右足第一跖趾关节处红肿疼痛，渐行加重，局部发热，触之疼痛难忍，行走困难。家人送来就诊。询知其平素嗜好饮酒，食肥甘厚味。查体：形体肥胖。右足第一跖趾关节部发热，红肿触疼，触之如刀割样剧痛。舌质红，苔薄黄腻，脉弦滑偏数。查血：白细胞$12.5 \times 10^9/L$，中性粒细胞0.82，血沉30mm/h，血尿酸487μmol/L。西医诊断：痛风性关节炎。中医诊断：白虎历节。证属湿热内蕴，浊瘀阻络。治以淡渗利湿，化浊祛瘀，通络止疼。以四妙散加味治之。

处方：忍冬藤30g，土茯苓40g，萆薢15g，薏苡仁30g，炒苍术10g，黄柏10g，川牛膝10g，金钱草30g，车前子15g（包煎），赤芍15g，防己10g，制乳香10g，制没药10g。7剂，水煎服。

嘱其多饮水，忌食高嘌呤之物。

二诊：药后，右足第一跖趾关节红肿热疼等症消除，行走稳健。唯恐复发，复来就诊。原方去制乳香、制没药、防己，加山茱萸10g，桑寄生20g，山慈姑10g，以补肝肾善后治疗。连服3周。复查血尿酸、血常规、血沉、C反应蛋白均在正常范围。后5年上症未见复发。

按语：本病属现代医学之痛风，中医称之为“白虎历节”。近年随着生活水平提高，痛风发病有上升趋势。其病多由恣进酒浆、肥甘、海鲜，造成湿热内蕴，湿邪重着下注，浊瘀痹阻经络，流注于足趾关节所致。方以清热利湿、舒筋壮骨的四妙散加味治疗。方中重用土茯苓、萆薢、薏苡仁，为君药，淡渗利湿，化浊祛瘀。其中土茯苓淡渗利湿解毒，为治湿痹要药，《本草纲目》谓其“健脾胃，强筋骨，祛风湿，利关节，止泄泻。治拘挛骨痛，恶疮痈肿”。萆薢分清化浊，祛风湿、舒筋活络、通利关节。《本草正义》谓其“能流通脉络而利筋骨”。《本草通玄》谓其：“搜风祛湿，补肾强筋……入肝搜风，故能理风与筋之病。入胃祛湿，故能理浊与疮之病。”薏苡仁主降泄，既健脾利湿，又长于祛除肌肉筋骨之湿邪。《神农本草经》曰：“主筋急拘挛，不可屈伸，风湿痹，下气。”黄柏苦寒燥湿，清下焦湿热；炒苍术苦温燥湿健脾，使湿邪去而不再生。二者配伍，一温一寒，清流洁源，标本兼治，使湿热得除，症状缓解。川牛膝既助活血通络之力，又引诸药直达病所。此三味与薏苡仁合用，即四妙散，共达清利下焦湿热、活血通络之功，为臣药。忍冬藤、防己、金钱草、车前子增强清热化浊、利湿消肿之力，赤芍、制乳没活血通经止痛，共为佐药。全方具有清热化浊、活瘀止痛、标本兼治的功效，故痛风得以缓解和控制。善后以补益肝肾法，因肾主骨、藏精、壮筋，故增强肾之气化司二便功能，以防湿浊内聚，流注关节、肌肉，痹阻经脉，痹痛复发。

16. 左归丸治疗足跟痛

陶某，男，61岁，工人，于2004年5月就诊。

罹患右侧足跟痛3个月余，间断性发作。疼痛甚则不能着地行走，曾用热敷（盐袋、麦麸袋）、针灸、熏蒸等疗法，有短期疗效。曾经我院骨科检查无异常。刻诊时，患者蹒跚而来，足跟不能用力着地，局部皮色不变，但有明显压痛。舌苔白腻，脉沉细而弦。辨证为老年肝肾阴亏，局部络脉失和。治以滋补肝肾，通络化瘀。方选左归丸加味。

处方：熟地黄30g（砂仁拌），山茱萸15g，怀山药15g，茯苓10g，菟丝子15g，枸杞子15g，鹿角片10g，当归10g，怀牛膝15g，鸡血藤30g，透骨草15g，生甘草10g。水煎服。

二诊：服用10剂，足跟痛减轻，可以轻步行走，舌脉同前。上方继服。

三诊：服用10剂，足跟痛基本消失，可以自由行走，但足跟不敢用力。上方加入生黄芪15g，肉苁蓉15g。

四诊：行走自如，可以着地用力。为巩固疗效，以左归丸填肾精、温气血善其后。3个月后随访，足跟痛未见发作。

按语：足跟属于足少阴肾经，这在《灵枢·经脉》中已有论述："肾足少阴之脉，起于小趾之下，邪走足心，出于然骨之下，循内踝之后，别入跟中……"可见足跟痛与足少阴肾经有密切关系。本例年过花甲，肾精不足无疑，脉沉细也为其资证。左归丸与六味地黄丸均为补肾精妙品，但左归丸的滋补作用远较六味地黄丸为上，其气厚味浓，因而填精补肾之力能在较短时间内起效。所加鸡血藤、透骨草等活血通络之品，其性下达病所。三诊又加用生黄芪、肉苁蓉，既补气，又填精，肾气鼓舞，其足跟痛自能控制。

17. 补肾壮督化瘀汤治疗肾痹（强直性脊柱炎）

曹某，男，19岁，学生，于2005年7月7日就诊。

患者于5年前不明诱因出现腰痛及双髋关节痛，腰痛尤以夜间为甚，白天活动后稍缓解，晨起感脊背僵硬。近1年出现腰部僵硬，活动受限，双膝关节交替性痛。询知其祖父患有强直性脊柱炎史。2年前曾有眼睛虹膜炎病史。曾间断服柳氮磺胺吡啶、非甾体抗炎镇痛药治疗，效果不显著。刻诊：腰背僵痛，双髋及腰骶部疼痛，行走困难，如鸭行。伴有倦怠乏力，腰膝酸软，平素畏寒喜暖，四肢不温，食纳尚可。舌苔白，舌质暗红，脉沉细尺弱。查体：双侧"4"字实验阳性，弯腰指地距15cm。双侧骶髂关节CT提示：双侧骶髂关节面有囊状性破坏，骨密度增高；双侧骶髂关节炎。化验检查：类风湿因子0.3kU/L、血沉70mm/h、C反应蛋白66.5mg/L、HLA-B27阳性。中医诊断：肾痹。西医诊断：强直性脊柱炎。证属肾虚督寒。治以补肾壮督，强筋壮骨，散寒活瘀。自拟补肾壮督化瘀汤治之。

处方：狗脊30g，熟地黄12g，鹿角胶10g（烊化兑服），骨碎补10g，补骨脂10g，独活10g，续断20g，桑寄生25g，炒杜仲10g，青风藤10g，鸡血藤30g，怀牛膝15g，地鳖虫6g，赤白芍各10g，制川乌6g（先煎1小时），延胡索10g，甘草6g。水煎服。

嘱适当锻炼活动，原柳氮磺胺吡啶继服。

二诊：服上药30余剂，患者腰骶部痛及双髋关节、膝关节痛均减轻，行走活动较前灵活，晨起仍感腰背僵硬，四肢不温好转，但仍感畏寒怕冷，舌脉如前。原方改量为桑寄生30g、地鳖虫10g、青风藤15g，加蜈蚣2条（研末冲服）、菟丝子20g，余药不变，继服。

三诊：畏寒喜暖、四肢不温缓解，膝关节痛消失，腰痛、髋关节痛继见减轻，但仍感腰背僵硬，舌苔薄白，舌质淡暗红，脉沉细。近来有轻度口干、咽燥。查血沉30mm/h，C反应蛋白16mg/L，白细胞5.9×10^9/L。上方去怀牛膝、菟丝子，加女贞子10g，黄柏6g，以减少温热药化燥伤阴之弊。

四诊：患者腰骶痛轻微，晨僵感也较前缓解，髋关节痛已消失。因虑柳氮磺胺吡啶副作用，已自行停服半月。复查白细胞4.5×10^9/L，血沉25mm/h，C反应蛋白9.8mg/L。嘱原方加乌梢蛇10g，将汤药改制成绿豆大小水丸，每次8g，日3次口服，坚持服用，进一步巩固疗效。

五诊：丸药坚持服用1年，病情稳定，腰、髋、膝关节均不痛，腰背晨僵感消失，行走活动正常。复查血沉11mm/h，C反应蛋白0.8mg/L。嘱原丸药坚持长期服用，巩固疗效。

2009年9月随访，患者外出到南方打工，原丸药服至2008年底，腰骶部和髋关节很少疼痛。停药半年多来也未见疼痛。

按语：《素问·痹论》云："肾痹者，善胀，尻以代踵，脊以代头。"此与强直性脊柱炎症状很相似，也是最早对肾痹的论述。该患者14岁即发腰骶部及髋关节疼痛，初仅服非甾体抗炎镇痛药治疗，病久不愈，继而腰背僵硬，活动受限，腰膝酸软，四肢不温，畏寒喜暖。此乃先天禀赋不足，又因风寒湿之邪侵入肾督，日久致肾督亏虚，阳虚寒凝，督脉瘀滞，筋脉痹阻，形成肾痹。辨证为肾虚督寒。故治疗以补肾壮督，强筋壮骨，散寒活瘀。自拟补肾壮督化瘀汤，方中以狗脊补肝肾，壮督脉，强机关，利俯仰，用为君药。熟地黄、鹿角胶补肾填精，强骨壮腰，其中鹿角胶为血肉有情之品，主入督脉，补肾强骨，壮腰膝；骨碎补、补骨脂、炒杜仲、续断能补肾阳，祛骨风，壮腰膝，强筋健骨；独活、青风藤、桑寄生、制川乌益肝肾，助筋骨，祛风除湿，通调督脉，蠲浊止痛。以上共为臣药。赤白芍、鸡血藤、怀牛膝、地鳖虫、延胡索活血通络止痛，为佐药。甘草调和诸药，为使药。全方配伍，既能除风、寒、湿、痰、瘀、浊之邪，又能补肝肾、填精髓、壮筋骨、强腰膝以扶正，标本兼治，通补互承。长期久服，效果稳定，副作用少，突出了中医药治本病之优点。

18. 秦艽止痛汤治疗顽痹

沈某，女，32岁，售货员，于2013年8月初诊。

患者产后半年余，患肩周炎3个月。两侧颈肩疼痛不能抬举，以右侧为甚，畏风寒，两手不能浸水，否则凉痛且麻木。某医院曾按“风湿病”治疗，多为消炎镇痛剂，未见效果。至就诊时仍在服用这类药物。就诊时，炎热未去，却身着秋衣。并述产后出汗多日不减，渐见颈肩疼痛。颈椎片未见异常。面色萎黄无华，饮食尚可，大便稀薄，舌苔薄白，脉弦细无力。诊为产后气血亏虚，筋脉失养，风湿阻络。当补益气血，祛风湿，通络脉。先以十全大补汤补益气血，后以自拟秦艽止痛汤祛邪疗疾，经治月余而愈。

十全大补汤加味：党参15g，茯苓15g，炒白术10g，当归10g，熟地黄10g（陈皮6g佐之），川芎10g，赤芍15g，黄芪30g，桂枝10g，防风10g，生甘草10g。水煎服。

秦艽止痛汤：秦艽10g，威灵仙15g，怀牛膝10g，木瓜15g，桑枝30g，牡丹皮10g，丹参15g，豨莶草30g，炒白芍15g，炙甘草10g。水煎服。

先服用十全大补汤14剂，自述感到身体有力。后服用秦艽止痛汤30剂，病痛基本痊愈。在服用秦艽止痛汤的过程中，随证加入鸡矢藤、生麦芽，以运脾开胃；加炒山药、炒薏苡仁，以健脾止泻；后加入全蝎、蜈蚣各3g（颗粒剂），以增强止痛效果。

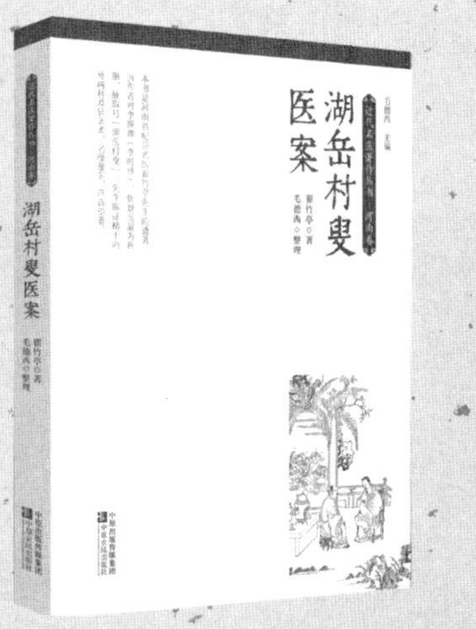

《湖岳村叟医案》书影

按语：十全大补汤为补虚疗疾的常用方剂。近代豫东名医翟竹亭先生在其著作《湖岳村叟医案》中，常用十全大补汤于胎前产后诸疾，或增砂仁以安胎，或加杜仲、续断以强腰脊，或加柴胡、升麻以疗“阴茄”。特别是产后诸疾，莫忘“产后亏虚”这个体质特点，其遣方用药应在补益气血的前提下拟定。此例分两阶段治疗，首先是益气养血，然后是祛风通络，或者说先补益，后攻邪，也是攻补兼施的一种方法。

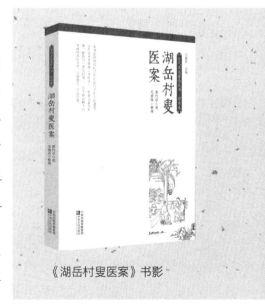

十全大补汤中加防风，与方中黄芪、炒白术相合为玉屏风散，以增强护卫御风的能力，使体质得到进一步改善。

秦艽止痛汤是我的经验方，已在临床应用40余年。主要用于因风湿或颈椎病、腰椎病引起的颈肩腰腿痛。方中秦艽、威灵仙祛风散湿止痛，共为君药；丹参、炒白芍养血活血，为臣药；怀牛膝、木瓜、桑枝、豨莶草协助君臣药物活血通络、祛风散湿，共为佐药；牡丹皮散血中之郁热，炙甘草缓解筋脉之拘紧，共为使药。此方药力平和，无峻猛破血之味，主要用于颈肩腰腿痛初期，或病情非严重者。若是类风湿关节炎，关节变形，活动受限，则需加用虫类药物，或炮附子、制草乌等辛温重味之品。

19. 滋阴柔筋熄风汤治疗筋脉痉挛

杜某，男，38岁，公务员，于2003年1月初诊。

患者长期坐办公室工作，看文件，用电脑，引起头晕脑涨，两手震颤，双脚无力，走路困乏，又无暇治疗，延误两月余，方才求治。刻诊：形体一般，营养良好，精神欠振作，两手震颤明显，记忆力有减退趋势，舌质赤红，苔薄白，脉弦细而紧。血压130/78mmHg。TCD提示：椎体动脉硬化兼血管痉挛。辨证为肝肾阴亏，筋脉失养，内风袭络。治当滋补肝肾，柔润筋脉，活络熄风。方用自拟滋阴柔筋熄风汤。

处方：何首乌15g，生白芍15g，木瓜15g，钩藤30g（后下），生麦芽30g，桂枝10g，桑枝30g，僵蚕10g，生甘草10g。水煎服。

二诊：服用7剂，精神振作，头脑较前清晰，手颤减轻，感到走路有力。上方加山茱萸15g。

三诊：继服10剂，手颤已止，头晕未发，脉象转为柔和。嘱服左归丸巩固之。

按语：如此手颤病例，临床上并不少见，我用滋阴柔筋熄风汤治之，每获良效。此患者由于用脑过度，引起肝肾阴血暗耗，致使筋脉失养，出现头晕、手颤等症。其舌质赤红，脉象弦紧，是其明证。如果舌质暗红，舌苔黄腻，脉象沉细无力，那可能是湿热阻滞与瘀血互结证候，就不是此方的治疗指征。

本方系我的经验用方，对于肢体麻木、震颤等症，用补阳还五汤多取效。但亦有不效者，如舌质红赤、脉象细数等，呈现一派阴血不足，筋脉失养之象。为此，我思量用滋阴柔筋的方药治疗，经多次使用与修正，拟定此方。方以何首乌、生白芍滋阴补益肝肾为君药；以木瓜、生麦芽柔润筋脉为臣药；以钩藤、桑枝、桂枝、僵蚕活络熄风为佐药；以甘草和中缓急为使药。全方突出一个“滋”字，一个“柔”字，阴血足了，筋脉柔和了，麻木、震颤等症自然消失。基本不用风燥药，以免伤阴动血，风从内生。

20. 补肾活络汤治疗腰肌劳损

徐某，男，36岁，工人，于1998年11月初诊。

因腰痛1年余、加重2个月前来就诊。患者于去年秋季因强力劳动致腰椎受损，常有腰酸痛感，后经休息按摩而好转。2个月前，又因抬重物使疼痛发作，仰俯困难，行走难以直身，身困重而不舒展，再行按摩治疗无效。曾拍X线片诊断为“第5腰椎弓根崩裂，腰椎向前滑脱”，西医建议手术内固定，患者拒之，要求用中药治疗，由其家属搀扶来诊。刻诊：患者步履蹒跚，行走不稳，坐姿亦不稳正。脉弦细，舌质偏暗，苔薄白而腻。系劳伤后引起局部瘀血，络脉不通，久之湿浊堆积，肾气更难以温运络脉，使局部病变扩大到肢体。治疗当补肾通络，活血化瘀，佐以健脾化湿。方用自拟补肾活络汤。

处方：补骨脂10g，炒杜仲12g，炒小茴香10g，怀牛膝15g，桑寄生15g，狗脊10g，茯苓15g，干姜10g，炒白术15g，知母10g，黄柏6g，延胡索15g，当归10g，丹参15g，生甘草10g。水煎服。另取乳香（每包6g）、没药（每包6g）各2包（免煎冲剂），随药冲服。

二诊：服用7剂，疼痛有所减轻，身困亦有好转，但行走无大改善。上方加豨莶草30g，生薏苡仁30g，去黄柏、知母。

三诊：继服10剂，疼痛明显减轻，行走亦较便利，舌苔转薄而不腻。患者对此方效果满意。嘱继服之。

四诊：又服用20剂，疼痛基本消失，可自己行走，坐姿已端正。嘱继用上方，2日1剂，以巩固疗效。

按语：腰肌劳损是腰部积累性的肌肉、韧带及小关节等组织的慢性损伤，虽非重疾，但常常影响生活和工作。我遇到此疾，曾用针灸、按摩、熏洗，或针药并用，但效果并不理想。后经过几次探索，拟定了补肾活络汤，经临床使用，反映良好。

补肾活络汤组成：补骨脂15g，杜仲15g，小茴香10g，怀牛膝10g，桑寄生15g，狗脊10g，茯苓15g，干姜10g，白术10g，知母10g，黄柏8g，延胡索10g，当归10g，丹参15g，生甘草10g，乳香10g，没药10g。

此方由补肾汤、甘姜苓术汤、活络效灵丹三方组成。补肾汤出自《杂病源流犀烛》，由补骨脂、小茴香、延胡索、牛膝、当归、杜仲、知母、黄柏组成；甘姜苓术汤出自《金匮要略》，由甘草、干姜、茯苓、白术组成；活络效灵丹出自《医学衷中参西录》，由丹参、当归、乳香、没药组成。补肾汤“可为一切腰痛主治之方”；甘姜苓术汤为“肾着之病……腰以下冷痛”之主方；而活络效灵丹则为治疗“气血凝滞……经络湮瘀”之名方。三方合用，具有补肾、活瘀、祛湿、强腰、滋阴、养血等作用。我又加上了桑寄生、金狗脊，以加强补肾固腰的功用。该方经多年临床应用，对于腰肌劳损与因腰椎病引起的坐骨神经痛，具有良好的强腰、壮骨、止痛的作用。

21. 疏经活络汤治疗颈椎病

赵某，女，43岁，汽车司机，于2008年10月初诊。

患者罹患颈椎病已有3年余，颈部却有“几几”不舒之感，左右扭转都不舒服。并时有头晕脑涨。颈椎X线片提示：第5、6、7颈椎后缘骨质增生。舌苔白腻，舌质暗红，脉弦细。诊为督脉与足太阳经经气失舒，寒凝血脉。法当疏通经脉，散寒活瘀。用自拟疏经活络汤加味。

处方：葛根30g，羌活10g，桂枝10g，细辛5g，赤芍30g，鸡血藤15g，木瓜30g，桑枝15g，薏苡仁15g，生甘草10g。水煎服。

二诊：经服15剂，症状缓解，颈部“几几”不舒感明显减轻，唯时有头晕。上方加石菖蒲10g，制何首乌15g，以补肾开窍。

三诊：头晕已明显减轻，自述已好转三分有二。改用免煎剂巩固之。

处方：葛根1袋（10g），赤芍1袋（10g），木瓜1袋（10g），细辛1袋（3g），桂枝1袋（6g），桑枝1袋（10g），生甘草2袋（3g）。温开水冲服，每日1剂。

连服15剂，症状消失。

按语：关于颈椎病的治疗，中医积累有许多经验，包括针灸、按摩、外洗、外敷膏药等。但所有治疗方法都没有特效，不可能使已经变形的、增生的骨质还原。我的临床体验，颈椎病应以内服药为主，局部针灸、热敷、按摩为辅，以改善其痛苦，使其恢复正常的工作和生活。

颈椎病是常见病，凡从事久坐、久站、久视之人，均易患颈椎病。颈椎位于督脉与足太阳经循行路线，经脉的本能应当是活动自如，如环无端。如果坐卧姿势不对，或者受到风寒湿邪的侵扰，颈椎就会发生异常。治疗法则是祛其病因，疏通经络。《伤寒论》第14条谓："太阳病，项背强几几，反汗出恶风者，桂枝加葛根汤主之。"后人认为，"项背强几几"是颈椎病的主要症状。故治疗此症，应以此方为基本方。为此，我拟定了具有疏通经络、散寒活瘀作用的疏经活络汤。

疏经活络汤组成：葛根30g，羌活10g，桂枝10g，细辛5g，赤芍30g，鸡血藤15g，木瓜30g，桑枝15g，薏苡仁15g，生甘草10g。

方以葛根、羌活疏通经脉，为君药；桂枝、细辛辛温通络，为臣药；赤芍、鸡血藤、木瓜、桑枝、薏苡仁活血化瘀，祛风利湿，为佐药；生甘草调和诸药，缓急止痛，为使药。若有寒邪瘀滞，疼痛难忍者，可加制川乌、制草乌各5~10g，但必须先煎30分钟，再下他药。

此方中葛根是必不可少的药物。有的人把葛根只是当作阳明经的引经药，或者说仅仅是治疗头痛的药。这种认识有点片面。《神农本草经》记述葛根的功能是"诸痹，起阴气"。那就是说，凡是闭塞不通之疾，皆可用葛根治之，它能将柔润的"阴气"从下焦输送到全身经脉，这样理解，它的功用就广泛了。羌活与葛根配伍，一个走太阳经，一个走阳明经，不少医家用此对药来改善心脑血管缺血性病变，如冠心病、病毒性心肌炎、丛集性头痛、中风偏瘫等，随证加减，每获良效。

22. 养血生甲膏治疗指甲薄脆

马某，女，44岁，于2014年7月16日就诊。

患者自述，每年春天草木萌发的时候，十指指甲又薄又脆又空，每年冬天自然长好。伴有月经少、白带多，脉弦细。经多家医院治疗无效，也不能给出明确病因，对此病的治疗患者已无信心，近日陪家人来找我看病，顺便看看这种空指甲能否治疗。我认为这是肝肾阴血不足，热邪内耗所致。应以滋补肝肾，清热疏肝为主。用自拟养血生甲膏治之。

处方：女贞子30g，旱莲草30g，枸杞子30g，五味子30g，沙苑子30g，刺蒺藜30g，熟地黄30g，当归30g，白芍60g，金樱子30g，龟板胶30g，地骨皮30g，牡丹皮30g，柴胡15g，陈皮15g。以上药物用槐花蜜制膏，每日3次，每次10mL。

二诊：服药1个月，症状明显好转，爪甲基本饱满，患者甚喜。继按上方配制膏剂。

按语：本例病位在肝，表现在指甲（肝其华在爪，爪甲依赖于肝血的滋养）。患者虽不能说出明确的病因，但从其发病季节，可以推断属于肝肾阴虚内热，肝血不足以荣养爪甲所致。《素问·痿论》云："肺热者，色白而毛败；心热者，色赤而络脉溢；肝热者，色苍而爪枯；脾热者，色黄而肉蠕动；肾热者，色黑而齿槁。"可见本病病位在肝，而肝脏之阴来源于肾，"阴虚生内热"，每至春天草木萌动之时，肝之阴不能顺应自然轨迹，爪甲得不到营养，故而空虚不长。治疗取养阴、柔肝、凉血之药，再加一些疏肝理气之药，以利血脉之灌养，饮食忌辛辣香燥之品，如此药食同治，自然疗效如期。

临床上看到这类病症时，医者可能会一头雾水，不知所措。但仔细思忖，联想到《内经》的理论，即可按照"爪为筋之余"之说，遣方用药。养血生甲膏中，用二至丸滋养肝肾之阴，另选枸杞子、五味子、沙苑子、熟地黄、当归、白芍、金樱子、龟板胶，加强养阴补血的作用；取地骨皮、牡丹皮清热凉血；柴胡、陈皮、刺蒺藜疏肝理气，兼祛风邪。此例病症虽小，但不常见，不是几剂药就可以治愈的，故取滋膏剂调养，缓图起效。

23. 滋阴柔筋熄风汤合二甲散治疗手指震颤

孙某，男，42岁，于2008年8月就诊。

患者手指震颤3个月余，开始未加注意，后逐渐加重，以至手不能握笔。经查X线摄片示：第3~5颈椎椎间隙狭窄。诊断为颈椎病。刻诊：两手不能平稳地放于脉枕之上，手指震颤，不能平稳持物，脉沉细带弦，舌质暗红，舌苔薄白。辨为太阳经脉失润，风邪内生。法当滋补肝肾，柔润筋脉，佐以调和营卫。予自拟滋阴柔筋熄风汤合二甲散。

处方：制何首乌10g，龟板30g，鳖甲30g（以上二味先煎30分钟），木瓜10g，海螵蛸15g，钩藤30g（后下），生麦芽30g，桂枝10g，炒白芍15g，蝉蜕10g，生甘草10g。水煎服。

二诊：服用7剂，病情明显好转，基本可以握笔写字，诊脉时手指平稳，未见震颤。上方加葛根15g，继服之。

三诊：又服7剂，手指震颤已除。继用上方巩固之。嘱多吃些黑木耳、黑豆、怀山药及洋葱等，以补养肝肾之阴，并可振奋阳气，促进经脉通畅。

按语：此例患者初诊时痛苦非常，但取效却在数天之内，患者与跟诊的研究生都感到效非寻常。究其原因，与病程短有一定关系，但方药对证则是主要的。所用方药为我的经验方，方取制何首乌补益肝肾，木瓜、生麦芽疏肝柔筋，海螵蛸、钩藤、蝉蜕镇静熄风，桂枝、炒白芍调和营卫，生甘草则可平衡诸药之性。二甲散具有软坚化结、滋阴补肾的作用。二诊加葛根以疏通颈部血管和脉络。所用之药虽然平淡，但方证相符，故取效快捷。

24. 归芎地黄汤治疗头晕

任某，女，57岁，于2010年5月20日就诊。

患颈椎病10余年。4年前出现阵发性头晕，行走时欲倾倒，脚下如踩棉花，而坐、卧位时无头晕，且无耳鸣及视物旋转。半月来症状加重，不能独立行走，常需人搀扶。神经系统检查：水平眼震（+）。头颅CT正常。颈椎MRI示：颈椎曲度变直，第5~6、6~7颈椎椎间盘突出。省某医院诊断为颈椎动脉供血不足，给予拜阿司匹林、长春西丁、西比灵（氟桂利嗪）等口服，未见明显好转。便秘多年，排便无力，服用归脾丸则排便顺畅。30岁时即头发全白，经常腰痛，整个足底疼痛，以致不能长距离行走。血压晨起120/80mmHg，夜晚140/90mmHg，因怕血压下降过低而未连续服用降压药。舌质淡红稍暗，苔薄白，六脉沉细无力。思之，此患者30岁即头发全白，应为肝肾亏虚，髓海失养。故治以补益肝肾，填精补髓。予自拟归芎地黄汤加味。

处方：生地黄10g，怀山药15g，山茱萸10g，砂仁6g，当归6g，炒川芎6g，怀牛膝10g，葛根10g，菟丝子15g，生白术15g，陈皮6g，生麦芽10g，天麻10g，生甘草6g。水煎服。

患者血压高峰在夜间，嘱其仍需每天睡前服用依那普利半片。

二诊：上药服用10剂，头晕明显好转，发作次数减少，可以独立行走，血压控制在110/70mmHg，服药期间便秘好转。述仍腰痛，足底疼痛。上方加桑寄生15g，桑枝30g。

三诊：头晕未发作，天气炎热，血压稳定，欲服丸药以巩固疗效。

处方：何首乌30g，生地黄30g，怀山药30g，山茱萸30g，砂仁10g，怀牛膝30g，当归10g，炒川芎10g，葛根30g，菟丝子30g，生白术30g，陈皮10g，生麦芽30g，桑寄生30g，黑芝麻30g，丹参30g，茯苓30g。6剂，泛水为丸，每服5g，日3

次，口服。

半年后随访，头晕未再发作。

按语：该患者的头晕与高血压、颈椎病都有关系，这种病症在临床上比较多见。只是此例30岁头发全白，说明肾阴早有亏损，《素问·上古天真论》云："女子……四七，筋骨坚，发长极，身体盛壮。五七，阳明脉衰，面始憔，发始堕。"阳明为气血之海，为多气多血之脏，气血虚亏，肾阴自然不足，其本色当黑，而反白者，肾阴早衰也。归芎地黄汤取六味地黄丸与四物汤加减而成，以冀填补气血与肾精，用之果然有效，后改为丸剂以图缓功。

25. 益气通络化瘀汤治疗类风湿性关节炎

仇某，女，35岁，工人，于2004年7月就诊。

双手指、腕关节肿胀疼痛5个月余。晨僵大于2小时，伴有双肩、髋关节疼痛，握力下降，平素每受风寒、触凉水则关节疼痛加重。纳差，大便偏溏，形体较胖，舌质淡嫩红，苔薄白腻，脉弦滑细。查血沉（ESR）45mm/h、C反应蛋白（CRP）49.0mg/L、类风湿因子（RF）98kU/L、抗环瓜氨酸肽抗体（抗CCP）46.0RU/mL。证属脾虚失运，寒湿痹阻。治以健脾祛湿，散寒除风，活瘀通络。自拟益气通络化瘀汤治之。

处方：党参12g，白术10g，茯苓20g，黄芪20g，羌活12g，独活12g，青风藤15g，鸡血藤30g，白芥子10g，蜂房10g，制川乌6g，细辛6g，桂枝10g，生地黄10g，蜈蚣2条（研末冲服），地龙15g，甘草8g。水煎服。

二诊：服药10剂，肿胀消退，诸关节疼痛明显缓解，晨僵小于半小时，握力增加。效不更方，上方生地黄改熟地黄10g，加全蝎6g，继服之。

三诊：上方继服1个月，诸关节疼痛、肿胀消失，晨僵小于10分钟，病情已缓解。嘱原方药制成绿豆大小丸剂，每次6~8g，每日3次，坚持服用。

2005年2月四诊：诸关节不疼，活动灵活，舌质偏暗红，苔薄白根部微腻，脉滑细。查RF 49.0kU/L、CRP 0.48mg/L、ESR 1mm/h，血常规、肝肾功能均正常。上方去细辛，加赤白芍各10g，仍制成水丸服用。

按语：类风湿性关节炎是一种慢性自身免疫性疾病，病因复杂，需长期服药控制。本病属中医"痹证""尪痹"等范畴。该患者素体脾虚不运，湿浊内生，风寒湿邪阻于经络，凝滞关节，痰瘀互结，形成痹证。

益气通络化瘀汤取党参、白术、茯苓、黄芪健脾益气，运湿化痰；羌活、独活、青风藤、制川乌祛风除湿，散寒蠲痹，通络止痛；白芥子利气豁痰，且能祛皮里膜外之痰浊；蜂房、蜈蚣搜风通络，消肿止痛；鸡血藤、地龙逐瘀活血，通络止痛；桂枝、细辛散寒通络止痛；为防除风药化燥伤阴，故加生地黄以滋阴补肾，防止诸风药伤阴之弊。甘草调和诸药。全方共达益气健脾、散寒除风、活瘀通络、消肿止痛之功效。患者长期服用，疗效稳定而无副作用。

26. 温阳通痹汤治疗硬皮病

郭某，男，39岁，农民，于2008年11月2日就诊。

患者3年前每触凉水或遇寒冷天气，双手指即呈暗紫红色或黑白相间，或遇冷双手呈腊肠样指，得暖则可缓解。2年前双手指皮肤逐渐发紧光亮，且有紧绷感，指关节皱纹消失，皮肤难以捏起，无汗，握力受限，关节疼痛。近1年来开始出现双手拇指、食指及左手中指指端肌肉渐萎缩、发黑坏死，食指指端呈鹦鹉嘴样改变，双手皮肤绷紧感加重，不能握拳。鼻子变尖，口唇渐变薄，面颊亦有轻度发紧感。平素形寒肢冷，腰膝酸软，纳差。舌质淡暗，舌苔薄白腻，脉沉细涩。抗SCL-70抗体阳性，抗U1RNP抗体阳性。西医诊断：硬皮病。中医诊断：皮痹。证属气血不足，脾肾阳虚，脉络痹阻。治以气血双补，温阳通痹，健脾补肾。自拟温阳通痹汤治之。

处方：黄芪40g，当归12g，熟地黄15g，党参15g，炒白术10g，鹿角霜10g（烊化），鸡血藤30g，桂枝10g，路路通10g，皂刺6g，炮附子6g，细辛3g，丹参20g，红花10g，地鳖虫10g，甘草6g。水煎服。

另配复方丹参片，每次3片，每日3次，口服；硝苯地平片每次10mg，每日3次，口服，以辅助治疗。

二诊：上方服50余剂，双手紧绷感及关节疼痛明显好转，双手拇指、食指指端坏死黑痂开始脱落；形寒肢冷也明显见好。上方去炮附子，加僵蚕10g，菟丝子30g。

三诊：双手皮肤已变软，紧绷感渐消失，双手指端萎缩坏死的黑痂已脱落，指端肌肉渐丰满，活动较前灵活，握力增加。原方稍事加减继服。

四诊：双手指端萎缩已恢复，受凉也未见雷诺现象，握力正常，面部及双手皮肤已能正常出汗。停用西药扩血管药，原方中药改制成丸剂，每次6g，每日3

次口服，以巩固疗效。2010年8月随访，病情稳定，无明显不适症状，日常生活不受影响。所制水丸仍坚持服用。

按语：硬皮病，中医属“皮痹”范畴。从临床症状表现看，多为虚损之证。其病因可归纳为先天禀赋不足，后天失调，脏腑亏损，外邪乘虚而入，凝结于经络、肌腠或血脉之间，气血凝滞闭塞不通，渐致皮肤肿胀、硬化、萎缩。肺主皮毛，肺之气阴亏损，皮肤失其柔润，故变硬如革、干燥、无汗；脾主肌肉、四肢，主运化，脾失健运，气血衰少，津液不能濡养肌肤，故肌肉萎缩而四肢活动困难。肾主水液、纳气，为人体元气元阳之本，肾中精气的蒸腾气化主宰着津液代谢。因此，病虽在皮肤，其本在肾，以肺、脾、肾三脏为主。

温阳通痹汤系当归补血汤、阳和汤加减。方中用黄芪、党参、炒白术补气健脾；当归、熟地黄、鹿角霜养血填精补肾；丹参、红花、地鳖虫、鸡血藤、路路通、皂刺活血通络止痛；桂枝、炮附子、细辛温通经脉，助阳化气；甘草调和诸药。诸药相伍，既气血双补，又能健脾补肾，温阳化气；既活瘀通络，又能温经散寒止痛。因而使五脏得以温煦，气化功能日趋正常，四肢百骸皮毛得以濡养，顽疾得以治愈。加用复方丹参片，意在加强活血化瘀，改善微循环之功；应用少量钙通道阻滞剂硝苯地平，意在扩张血管，松弛血管平滑肌，解除动脉痉挛，增加血流量，促进指端溃疡愈合，仅作为辅助治疗。

27. 透骨草外洗方治疗痹证

蔡某，女，32岁，农民，于2013年9月就诊。

患者于2年前剖腹产后，罹患膝关节及踝关节酸沉困胀之痛，经我治疗2个月后，病情明显好转，唯下肢踝关节及足面仍郁胀，且局部皮肤有散在性瘀斑，一片一片，如烟熏状，不痛不痒，但有郁胀感，影响美观，所以夏季不能穿裙子和短裤。局部皮肤温度如常，弹性差，舌脉无异常。依据症状与原发病的病史，辨证为瘀血所阻。自拟透骨草外洗方治之。

处方：透骨草30g，伸筋草30g，威灵仙30g，川乌10g，草乌10g，红花10g。加生姜10g，花椒30g。加水，先用武火煎沸，再用文火煎煮30分钟，将药汁与药渣一同倒入洗脚盆内，再加入白酒100mL，姜汁醋100mL。先将患肢放于洗脚盆上熏蒸，待药液温度适宜，再将患肢放入盆内泡洗。每剂药可用2次，第二天再加热熏洗，但仍需加入白酒和醋。

经洗1个月余，膝、踝关节困胀明显减轻，上下肢的褐斑亦有减退，患者非常高兴，将此方介绍给几位朋友，亦有疗效。

按语：此方为郑州市已故名中医郭绍汾先生的经验方，历经三代人的应用，已有40余年，对于肢体疼痛、麻木、酸困、郁胀等疗效确切，且使用方便。方中透骨草、伸筋草、威灵仙三味具有祛风、通络、舒筋的作用；而川乌、草乌为辛温有毒之物，但对寒湿性痹证确有不可替代的作用；红花为活血药，可增加通达经络之功用。在使用时，加入白酒、姜汁醋，除其本身具有活血化瘀、祛风散寒作用外，还可使药力透过皮肤、肌肉，达到患病的筋骨部位，增加药物的疗效。

28. 三草四藤汤治疗腰膝关节痛

孙某，男，32岁，农民工，于2000年12月就诊。

患者常年在建筑工地工作，罹患腰脊与膝关节疼痛3年余。经各项检查，无异常发现，有时查血沉偏高（28mm/h），局部有寒凉感，只能做一些轻体力工作。曾服大活络丹、饮用药酒治疗，效果不显。就诊时正值冬季，着衣厚实，虽诊室有暖气，但患者仍有寒凉感。其面色黄中带红，无异常，语音重浊，似有痰湿，吸烟14年，无饮酒史。舌质淡暗、舌苔白腻，脉细滑而弦。脉症互参，显系常年在外工作，感受风寒湿邪，阻滞经络，影响经气运行，加之有吸烟嗜好，使痰湿内生，也可使经络瘀阻，“不通而痛”。治以祛风湿，通经络，化痰湿。方选自拟三草四藤汤加减。

处方：豨莶草30g，老鹳草15g，伸筋草15g，络石藤10g，鸡血藤15g，海风藤10g，青风藤10g，秦艽10g，威灵仙15g，炒苍术10g，陈皮10g，生薏苡仁30g，怀牛膝10g，生甘草10g。水煎服。

二诊：服14剂，症状有所减轻，特别是膝关节疼痛减轻明显，而腰脊处如故。于上方加丹参30g，炒杜仲15g，狗脊15g。

三诊：服14剂。疗效显著，膝关节几乎无疼痛，腰脊疼痛亦有明显减轻，只是局部寒凉感未减。嘱停服汤剂，改用玉屏风散颗粒，以护卫祛风，增强抗寒能力。

按语：用植物之藤治疗关节、经络之疾，自古有之。这是中医学“取类比象”法在药物学上的具体应用。吴鞠通在《温病条辨》中有一篇文章，题目为

《草木各得一太极论》，说道：“古来著本草者，皆逐论其气味性情，未尝总论夫形体之大纲，生长化收藏之运用，兹特补之。盖芦主生，干与枝叶主长，花主化，子主收，根主藏，木也；草则收藏皆在子。凡干皆升，芦胜于干；凡叶皆散，花胜于叶；凡枝皆走络，须胜于枝；凡根皆降，子胜于根；由芦之升而长而化而收，子则复降而升而化而收矣，此草木各得一太极之理也。”这里所说的“凡枝皆走络，须胜于枝”，不但是指植物之枝，也包括藤与末端之须。这些植物之枝、藤、须，大都可以通络、祛风、活血，很多中医医生都会有这方面的治疗体验。本例明显是风寒湿之邪入于经络所致，故取植物之藤，以及具有通络祛风胜湿作用的枝、根、茎等，对于不太严重的关节疼痛之苦，还是比较有效的。未见出现毒副作用和不良反应。

三草四藤汤组成为：豨莶草30g，老鹳草15g，伸筋草15g，络石藤10g，鸡血藤15g，海风藤10g，青风藤10g，秦艽10g，威灵仙15g。功效为通经活络，祛风胜湿，化瘀止痛。主治颈肩腰腿痛，属风湿瘀痹者，尤以腰与下肢为宜；亦用于中风后遗症之肢体不利者。

此方为我的经验方，应用已有20余年。常用于风湿瘀痹证初期，病情不太严重者。方取“三草”通经活络，以祛风湿之邪；取“四藤”活血化瘀，以达经络之深处；另有秦艽、威灵仙，祛风止痛效果明显，可搜络脉之邪以达表。细分之，豨莶草偏于祛风湿之邪，对中风后遗症之肢体不利，尤当选用；老鹳草又名紫地榆，为祛风湿、强筋骨常用之品；伸筋草善于祛风湿，治疗脚膝冷痛；络石藤对于风湿痹证之筋脉拘挛、局部麻木者，不可或缺；鸡血藤对于瘀血引起的风湿痹证，具有化瘀通络作用；海风藤行经络，活血脉，善理腰腿之疾；青风藤除风湿、通经络，又善利湿解毒；秦艽为“风药中之润剂”，说明它不温燥，不伤血，不分寒热病性，均可运用；威灵仙，顾名思义，其舒经活络与祛风湿止痛作用比较明显。此方宜于风湿性关节病初期者，其药性平和，走经达络，不伤气血，坚持服用，效果会逐渐显现。

第十三章 疑难病

1. 桂枝芍药知母汤治疗解㑊

刘某，男，27岁，教师，于2003年12月11日就诊。

全身肌肉困紧、疲乏无力2年余。曾做头颅CT、肌电图、脑电图、心电图等，均无异常发现。曾至多家医院，经用谷维素、维生素C以及中药补益剂治疗，很少见效。视其精神不振，语言无力，但形体胖瘦匀称，饮食可，二便正常。追问有反复感冒病史。脉弦细，舌苔白腻，有纵形裂纹。从病史和脉症分析，认为是风寒郁于肌肉，湿气亦不得宣达，久而不解，致使全身阳气困顿，发为斯证。治以表散风寒，温阳化气，醒脾化湿。方用桂枝芍药知母汤加味。

处方：桂枝10g，炒白芍15g，知母10g，生麻黄5g，炮附子5g，防风10g，干姜5g，炒白术10g，生黄芪20g，苏叶10g（后下），生甘草10g，生姜5g、大枣5枚为引。水煎服。

二诊：服用10剂，身体困紧有所减轻，其他未见变化。考虑到舌苔白腻未减，应从脾主运化入手，上方加生薏苡仁30g，白扁豆30g。

三诊：继服10剂，舌苔有所改善，但登堂讲课仍感无力。上方去生麻黄、防风二味，再加穿山龙30g，以冀补肾强筋，通络化瘀。

四诊：上方服15剂，疲乏无力有明显改善，已能正常工作。嘱改用左归丸合归脾丸善其后。服用月余，身体康复。

按语：解㑊，亦称懈㑊，古代病名，出自《素问·平人气象论》，书云：

“尺脉缓涩，谓之解㑊。”后人将其病因分为酒伤、风寒伤、湿伤、房劳伤及情绪郁闷所伤等，这些病因皆可使肝脾肾受损，导致筋缓无力以束，骨痿不能自强，肌肉涣散而若解。此例并非大恙，但困扰患者2年余。就诊时，各项检查无异常，兼夹症亦不多。患者称“反复感冒”，此乃风寒郁于皮肤肌肉之内，久而不出，使卫气不得“温分肉，充皮肤，肥腠理，司开合”所致，阳气困于内，故而身体困紧。桂枝芍药知母汤出自《金匮要略·中风历节病脉证并治》，是治疗“肢节疼痛”之名方，内含桂枝麻黄汤义，可以调和营卫，疏通腠理，祛风散寒；又有炮附子温阳，炒白术健脾，防风护卫，知母以防他药辛燥之性。所加之生黄芪、生姜、苏叶等，无非是增强脾肺之气，以使所属之皮肤、肌肉得其所养。该方有祛风、散寒、除湿、温阳、通痹之能，与本例证候合拍，故能取效。待风寒湿邪消散，再用补益方药方能有效。若单纯为肝肾阴精虚损所致，则当直补肝肾，不可用表散风寒之药，以免伤及阴精。

2. 当归芍药散合五苓散、五皮饮治疗喉癌术后下肢浮肿

李某，男，61岁，于2008年4月就诊。

患喉癌术后1年余，其癌灶已转移至左耳后，因下肢浮肿月余来诊。患者由家属搀扶，举步蹒跚，面色萎黄，精神委顿，不能说话，病情由儿女代述：双下肢浮肿，按之没指，足面肿甚，曾用安体舒通（螺内酯）、双氢克尿塞（氢氯噻嗪）等药治疗，浮肿未见消退，特求中医会诊。舌质紫暗，舌苔白腻，脉沉细无力。脉症合参，并考虑病情之进展，显系血瘀阻滞，水湿蕴结所致。故以活血利水与渗湿利尿之法合而治之。方选当归芍药散与五苓散、五皮饮加减。

处方：当归10g，赤芍30g，川芎6g，茯苓皮30g，泽泻15g，冬瓜皮30g，陈皮10g，猪苓15g，生白术15g，桂枝6g，益母草30g，泽兰15g，大腹皮15g，地骨皮15g，生姜皮10g，半枝莲15g，生甘草6g。水煎服。

二诊：服药7剂，双下肢浮肿消退，足面浮肿亦明显减轻，患者感到肢体轻松，行走亦较便利。后改用活血化瘀、消肿解毒方药，以治疗其癌块病灶。

按语：此例浮肿与一般浮肿不同。一般浮肿多为脾肾两虚，水湿内聚所致。而此例浮肿以“毒”为盛，此“毒”乃指血瘀、湿阻、水聚等多种因素，特别是血分瘀滞导致水湿不行是主要毒素。所以，在治疗上要重视活血利水，只有

血路通了，络脉通了，过多的水湿才能排出体外。活血利水的代表方剂是当归芍药散，活血利水的代表药物是益母草、泽兰，而兼有解毒作用的是半枝莲。当然还有其他药物，如半边莲、七叶一枝花、马鞭草等，但其效果和安全性都不如半枝莲。如果没有入血分的药物，而只是行气利水的药物，犹如隔靴搔痒，无济于事。

3. 九子地黄丸治疗视力疲劳

崔某，男，41岁，公务员，于1997年12月就诊。

罹患视物模糊、畏光流泪3个月，经检查为视力疲劳症。眼科医生解释为久看电脑所引起。主症：眼睛疲劳，眼干涩，畏光流泪，有时出现头晕、脑涨、精力不集中，经用维生素及石斛夜光丸等治疗，效果不明显。眼科医生请我会诊。问其症状，还有大便干结，并时有前列腺炎症状，其舌苔白腻少津，脉弦细而数。诊为肝肾阴虚，“阴虚生内热”，目失其养，故出现视物模糊等症。治以滋补肝肾，清热明目。以九子地黄丸加减治疗。

处方：生地黄10g，熟地黄10g，山茱萸10g，怀山药15g，茯苓10g，牡丹皮10g，泽泻10g，五味子10g，枸杞子15g，沙苑子15g，决明子15g，茺蔚子15g，菟丝子15g，覆盆子10g，车前子30g（包煎），怀菊花15g，霜桑叶15g，生甘草10g。水煎服。

二诊：服14剂，已有疗效，疲劳感明显减轻，其他如故。上方加谷精草15g，荆芥穗10g，防风10g，何首乌15g。

三诊：服14剂，症状基本消失。为巩固疗效，防止复发，特予丸剂善后。

处方：熟地黄30g，生地黄30g，怀山药30g，山茱萸30g，茯苓15g，牡丹皮15g，泽泻15g，五味子15g，枸杞子15g，沙苑子15g，决明子30g，茺蔚子30g，菟丝子30g，覆盆子15g，车前子30g（包煎），怀菊花30g，霜桑叶60g，龟板30g，磁石30g（先煎），何首乌30g，知母15g，黄柏10g，生甘草15g。炼蜜为丸，每丸9g，每次1丸，每日3次，温开水送服。

此药丸服用1个月余，眼睛如常，无任何痛苦。嘱忌烟酒，忌久视电脑、电视，多食水果、青菜，以防复发。

按语：九子地黄丸系蒲辅周先生的经验方。《蒲辅周医疗经验》一书中，记载了蒲老得此方的经过。蒲老年轻时，向眼科名中医龚老学习，龚老在去世前几个月将九子地黄丸方传给了他，称此方能控制内眼病和白内障等眼科疾患。原方为：熟地黄、山茱萸、山药、茯苓、泽泻、牡丹皮、五味子、枸杞子、沙苑子、青葙子、决明子、茺蔚子、菟丝子、覆盆子、车前子。（九子地黄丸的药物分量与制法见《蒲辅周医疗经验》。）

此方组成为六味地黄丸加九子。六味地黄丸是大家耳熟能详的方子，是补益肝肾的祖方，许多眼科疾病都与肝肾阴虚有密切关联。而九子，多是滋补肝肾的药物，如五味子、枸杞子、沙苑子、菟丝子、覆盆子，都是直接补益肝肾的；决明子则是清肝明目之要药；而茺蔚子有却瘀导滞的作用，可以将上部之瘀血引而下行，不使眼睛有瘀血之困；车前子虽然不是补益药物，但它可以导浊下行，引火下泻，眼睛无浊气与火邪之干扰，自然复明。我得此方后，用于治疗几十例眼科疾患，多能取得良好效果。

4. 神应养真丹合通窍活血汤治疗脱发

崔某，女，30岁，教师，于2002年3月就诊。

脱发2个月。该患者因考研夜以继日地学习，约半月头发全脱。已内服“生发丸”，外涂“生发灵”，未见效果。其形体消瘦，眼周淡青，尤以承泣、四白穴处显著。伴见夜寐多梦，时出手汗，饮食、二便均正常。舌质红赤，舌苔薄白，脉弦细而缓。脉症合参，系精神紧张，致血虚夹瘀所为。拟养血祛风，佐以活血通窍。投神应养真丹合通窍活血汤治之。

处方：当归10g，赤白芍各10g，炒川芎5g，熟地黄10g，天麻10g，羌活5g，木瓜15g，菟丝子10g，炒桃仁10g，红花10g，白芷30g，生甘草10g，黄酒、葱白为引。水煎服。

患者服用上方86剂，随证加入有荆芥、防风、知母、黄柏、女贞子、旱莲草、鸡血藤等，同年6月头发全部长出。

按语：脱发多见于青少年，以阴血亏虚兼有血瘀或兼湿热多见。本例从病因、症状分析，系血虚兼瘀无疑。神应养真丹重在养血祛风，通窍活血汤重在活瘀通窍。我曾用此两方治疗头发全脱者3例，均获良效，但服药要在2个月以上。方中麝香昂贵，真品难得，我常用白芷代之。考白芷香烈，“气温力厚，通窍行表”（《本草求真》），可代麝香行通窍活血作用。只是用量要大，否则量小力弱，难以奏效。

神应养真丹出自明代陈实功《外科正宗》，原方主治鹤膝风，亦治眉发脱落。是方由四物汤加味组成，组成为：当归10g，熟地黄10g，白芍15g，川芎10g，天麻10g，羌活6g，木瓜10g，菟丝子15g。四物汤养血活血，为组方之本；菟丝子补益肝肾，木瓜滋阴养肝，并有疏通经络的作用；天麻与羌活为祛风药，特别是头面之风，尤当首选，羌活又是引经药，可使诸药引入足太阳经与督脉经络，这样有利于发挥药物的补肾养脑、养血生发的功用。所加药物，皆为滋阴补肾之品。若有瘀血明证，可以加活血化瘀药，以利药物入络而坚阴。

5. 右归丸治疗男子不育症

张某，男，29岁，于1994年8月就诊。

婚后3年夫妻同房而未育。多次精液常规检查，精子计数多在（12~16.5）$\times 10^9$/L之间，精子存活率30%。患者形体肥胖，体重85kg，有饮酒及吸烟嗜好，近半年渐感困乏，尤以腰腿为甚，夜尿增多，时有自汗出，脉象沉细不鼓指，舌质淡暗，苔薄白而腻。辨为脾肾气虚，气不化精，湿困下元。治以补益脾肾，温阳化湿。方用右归丸加味。

处方：熟地黄12g（砂仁拌），怀山药30g，山茱萸15g，枸杞子15g，菟丝子15g，鹿角胶10g（烊化），炮附子6g，肉桂8g，当归10g，炒杜仲10g，茯苓30g，生薏苡仁30g，炙甘草10g。水煎服。

二诊：上方服用18剂，腰腿困乏好转，已有力量感。上方加肉苁蓉30g。

服30剂，查精液常规：精子计数54$\times 10^9$/L，精子存活率51%。将上方改制为蜜丸剂。服用3个月，精子计数已达76$\times 10^9$/L，精子存活率68%。2个月后其妻身孕，于1995年底生一女婴。

按语：右归丸为明代张景岳的代表方剂之一，本方重在温补肾阳，填精养血。有人用此方治疗无精子不育、性冷淡等，均有良效。据研究，右归丸对于肾阳虚证，有促使初级卵泡向生长卵泡发育的作用。由于本患者有湿困之形体和舌象，故加用茯苓、生薏苡仁，以利于解除湿困；而肉苁蓉既可补肾温阳，又可滋阴润燥，医家称其可“补阳益阴”，可谓一举两得之物，我常用于治疗阳痿、早泄、女子不孕、男子不育等生殖系统疾病，其用量可随证候性质而定。

6. 达原饮治疗低热

朱某，男，15岁，于2009年10月20日就诊。

患者以低热1个月余为主诉。初病时，曾用抗生素治疗，效果不明显。查体温37.5℃，抗溶血性链球菌素O（ASO）强阳性，类风湿因子阳性，血沉12mm/h。血常规：白细胞6.6×10^9/L，血小板373×10^9/L。X线片提示：肺纹理增粗。舌质红赤，苔厚腻，脉弦细。病属湿温发热。法当辛温开结，清热燥湿，佐以苦寒微下。取达原饮加味治之。

处方：槟榔5g，厚朴花10g，草果5g，柴胡10g，知母10g，生白芍10g，黄芩10g，虎杖10g，生大黄3g，生甘草10g。水煎服。

二诊：服7剂，热势有所下降，上午8时至下午3时发热，体温37.2~37.4℃，ASO阴性，类风湿因子阴性。舌质红，苔较前转薄。上方去生大黄，加鸡内金15g，藿香10g，佩兰10g，青蒿15g。

三诊：服7剂，昨日体温36.9~37.0℃。诊时（上午9时）测体温36.8℃，唯感口苦口干，咽部不适。舌苔薄黄，脉弦细。予竹叶石膏汤加减，以恢复气阴。

处方：麦冬30g，太子参15g，竹叶10g，芦根15g，甘草10g，粳米50g。先以粳米煮汤，取其汤液代水煎药，10剂。

按语：此例曾用抗生素治疗1个月，效果不明显。之所以选用达原饮治疗，是从舌苔黄腻，热势缠绵所考虑。病发1个月，已不在表，但亦无里结之苦，仍在半表半里，吴又可认为是邪结在“膜原”。“膜原”者，伏脊之前、肠胃后也。不在表不可用桂枝，不在里不可用承气，达原饮为正选之方。它的作用是打开膜原，开其内结，搜邪外出，使疫邪速离其巢穴，邪无巢穴之居，自然逃遁无疑。我曾用此方治愈许多用抗生素治疗无效的患者。这张方子的原义和变化，要细读《温疫论》并反复运用，才会明白。

达原饮是吴又可独创的方剂。原方中槟榔能消能磨，除伏邪，为疏利之药；厚朴破戾气所结；草果辛烈气雄，可除伏邪盘踞。三味协力，直达巢穴，使邪气溃散，速离膜原，是以为“达原”也。热伤津液，故加知母滋阴；热伤营气，加白芍和血；黄芩清燥热之余；甘草为和中之药。此四味不过调和之剂，非拔病之药也。

7. 半夏白术天麻汤治疗眩晕、耳鸣

李某，男，46岁，工人，于1999年春节后就诊。

患者以头晕、耳鸣为主诉，言其病痛已有3年余。观其体质，较为肥胖，面部虚浮，有眼袋，自述有颈椎病，会阴处潮湿，近期还有阳事不举之兆。头晕时伴有轻度耳鸣，如蝉叫声，或泛泛欲呕，口淡而乏味，不喜吃甜食，容易生痰，听其说话有痰声。有吸烟史。否认有高血压病、高脂血症。诊其脉弦滑无力，观其舌苔薄白腻，舌体偏胖。综合脉症分析，该患者为痰湿体质，湿浊阻遏清窍，阳气不得宣发，故而出现头晕、耳鸣等症；湿浊下注，则有阴囊潮湿、阳事举而不坚。这与该患者的生活习惯有关。嘱其戒烟，少食膏粱肥厚之品，加强体育锻炼。治以健脾祛湿，清利头目，并少佐温阳化湿。以半夏白术天麻汤为主方治之。

处方：清半夏10g，橘红10g，茯苓15g，天麻15g，炒白术13g，蔓荆子15g，生薏苡仁15g，车前子15g（包煎），桂枝6g，淫羊藿10g，生甘草10g。水煎服。

二诊：服用10剂，病情有所缓解，头晕减轻明显，自己感到有信心，并表示改变生活习惯。有效守方，加入茯苓皮30g。

三诊：服用15剂，头晕发作1次，耳鸣仍存，面部虚浮与舌体胖大有好转，但阳事仍无坚举。加入炒苍术15g，黄柏6g，淫羊藿加至30g，去茯苓皮、生薏苡仁。

四诊：服用15剂，阳事不举有明显改善，头晕未发作，耳鸣未见好转。加刺蒺藜10g，沙苑子15g，继服15剂。后以左归丸巩固疗效。

按语：此患者痰湿体质明显，显系为半夏白术天麻汤的适应证。一诊加入淫羊藿、桂枝以鼓舞阳气化湿；生薏苡仁、车前子淡渗利湿。后因阳事不举未得到改善，所以三诊加入治疗“痿证”的二妙散，以清热燥湿而治疗“阳痿”，这也是治疗阳痿的一种方法。刺蒺藜与沙苑子有补肾通窍的作用，对耳鸣也是一副对药。后用左归丸补肾以善后。蔓荆子是不可更替的药物，如果去掉蔓荆子，半夏白术天麻汤清利头目的功用就会减少许多。

半夏白术天麻汤有3首。李东垣《脾胃论》中有一首，方由半夏、麦芽、神曲、白术、苍术、人参、黄芪、橘皮、茯苓、泽泻、天麻、干姜、黄柏组成。程钟龄《医学心悟》中有两首，第一首见于《头痛》篇，方由半夏、白术、天麻、陈皮、茯苓、炙甘草、生姜、大枣、蔓荆子组成；第二首见于《眩晕》篇，方由

半夏、白术、天麻、橘红、茯苓、生甘草、生姜、大枣组成。

这三首方子均以二陈汤为其基本方，以健脾祛湿、清利头目为主线。李东垣的方子多了补益中气和清热利湿的药；而程钟龄的方子比较简练，第一首方含有一味蔓荆子，其作用主题比较明确，那就是清头明目。岳美中先生常用李东垣的方治疗低压偏高的患者；而我常用程钟龄第一首方治疗眩晕症。为什么要用第一张方呢？因为这一首方有蔓荆子，蔓荆子清利头目的作用比较好。李时珍说："蔓荆气清味辛，体轻而浮，上行而散，故所主者，皆头面风虚之证。"在脾胃之气不太虚弱的情况下，对于脾虚痰湿所致的头晕、目眩，程钟龄的第一首方子比较适合。

8. 封髓丹治疗口腔溃疡

张某，男，38岁，于2013年7月就诊。

患复发性口腔溃疡5年。每月都要发作几次，严重时不能说话，曾用抗生素、西瓜霜等治疗，急性发作时可以有所缓解，但近几个月越发越重，用了许多中西药都无效。刻诊见舌尖与唇内有四处溃疡，溃面紫暗，四周苍白，有灼痛感。舌苔薄白而润，脉沉细数。脉症合参，诊为脾虚湿盛，阴火上炎。拟封髓丹加味治之。

处方：黄柏6g，砂仁8g，生甘草5g，干姜5g，怀牛膝5g，肉桂3g。水煎服。

1个月内服用15剂，口腔溃疡消失。后继服12剂，以巩固疗效。半年后随访，未见发作。

按语：复发性口腔溃疡可迁延数年而不愈。多因失治或过用苦寒药物（包括抗生素）而致。口腔溃疡反复发作应从阴火调治，明代赵献可在《医贯》中说："口疮乃上焦实热，中焦虚寒，下焦阴火，各经传变所致，当分别而治之。"上焦实热者，多为急性发作期，可用银蒲玄麦汤（金银花、蒲公英、玄参、麦冬）治之；对于反复发作者，则取封髓丹加味而治。封髓丹仅三味药（砂仁、黄柏、甘草），原方用于肾精不固之滑精者。蒲辅周先生在几十年的实践中体会到，封髓丹乃补土伏火之剂，土虚则水中之阴火无所抑制，便上炎而发为口疮。本例由于湿盛，故加干姜温化湿浊；肉桂与怀牛膝为引火归原的最佳配伍，每遇复发性口疮或相火上炎之证，必用之，多能收效如期。

封髓丹出自《医宗金鉴·删补名医方论》，由于功能封藏精髓，故名封髓丹。原书在治疗男子遗精方面有三个方子，一是无梦而遗的龙骨远志丸，二是有梦而遗的坎离既济汤，三是封髓丹。书云："若胃虚、食少、便软，则不宜生地黄、知柏，恐苦寒伤胃，故宜封髓丹，即黄柏、甘草、缩砂仁也。"这里所说的"胃虚食少便软"之遗精，非火旺而遗，乃胃虚土衰，土不制水也。故用扶土制水法。方用黄柏为君，味苦性寒，苦能坚肾，则肾水不致泛滥，寒能清热，则相火不致妄动；砂仁辛温，能调治肝胃之气，与甘草调中而裨益脾气，脾土气旺，自能抑制相火妄动，相火安位，则遗精自止。张洁古于本方中加入人参、天冬、熟地黄三味，滋阴补肾，名为"三才丸"，俗名"三才封髓丹"。

但封髓丹到了当代名医蒲辅周手里，却成了治疗口腔溃疡的良方。在《蒲辅周医案》一书中，有一例患口腔溃疡多年的患者，蒲老用封髓丹加炒白术、党参治疗，数剂而愈。蒲老认为，封髓丹乃"补土伏火"之方，土虚则浮热上炎，封髓丹不仅泻相火而固精，且能治虚热上炎，这是一方可治数病的范例。我受此启发，凡遇到口腔溃疡患者，特别是慢性患者，常用封髓丹，随证加味，每获良效。

9. 升降散治疗小儿高热

王某，男，7岁，于2010年1月27日就诊。

发热恶寒1天。伴咽痛，咳嗽，口干苦，刻诊体温39.5℃，两侧扁桃体轻度肿大，咽后壁充血。舌苔干黄，少津，脉细数。诊为冬温，系风寒外袭，肺热郁闭而致。治以解热毒，散外风。方选升降散加味。

处方：僵蚕10g，蝉蜕10g，生大黄3g，郁金6g，连翘30g，薄荷10g（后下），苏叶10g（后下），鱼腥草15g，生甘草5g。水煎服。

翌日二诊：昨天中午服药后1小时体温下降，当时体温38.3℃，今晨体温37.3℃，口咽干痛亦有减轻。于上方加牛蒡子5g，射干5g，大青叶6g。继服3剂而愈。

按语：此患儿系肺阴不足体质，常以上呼吸道感染病症来诊。我常用升降散治疗发热，特别是无名高热，但必须排除湿温证，即舌苔厚腻，白如积粉，当用达原饮者。升降散应用指征应当是：发热在38℃以上，舌质红赤，舌苔薄黄，干燥少津，大便干结，无明显恶寒。

10. 玉泉丸治疗糖尿病

湖南省临湘市的一位71岁退休教师，于2011年12月20日给我写来一封信。

信中写道：“去年空腹血糖9.6mmol/L，采用您在湖南《老年人》杂志上推介的玉泉丸，效果良好，血糖降到5.8mmol/L的正常水平。另有两位同事，血糖分别是14.3mmol/L（餐前）及14.7mmol/L（餐后），属2型糖尿病，每天靠注射胰岛素降糖，且注射时间要求极严格，不胜其烦，改上述方法服1个月，血糖降到9.4mmol/L（餐前）与9.5mmol/L（餐后），且消渴症状大为改善。由于效果明显，喜出望外，奔走相告。”

按语：从读者信中可知，玉泉丸治疗消渴，效果确切。需要说明的是，治疗糖尿病的前提是控制饮食，适度增加体育运动，遵照医嘱服用药物，及时到医院检查有关项目。如果随意吃东西，什么样的好药也没有用。玉泉丸对于轻度糖尿病有一定疗效，但对重度糖尿病的治疗，未见有明显效果的报道。重度糖尿病患者还应遵从医嘱，用西药降糖药，不可掉以轻心。

玉泉，乃指口中津液，又名玉液。玉泉丸有两张方子，一张出自《丹溪心法》，方由麦冬、人参、茯苓、甘草、黄芪、天花粉、葛根组成；一张出自叶天士的《种福堂公选良方》，方由葛根、天花粉、麦冬、生地黄、五味子、甘草、糯米组成。后世医家用叶天士的玉泉丸比较多。叶天士所拟玉泉丸的药物以滋肾阴为主，方中生地黄、麦冬为滋阴补肾之要药；五味子可收藏精气，不使耗散；葛根、天花粉均有清热生津之功；糯米补肺气，养胃阴；甘草清热和胃。如此使先天肾阴充足，又有后天胃阴的补充，加上清热之药力，消渴病的“三多”症状就会减轻或消失。

11. 豢龙汤治疗鼻衄

王某，女，14岁，于1984年4月就诊。

4岁患鼻衄，初次出血量约50mL，经用井水敷额部而血渐止。此后每月发生鼻衄1~2次，经当地医院用维生素K、止血敏（酚磺乙胺）及犀角地黄汤（水牛角代犀角）等治疗，虽有效果，但仍不时发生。近月鼻衄5次，出血量10~50mL。查血常规无异常。刻诊：面色微红润，头晕，耳如蝉鸣，阵发性面部烘热，脉弦细数，舌质红赤，舌苔薄白。辨证为肝热上逆，损伤肺经，使血从其清窍而出。治以清肝泻肺。方选豢龙汤。

处方：羚羊角粉2g（冲服），川贝母6g，生牡蛎15g，石斛10g，麦冬6g，北沙参10g，夏枯草10g，牡丹皮10g，黑荆芥3g，薄荷炭5g，茜草6g，川牛膝6g，白茅根30g，生藕节10g。

服用6剂，月余未见鼻衄，其父又来索方，继用上方7剂，停服。1年后随访，未再发生鼻衄。

按语：鼻衄并非小恙，必须在明确诊断的前提下，再拟治疗方案。此患者来诊时，家境贫寒，在家乡多方治疗，疗效不著。初诊时我本不愿意用羚羊角，欲用水牛角代替，但由于患者鼻衄多次，痛苦非常，其父执意要用羚羊角，服后疗效果然如期。后来用此方治疗多例鼻衄，效果都非常满意。

豢龙汤出自清代费伯雄《医醇賸义》。豢者，养也，使越位之龙归于本位，故曰“豢龙”。费伯雄是一位中医临床大家，出身世医家庭，曾为道光朝太后医治肺痈，并为道光帝诊治失音，以医术闻名于大江南北。《医醇賸义》是费氏晚年所编著，他曾撰写《医醇》一书，计二十四卷，后毁于兵火，晚年追忆起内容，遂改名为《医醇賸义》，但不及原著“十之二三”。书中立论以和缓、平正为宗；治法以清润、平稳为主。书中所载方剂多有实效，豢龙汤即是其一。

费氏认为，前人常将鼻衄作为实火医治，动则犀角地黄汤，认为此方可“统治吐血、衄血”，但常常与愿相违，错在“不明经络”之囿。费氏认为犀角地黄汤治在心肾，而鼻衄病在肝肺。是由于“肝火蕴结，骤犯肺穴，火性炎上，逼血上行，故血从鼻出”。原方组成为：羚羊角3g（分2次冲服），牡蛎15g，石斛10g，麦冬15g，南沙参15g，川贝母10g，夏枯草15g，牡丹皮10g，黑荆芥10g，薄荷炭10g，茜草根10g，牛膝10g，茅根30g，藕15g。

是方取羚羊角清泻肝肺之火，为君药；臣药为麦冬、南沙参、石斛，滋阴养液；佐药为牡丹皮、夏枯草、牡蛎清肝火，川贝母、黑荆芥清肺火，薄荷炭、茜草根、藕凉血止血；使药为牛膝、白茅根，引热邪下行，使其从小便排出。肺络不被火灼，鼻衄自然可止。若无能力应用羚羊角，可用水牛角代之（大剂量先煎）。

12. 颈椎活络汤治疗颈椎外伤

刘某，男，23岁，于2008年3月就诊。

患者于5年前从单杠上摔下（头朝下），当时颈椎X线片提示：颈椎生理曲度变小，第5~6颈椎椎体变扁。用颈托治疗10个月，颈部疼痛有所缓解，但隐隐作痛至今未断，并伴有左手麻木，时而颤抖，阴雨天加重，舌苔薄白，脉沉细。分析病因与症状，证属筋脉瘀阻，久而风寒外袭，使上肢络脉不和。治以舒筋活血，祛风通络。方用颈椎活络汤加味。

处方：葛根15g，赤芍15g，木瓜15g，鸡血藤15g，桂枝10g，苏木10g，透骨草15g，炒桃仁10g，天门冬30g，生甘草10g，黄酒50mL为引。水煎服。

二诊：服用10剂，疼痛明显减轻，但有腹泻。加入生山楂30g。

三诊：服用10剂，疼痛消失，已无腹泻之苦。上方去炒桃仁、苏木，加续断15g，补骨脂15g，狗脊15g，炒杜仲15g。

四诊：服用10剂，未出现左手麻木和颤抖。继服上方15剂。3月后随访，颈部与左上肢未见异常。

按语：本例所用颈椎活络汤（葛根、赤芍、木瓜、鸡血藤、甘草），流传于20世纪90年代，据闻是京城某名医的经验用方，舒筋活络为其主要功效。但药力稍逊，我在临床中常加入苏木、透骨草、炒桃仁，加强活血化瘀之力；加桂枝以通络祛风；天门冬的作用是软坚化瘀，民间有用天门冬蒸熟食之治疗乳房包块的验方，可知该药散结之力颇强。三诊加入几味补肾药物，以壮骨复元。药证相符，故数年之疾，月余而愈。

13. 达营汤治疗精神分裂症

张某，女，20岁，农民，于2007年7月就诊。

外出打工时，因与人发生口角，而出现烦躁不安、昼夜不寐、语无伦次等精神症状，曾用镇静剂与针灸治疗，稍有安静，但症状无明显改善。刻诊：由家属陪同来诊，见其形体偏胖，面色红赤，坐立不安，来回走动，喃喃自语，但不知所言，饮食减少，大便干燥，舌质紫红，舌苔薄白而干，脉弦细偏数。病属狂证，即精神分裂症，乃心肝火旺、阳明燥结证。治以清肝泻火，逐瘀散结。方用达营汤加减治之。

处方：生大黄60g，生石膏60g，三棱60g，莪术60g。水煎服，头煎40分钟，二煎30分钟。共煎1 000mL，分成6份，每服1份，每日3次，2天服完。

二诊：服用3剂，喃喃自语有所改善，略能回答问题，但仍时有自语，烦躁不安，夜不安寐。上方加用酸枣仁30g，夜交藤24g。用法同上。

三诊：服用3剂，烦躁减轻，夜眠3~4小时，坐立不安减少，舌苔有津，脉弦细而不数。

处方：生大黄60g，赤芍30g，三棱60g，莪术60g，酸枣仁30g，黄连10g，肉桂5g，生甘草10g。加水煎取2次，混合药液约1 500mL，每日500mL，分3天服用。

四诊：3天后来诊，言其睡眠可达6小时，语言正常，烦躁、坐立不安均有减轻，饮食增加，舌质呈淡红色，苔薄白，脉弦细。上方加石菖蒲10g，取1剂，水煎3次，混合约1 500mL，分4份服用，每日1份，再分3次服之。

五诊：自行来诊，可睡眠6~7小时，语言表达正常，昨日因饮食不慎而致腹泻，伴腹痛下坠，每日4~5次，量不多，舌质红，苔薄白，脉弦细。

处方：炒山楂30g，炒乌药10g，百合30g，知母10g，生地黄10g，生麦芽30g，炒酸枣仁30g，五味子6g，生甘草10g。水煎服。

六诊：上方服用3剂，腹痛、腹泻消失，大便每日1次，已能准确回忆病史，但时有心烦。上方加生龙骨、生牡蛎各20g，合欢皮30g，水煎服。

七诊：心烦不安消失，但近日上呼吸道感染，出现咳嗽、咯痰、咽干。给予射干麻黄汤3剂而愈。

八诊：为巩固疗效，拟膏滋剂以善后。

处方：生百合100g，知母30g，生地黄30g，炒乌药30g，三棱30g，莪术30g，黄连30g，生龙骨30g，生牡蛎30g，赤芍60g，石菖蒲30g，炙远志30g，麦冬60g，五味子30g。2剂，水煎取液混合，加入蜂蜜制成膏滋剂，约1 000mL，每次10mL，每日3次。

1个月后随访，病已痊愈，无任何后遗症，生活、劳动如常人。

按语：此例治疗用方纯属偶然。在接诊此患者前1周，我在一本书上看到了这张方，即达营片，原方组成为莪术、赤芍、大黄，仅三味药。我看此方药味简练，组方合理，便随手记录下来，1周后，此方果然派上用场，还取得了预期效果。

此例患者由于郁怒而使肝气郁结，“气有余便是火”，肝火引动心火，火旺伤津，导致阳明（包括手阳明大肠和足阳明胃）津枯燥结，手阳明经脉可见肠燥便秘，而足阳明经脉的“是动病”，可见“欲上高而歌，弃衣而走”的狂证。“盛则泻之，热则疾之”，这里虽然说的是针刺方法，但就治法而言，也包括苦寒方药的清泻法，且要求快捷而不宜缓慢。达营片就具备这样的功用，所以自然在脑海里浮现出这个方子。

大黄用至60g，原以为会有腹泻之苦，但服之毫无泻意，为何？我认为有两个因素：一是病为阳证、热证、实证，急需用大黄清之、泻之，药中病所，不伤其正，故无腹泻之虞。近代张锡纯道："大黄之力虽猛，然有病则病当之，恒有多用不妨者，是以治癫狂其脉实者，可用至二两。"二是所用大黄是与其他药物同煎，未做后下处理，这样它的泻下之力会大大减低。前人认为，大黄生用，泡汤便吞或后下，泻下力强；而久煎则泻下力减弱。现代研究认为，大黄生用导泻，久煎止泻，是因为久煎使蒽苷水解成作用很弱的苷元，加以所含鞣质量较高，故反而止泻（《中药研究与文献检索》，上海远东出版社）。

在治疗过程中所用之药，以证候为主而进行加减。唯在五诊后，改为《金匮要略》的百合知母汤、百合地黄汤与时方百合乌药汤为主，这是因为火邪去其大半，但阴津尚未恢复，故取百合诸方以滋阴养心、养肾，并调理所余之郁。其善后之方，仍以百合诸方为主，加上镇静安神、养心开窍之品，取膏滋剂，更利于滋润五脏，且口感良好、服用方便。

此方源于翁维良主编的《活血化瘀治疗疑难病》一书，原方名"达营片"，由莪术、赤芍、大黄三味组成，药量按10：3：3比例加工，每片相当于生药8g，每次6~8片。主治精神分裂症、早老症、症状性与躁狂型精神病。莪术为行气化瘀之品，为解气郁之药；赤芍为活血化瘀之品，为散血瘀之药；大黄为清热解毒醒脑之药。此三味药结合，行气、活血、清热、醒脑，且有通腑之力。我又加入生石膏，为清除气分之热增添了药力。我在应用此方时，一般采用汤剂，剂量偏大，但每次服用量并不大，这样不至于有"行而有破，活而有伤"之弊端。

14. 附子理中汤治疗气脱

余友其父，82岁。

3日前蹲地寻找细物，起立时突然晕倒，幸其家属在旁，扶于床上，急掐人中，并电话邀余往诊。见其面色苍白，两目微闭，呼吸气短，喃喃细语，四肢不温，尤以足部凉甚，且有遗尿，但腹部尚温。舌质淡红，苔薄白润，脉细如丝。血压80/40mmHg，心率54次/分。追问病史，述其患冠心病多年。脉症合参，系年高气血虚弱，突然低头劳作，致元气下陷，真阳不固，形成阳脱。急宜温肾扶阳，固守元气。拟附子理中汤加味。

处方：炮附子15g（先煎30分钟），红参10g（另煎取汁兑服），炮干姜10g，五味子5g，炙甘草10g。水煎服。

另用参附注射液10mL加入50%葡萄糖溶液60mL静脉注射，继予参附注射液20mL加入100mL液体静脉滴注维持，以观病势转机。并针刺人中、内关、关元、复溜等穴。

翌日二诊：四肢转温，精神安和，面色略显红润，六脉鼓指。血压90/55mmHg，心率61次/分。仍用上方并续静脉滴注参附注射液。3日后，病情明显好转，已能下床运动。嘱取红参10g，水煎频频饮之，以复元气。

按语：此案为突发急症。虽未危及生命，但额上冷汗，四肢不温，对于老年人是阳虚重证。若不急治，必至阴阳离脱。此时当固阳为务，故取参附扶阳固脱，炮干姜镇守胃气，五味子摄纳肾气。特别是参脉注射液，具有急救固阳，防止休克的功效。临床证实，该药对轻度休克或有休克趋势的病症，起效迅速，取效如期。

15. 血府逐瘀汤治疗口干如沙

李某，女，59岁，于2004年3月就诊。

口舌干如沙感1年余。曾用抗生素与健胃药治疗，效不显。伴见口咽燥渴，不欲饮水，便秘（3~4日排便1次），时有呕恶，饮食尚可。胃镜检查提示为浅表性胃炎。六脉弦细，舌苔薄白，中部有粟样颗粒。初诊为湿浊不化，清气不升，拟芳香化浊剂，予藿朴夏苓汤加味，服用10剂，未见效果。后从脉论治，认为由阴津不足所致，拟养阴润燥剂，投沙参麦冬汤加味，服用8剂，仍无效果。又诊，舌苔如初，细观舌质，呈紫暗色，舌下静脉迂曲粗胀。思忖再三，理应从瘀血论治。试投活血化瘀剂，予血府逐瘀汤加味治之。

处方：全当归10g，生地黄10g，红花10g，炒桃仁10g，炒枳壳10g，柴胡10g，炒川芎5g，桔梗10g，牛膝10g，赤芍15g，生甘草10g。并加代代花10g、厚朴花10g以化浊气，生白术30g以健脾通肠。

服用6剂，果然有效，口舌干如沙感明显减轻，便秘缓解。后依上方略加调整，继服24剂，口舌干如沙感消失，他症已去其大半。

按语：初诊此例，囿于干燥症多由湿浊不化或阴虚血燥所致，故投芳香化浊与养阴润燥剂，服之无效，求问于己，是否认证有误。细观其舌，有明显瘀血指征，联想《金匮要略》有“口燥，但欲漱水不欲咽……为有瘀血”之训，更坚信应从瘀血论治。经投血府逐瘀汤加味，果然如验。因此感悟，辨证要入细，只有入细才能无所遗漏，才能透过表象认识本质。

16. 补中益气汤治疗低热

熊某，女，21岁，于2009年10月20日就诊。

低热3月余。起于人工流产后，体温37~37.2℃，肢倦乏力，气短懒言，纳食尚可，睡眠较差。舌质淡红，苔淡黄腻，脉沉细无力。脉症合参，系气虚发热。宜甘温除热。用补中益气汤加减治疗。

处方：党参10g，炒白术10g，茯神10g，柴胡6g，升麻5g，当归6g，陈皮6g，炙甘草10g，酸枣仁10g，鸡内金10g，黄连5g。水煎服。

二诊：服10剂，体温已恢复正常，刻诊体温36.8℃，仍有失眠，舌质红赤，苔薄白，脉弦细。诊为心肝两脏阴虚，内热干扰所致，用酸枣仁汤加减。

处方：酸枣仁15g，茯神10g，炒川芎6g，知母6g，生甘草6g，五味子5g，麦冬15g，白薇15g，柏子仁15g。水煎服。

三诊：服10剂，睡眠已达7小时，低热未再出现。以麦味地黄丸巩固之。

按语：此患于人工流产后发热，体质较弱，药量不宜过大，一般比正常人少1/3为宜。人工流产后当属气阴两虚，但此患阴虚内热的特点如脉细数、舌质红赤并未凸显，反而表现为乏力懒言，故初诊为“气虚发热”，选用补中益气汤果然有效。其体温正常后失眠未愈，阴虚显露，故改用酸枣仁汤以补益心肝之阴，少加清热养阴之品，阴能涵阳，睡眠自然好转。由此可知，证候是在变化的，不能以一种证候模式套用一张处方用到底，那就失去灵活性了。

17. 桂枝当归六黄汤治疗汗出如珠

卢某，女，38岁，于2014年10月就诊。

近年来无故出汗不止，近1个月加重。就诊时手足出汗，尤以两手汗出为显，诊脉时可以见到患者两手掌汗出如珠下滴，在场人看了无不说：“这种汗证很少见到！”我先按照气虚自汗治之，予护卫止汗汤，无效；又按照阴虚盗汗治之，予滋阴固表汤，亦无效。舌脉无特殊，遂按气阴两虚证，予桂枝当归六黄汤加减试治之。

处方：生黄芪30g，生地黄10g，熟地黄10g，黄连5g，黄芩5g，黄柏5g，桂枝10g，炒白芍10g，浮小麦30g，生白术30g，生姜5g，大枣3枚（剖开），生甘草10g。水煎服。

二诊：服7剂，两手出汗明显减少，诊脉时用手拭其掌，竟然干燥无汗，问其何时如此，患者答曰：服药3天后。于上方加入知母10g，山茱萸15g，以滋阴润燥；去黄连，患者嫌其苦也。继服14剂，以巩固疗效。

按语：汗证，不外乎阴虚盗汗、气虚自汗、湿热郁蒸出汗或燥热出汗等。我集数十年之体验，每以浮小麦、桑叶、地骨皮三味治疗各种汗证，常获疗效。但此例患者却出乎意外，用上三味却无效应，后用桂枝当归六黄汤治疗而愈。可见单凭经验是有局限的，还是要开阔思路，多积累一些有效方药，以临床实效为准则，才能达到预期效果。

桂枝当归六黄汤由桂枝汤与当归六黄汤合二为一，治疗非一般汗出症。方以桂枝汤调和营卫，当归六黄汤益气滋阴止汗。考当归六黄汤，出自明代王肯堂《证治准绳》，原方主治血虚盗汗，如心血不足，可加酸枣仁；还可加人参、白术以加强益气固表作用。此方以当归养血，生熟地黄滋阴，使其阴液得其养也；用黄芩泻上焦之火，黄连泻中焦之火，黄柏泻下焦之火，可令三焦之火归于平位；又于诸寒药中加入黄芪，盖阳争于阴，则汗出营虚，卫亦随之而虚，故倍加黄芪，一则补其已虚之表，二则补虚以固阴，不使再出汗矣。加入桂枝汤调和营卫，恢复卫气“温分肉，充皮肤，肥腠理，司开合”的自然功能。

18. 滋阴固表汤治疗盗汗不止

张某，男，35岁，干部，于2002年冬季就诊。

罹患盗汗症3年余。每入睡后，汗出不止，至晨起时被褥湿透，致使记忆力有所减退，精神不振。曾服用六味、知柏、杞菊等地黄丸类药物，时有好转，但总不如意。经朋友介绍，前来就诊。观其形体偏于消瘦，面白少华，舌质红赤，苔薄白少津，脉弦细。综合分析，为阴虚盗汗，但汗出较多，气分亦有耗伤。治当滋阴清热为主，佐以益气固表。方用自拟滋阴固表汤。

处方：地骨皮30g，桑叶30g，麦冬30g，天冬30g，五味子10g，桂枝10g，生白芍10g，生甘草10g。水煎服。

二诊：服用7剂，汗出减少大半，唯食欲有所减退。上方加入鸡内金15g，生麦芽15g。

三诊：又服10剂，盗汗基本消失，精神亦有振作。

按语：盗汗虽然不是大病，但却影响休息和工作。我曾治疗数十例汗证，以盗汗为多，用滋阴固表汤均能收到良好效果。方中主药为地骨皮和桑叶。地骨皮治疗阴虚盗汗，人皆知之；而桑叶为治疗风热表证之药，何以能治疗盗汗？不论自汗盗汗，其汗必从皮毛而出，而皮毛者，肺主之。若内热壅盛，热邪不得从二便排出，必然上迫于肺，肺欲散热，则皮毛开泄，大量汗液随之而出。而桑叶性寒，专走肺络，可使内热从皮毛而散则不扰动阴分，这样阴分不失，盗汗自然趋愈。方中天冬、麦冬、五味子是为阴虚而设；桂枝、生白芍、生甘草为桂枝汤义，以调和营卫为目的。若是气虚自汗，可减少天冬、麦冬与五味子的用量，加大白芍量，再加黄芪、防风即可。或问，去掉地骨皮与霜桑叶是否可以？我经过几次试验，证明疗效不行。

起效快的关键是前三味药（地骨皮、桑叶、麦冬）的用量要大一些，一般可用30~60g。如果是女性产后出汗较多，还可以加用炮附子一味，以增强阳气，使卫气“温分肉，肥腠理，充皮肤，司开合”的功用更为完善。

19. 加味白金散治疗癫痫

张某，男，16岁，开封市人，于1978年11月就诊。

患者5岁时曾患乙型脑炎，治愈后未发现后遗症。于11岁时始发癫痫，发作前两手发麻、头晕、胸闷无力，旋即昏迷不醒，四肢抽搐，面色苍白，二目上吊，并有如羊叫声，少顷复醒。一般半月发作1次，甚者一天2~3次，多在夜间发作。屡经中西医治疗，病势终未见轻。我试用下方治疗：

（1）自拟加味白金散。白矾60g，郁金60g，朱砂15g，琥珀30g，0.1g苯妥英钠30片。上药共为细末，拌匀，等分30包，日服2次，早晚各服半包，白开水送服。

（2）白夹竹桃叶3片，水煎当茶饮，间断饮用。

以上两方服用3个月，病愈。1980年追访，未再复发；后追访5年，亦未发作。

按语：癫痫是至今原因不明的疑难疾病。中医治疗重视涤痰镇惊、清心开窍、定痫安神。我在《外科全生集》白金丸的基础上，自拟加味白金散为治疗该病的主方。方用白矾入脾化解顽痰，郁金入心凉血开窍，朱砂、琥珀镇惊安神，苯妥英钠抑制疾病发作。另取夹竹桃叶祛痰、镇惊，并有抗癫痫的作用，民间有用夹竹桃叶3片配生铁落2两水煎服治疗癫痫的验方，但本品有毒，不可多服。本病在治疗过程中和治愈后的相当时间内，忌食猪肉、猪油，并避免精神刺激。

跋

一本书的成功与否，在于社会效应。而社会效应的大小取决于作者的心态与意境。为读者负责，为社会献力，抱着这样的心态，就能取材精细，笔耕入微，逐字打磨，一丝不苟；有了这样的心态，其意境就会宽阔，就会写出对社会有用的东西。

对于这本书的编撰，我准备了一年多的时间，虽然书中文章与治验多是在报纸、杂志上发表过的，但编纂入书，却有忐忑之感。这种忐忑既来源于取材的多寡，又担心文稿是否合时。经过夜以继日的修正与增补，基本达到了自己预期的目标，希望给读者交一份基本合格的答卷。

我虽然步入耄耋之年，但活到老、学到老之心从未减退。我非常赞同吴鞠通的一句话，即“进与病谋，退与心谋”，白日与病人谋健康，夜晚与心谋知识。“熟读王叔和，还要临证多”，只有理论与实践紧密结合，才能撰写出符合读者需求的佳作，才能在生命的终点走近“长沙之室”。

本书的编撰，承蒙国医大师张磊先生指导，并为本书作序赋诗，特表诚挚谢意。

在编撰过程中，还得到郑玉玲教授、朱光教授、禄保平教授、毛峥嵘教授的积极帮助，在此一并致谢！冀望读者对本书提出宝贵意见，以便及时修正。

毛德西

己亥年春节